Theorie der medizinischen Fußbehandlung Band 1

Klaus Grünewald

Theorie der medizinischen Fußbehandlung Band 1

Ein Fachbuch für Podologie

Verlag Neuer Merkur GmbH

Bibliografische Informationen der Deutschen Nationalbibliothek
Die Deutsche Nationalbibliothek verzeichnet diese Publikation in der Deutschen Nationalbibliografie; detaillierte bibliografische Daten sind im Internet über http://dnb.ddb.de abrufbar.

Verlagsort: Postfach 60 06 62, D-81206 München

Klaus Grünewald – Theorie der medizinischen Fußbehandlung Band 1
ISBN 978-3-937346-83-0
4. überarbeitete Auflage 2012

Umschlaggestaltung: Barbara von Wirth unter Bearbeitung von Peter Hänssler
Umschlagfoto: © 2jenn (Fotolia); © iStock_alexsl; Abb. 9.006 aus Lehrbuch und Bildatlas für die Podologie, Dr. med. Norbert Scholz. Bildbearbeitung von Peter Hänssler
Layoutentwurf: Barbara von Wirth unter Bearbeitung von Peter Hänssler

Druck: Kessler Druck + Medien, Bobingen

Vorwort

Die Füße gehören zu den wichtigsten Körperteilen des Menschen. Sie tragen uns mehr oder weniger komfortabel durch das ganze Leben und übernehmen die variable Last unseres Körpers. Und obwohl sie für diese Aufgabe perfekt konstruiert sind, kümmern wir uns erst dann eingehender um unsere Füße, wenn diese in Mitleidenschaft gezogen werden. Sei es durch falsches Schuhwerk, mangelnde vorbeugende Hygiene oder durch pure Unachtsamkeit.

Es ist die angenehme Aufgabe der kosmetischen Fußpflege, den Fuß gut aussehen zu lassen. Es ist die schwierige Aufgabe des medizinischen Fußpflegers/Podologen, die durch unsachgemäße Behandlung hervorgerufenen Probleme und Erkrankungen sowie deren Auswirkungen auf die Füße zu beseitigen und zu lindern. Es gilt, den Patienten mit der Behandlung optimal zufriedenzustellen oder ihn mit den notwendigen Informationen – bei schwerwiegenderen Problemen – an einen Arzt zu verweisen.

Die Theorie der medizinischen Fußbehandlung erschien 1994 in der ersten Auflage. Mittlerweile liegt mit diesem Buch bereits die vierte Auflage vor, um das breit angelegte Fachwissen der medizinischen Fußpflege/Podologie dem angehenden medizinischen Fußpfleger/Podologen übersichtlich und klar strukturiert zu vermitteln.

Dabei werden nicht nur Geräte, Materialien und Anleitungen zur Problembeseitigung thematisiert. Das Wissen über die Entstehung von Erkrankungen und deren Verknüpfungen mit den biologischen und physiologischen Grundlagen in Medizin und Wissenschaft setzt eine umfangreiche Arbeitsgrundlage voraus. Der vorliegende Band und der weiterführende Band 2 (Band 3 ist in Vorbereitung) vermitteln dieses Wissen in fundierter und ausführlicher Form. In vielen podologischen Schulen ist Klaus Grünewalds Buch – neben dem aus der Sichtweise des Arztes beschriebenen Buch von Dr. Norbert Scholz – zum unverzichtbaren Lehrbuch avanciert, das der ebenso erfahrene medizinische Fußpfleger/Podologe durchaus auch als Nachschlagewerk nutzen kann.

Mit dieser vierten Auflage läuten wir nun die nächste Runde im Kampf gegen Schwielen, Hühneraugen und andere verzichtbare Erkrankungen ein, um auch weiterhin auf gepflegten und vor allem gesunden Füßen zu stehen.

Peter Hänssler
Verlag Neuer Merkur GmbH

Einleitung

Es sind beinahe 20 Jahre her, seit der erste Band dieser Buchreihe erschien. Der Beginn dieses Vorhabens war aus dem Wunsch des Autors entstanden, die in seinem Unterricht vermittelten Grundlagen für den Beruf in eine gebundene Form zu bringen. In dieser vierten Auflage konnte das Vorhaben weiter relativiert werden, indem Altes verworfen und Neues hinzugefügt wurde.

Der vorliegende Band 1 befasst sich mit den Grundlagen der Dermatologie und den Hautveränderungen, die überwiegend in den Bereich der medizinischen Fußbehandlung fallen. Ausführlich sind deshalb die verschiedenen Formen der Hyperkeratose (z. B. Clavi-Arten) und die Nagelveränderungen beschrieben. Die gebräuchlichsten Instrumente für die manuelle/maschinelle Behandlung und ihre Anwendung werden erläutert. Ein wesentlicher Teil dieses Buches beschäftigt sich mit Medikamenten und deren Auswirkungen auf die Haut.

Die Themen der Kapitel sind in sich abgeschlossen. Kurz gefasste Wiederholungen sind in einigen Kapiteln bei übergreifenden Behandlungsgebieten bewusst gesetzt. Es erspart weitgehend lästiges Nachblättern. Ausführlichere Informationen sind jedoch immer in dem dafür vorgesehenen Themenbereich zu finden.

Weiterführende Behandlungsmethoden und Wissensgebiete in der podologischen Praxis beschreibt Band 2 dieser Buchreihe. Die wichtigsten Themen hieraus sind u. a. die Behandlung des diabetischen Fußes, die angewandten Techniken (z. B. Nagelkorrekturverfahren, Orthosen), physikalische Therapieformen (z. B. Hydrotherapie) und die Mikrobiologie.

Band 3 wird im Laufe des Jahres 2013 erscheinen. In diesem Buch sind die Einflüsse der Bewegungsabläufe, welche durch die spezielle Biomechanik des Fußes entstehen, beschrieben. Um Zusammenhänge hierüber zu verstehen ist es erforderlich, schädigende Einflüsse der Fehlbelastungen zu erkennen. Die daraus abzuleitenden (teils interdiziplinären) Maßnahmen sollen den Fuß, nach Möglichkeit, wieder in seine normale, schmerzfreie Funktion (z. B. durch Orthosen, Taping) zurückbringen.

Um ein Fachbuch schreiben zu können benötigt der Autor Anregungen und das nötige Fundament, um zu den Behandlungsverfahren etwas aussagen zu können. Deshalb ist die vorliegende Arbeit nicht das Werk des Verfassers allein. Mein Dank gilt besonders den Berufskollegen Paul-Gerhard Arendt (†), Solingen und Karl-Heinz Hamme, Moers, auf deren fachlichen Wissen ich aufbauen konnte. Rat zu den medizinischen Fächern erhielt ich durch die Ärztin an der Berufsfachschule für medizinische Fußpflege, Braunschweig, Gunhild Warbende. Der Chemiker Dr. Emile Yaacoob gab wesentliche Anregungen zu dem pharmakologischen Teil. Die Kollegin Ulrike Ritter stellte mir einige in diesem Buch veröffentlichte Fotografien aus ihrem Archiv zur Verfügung.

Mein besonderer Dank gilt meiner Frau Waltrud und meinen Kindern, die durch produktive Kritik und Anregungen zum Gelingen dieses Werkes beigetragen haben.

Klaus Grünewald

1

Zur geschichtlichen Entwicklung des Berufs

1.1 Einführung

Die Geschichte der medizinischen Fußpflege ist seit den frühesten Jahren der Zeitrechnung mit der allgemeinen Heilkunde verknüpft. Das älteste Buch der Heilkunde, der Papyros Ebers (um 1500 v. Chr.), nennt bereits das ägyptische Wort *äb*, was nach dem Übersetzer dieser Schrift, H. Joachim, *Hornhaut* bedeutet. In der Schrift sind bereits Vorschläge zur Behandlung der Hornhaut mit einer Pflasterzubereitung gegeben. Auch Hippokrates (460 – 377 v. Chr.) beschäftigte sich schon mit diesem Fußübel. Zu Beginn der Zeitrechnung nach Christi Geburt sind es Gaius Plinius Secundus (23 – 79), Marcellus Empiricus (geboren um 379) und Aetius (geboren um 550), die sich mit dem Hühnerauge befassen.

Ab dem 12. Jahrhundert entstand ein neuer Berufszweig, der des Baders. Er beschäftigte sich mit der niederen Chirurgie und dem Rasieren, aber in der Hauptsache mit dem Betreiben einer Badestube. In seinen Tätigkeitsbereich fiel auch die Entfernung von Verhornungen und Warzen. Bader galten als heilkundige des Volkes, die sich nicht an die für Ärzte geltenden Verordnungen halten mussten. Der Beruf des Arztes war bereits zu dieser Zeit an eine universitäre Ausbildung gebunden und nur für die oberen Schichten der Gesellschaft möglich.

Während sich die akademisch gebildeten Ärzte im Mittelalter mit den Apothekern und Künstlern zusammenschlossen, fanden medizinisch ausgebildete Chirurgen nicht die allgemeine Anerkennung. Sie gründeten deshalb Chirurgengilden, in denen auch Bader aufgenommen werden konnten.

Der Bader führte in der niederen Chirurgie kleine Eingriffe am Körper aus, zog Zähne und entfernte Hühneraugen und Warzen.

Wie in jeder Entwicklung eines nicht gesetzlich geregelten Berufs gab es auch zur damaligen Zeit sehr viel Scharlatanerie, weshalb diese Tätigkeit bis Anfang des 15. Jahrhunderts als unseriös galt.

Im 17. Jahrhundert ist die Tätigkeit des Baders von den Künstlern Adrian Brouwer (1605 – 1638) *Die Dorfbaderstube* und David Teniers d. J. (1610 – 1690) *Die Baderstube* sehr anschaulich dargestellt. Im Vordergrund beider Bilder ist die Fußbehandlung damaliger Zeit zu sehen, im Hintergrund betätigt sich jeweils ein *Zahnkünstler*.

Die Geschichte der Fußpflege in Deutschland ist eng verknüpft mit der in England und Frankreich. Die Verbreitung dieses Berufs geschah hauptsächlich im 18. Jahrhundert durch jüdische Emigranten, denen es in Deutschland und Österreich verboten war, ein Handwerk zu erlernen. Fußpflege war nicht anerkennungswürdig und unterlag folglich keinem Innungszwang (B. Valentin, 1966).

Wie die spätere Fachliteratur aus England und Frankreich beweist, befanden sich unter den Auswanderern sehr gut ausgebildete Fachkollegen. Die Doppeltätigkeit als *Zahnkünstler* und *Hühneraugenoperateur* wurde noch bis gegen Ende des 18. Jahrhunderts beibehalten.

Das erste Buch eines Chiropodisten, wie sich der *Fußpfleger* in England auch heute noch nennt, erschien im Jahr 1802 von Heyman Lion, einem deutschen Emigranten, der nach Edinburgh (Schottland) übergesiedelt war (B. Valentin, 1966).

In seinem Buch finden sich Abbildungen über die von ihm benutzten Instrumente wie Schere, Skalpelle und Pinzette. Die Formen unterscheiden sich wenig von dem Aussehen der heute benutzten Geräte.

Zu den berühmt gewordenen Emigranten, die den Fußpflegeberuf ausübten, zählte auch Abraham Durlacher (1757 – 1845), der sich zuerst in dem vornehmen englischen Badeort Bath niedergelassen hatte und dann nach London zog. Er stammte aus Durlach bei Karlsruhe. Sein einziger Sohn Lewis (1792 – 1864) hat drei Bücher geschrieben. Davon ist das Hauptwerk, *A Treatise of Corns* (übers.: *Eine Abhandlung über Hühneraugen*) sogar 1845 in Philadelphia (USA) erschienen. Lewis Durlacher genoss durch seine Arbeit nicht nur das Ansehen des Königshauses, sondern auch das der praktizierenden Ärzte in London (B. Valentin, 1966).

In Frankreich kam das erste Buch eines Pedicure 1762 heraus. Es war von Rousselot verfasst und bestand aus drei Bänden.

Nicolas-Laurent Laforest hat in seinem sehr beachteten Buch das von ihm benutzte Instrumentarium 1782 veröffentlicht. Unter den elf Skalpellformen befinden sich einige, die auch in unserem Zeitalter noch zu sehen sind (J. C. Dagnall, 1983). Die Form der damals verwendeten Nagelzange ist mit der heutigen nahezu identisch. Beide Autoren erhielten damals den von Napoleon verliehenen offiziellen Titel: *Chirurgien Pédicure de LL. MMe. Impérials et Royales.*

Die Bücher von Rousselot und Laforest waren wegweisende Werke für die Entwicklung des Berufes in Frankreich.

Der Österreicher Sigmund Wolffsohn (1767 – 1852) erhielt im Jahr 1835 ein Patent auf die Entwicklung einer Druckentlastung für den Fuß. Das Material bestand aus dem präparierten Fruchtkörper des Feuerschwamms (Pilzart), der mit Gummi bestrichen und mit Seide überzogen war (B. Valentin, 1966).

Erst um das Jahr 1900 wurde der Filzring zur Entlastung einer Reizstelle eingeführt (B. Valentin, 1966).

1.2 Die Fußpflege in Deutschland

Um die Gegenwart zu verstehen ist es notwendig, die Vergangenheit zu kennen. Die Fußpflege in Deutschland wäre ohne die Geschichte des Zentralverbandes der Fußpfleger Deutschlands (heute: Zentralverband der Podologen und Fußpfleger Deutschlands/ZFD) nicht zu verstehen. Sie bildet die Grundlage der heutigen Podologie.

Von der ursprünglichen Entwicklung abgesehen begann die neuere Geschichte der Fußpflege nach den Jahren des Ersten Weltkriegs, in denen die Zahl der ausschließlich in diesem Beruf tätigen Kollegen ständig zunahm. Bereits im Jahr 1926 wurde der *Reichsbund Deutscher Fußpfleger* gegründet, dem 1929 schon 172 Mitglieder angehörten.

Ein von der amerikanischen Firma *Scholl* Anfang der 1930er Jahre gegründetes *Lehrinstitut für Fußpflege* in Berlin unter der Leitung eines Arztes und einer Fußpflegerin (Bartossek), trug in dieser Zeit wesentlich zur Selbstfindung der Tätigkeit bei. Der Schulbetrieb konnte trotz Kriegswirren nahezu bis Ende der 1940er Jahre aufrecht erhalten werden.

In der neuen Gliederung und überarbeiteten Fassung der damaligen Reichshandwerkerordnung wurde der Beruf den Friseuren zugeordnet. Die darin aufgezählten Berufe betrafen die *Frisöre, Schönheitspfleger, Maniküre, Pediküre, Fußpfleger, gesichts- und hautpflegende Körpermasseure.* Die Fußpfleger waren folglich handwerklich tätig und gehörten den Friseurinnungen an. Zur damaligen Zeit gab es weder eine Berufsordnung noch Ausbildungsvorschriften für Fußpfleger. Zur Ausübung des Berufs genügte es, in die zuständige Friseurinnung einzutreten.

Die politische Situation in Deutschland führte 1937 zur Auflösung des damals gegründeten Reichsbunds. Durch mehrere Eingaben an das Reichswirtschaftsministerium kam es jedoch zu dem ab dem 1. Januar 1942 wirksamen Erlass zur Regelung der Vorschriften über die Ausbildung und Abschlussprüfung der Fußpfleger. Dieser Erlass wurde durch die Besatzungsmächte 1945 wieder aufgehoben. Rechtlich gesehen war damit die Selbstständigkeit des Berufs, die sich in den Jahren davor langsam entwickelt hatte, wieder aufgehoben.

Es entstand danach ein *Wildwuchs* in der Ausbildung. Viele Menschen suchten in dieser notgeplagten Nachkriegszeit nach Möglichkeiten des Geldverdienens und absolvierten eine Kurzausbildung als Fußpfleger. Der Beruf wurde mit unzureichend Ausgebildeten übersättigt. Es gründeten sich Verbände und Berufsarbeitsgemeinschaften in den Ländern der Bundesrepublik mit jeweils eigenen Vorstellungen und Orientierungen für den Beruf. Eine Gruppe übernahm die medizinisch ausgerichtete Berufsausübung, die andere verfolgte eine handwerkliche Richtung des Berufs. Die handwerkliche Richtung wurde zu Beginn der 1950er Jahre durch Gutachten des Wirtschaftswissenschaftlichen Instituts und der Deutschen Orthopädischen Gesellschaft verworfen. (K. H. Hamme, Berufskunde, 1993). Durch diese Gutachten lehnte das Handwerk die Aufnahme des Berufs in die Liste des Handwerks oder der handwerksähnlichen Berufe ab.

Nach dieser sehr unruhigen und wechselvollen Zeit waren sich die damaligen Verbände und Berufsarbeitsgemeinschaften mit dem Ziel einig, dem Beruf durch eine gesetzliche Regelung zu dem Stellenwert zu verhelfen, der ihm im Rahmen der Prävention, Therapie und Rehabilitation zustand. Schon bald erkannten die damals Verantwortlichen, dass dieses Ziel am schnellsten durch einen Zusammenschluss der Berufsverbände und Fachgruppen erreicht würde. Das Ergebnis dieser durch unterschiedliche Ansichten nicht immer einfachen Verhandlungen war schließlich die Gründung des ZFD im Jahr 1955. Hierdurch entstand die damals einzige starke Berufsorganisation mit neun Landesverbänden im Zentralverband der Fußpfleger Deutschlands e. V.

Zur Fortbildung und zum Erfahrungsaustausch wurden in den nun folgenden Jahren Bezirksversammlungen, Landesarbeitstagungen und Seminare ins Leben gerufen. Ferner wurde eine Ausbildungs- und Prüfungsordnung und eine dreijährige betriebliche Ausbildung in der Fußpflege geschaffen. In den regionalen Prüfungsausschüssen hatten die Vorsitzenden Sitz und Stimme in dem Zentralen Prüfungsausschuss. Durch diese Einrichtung wurden die Fachschullehrgänge organisiert und auch die ZFD-Verbandsprüfung abgenommen. Diejenigen, die eine Kurzausbildung absolviert hatten, konnten ebenfalls die Verbandsfachschule besuchen. Eine Abschlussprüfung, nach dem einjährigen berufsbegleitenden Besuch der Schule, erfolgte in theoretischen sowie praktischen Fächern.

Die nahezu ständige Kontaktsuche des ZFD zu den Landesregierungen und der Bundesregierung, den Krankenkassen und Ärzteverbänden führte in Niedersachsen Ende 1982 zur ersten landesrechtlichen Regelung des Berufs per Erlass des damaligen Sozialministers.

Dem ZFD wurde daraufhin die Gründung einer Schule nahegelegt, um den niedersächsischen Erlass umzusetzen. Den zukünftigen Lehrkräften an der Schule fiel – nach den Fächergruppen und Themen Vorgaben der Landesregierung – die Aufgabe zu, die theoretischen sowie praktischen Ausbildungsinhalte dazu auszuarbeiten.

Der Unterricht an der Schule begann im April 1983. Er fand an einer zu Beginn staatlich genehmigten (später staatlich anerkannten) Schule für Medizinische Fußpflege in Braunschweig statt. Die erfolgreiche staatliche Abschlussprüfung führte zur gesetzlich geschützten Berufsbezeichnung: Medizinische Fußpflegerin/Medizinischer Fußpfleger – staatlich anerkannt.

Zu diesem Werdegang haben die Mitglieder des ZFD über viele Jahre erhebliche ideelle und finanzielle Opfer durch Spenden oder den Kauf von sogenannten *Bausteinen* beigetragen. Sie haben damit die Gründung und Unterhaltung der Berufsfachschule maßgeblich unterstützt. Diese erste Berufsfachschule für Medizinische Fußpflege in Braunschweig, unter Trägerschaft des ZFD (1983 – 1999), ist als Pilotprojekt aller heutigen Berufsfachschulen für Podologie anzusehen.

Im Jahr 1991 folgte in Plattling (Oberbayern) die zweite – hier bereits durch Landesgesetz (nicht durch Erlass) gegründete – Schule für Medizinische Fußpflege. Träger war das Bayerische Rote Kreuz. Durch die per Gesetz geregelte Berufsausbildung in Bayern erhielt die Berufsfachschule bereits den Status einer staatlich anerkannten Schule.

Von Plattling aus entstand im Jahr 1994 auch der zweite Berufsverband mit dem Namen: *Verband Deutscher Podologen/ VDP*. Er vertritt mit seinen acht Landesverbänden ebenfalls die Interessen des Berufsstands.

Nach Gründung weiterer Berufsfachschulen in anderen Bundesländern wurde am 2. Januar 2002 eine bundeseinheitliche Regelung des Berufs verabschiedet. Die gesetzlich geschützten Berufsbezeichnungen Medizinische Fußpflegerin/ Medizinischer Fußpfleger – staatlich anerkannt wurden durch die ebenfalls geschützten Berufsbezeichnungen Podologin/Podologe (sowie: Medizinische Fußpflegerin/Medizinischer Fußpfleger) ersetzt. Die Berufsbezeichnung Podologe ist in Europa mit den landessprachlich spezifischen Änderungen (z. B. Podologos, Podologue, Podiatrist etc.) überwiegend gebräuchlich. Der Begriff ist aus dem griechischen Wort podos (der Fuß) abgeleitet.

An der Entwicklung eines Berufs haben die Schulen großen Anteil. Für mich unvergesslich sind jedoch die Wegbereiter, welche die Grundlage zu dem heutigen Berufsbild erst geschaffen haben. Zu nennen sind hierzu u. a. die Namen: Paul Gerhard Arendt, Wilhelm Bode, Rudolf Eberhard, Hans Froschmaier, Werner Gnass, Josef Greppmayr, Hans Grewey, Karl-Heinz Hamme, Horst Kawe, Ulrich Knoop, Jakob Mathy, Paul Rath, Hellmut Ruck sen., Dr. Dr. Rolf Sasse, Gerhard Schulze und Margarethe Thomsen.

Zur Zeit dauert die staatlich anerkannte schulische Berufsausbildung in Deutschland zwei Jahre. In Europa besteht seit längerer Zeit eine dreijährige schulische Regelung des Berufs: in Belgien, den Niederlanden, Frankreich, Großbritannien, der romanischen Schweiz, Spanien und Finnland.

Für die Zukunft ist zu hoffen, dass der Beruf in Deutschland innerhalb der europäischen Gemeinschaft ein gleiches Niveau erhält.

Literatur

- A. S. Lyons / R. J. Petrucelli II, Die Geschichte der Medizin im Spiegel der Kunst, DuMont Verlag, Köln (1980)
- B. Valentin: Geschichte der Fußpflege, Thieme Verlag, Stuttgart (1966)
- J. Colin Dagnall: Anniversary Issue of British Journal of Chiropody (July 1983)
- Meyers großes Taschenlexikon, Band 2, B. I. Taschenbuchverlag Mannheim (1992)
- K. H. Hamme: Theorie und Praxis der Med. Fußpflege, Herausgeber: Zentralverband der med. Fußpfleger Deutschlands e. V. (1993)
- Zentralverband der Podologen und Fußpfleger Deutschlands e. V. (Hg.): Festschrift 50 Jahre ZFD (2005)

2

Die Dermatologie des Fußes

Unter dem Begriff **Dermatologie** versteht man die Lehre von der Haut, ihren Anhangsgebilden und den Hautkrankheiten.

Die Haut stellt eine trennende Hülle zwischen den inneren Organen des Körpers und der Umwelt dar. Sie ist mit ihrer Fläche von ca. 2 m^2 und einem Gewicht – das Fettgewebe mitgerechnet – von ca. 20 kg, das größte Organ unseres Körpers.

Die Dicke der Haut schwankt zwischen 1,5 und 4 mm, je nach Körperregion. Auf die Oberhaut (Epidermis), welche die Hornzellen produziert, entfallen dabei 0,1 mm, wobei dieser Wert an Handteller und Fußsohle, der mechanischen Belastung entsprechend, höher liegt.

Verpflanzte Haut unterliegt immer der Steuerung des ursprünglichen Standorts, d. h. bei Hauttransplantationen produziert die verpflanzte Haut den Gewebetyp, der an der Entnahmestelle vorhanden war (ontogenetische Determination).

2.1 Die Anatomie der Haut

Die Haut gehört zum Epithelgewebe. Der Begriff stammt aus dem Griechischen und bedeutet: *wachse auf etwas*. Er bezeichnet einen abgegrenzten Zellverband, der die äußere Körperoberfläche bedeckt. Sinnverwandt für die äußere Haut wird auch das Wort *Integumentum* (lat.) benutzt.

Das Epithelgewebe ist in hohem Maß reparaturfähig, sodass Hautverletzungen in verhältnismäßig kurzer Zeit von neugebildeten Zellen geschlossen werden.

In der weiteren Bedeutung bezieht sich das Wort Haut auch auf im Innern des Körpers liegende Oberflächen, die mit der Umwelt in direkter Verbindung stehen, wie z. B. die Schleimhaut der Mundhöhle.

Im Querschnitt gesehen teilt sich die Haut des Menschen in drei Hauptschichten auf, der Oberhaut (Epidermis), der Lederhaut (Korium) und dem Unterhautfettgewebe (Subcutis). Epidermis und Korium werden zusammen als Cutis bezeichnet **(Abb. 2.1 und 2.2)**.

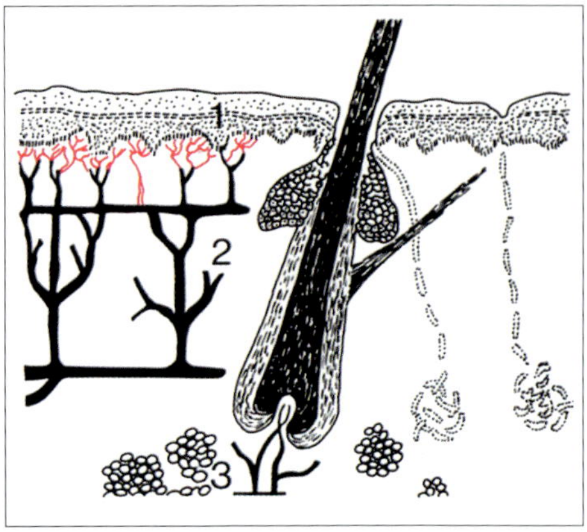

Abb. 2.1: Schematischer Querschnitt durch die Haut mit den Hauptschichten: Epidermis (1), Korium (2) und Subcutis (3). Die Epidermis wird durch den wellenförmigen Verlauf der Papillenlinie von dem darunterliegenden Korium (2) getrennt.

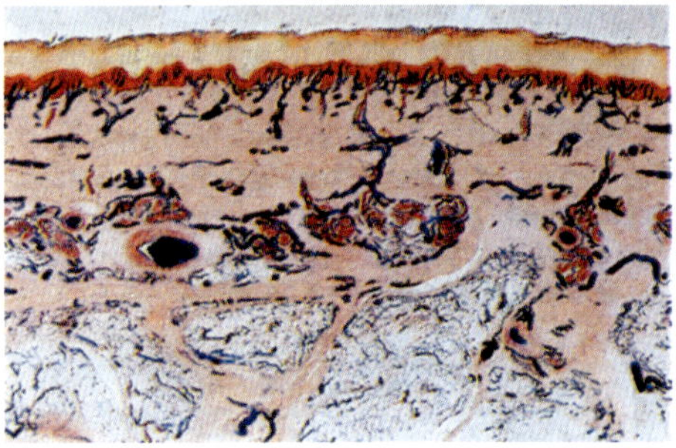

Abb. 2.2: Histologischer Schnitt durch die unbehaarte Haut: Blau = Blutgefäße; Rot = Papillenlinie; Gelb = Epidermis.

2.1.1 Die Oberhaut (Epidermis)

Die Epidermis ist ein mehrschichtiges Plattenepithel. Es wird nach der Gliederung der Gewebe so benannt, weil diese Schicht aus mehr oder minder abgeflachten Zellverbänden zusammengesetzt ist. Die Form der Zellen reicht von hohen zy-

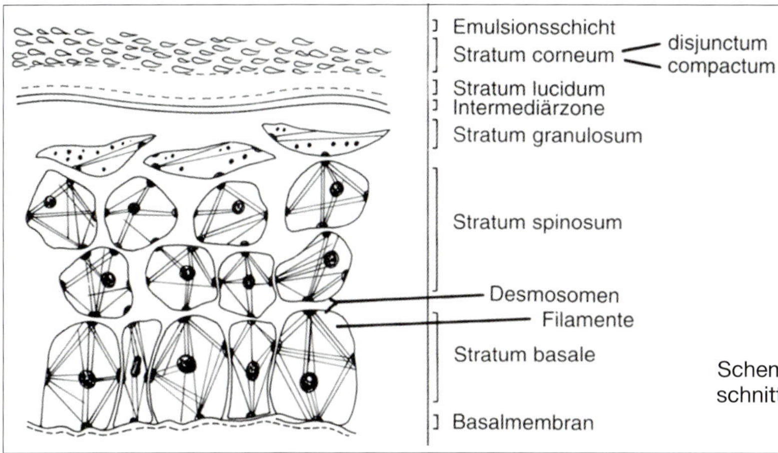

Abb. 2.3 Schematischer Querschnitt durch die Epidermis.

lindrischen in der Basalschicht bis zu den abgeflachten Zellen der Hornschicht **(Abb. 2.3 und 2.4)**. Im Allgemeinen unterteilt sich die Epidermis in acht Schichten. Lediglich an Handteller und Fußsohle befindet sich eine zusätzliche Schicht, die Leuchtschicht (Stratum lucidum), welche eine hohe Lichtabsorption aufweist.

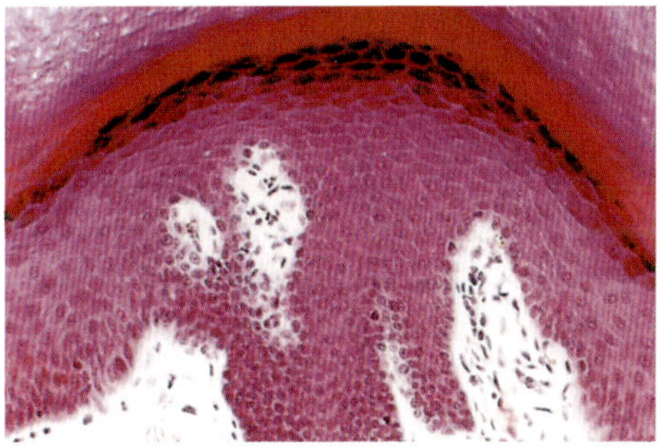

Abb. 2.4: Detailansicht der Epidermis mit Papillen, Stratum basale, Stratum spinosum, Stratum granulosum (tief - rot gefärbt), Verhornungszone (oberer Bildrand)

Sämtliche Zellen der Epidermis werden als Keratinozyten bezeichnet. Sie machen 90 % des Zellbestands der Oberhaut aus und besitzen fünf charakteristische Strukturen.

Keratinozyten, die bereits verhornt sind, werden zur besseren Unterscheidung Korneozyten genannt.

Vom Stratum basale bis zum Stratum granulosum besitzen alle Zellen mehrere Haftplatten (Desmosomen), eine plattenartige Verdickung der Zellmembran, die fortwährend ab- und aufgebaut wird, um eine aktive Zellbewegung möglich zu machen. Es ist allerdings noch nicht eindeutig erwiesen, ob die Zellteilung als einzig treibende Kraft für die Zellwanderung infrage kommt.

Durch das Zytoplasma der Keratinozyten verlaufen feinste Fäden (Keratinfilamente), die sich den Desmosomen anschließen. Sie sind als Vorstufe für die vernetzte Struktur des Keratins anzusehen und werden auch als Keratohyaline bezeichnet.

Die Haftung der Zellen untereinander wird bei der epidermalen Blasenbildung zerstört.

Die Hautoberfläche wird von einer Emulsionsschicht bedeckt, die man zusammen mit anderen darin befindlichen Substanzen auch als Säureschutzmantel der Haut bezeichnet.

Der Säureschutzmantel der Haut

Der Säureschutzmantel besteht aus:

- O/W-Emulsionen = Öl-in-Wasser-Emulsionen (engl.: *Oil in Water*) und

- W/O-Emulsionen = Wasser-in-Öl-Emulsionen,
- Enzymen (biologischen Reaktionsbeschleunigern/Katalysatoren),
- Salzen,
- Mikroben (Kleinstlebewesen wie Bakterien, Pilze etc.),
- Puffersubstanzen.

Die Emulsionsschicht bindet das zur Erhaltung des mikrobiologischen Gleichgewichts notwendige Wasser auf der Haut (besonders die W/O-Emulsion) und vermindert gleichzeitig durch die wasserabweisende Wirkung des Fetts die Durchlässigkeit für bestimmte chemische sowie biologische Stoffe.

In dieser Schicht finden für die Gesunderhaltung der Haut wichtige Stoffwechselvorgänge statt, die unter *Stoffwechsel der Oberhaut* in diesem Kapitel beschrieben werden.

Hornschicht (Stratum corneum)

Als erste reguläre Schicht des Hautpräparats kann man im Lichtmikroskop die Hornschicht (lat.: *Stratum corneum*) erkennen. Sie wird, je nach Körperregion, eingeteilt in:

a) die meist direkt an der Hautoberfläche befindliche lockere Hornschicht (lat.: *Stratum corneum disjunctum*) und
b) die darunterliegende festere Hornschicht (lat.: *Stratum corneum conjunctum*).

An Handteller (palmar) und Fußsohle (plantar) ist die Schichtung durch die Beanspruchung dieser Körperbereiche umgekehrt.

Die Form der verhornten Zellen, die man auch Korneozyten nennt, ist stark abgeplattet. Ihre Grundform ist hexagonal (sechseckig). Die Zellen sind kernlos und enthalten in geringem Maß das Element Schwefel, was ihnen Festigkeit verleiht. Bis zu 75 % besteht die Hornschicht *(Stratum corneum)* aus Keratin, einem Eiweißstoff (lat.: *Protein*), welcher zu den Gerüsteiweißen (Skleroproteinen) zählt.

Gewöhnlich besteht diese Schicht aus 17 – 20 Zelllagen.

Das Stratum corneum dient als eigentliche Barriere der Haut, weil neben den flüssigen, gasförmigen und festen Stoffen auch Strahlen für einen begrenzten Zeitraum abgewehrt werden können.

Die Hornschicht hat die Eigenschaft, Wasser bis zu 30 % ihres Eigengewichts aufzunehmen (Hygroskopie der Haut). Bei einem über längere Zeit andauernden Wasserkontakt quellen die Hornschichten derart auf, dass sie die Abwehrfunktion verlieren. Als Folge kann man u. a. feuchte Rhagaden (Risse) an schlecht abdunstenden Körperpartien, z. B. bei enganliegenden Zehenzwischenräumen, feststellen. Die Feuchtigkeit beeinträchtigt die Reißfestigkeit der Haut und bietet auch einen idealen Nährboden für Infektionen.

Fettlösliche (z. B. bestimmte Hormone), weniger wasserlösliche Substanzen (z. B. Salze) sind trotzdem in der Lage, eine unversehrte Oberhaut zu durchdringen und damit in die Blutbahn zu gelangen. Im Blutkreislauf werden diese Stoffe dann stark verdünnt. Eine Ernährung der Epidermis von außen ist jedoch nicht möglich, weil nur die Basalzellen die im Blut gelösten Stoffe aufnehmen können. Eiweiße (hier: höhermolekulare Eiweiße) können eine intakte Hornschicht nicht durchdringen.

Leuchtschicht (Stratum lucidum)

An Handteller und Fußsohle, und nur dort, folgt nach dem Stratum corneum die Leuchtschicht (lat.: *Stratum lucidum*). Sie besitzt die Fähigkeit, UV-Licht zu absorbieren. Bei dunkelhäutigen Menschen wird dies besonders deutlich, da die Innenflächen der Hand und die Fußsohlen heller gefärbt sind. Das Stratum lucidum wirkt in dieser Schicht ähnlich einem UV-Lichtschutzfilter.

Übergangszone (Intermediärzone)

Unmittelbar unterhalb der Hornschicht befindet sich am übrigen Körper die – allerdings nur unter dem Elektronenmikroskop sichtbare – Übergangszone (lat.: *Intermediärzone*). An Handteller und Fußsohle liegt die Intermediärzone unter dem Stratum lucidum **(Abb. 2.3)**. Ein Histologe ist in der Lage, die Veranlagung zu einer Psoriasis in dieser Zone festzustellen. Die Veränderungen in dem Bereich der Oberhaut sind bereits erkennbar, wenn der Betroffene noch nichts von seiner Erkrankung weiß.

Körnerschicht (Stratum granulosum)

Auf die Intermediärzone folgt die Körnerschicht (lat.: *Stratum granulosum*), die als Schaltstelle für die Stoffwechselfunktionen der Epidermis gilt. Sie umfasst bis zu drei Zelllagen.

Im Zytoplasma dieser Zellen befinden sich Granula (Körneransammlungen). Färbt man mit speziellen Farbstoffen für die Gewebskunde (Histologie) diese Schicht an, so kann man unter dem Mikroskop diese Körneransammlungen (Granula) deutlich erkennen. Sie stellen sich dann in dem Zellverbund der Haut dunkel dar. Der Zellkern hat sich in dieser Schicht der Oberhaut aufgelöst. Eine Zellteilung findet nicht mehr statt.

Im Stratum granulosum differenziert sich die genetisch (erblich) festgelegte Beschaffenheit der Hornsubstanz (Keratin). Hier werden entweder Hornzellen der Oberhaut oder, für den dazu bestimmten Bereich, Nagelzellen für die Nagelplatte gebildet.

Bei der Fischschuppenkrankheit (Ichthyosis) sind die Granula der Zellen fehlerhaft ausgebildet.

Stachelzellschicht (Stratum spinosum)

An die Körnerschicht grenzt die Stachelzellschicht (lat.: *Stratum spinosum*) an. Die Zellen besitzen eine fast kubische Form. Früher nahm man an, dass die Einzelzelle Zytoplasmafortsätze aufweist, welche Stacheln ähneln. Diese sind aber nur durch Schrumpfung während der Präparation der Zelle entstanden und bei der lebenden Zelle nicht zu beobachten.

Das Stratum spinosum besitzt drei bis sieben Zelllagen, wobei jede Zelle einen Zellkern enthält, der sie zur Teilung befähigt.

Zwischen den Zellen des Stratum spinosum befinden sich Langerhanszellen. Sie wurden 1868 von dem Medizinstudenten Paul Langerhans während seines Studiums entdeckt. Diese Zellen haben die Aufgabe, Fremdsubstanzen durch Phagoendozytose (Aufnahme in das Zellinnere) zu vernichten. Ebenso sind sie an allergischen Reaktionen der Haut beteiligt, bei denen Blasen entstehen. Zu diesen Hauterkrankungen (Dermatosen) zählen u. a.:

- Pemphigus vulgaris (Blasensucht) und
- phototoxische Reaktionen nach Kontakt mit Furocumarinen, die in einigen Pflanzen wie Bärenklau (Herculaneum) enthalten sind.

Keimschicht (Stratum basale)

Die unterste Schicht der Epidermis bezeichnet man als Keimschicht (lat.: *Stratum basale*). Es wird dafür auch die lateinische Bezeichnung *Stratum germinativum* benutzt.

Sie besteht aus kettenartig aneinandergereihten hohen, zylindrischen Zellen, die ebenso wie das Stratum spinosum einen Zellkern besitzen. Das Stratum basale ist einlagig. Die Aufgabe dieser Schicht besteht darin, neue Oberhautzellen zu produzieren.

Bei der Zellteilung (Mitose) der Keimzelle entstehen zwei Tochterzellen, von denen nur eine die Wanderung zur Hautoberfläche antritt (Marghescu/ Wolff, 1982). Der durchschnittliche Zeitraum zwischen Mitose und Abstoßung der Hornhautzelle beträgt ca. 28 Tage, wobei allein 14 Tage für die Durchquerung des Stratum spinosum benötigt werden. Da sich nur wenige Zellen gleichzeitig teilen, (ca. 1 % der Basalzellen), verläuft die Neubildung der Hornschicht fast unmerklich.

Die Regeneration der Haut und die Funktion der Zellen werden ausschließlich von der Keimschicht gesteuert. Die Zellteilung und Abstoßung der Zellen verläuft immer in Richtung der Papillenachse. Besteht ein Missverhältnis zwischen Neubildung und Abstoßung der Hornzellen, spricht man von einer Verdickung der Hornschicht, der Hyperkeratose.

Die Zellteilungsrate (Mitoserate) kann sich beträchtlich durch von außen kommende Reize erhöhen. Physikalische Einflüsse, wie Reibung, UV-Strahlen, können ebenso wie chemische Substanzen (Säuren etc.) zur Verdickung der Hornschicht führen. In gleicher Weise wirken Entzündungen (entzündeter Clavus) und Virusinfektionen (Warzen). Bei bestimmten Hautkrankheiten (Schuppenflechte, Ichthyosis, Morbus Darier) ist die Hyperkeratose nach den bisherigen Erkenntnissen genetisch (erblich) bedingt.

Der Feuchtigkeitsgehalt im Bereich des Stratum basale und des Stratum spinosum ist sehr hoch, um den Stoffaustausch zwischen den Zellen zu ermöglichen. Die Feuchtigkeit beträgt in den unteren Schichten ca. 70 % und verringert sich durch den Wasserverlust in der Verhornungszone auf ca. 10 – 20 %.

Das Stratum basale folgt dem Papillenverlauf der Lederhaut. Die Papillen sind zapfenartige Ausstülpungen des Koriums, die in die Keimschicht der Epidermis hineinragen. Durch diese Struktur entsteht eine große Oberfläche für die Übernahme der Nährstoffe des Bluts.

Die Papillen geben der Haut ein charakteristisches Muster, welches bei jedem Menschen einmalig ist. Die Papillenlinien der Fingerbeere dienen z. B. als eindeutiges Merkmal, um Menschen nach Unfällen oder im polizeilichen Erkennungsdienst identifizieren zu können.

Die Epidermis besitzt keine Blutgefäße. Sie ist ausschließlich abhängig von der Blutversorgung durch die Lederhaut. Der Nährstofftransport geschieht durch die parallel zu den Papillen verlaufende, semipermeable Basallamina unterhalb der Keimzellen. Sie ist für bestimmte, im Blut gelöste Stoffe durchlässig.

Zwischen den Keimzellen des Stratum basale befinden sich die Melanozyten, die pigmentbildenden Zellen.

Stoffwechsel der Oberhaut (Epidermis)

Definition

Unter Stoffwechsel versteht man die Vorgänge, bei denen Substrate (Nahrungsmittel, Sauerstoff ...) im lebenden Organismus abgebaut oder umgewandelt werden, sowie den Zerfall und Ersatz von Körperbestandteilen (Zellzerfall, Zellneubildung etc.).

Da der Epidermis in erster Linie eine Schutzfunktion zufällt, ist die Stoffwechselaktivität gerade in diesem Bereich der Haut sehr hoch. Bei der Umwandlung der Keratinozyten zu verhornten Zellen (Korneozyten) werden Fette freigesetzt, die den Cholesterinen im Blut ähnlich sind. Es liegt insofern der Schluss nahe, dass ein großer Teil der Stoffe, die im Blut enthalten sind und nicht unmittelbar zum Nahrungsangebot der Zelle gehören, auch die Basalmembran passieren.

Die freigesetzten, cholesterinähnlichen Fette im Bereich des Stratum corneum nennt man auch **epidermogene Fette**. Sie sorgen in den Bereichen des Körpers, wo sich keine Talgdrüsen befinden, wie an Handteller und Fußsohle, für die Fettung der Haut. Zusammen mit den Absonderungen der Talg- und Schweißdrüsen sind sie auch an der Entstehung der beiden Emulsionstypen beteiligt.

Am Aufbau der Fettstrukturen, die auch dazu dienen, die verhornten Zellen zusammenzuhalten, sind besonders essenzielle Fettsäuren beteiligt. Dazu zählen Linolsäure und Linolensäure, die in der Psoriasis-Therapie Bedeutung erlangt haben.

In den Hornzellen selbst sind Puffersubstanzen enthalten, die den Säuremantel der Haut nahezu konstant auf einem pH-Wert zwischen 5 und 6 halten.

Unter Puffersubstanzen versteht man Säuren, deren Acidität (Säuregrad) trotz Einwirkung von Laugen für eine gewisse Zeit beständig bleibt.

Saure sowie neutrale bis alkalische Polypeptide (langkettige Eiweiße) sind an der Bildung der Keratinfilamente, die eine Vorstufe des Verhornungsprodukts darstellen, beteiligt.

Das saure Milieu der Haut wird aber auch von den durch die Schweißdrüsen abgesonderten Salzen mitbestimmt.

Der Säureschutzmantel der Haut kann durch alkalische Seifen angegriffen werden, wenn sie konzentriert und über längere Zeit einwirken. Die Puffersubstanz der Haut ist dann nicht mehr in der Lage, das anhaltende alkalische Milieu zu neutralisieren.

Eine ständige Schweißsekretion (z. B. Hyperhidrosis, Bromhidrosis) führt zur Alkalisierung der Haut und immer zu einer mikrobiellen Milieuveränderung. Hier sind es vor allem Pilze, die die feuchten, aufgequollenen Hornschichten infizieren können.

Die Keratinozyten nehmen zur Abwehr gegen UV-Strahlen einen Farbstoff (ein Pigment) auf, der die Haut gegen die Sonneneinwirkung schützen soll. Dieses Pigment, Melanin, wird von den Melanozyten gebildet, die es direkt an die Keimzellen abgeben. Je mehr Melanin die Keratinozyten aufnehmen, desto brauner wird die Haut. Die Anzahl der Melanozyten ist bei allen Menschenrassen gleich. Unterschiedlich ist nur die Verteilung und Partikelgröße des Melanins in den Keratinozyten. Große und einzeln stehende Partikel (Melanosomen) findet man bei dunkelhäutigen Menschen. Bei hellhäutigen Menschen treten die Melanosomen in Gruppen auf (Marghescu/Wolff, 1982).

Melanozyten besitzen eine verästelte (dendritische) Form **(Abb. 2.5)**.

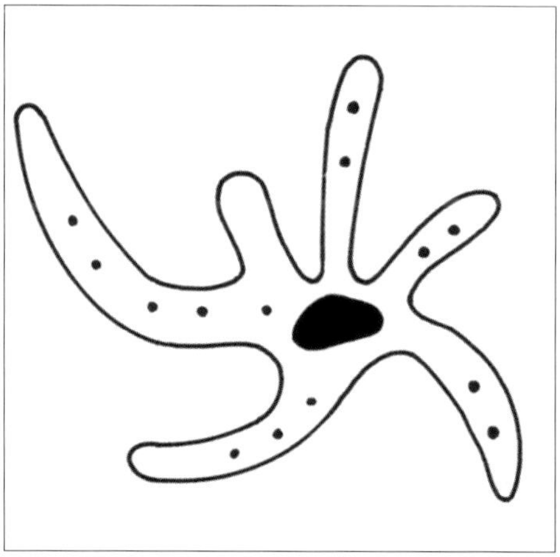

Abb. 2.5: Dendritische Form eines Melanozyten.

Sie unterliegen der Mitose, vermehren sich aber sehr viel langsamer als die Keratinozyten, mit denen sie eine *epidermale Einheit* bilden. Die Färbung verletzter Hautgebiete erfolgt daher sehr viel später nach der Heilung des Gewebes.

Die Keimzellen der Oberhaut (Keratinozyten) werden langsam zur Hornschicht abgestoßen. Dadurch verblasst bei nachlassender Sonneneinwirkung bald auch die tiefste Urlaubsbräune.

Zur Abwehr der UV-Strahlung reicht die Pigmentierung allein jedoch nicht aus. Fett, Schweiß und die Hornschicht sind zum Strahlenschutz ebenso wichtig.

Das Melanin dient allerdings nicht allein dem Strahlenschutz. Es bildet außerdem den Farbstoff für dunkler getönte Bereiche unseres Körpers, wie z. B. die Brustwarzenhöfe und die Haare.

Für die Pigmentverteilung in den Keratinozyten sind nicht nur von außen kommende (exogene) Einflüsse und genetisch bedingte Steuerungen, sondern auch Hormone verantwortlich. In diesem Zusammenhang sind besonders Östrogene zu nennen.

Als weitere Stoffwechselaktivität der Epidermis ist die Bildung von Vitamin D_2 zu nennen. Es entsteht durch Einwirkung von Sonnenlicht auf das Ergosterin, dem Provitamin D_2, was sich in den Zellen der Oberhaut befindet. Licht ist in der Lage, chemische Prozesse einzuleiten und Stoffe in ihrer molekularen Struktur umzubauen (Photolyse).

Vitamin D_2, welches man auch als Antirachitis-Vitamin bezeichnet, wird vom Körper für den Aufbau von Knochensubstanz benötigt.

Andere Stoffwechseläußerungen in der Epidermis wurden bereits in den Abschnitten über die *Intermediärzone*, das *Stratum granulosum* und *Stratum spinosum erwähnt.*

2.1.2 Die Lederhaut (Korium oder Dermis)

Unterhalb der zapfenartig in die Epidermis ragenden Papillen liegt die Lederhaut, das Korium. Sie ist durch eine dünne Schicht von der Epidermis getrennt. Diese auch als dermoepidermale Verbindungszone (Junktionszone) bekannte Schicht folgt dem Verlauf der Papillen und entspricht von der Struktur her einem epidermalen Interzellularraum. Bei histologischen Untersuchungen (Untersuchung von Geweben) kann die Junktionszone durch spezielle Mazerationsverfahren von der Lederhaut getrennt werden. Das Verfahren fand Anwendung bei der Abgrenzung von Hyperkeratosen, z. B. Clavi, zu ähnlich aussehenden Hautveränderungen. Der allgemein gebräuchliche Begriff für die dünne Schicht der dermoepidermalen Verbindungszone ist die Bezeichnung Basalmembran. Durch die Eiweißstruktur dieser Schicht, dessen Hauptbestandteil sich aus dem Laminin, einem nicht-kollagenen Protein (Eiweiß) und Serumbestandteilen zusammensetzt, wird auch der Begriff Basallamina im Sinne der dermoepidermalen Verbindungszone gebraucht.

Wegen der unterschiedlichen Faserung unterteilt man die Lederhaut in das **Stratum papillare** und das **Stratum reticulare** (Netzschicht). Das Stratum papillare ist die an die Papillen der Oberhaut angrenzende Schicht.

Die Netzschicht schließt sich unterhalb des Stratum papillare ohne exakte Trennungslinie an.

Stratum papillare

Das Stratum papillare enthält hauptsächlich feine elastische und kollagene Fasern, aber nur wenige freie Zellen. Die Struktur der Fasern entspricht der des Stratum reticulare. Im Stratum papillare liegen die kleineren Gefäße, welche in Kapillarschlingen, einem arteriell-venösen Gefäßgeflecht, an der Basalmembran enden. Ebenso befinden sich dort Nervenendigungen und bestimmte Tastkörperchen.

Das Stratum papillare ist die Versorgungsschicht der Epidermis.

Stratum reticulare

Das Stratum reticulare enthält ein gröberes, scherengitterartig angeordnetes Geflecht aus kollagenen Fasern, die sich bei Belastung straffen und sich gleichzeitig parallel ausrichten **(Abb. 2.6)**. Dadurch erhält die Haut ihre hohe Reißfestigkeit und Elastizität, besonders über Gelenken (Marghescu/Wolff, 1982). Sobald sich die kollagenen Fasern durch anhaltende Zugspannung überdehnen, verliert die Haut an Straffheit. Bei den Schwangerschaftsstreifen (Striae gravidarum) vermutet man neben der Überdehnung auch einen hormonellen Einfluss für die narbenartige Streifenbildung der Haut.

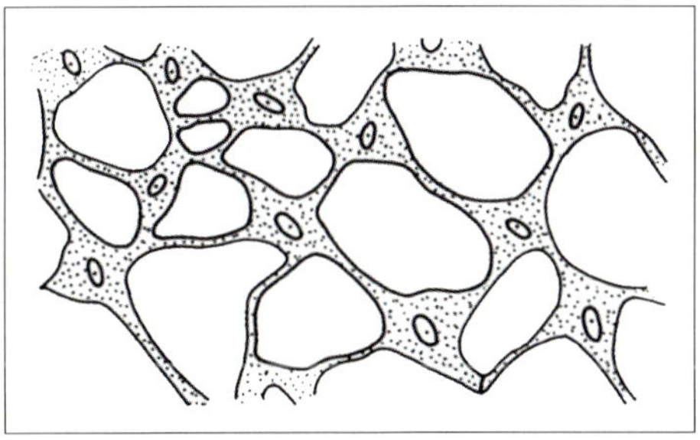

Abb. 2.6: Verlauf der kollagenen Fasern im Korium.

Die netzförmig angeordneten elastischen Fasern sorgen dafür, dass die Haut immer wieder in ihre ursprüngliche Ausgangslage zurückkehrt, wenn sie gestrafft wird.

Das Wort *Kollagen* stammt aus der griechischen Sprache und bedeutet: leimgebend. Zu den kollagenen Stoffen gehören hauptsächlich die Stütz- und Gerüsteiweiße, zu denen u. a. Knorpel, Knochen, Sehnen, Bänder und die kollagenen Fasern des Koriums gehören. Beim Kochen ergeben diese fibrillären, fasernbildenden Eiweiße Gelatine. Sie besteht aus der Grundsubstanz der kollagenen Fasern, dem Glutin.

Freie Zellen finden sich im gesamten Korium. Da sie hauptsächlich in der Nähe der Gefäße anzutreffen sind, wird vermutet, dass sie aus der Blutbahn stammen. Es sind Histiozyten, Erythrozyten, Plasmazellen, Lymphozyten und Bindegewebszellen.

Die Histiozyten können sich bei pathologischen Prozessen differenzieren, also für bestimmte Aufgaben spezialisieren. Sie haben zum einen die Fähigkeit zur Phagozytose (ähnlich den Leukozyten), zum anderen beteiligen sie sich bei Entzündungsprozessen an der Bildung von Wildem Fleisch (Caro luxurians).

Im Korium liegen die epithelialen Anhangsgebilde wie Haare, Talgdrüsen, ekkrine und apokrine Schweißdrüsen.

Der Nagel befindet sich, im Gegensatz zu den übrigen Hautanhangsgebilden, in einer epidermalen Einstülpung.

Außerdem sind in der Lederhaut reichlich Blutgefäße, Nerven (Tastkörperchen, Nervenendigungen), Lymphgefäße und Muskulatur vorhanden.

Wie bereits der Name vermuten lässt, wird aus der tierischen Lederhaut, die fast die gleiche Struktur wie die menschliche besitzt, das Leder gewonnen.

2.1.3 Die Unterhaut oder das Unterhautfettgewebe (Subcutis)

Die Subcutis ist die Verschiebe- und Verbindungsschicht zwischen der Cutis und der Unterlage der Haut. Die Unterlage kann die Faszie eines Muskels sein, das Periost eines Knochens oder Perichondrium eines Knorpels. Dort, wo die Haut über vorspringenden Knochen bzw. Gelenken aufliegt, bildet ein Schleimbeutel die Unterlage.

Zum größten Teil besteht die Subcutis aus Fettzellen. Sie ballen sich zu Fettlappen zusammen, die von Bindegewebe umhüllt sind. Das Bindegewebe wird von feinen Blutgefäßen durchzogen.

Fettzellen besitzen einen Zellkern und sind durch ihre Erbinformation in der Lage, Wasser anstatt Fett zu speichern. Bei Abmagerungskuren verzögert dies meist den erhofften Gewichtsverlust. Flüssigkeitseinlagerungen in das Zytoplasma der Fettzelle erhalten die Körperform während des Fettabbaus. Kommt es zum Schwund des Fettgewebes, wird die Haut faltig und schlaff.

Der Aufbau des Fettgewebes hängt u. a. von der hormonellen Steuerung ab. Für die Körperregion, in der Fette auf- und abgebaut werden, ist somit auch das Alter und Geschlecht maßgebend.

Man unterscheidet zwei Gruppen des Fettgewebes.

Das **Baufett** bestimmt hauptsächlich die Körperform und schützt den Organismus gegen mechanische Schäden (Druck, Stoß). Deshalb befindet es sich an Handtellern bzw. Fußsohlen, um diese Körperbereiche belastungsfähiger zu machen. Als Energiereserve des Körpers dient das **Speicherfett** (Depotfett), was sich – überwiegend hormonell gesteuert – an Bauchdecke, Hüften und Gesäß anlagert.

Die Ausdehnung des Depotfetts geschieht in der Regel proportional zur Nahrungszufuhr. Es stellt aber auch eine Fettreserve dar, von der der Körper, unabhängig von der jeweiligen Nahrungsaufnahme, zehren kann. In extremen Hungersituationen wird jedoch auch das Baufett mit abgebaut.

Sowohl verpflanztes (transplantiertes) Baufett als auch Depotfett unterliegen der Steuerung des ursprünglichen Standorts.

Das bedeutet bei einer Gewichtszunahme, dass z. B. aus dem Bauchbereich entnommene Haut im transplantierten Gebiet ebenfalls an Dicke zunimmt.

Nach Zerstörung der Subcutis durch tiefgreifende Erosionen (Ulcera/Geschwüre, Tumoroperationen etc.) entwickelt sich die ursprüngliche Form des Gewebes nicht mehr zurück **(Abb. 2.7)**.

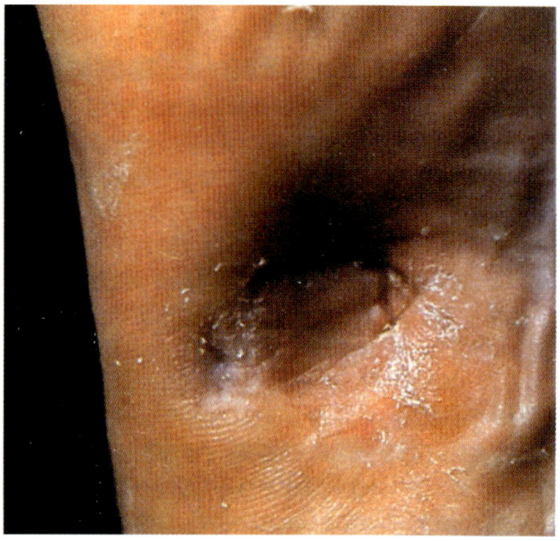

Abb. 2.7: Zerstörung der Subcutis nach Tumoroperation.

Nicht alle Körperbereiche weisen ein Unterhautfettgewebe auf. Es fehlt beim Hodensack (Scrotum), der Vorhaut (Präputium), den kleinen Schamlippen (Labium minus), den Brustwarzen, der Nasenspitze und den Lippen.

Aufgaben der Subcutis:

- Energiespeicher,
- Isolierung (Schutz vor Wärmeverlust),
- Formgebung des Körpers,
- Polsterung (Auffangen von Druck- und Stoßbelastungen für darunterliegende Gewebe wie Knochen, Faszien etc.).

2.1.4 Das Gefäßsystem der Haut

Aus einem Arteriennetz am Übergang der Unterhaut zur Lederhaut verzweigen sich feinere Gefäße zu Kapillarschlingen, die jeweils die dermalen Papillen der Epidermis versorgen. Ebenso enden an den Hautanhangsgebilden und den Fettläppchen der Subcutis Kapillaren aus dem Gefäßnetz. Von dem gesamten im Körper vorhandenen Blut zirkulieren ca. 25 % des Bluts in der Haut.

Die Bereiche des Stratum papillare und der Nagelregion werden zum Teil rückläufig (retrograd) mit arteriellem Blut versorgt. Daher können sehr leicht tiefere Hautschichten von höher gelegenen entzündlichen Prozessen in Mitleidenschaft gezogen werden.

2.1.5 Die Nerven der Haut

In der Lederhaut befinden sich sensible (Empfindungs-) und vegetative (zum autonomen Nervensystem gehörende) Nervenfasern. Von dem vegetativen Nervensystem werden die Schweißdrüsen, die Gefäße und der Haarbalgmuskel (Musculus arrector pili) versorgt. Die sensiblen Nervenfasern enden als freie Nervenendigungen unterhalb der Papillarlinie der Oberhaut oder in den speziellen Endigungen der Tastkörperchen (Empfindungsrezeptoren). Dabei sind freie Nervenendigungen zahlreicher als die Rezeptoren.

Die Hautanhangsgebilde Haare und Nägel kann man als Verstärker des Tastempfindens verstehen, da Haarpapille und Nagelbett besonders viele Nervenendigungen aufweisen.

Die bereits im 19. Jahrhundert entdeckten Tastkörperchen sind in der Lederhaut (Korium) verteilt **(Abb. 2.8)**. Ob man sie bestimmten Empfindungsreizen zuordnen kann, ist noch umstritten. Sämtliche heute bekannten Tastkörperchen wurden nach ihrem Entdecker benannt.

Meissnersche Tastkörperchen (Berührungsrezeptoren)

Entdecker: Georg M. Meissner (1829 – 1905), Anatom und Physiologe in Göttingen und Basel.

Meissnersche Tastkörperchen sind von einer Gewebskapsel umgeben. Sie befinden sich im Bereich der Papillen des Koriums an Fingern, Zehen, Lippen, Brustwarzen und äußeren Genitalien. Sie besitzen eine Verbindung zu den Haarfollikeln.

Krausesche Endkolben (Kälterezeptoren)

Entdecker: Wilhelm Krause (1833 – 1910), Anatom in Berlin.

Krausesche Endkolben sind kugelförmige Kapseln, die epitheloide Zellen und die Endigung eines Neurons (Nervenzelle) einschließen.

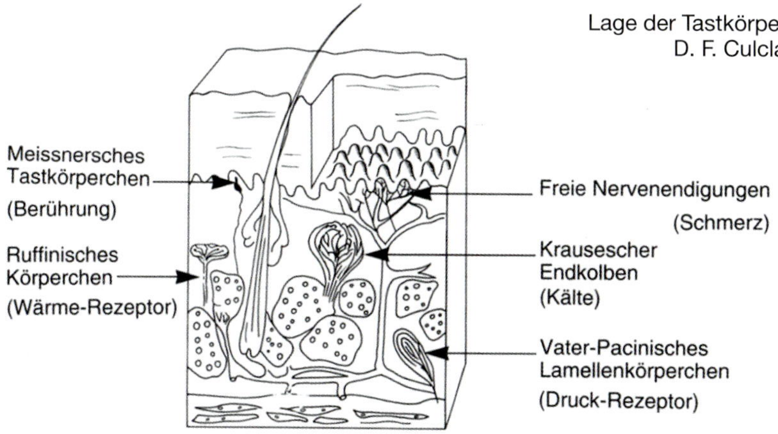

Abb. 2.8: Lage der Tastkörperchen (nach D. F. Culclasure, 1980)

Sie kommen in den Schleimhäuten des Munds, der Nase, Augen und an den Genitalien vor.

Ruffinische Körperchen (Wärmerezeptoren)

Entdecker: Angelo Ruffini (1864 – 1929), Anatom in Bologna.

Ruffinische Körperchen stellen sich als verzweigte Nervenendigungen dar und sind von einer feinen Bindegewebskapsel umgeben.

Vater-Pacinische Lamellenkörperchen (Druckrezeptoren)

Entdecker: Filippo Pacini (1812 – 1883), Florentiner Anatom, galt als Wiederentdecker des vom Wittenberger Anatom A. Vater (1684 – 1751) gefundenen Körperchens.

Vater-Pacinische Lamellenkörperchen befinden sich in den tieferen Schichten der Haut, besonders an den Händen und Füßen. Ebenfalls sind sie in Muskeln, Bändern, Periost und Dünndarm (Mesenterium) zu finden. Ihre Gestalt ist eiförmig. Im Querschnitt der Vater-Pacinischen Lamellenkörperchen sieht man eine sich deutlich abzeichnende Lamellenstruktur mit einer Nervenfaser.

2.2 Die Anhangsgebilde der Haut

Zu den Anhangsgebilden der Haut zählt man Haare, Nagelplatten, Talgdrüsen und Schweißdrüsen. Die Schweiß- und Talgdrüsen dienen als unbedingt notwendiger Schutz der Haut wegen ihrer Ausscheidungen auf die Hautoberfläche. Haare und Nagelplatten sind ebenfalls an die Hautoberfläche gebunden und sind als Produkte der Haut weitgehend mit den Hornzellen der Oberhaut identisch.

2.2.1 Das Haar

(Lat.: *Pilus*). Haare sind biegsame Hornfäden, die sich nur durch ihren chemischen Proteinaufbau (Eiweißaufbau) von der epidermalen Hornsubstanz unterscheiden. Haare gehören zu der Gruppe der harten Keratine, deren Keratinfilamente, im Gegensatz zum weichen Keratin, regelmäßiger angeordnet sind. Die Länge der aneinander gereihten Eiweißbausteine (Polypeptidketten) ist im molekularen Aufbau des Haars sehr viel geringer als bei den Keratinozyten der Epidermis. Ebenso wie sie sind die Hornzellen des Haars durch Schwefeldoppelbindungen (S = S) vernetzt **(Abb. 2.9)**.

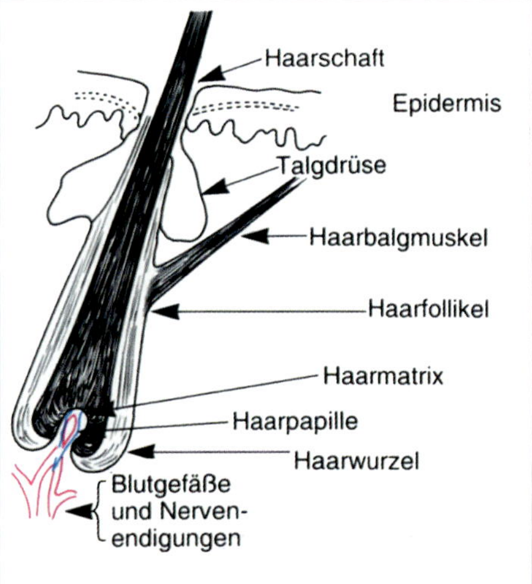

Abb. 2.9: Schematischer Querschnitt durch das Haar.

Ein anerkanntes Modell über die besondere Molekülstruktur des harten Keratins liegt noch nicht vor.

Das Haar ragt mit dem **Haarschaft,** dem Haaransatz im Bereich der Austrittsstelle, aus dem **Haarbalg** (Haarfollikel) heraus. Im unteren Bereich weitet sich der Haarbalg zur Haarwurzel (Haarbulbus). Hierin befindet sich eine glockenartige Einstülpung, die Haarpapille. Sie wird reichlich mit Blutgefäßen und Nervenendigungen versorgt. Nach außen grenzen sich Haarfollikel und Haarbulbus durch eine Bindegewebsschicht ab. Über der Haarpapille liegt die Matrix, die Keimstätte des Haars. In ihr werden ähnliche epitheloide Zellen wie die der Oberhaut gebildet. In den Haarbalg münden die Ausführungsgänge der Talgdrüse und nur in bestimmten Körperregionen auch die der apokrinen Schweißdrüsen. Die Aufrichtung des Haars ist durch den Haarbalgmuskel (lat.: *Musculus arrector pili*) möglich. Er setzt an dem bindegewebigen Teil des Haarfollikels an.

Die Einteilung der Haare

Man teilt die Haare in vier Gruppen mit gemeinsamen Eigenschaften auf.

a) Langhaare, worunter Kopf-, Bart-, Brust-, Schambehaarung, die Haare der Achselhöhle und der Beine verstanden werden;
b) Kurz- oder Borstenhaare, aus denen Augenbrauen, Wimpern, Nasen- und Ohrenhaare bestehen;
c) Wollhaare, welche fast den gesamten Körper überziehen und die
e) Lanugohaare. Diese Haare sind nur beim Fötus vorhanden und bei Neugeborenen ein Zeichen von Frühgeburten.

Das Wachstum der Haare unterliegt einem besonderen Zyklus. Es werden dabei drei Phasen unterschieden:

a) eine ca. drei Jahre dauernde Wachstumsphase, auch Anagenphase genannt;
b) die Rückbildungsphase (Katagenphase) von ca. zwei bis vier Wochen. Bevor das Haar wieder zu wachsen beginnt, durchläuft es ein Ruhestadium;
c) die Ruhephase (Telogenphase) von ca. drei Monaten. In dieser Phase löst sich das Haar aus seiner Verankerung im Haarfollikel wenig unterhalb des Ausführungsganges der Talgdrüse. Im Gegensatz zum Tier verläuft beim Menschen dieser Zyklus unregelmäßig verteilt.

Ein Haarfollikel kann zwölf bis 15 Haare produzieren, bevor er abstirbt.

Entscheidend für das Wachstum des Haars sind hormonelle Einflüsse. Es wirken Androgene (männliche Hormone) stimulierend auf die Bart- und Körperbehaarung. Bei der Kopfbehaarung führen Androgene zur Verdünnung, Östrogene zur Verdichtung des Haarbestands. Bei Männern mit genetisch bedingtem Haarausfall sind die Rezeptoren für die wachstumssteuernden Hormone im Stirnbereich anders besetzt als am Hinterkopf (C. Orfanos, Berlin-Steglitz). Das Haar wächst im allgemeinen pro Tag 0,3 – 0,5 mm.

Beim physiologisch bedingten Haarausfall können bis zu 100 Haare pro Tag ausfallen.

Fast 70 % aller mitteleuropäischen Männer sind von Haarausfall bis zur Glatzenbildung betroffen (C. Orfanos, Berlin-Steglitz).

Für hormonelle Faktoren, die zu einer Verringerung des Haarbestands führen, sind meist stark verkürzte Wachstums- und Ruhephasen verantwortlich. Bevor sich das Haar richtig ausgebildet hat, setzt bereits die Ruhephase wieder ein.

Pathologisch bedingter Haarausfall ist möglich durch Zytostatika (chemische Krebstherapie), Mykosen (Mikrosporie), chemische Vergiftungen (z. B. Thallium), Überdosierung von Röntgenstrahlen, Schilddrüsenfehlfunktionen, Leber- oder Nierenstörungen.

Die Haarfarbe wird durch den Gehalt an Melanin bestimmt.

Die Bedeutung des Haars

Durch die in der Papille befindlichen Nervenendigungen dient das Haar als sensorischer Vermittler. Das Biegen des Haars scheint sich wie ein Hebel auszuwirken, der die Reizübertragung verstärkt.

Bei starker Sonneneinstrahlung ist die Kopfbehaarung in der Lage, vor UV-Strahlen zu schützen. Der gegen Kälte bzw. Wärme isolierende Effekt der Haare kann allerdings nur noch bei Tieren mit dichterem Fell nachvollzogen werden. Die beim Menschen verbliebenen Haare vergrößern in Gebieten, wo die Schweißabdunstung behindert ist, die Oberfläche und vermeiden den intensiven Kontakt bei eng aufeinander liegenden Hautflächen. Sie vermeiden in der Achselregion Mazerationen und Wundsein.

2.2.2 Die Talgdrüsen

(Lat.: *Glandulae sebaceae*). Die Talgdrüsen **(Abb. 2.10 und 2.11)** sind sackförmig und stehen in engem Zusammenhang mit dem Haarfollikel. Ihr Sekret, der Talg (das Fett), wird in eine Öffnung des Haarbalgs entleert.

Pro Tag werden von den ca. 2 mm großen Drüsen 1 – 2 g Fett produziert. Die Menge ist zum Teil anlagebedingt (genetisch).

Durch ihren Ausscheidungsmechanismus wird die Talgdrüse zu den **holokrinen Drüsenarten** gezählt, d. h. der Talg entsteht durch Untergang ganzer Zellen (griech: *holos* = ganz; *krinein* = abscheiden) **(Abb. 2.12)**.

Von der Keimschicht, am Rand der Drüse, wandern die Zellen nach innen. Dabei sammelt sich Fettgranula im Zytoplasma der Drüsenzellen. In diesem Stadium beginnt die Degeneration des Zellkerns, wobei die Zelle zerfällt und der Talg übrig bleibt. Durch die fortlaufende Bildung des Fetts schiebt es sich zwischen Haar und innere Auskleidung des Haarfollikels.

Ebenso wie das Haar unterliegt die Talgproduktion auch hormonellen Einflüssen. Hauptsächlich sind daran Andro-

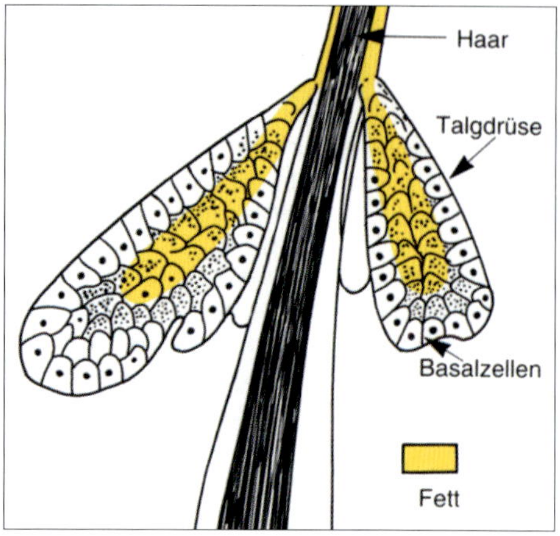

Abb. 2.10: Schematischer Querschnitt durch die Talgdrüse.

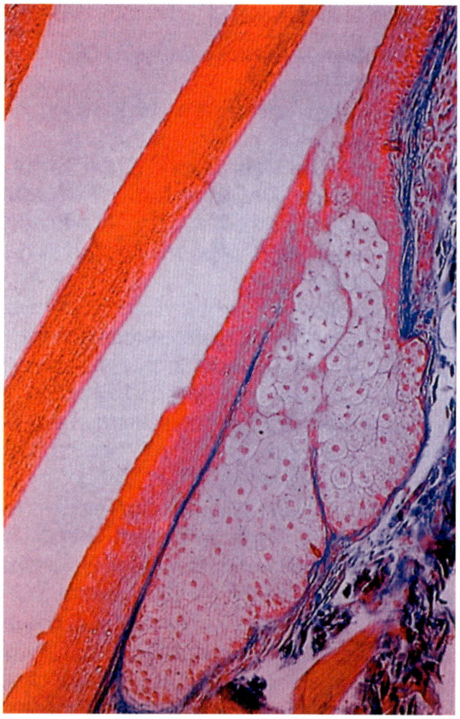

Abb. 2.11: Histologischer Schnitt durch eine Talgdrüse.

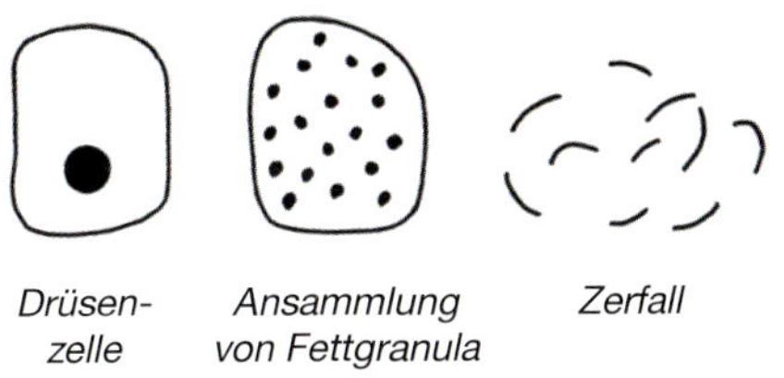

Abb. 2.12: Holokrine Ausscheidungsart der Talgdrüsenzelle.

gene (männliche Hormone) und Östro - gene (weibliche Hormone) beteiligt.

Unter androgenen Hormonen nimmt die Talgproduktion zu, unter östrogenen Hormonen ab. Dieser sehr einfach formulierte Zusammenhang besteht aus einem Vielfachen an Einzelreaktionen mit anderen Hormonen, besonders denen der Hypophyse, welche ebenfalls stimulierend wirken.

Schon im fötalen Stadium gibt es reichlich funktionierende Talgdrüsen zum Schutz der Haut des Ungeborenen vor dem Fruchtwasser. Es bildet sich die Vernix caseosa (volkstümlich: Käse- oder Fruchtschmiere), die aus Talgdrüsensekret, Epithelzellen und Lanugohaaren besteht. Nach der Geburt bleibt die erhöhte Fettproduktion bis zu einem Jahr erhalten. Im Verlauf des Lebens unterliegt sie jedoch größeren Schwankungen.

Ab dem ersten Lebensjahr bis zur Pubertät flacht die Fettabsonderung unter dem Einfluss von Östrogenen ab. In der Pubertät nimmt die Talgproduktion, bedingt durch Androgene, wieder zu. Mit Beginn des 40. Lebensjahrs geht die Aktivität der Drüsen dann wieder deutlich zurück.

An bestimmten Hautgebieten wie Handteller und Fußsohle fehlen Talg - drüsen. Die Fettung dieser Bereiche geschieht entweder durch Kontakt mit anderen Körperstellen bzw. durch das epidermogene Fett.

Trockene Haut (meist anlagebedingt) wird als **Sebostase**, die zu fettige Haut als **Seborrhö** bezeichnet.

Den Menschen, den es betrifft, nennt man Sebostatiker bzw. Seborrhoiker (lat.: *Sebum* = Talg).

In der Praxis habe ich oft die Meinung gehört, dass erst durch das Auftragen von Hautpflegecremes die Haut trockener wird. Die Fettproduktion ist von solch komplexer Natur, dass mir durch alleiniges Cremen der Haut keine Beeinflussung möglich erscheint. Das Bedürfnis, die Haut zu fetten, entsteht vielmehr durch das Spannungsgefühl bei zu trockener Haut, welches von den genannten inneren Faktoren bzw. Umwelteinflüssen abhängig ist. Umwelteinflüsse, die zur vermehrten Austrocknung der Haut führen, sind starke Sonnenbestrahlung, Kälte oder mechanische Beanspruchung, wie z. B. Reibung. Ebenso führen zu häufiger Kontakt mit waschaktiven Substanzen (Seifen, Seifenstücke und Waschmittel), Lösungsmitteln wie Aceton, Alkohol, Benzin, Ether, Chloroform zur trockenen Haut. Alkalische Baustoffe, Zement und Gips besitzen die Fähigkeit, Fette auch in den tieferen Hautschichten zu emulgieren und mit dem Wasserkontakt von der Haut abzuwaschen. Salze, die im Meerwasser vorhanden sind oder auch Salzfußbäder wirken ebenfalls austrocknend.

Die Zusammensetzung des Hauttalgs

Der Hauttalg besteht aus:

- Lecithin,
- Fettsäuren,
- Buttersäure,
- Ölsäure,
- Palmithinsäure,
- Stearinsäure,
- Fettalkohol,
- Cholesterin,

- Wachse und verschiedene Ester. Die genaue Bestimmung (Analyse) der Inhaltsstoffe des Talgdrüsensekrets wird dadurch erschwert, dass immer epidermogenes Fett mit in die Probe gelangt.

Die Aufgabe des Hautfetts

Das Fett schützt die Haut vor dem Austrocknen (Sprödigkeit) und erhält – zusammen mit dem Schweiß – die Elastizität. Fett und Schweiß ergeben Emulsionsformen, die die mikrobiologische Flora erhalten, Chemikalien für eine kurze Zeit abwehren und Schutz gegen Kälte geben. Vor der Geburt dient Fett als Schutz vor Erweichung (Mazeration) der fötalen Haut, bei der Geburt als Gleitmittel, um den Austritt des Kinds zu erleichtern.

2.2.3 Die Schweißdrüsen

Die Schweißdrüsen (*Glandulae sudoriferae*) sind knäuelartig geformt **(Abb. 2.13 und 2.14)** und münden mit ihrem korkenzieherartig gewundenen Ausführungsgang im Bereich der Epidermis in der Pore der Hautoberfläche bzw. dem Haarfollikel.

Der Drüsenkörper ist dicht mit Kapillaren und Nervenfasern des vegetativen Nervensystems umgeben.

Schweiß besteht zu 99 % aus Wasser und enthält im Wesentlichen alle Stoffe, die auch im Blut enthalten sind wie:

- Salze (Natrium-, Kaliumsalze etc.),
- Stoffwechselprodukte (Harnstoff, Milchsäure etc.),
- Aminosäuren (Eiweiße),
- Glucose (Zucker).

Der physiologische pH-Wert des Schweißes liegt bei 4,2 – 6,0 (S. Nolting). Ein Erwachsener sondert ohne Belastung des Körpers bis zu 500 ml pro Tag nicht

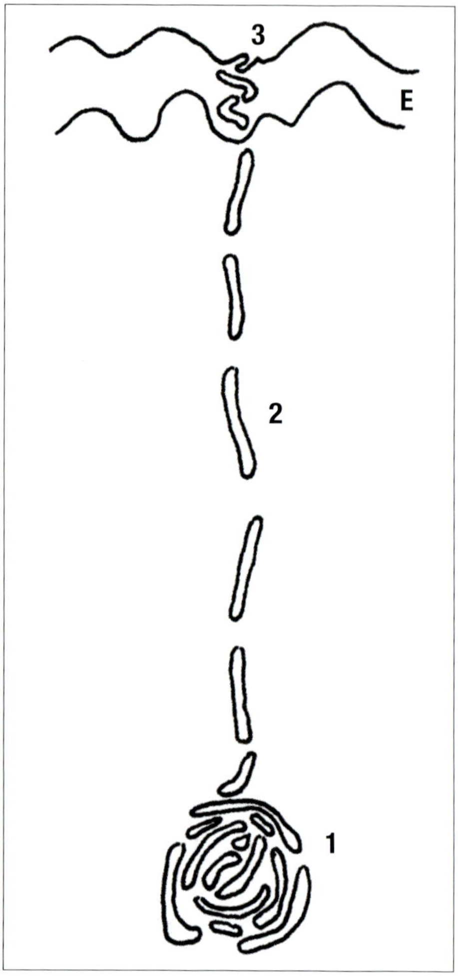

Abb. 2.13: Form der ekkrinen Schweißdrüse (Querschnitt)
1 = Schweißdrüse
2 = Drüsenausführungsgang
3 = Pore
E = Epidermis

sichtbaren Schweiß ab, was als *Perspiratio insensibilis* bezeichnet wird. Dieser Schweiß ist salzarm (hypotoner Schweiß), weil ein Teil der ausgeschiedenen Salze im Ausführungsgang der Schweißdrüse wieder resorbiert wird.

In den Tropen kann die Schweißabsonderung bis zu zehn Liter betragen. Das sichtbare Schwitzen bezeichnet man auch als *Perspiratio sensibilis*. Mit dem Ansteigen der Schweißproduktion steigt der

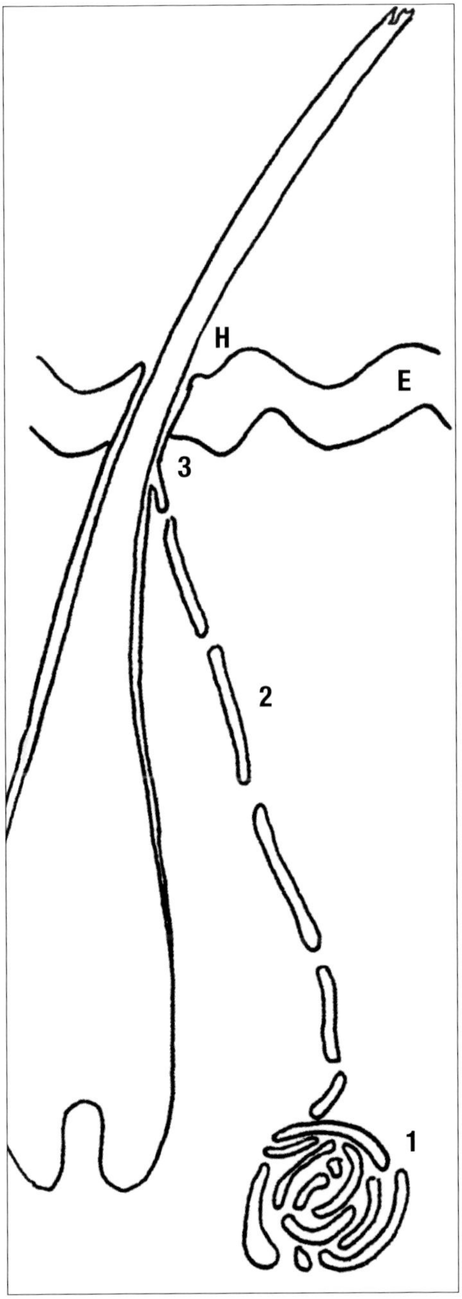

Abb. 2.14: Form der apokrinen Schweißdrüse (Querschnitt)
1 = Schweißdrüse
2 = Drüsenausführungsgang
3 = Ausführungsgang im Haarfollikel
E = Epidermis
H = Haarschaft

Salzgehalt, weil eine Resorption der Salze im Ausführungsgang der Schweißdrüse nicht mehr stattfinden kann.

Jedoch nicht nur Hitze allein erhöht die Aktivität der Drüse. Sie ist auch abhängig von psychischen Belastungen, wie z. B. Angst oder Stress. Im Klimakterium bewirken Hormone eine erhöhte Schweißsekretion, die allerdings nur schubweise auftritt.

Da die Drüse intensiv von einem vegetativen Nervengeflecht umgeben ist, bestimmen auch körperliche Belastung (Sport, schwere Arbeit) und scharfe Nahrungsmittel, wie Pfeffer, die Ausscheidungsmenge. Durch Fieber mit erhöhten Körpertemperaturen kann ebenfalls die Schweißabsonderung verstärkt sein.

Anhaltende Schweißsekretion mit Behinderung der Abdunstung führt zur Alkalisierung der Hautoberfläche. Der Säuremantel der Haut wird damit zerstört. In Verbindung mit Wärme entsteht ein feucht-warmes Milieu, welches einen günstigen Nährboden für Mikroorganismen, insbesondere Pilze (Mykosen), schafft.

Durch die geringe Menge an Stoffwechselprodukten, die Schweißdrüsen aus dem Blut herausfiltern können, sind sie nicht in der Lage, eine Entgiftungsfunktion für den Körper voll zu übernehmen. Sie können die Niere, die diese Aufgabe erfüllt, nicht ersetzen.

Überzieht man die Haut jedoch mit einer luftundurchlässigen Schicht, würde die Selbstvergiftung (Intoxikation) durch die verhinderte Stoffwechselproduktausscheidung schon nach einer Stunde einsetzen.

Je nach Ausscheidungsart der in der Dermis liegenden ca. zwei Millionen Schweißdrüsen wird zwischen den ekkrinen und apokrinen Schweißdrüsen unterschieden. Die Schweißabsonderung geschieht bei beiden Drüsenarten durch epitheliale, glatte Muskelfasern, die die Drüsenschläuche umgeben. Das Lumen des Ausführungsgangs verjüngt sich zur Hautoberfläche hin stetig, womit die Ausscheidung durch die Kapillarwirkung zusätzlich erleichtert wird.

Die ekkrine Schweißdrüse

Ekkrine Schweißdrüsen sind in der gesamten Haut verteilt. Ihre Drüsenknäuel liegen in der Regel im Grenzbereich zwischen Dermis und Subcutis. Der Ausführungsgang mündet in der Pore (Schweißpore).

Der Schweiß tritt als Flüssigkeitstropfen aus der Drüsenzelle aus. Hierbei bleibt die Drüsenzelle selbst erhalten. Diese Ausscheidungsart einer Drüse nennt man ekkrin **(Abb. 2.15)**.

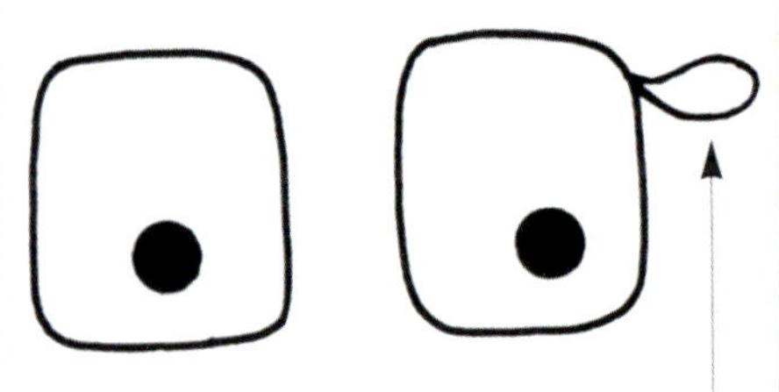

Abb. 2.15: Ekkrine Ausscheidungsart der Schweißdrüsenzelle.

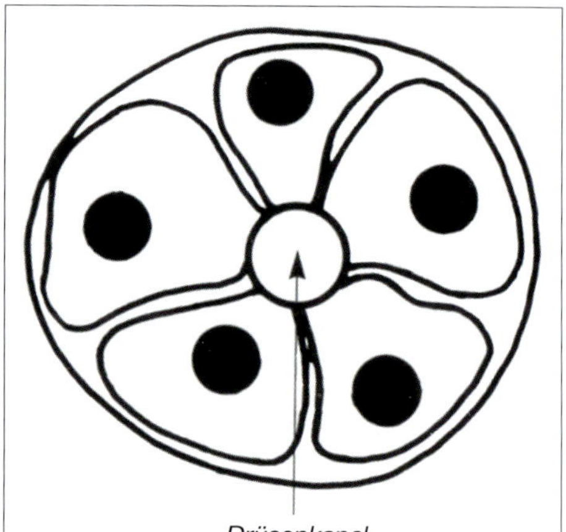

Abb. 2.16: Querschnitt durch den Drüsenkanal der ekkrinen Schweißdrüse.

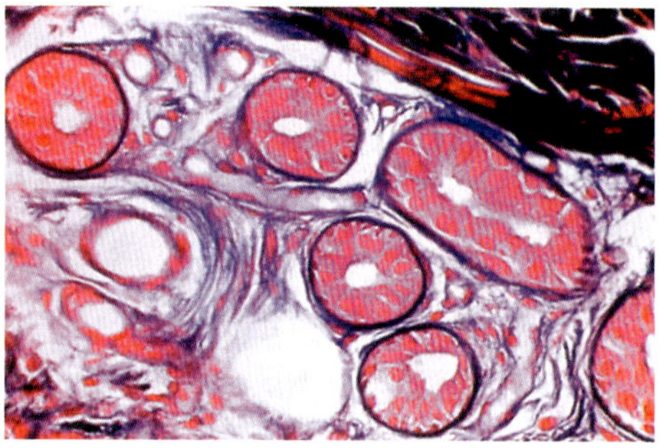

Abb. 2.11: Histologischer Schnitt durch die Drüsenkanäle der ekkrinen Schweißdrüse.

Die Drüsenzelle besitzt eine zylindrische Form. Der innere Durchmesser des Drüsenkanals (das Lumen) ist eng **(Abb. 2.16 und 2.17)**.

Ekkriner Schweiß ist farblos. Ein nach starkem Schwitzen in der Kleidung zurückbleibender weißer Rand ist durch die Verdunstung der im Schweiß gelösten Salze (Elektrolyte) bedingt.

Die Verteilung (Dichte) der Schweißdrüsen pro cm^2 Hautoberfläche ist unterschiedlich. Die meisten, ca. 370/cm^2, befinden sich an der Fußsohle, die wenigsten am Oberschenkel. Im Durchschnitt beträgt die Verteilung der Schweißdrüsen am Körper 60/cm^2.

Bei Neugeborenen stellt sich die Fähigkeit zu schwitzen erst im Lauf der ersten Lebenswoche ein, obwohl die ekkrinen Schweißdrüsen bereits vorhanden sind.

Die apokrine Schweißdrüse

Apokrine Schweißdrüsen münden in den Haarfollikel oberhalb des Talgdrüsenausführungsgangs und befinden sich hauptsächlich im Achsel- und Genitalbereich.

Ihre Anlage ist schon im frühen Entwicklungsstadium des Menschen vorhanden, sie funktionieren aber erst ab der Pubertät. Man versteht die apokrinen

Schweißdrüsen als Duftdrüsen, die den für jeden Menschen charakteristischen Körpergeruch verursachen. (Im Ursprung Bedeutung als sexuelles Stimulans). Durch die mikrobielle Zersetzung des apokrinen Schweißes entsteht der typische Körpergeruch. Der Schweiß wird erst durch Stoffwechselprodukte (Toxine) der Mikroben farbig. Bei der apokrinen Ausscheidungsart geht bei der Absonderung des Schweißes ein Teil der Drüsenzelle mit unter **(Abb. 2.18)**.

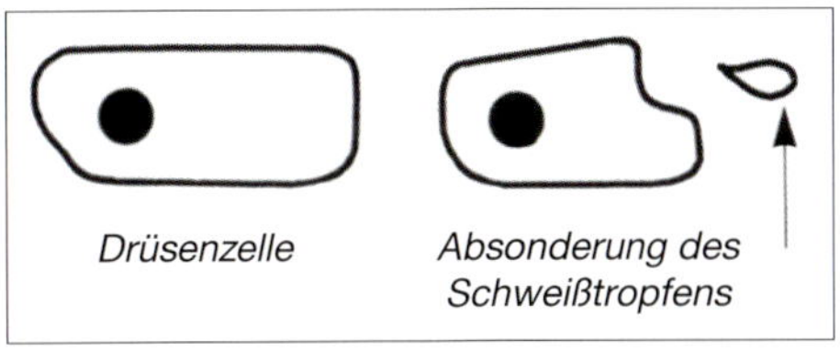

Abb. 2.18: Apokrine Ausscheidungsart der Schweißdrüsenzelle.

Obwohl beide Drüsen die gleiche Form und den gleichen Beförderungsmechanismus des Schweißes zur Hautoberfläche besitzen, ist der Umriss ihrer Zellen und der Innendurchmesser des Drüsenkanals unterschiedlich.

Die apokrine Schweißdrüse weist flachere Drüsenzellen und dadurch bedingt auch ein größeres Lumen des Absonderungsgangs auf **(Abb. 2.19 und 2.20)**.

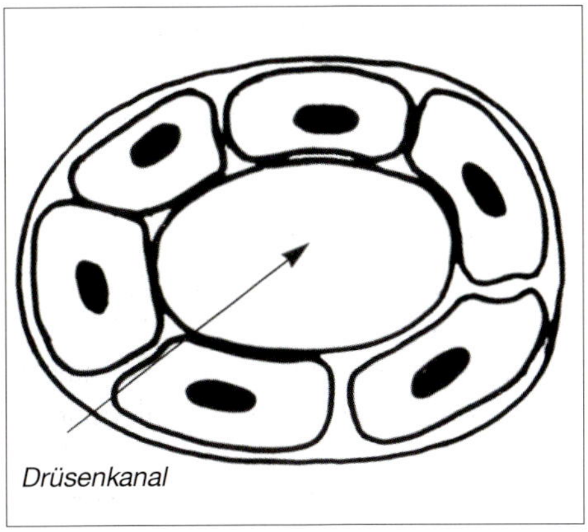

Abb. 2.19: Querschnitt durch den Drüsenkanal der apokrinen Schweißdrüse.

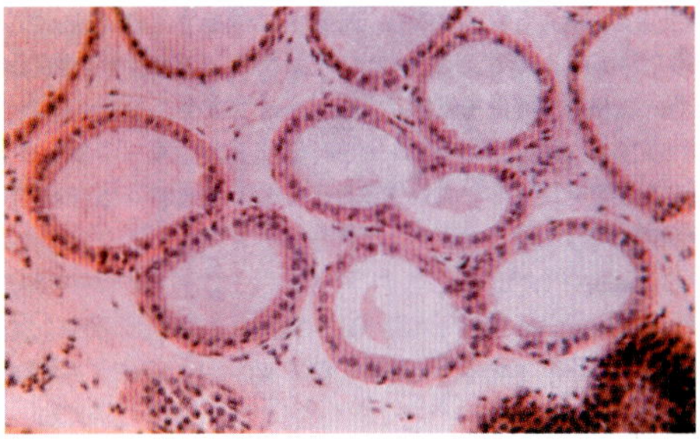

Abb. 2.20: Histologischer Schnitt durch die Drüsenkanäle der apokrinen Schweißdrüse.

Varianten apokriner Drüsen, die ebenfalls ihre Aktivität ab der Pubertät aufnehmen, sind die Milchdrüsen.

Die Aufgaben der Schweißdrüsen sind:

- Erhaltung der Feuchtigkeit der Epidermis (um die Haut geschmeidig zu halten, sind mindestens 15 % Feuchte notwendig),
- Aufrechterhaltung des Säuremilieus in Verbindung mit den Puffersubstanzen der Hornzellen (Korneozyten),
- Ausscheidung eines Teils von Stoffwechselprodukten (harnpflichtigen Stoffen) des Körpers,
- Mitwirkung bei der Wärmeregulation des Organismus durch die Verdunstungskälte,
- Absonderung körpereigener Enzyme und Mitbeteiligung an der Erhaltung des mikrobiologischen Gleichgewichts der Haut,
- Emulsionsvermittler für epidermogenes Fett und Talgdrüsenabsonderung (Spreitung des Fetts),
- Ableitung der Reibungshitze.

2.2.4 Der Nagel

Die Nagelplatten (der Nagel = lat.: *Unguis*; griech.: *Onyx*) bestehen aus hartem Keratin. Es unterscheidet sich von dem weicheren Keratin der Oberhaut durch einen höheren Anteil an Schwefeldoppelbindungen (S = S) und einer regelmäßigeren Anordnung der Keratinfilamente, die eine Vorstufe des Keratins darstellen. Die Eiweißmolekülketten (Polypeptidketten), die einen wesentlichen Teil der Hornsubstanz ausmachen, sind ebenso wie bei den Haaren kürzer.

Der Nagel befindet sich auf der dorsalen Seite der Endglieder (Endphalangen) von Fingern und Zehen. Die Hornsubstanz des Nagels wird zu $^1/_3$ vom Nagelbett gebildet, dessen Stratum granulosum (Körnerschicht) keine Epidermis-, sondern Nagelzellen produziert. Nach Alkiewicz/Pfister (1976) entspricht die Körnerzellstruktur dieser Zellschicht nicht dem Stratum granulosum der Epidermis. Sie wird vielmehr als dem Körnerzelltypus nahe stehend bezeichnet.

Die Zellen sind jedoch in der Lage, Hornzellen zu bilden, wenn sich z. B. durch Verletzungen die Nagelplatte vom Nagelbett ablöst oder ganz verloren geht.

Die verbleibenden zwei Drittel der Nagelplatte werden durch die Matrix gebildet.

Die Beteiligung des Nagelbetts am Nagelwachstum bezeichnet man als appositionelles Nagelwachstum (Alkiewicz/Pfister, 1976).

Das histologische (gewebskundliche) Bild der Nagelplatte zeigt eine charakteristische Lamellenlagerung der Zellen und drei Schichten mit unterschiedlicher Zellstruktur **(Abb. 2.21)**.

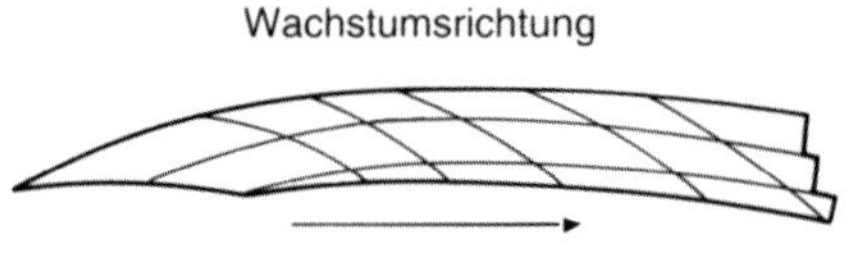

Abb. 2.21: Lamellenlagerung der Nagelzellen (nach J. Alkiewicz).

Die Bezeichnung der Nagelschichten

Die **dorsale Schicht** besteht aus hartem Keratin und flachen vernagelten Zellen mit Zellkernresten.

Die **intermediäre Schicht** enthält Keratin mit deutlicheren Zellstrukturen und rundlichen Kernresten.

Die **palmare (plantare) Schicht** weist weiches Keratin auf und besitzt ebenfalls Kernreste.

Durch eine chemische Nachweisreaktion ist bei sämtlichen Kernbestandteilen der Nagelzellen keine Gensubstanz (Desoxiribonukleinsäure) mehr nachweisbar.

Es handelt sich hierbei um eine Analysemethode, die der Gießener Chemiker und Physiologe Robert F. Feulgen als Erster praktiziert hat.

Da die Kernreste auf den Nachweis für die Gensubstanz nicht mehr ansprechen, wird dafür oft die Bezeichnung *Feulgen-negativer Zellkernrest* benutzt.

Die Bereiche des Nagels sind in den **Abbildungen 2.22 bis 2.24** dargestellt.

Die Nagelplatte liegt fest auf dem Nagelbett auf. Dabei ist die Auflagefläche nicht glatt, sondern mit der Nagelplatte verzahnt.

Das Nagelbett besteht aus längsverlaufenden (longitudinalen) Leisten und ist mit der Haut des Nagelbetts, dem Hyponychium, überzogen.

In den Leisten des Nagelbetts verlaufen die Papillen der Epidermis fast horizontal, ebenso in der Nagelmatrix. Da die Zellneubildung (Zellproliferation) immer in Richtung der Papillenachse geschieht, ist hiermit eine fundamentale Erklärung für die beinahe horizontale Wachstumsrichtung des Nagels gegeben.

Durch die Leisten des Nagelbetts entsteht die leichte Längsriffelung der Nagelplatte.

Die Matrix befindet sich um ca. $^1/_3$ der sichtbaren Nagelfläche unterhalb (proximal) der Cuticula in einer Epidermisein-

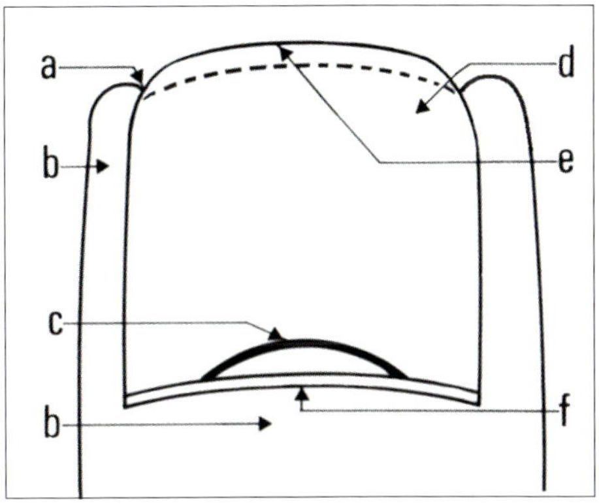

Abb. 2.22: Bereiche des Nagels (Draufsicht):
a) der Nagelfalz (lat.: *Sulcus unguis*/Syn.: Paronychium)
b) der Nagelwall (lat.: *Vallum unguis*/Syn.: Perionychium)
c) der Nagelmond (Lunula)
d) die Nagelplatte (lat.: *Corpus unguis*)
e) der freie Nagelrand (lat.: *Margo liber*)
f) das Nageloberhäutchen (lat.: *Cuticula*/Synonym.: Eponychium)

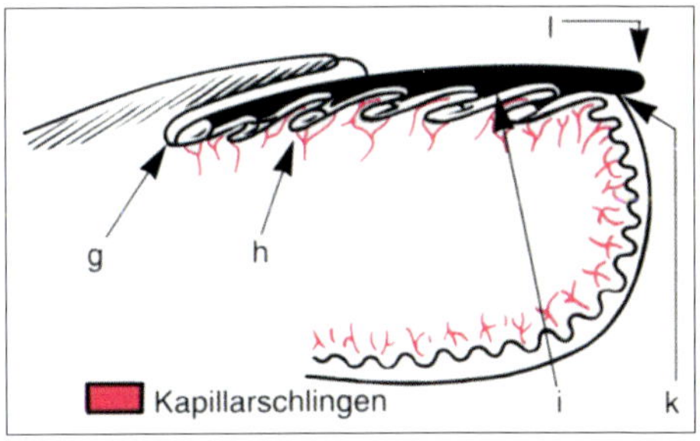

Abb. 2.23: Längsschnitt durch die Nagelplatte:
g) die Nagelbildungsstätte (lat.: *Matrix unguis*)
h) die Papillen des Nagelbetts
i) das Nagelbett (lat.: *Solum unguis*)
k) das Sohlenhorn oder der Nagelsaum
l) Nagelplatte

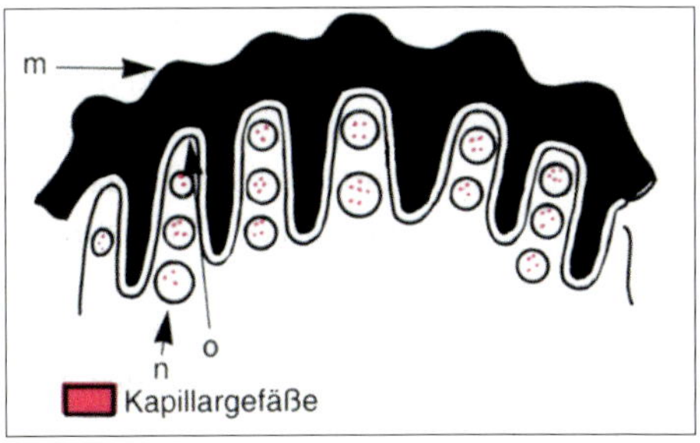

Abb. 2.24 Frontalschnitt durch die Nagelplatte:
m) die Riffelung der Nagelplatte
n) die Papillen des Nagelbetts
o) die Haut des Nagelbettes (Hyponychium)

stülpung. Um den Bereich der Matrix genau festzulegen, ist eine Zugabe von 2 mm ebenfalls in proximaler Richtung notwendig. Werden Zellen der Matrix geschädigt (Trauma, Operation), kann die Nagelplatte in ihrer ursprünglichen Form nicht mehr nachwachsen, da die Papillenstruktur zerstört worden ist. Besonders nach misslungenen Operationen des Nagelbetts beobachtet man oft keilförmige Nagelfragmente, die senkrecht nach oben stehen oder zu einer Spaltung des Nagels geführt haben.

Das Nagelwachstum beträgt ca. 0,5 – 1,2 mm pro Woche. Für die Wiederherstellung der gesamten Nagelplatte, ausgehend von der Matrix unguis bis zum freien Nagelrand (Margo liber), werden ca. zwölf bis 18 Monate benötigt. Von der Matrix bis zur Cuticula dauert die Erneuerung des Nagels ungefähr eineinhalb Monate. Dabei schiebt sich die Nagelplatte von proximal nach distal vor. Bedingt durch die Beteiligung des Nagelbetts am Nagelwachstum (appositionelles Nagelwachstum) können so unter dem Nagel entstandene Blutergüsse zum freien Nagelrand hinauswachsen.

Die Dicke eines gesunden Großzehennagels beträgt beim erwachsenen Menschen im Durchschnitt 0,4 – 0,5 mm. Die Werte am Daumennagel verringern sich um 0,05 – 0,1 mm. Alle Werte beziehen sich auf nicht geschliffene Nagelplatten. Gemessen wurde mit dem Tasterzirkel nach Iwanson mit $^{1}/_{10}$ mm Teilung (Hersteller: DT, Dental Trading GmbH, Bad Kissingen).

Den Nagelmond (Lunula), am proximalen Nagelwall gelegen, erkennt man an seiner durchscheinend weißlichen Färbung. Obwohl er grundsätzlich vorhanden ist, wird er meist besonders an den Zehennägeln vom Nagelwall überdeckt.

Ebenfalls vom proximalen Nagelwall her dehnt sich die Epidermis als Nageloberhäutchen (Eponychium) über einen kleinen Teil der Nagelplatte aus. Es ist als Rest aus dem fötalen Entwicklungsstadium des Nagels vorhanden und dient als Infektionsschutz für die Nagelmatrix.

Wird die Cuticula aus kosmetischen Gründen entfernt, besteht die Gefahr von akuten und chronischen Paronychien, weil die Matrix dadurch ihren natürlichen Schutz vor Infektionen verloren hat. Außerdem führt ein ständiges Entfernen zu einem übermäßigen Dickenwachstum (Wucherung) der Cuticula. Sie wird un - elastisch und neigt zum Einreißen, was durch die unangenehmen Begleiterscheinungen wieder zur Entfernung der Cuticula führt.

Die Nagelplatte wird durch ein stark entwickeltes Netz von Kapillaren versorgt. Zusätzlich sichern Querverbindungen (Anastomosen/**Abb. 2.26**) der arteriellen Gefäße die Blutversorgung ab. Das Arteriogramm des Fußes weist zwei Digitalarterien **(Abb. 2.25)** auf. Das Gleiche gilt für die Finger der Hand. Die Papillen des Nagelbetts werden, wie bei der Epidermis, von sensiblen Nervenfasern durchzogen.

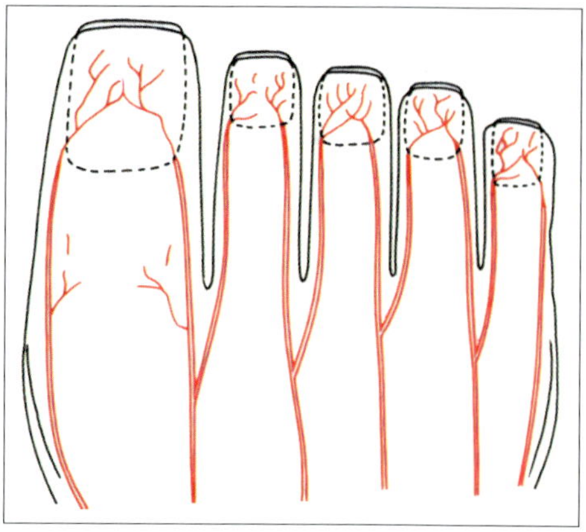

Abb. 2.25: Arteriogramm der Zehen (Zeichnung).

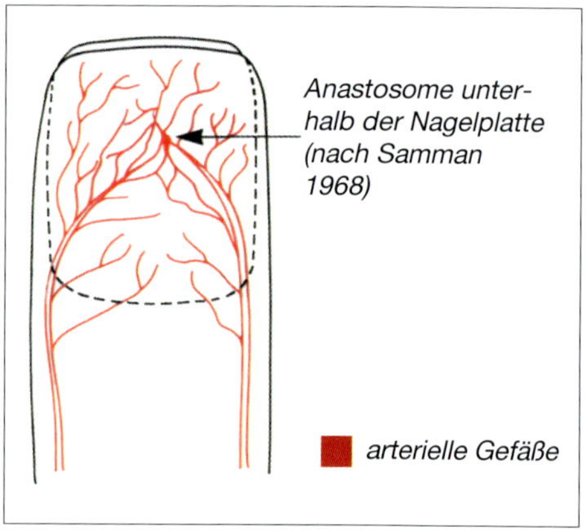

Abb. 2.26: Anastomosen unterhalb der Nagelplatte (Zeichnung).

Die Aufgaben des Nagels

Das Tastempfinden der Zehen wird durch die in longitudinaler (längsverlaufender) Richtung fast unbiegsamen Nagelplatte verstärkt. Nach physikalischen Gesetzmäßigkeiten breitet sich Druck nach allen Seiten gleichmäßig aus. Der Nagel wirkt dadurch wie ein Widerlager, was den Druck auf die Nervenendigungen erhöht. Dieses Prinzip wird auch dann deutlich, wenn man die Zehenbeere stärker presst und sich das Nagelbett durch die Blutleere heller färbt.

Häufig wird angegeben, dass der Nagel auch zum Schutz für die Endglieder der Zehen bzw. Finger diene. Dies dürfte allerdings weniger für den Menschen als für manche Tiere zutreffen, die Hufe tragen. Hufe sind von der Substanz her der Nagelplatte verwandt und bieten in diesem Fall unverkennbar Schutz für die Endglieder.

Wie wichtig die Nagelplatte des Fingers ist, wird spätestens dann deutlich, wenn kleine flache Gegenstände wie Nadel, Faden oder Papier aufgenommen werden sollen. Bei zu kurz geschnittenen Fingernägeln wird dies ohne andere Hilfsmittel nicht möglich sein. Kratzwunden, die mit dem Fingernagel auf der Haut verursacht werden, erzeugen Schmerzen und gelten als Mittel zur Verteidigung.

Die fötale Entwicklung des Nagels (nach N. Zaias)

Die erste Andeutung der Nagelbildung tritt gegen Ende des dritten Schwangerschaftsmonats auf. Die Knochensubstanz ist zu dieser Zeit noch knorpelig. An der dorsalen Seite des Endglieds (der Endphalanx) bildet sich ein leicht vertieftes Feld, das **primäre Nagelfeld (Abb. 2.27)**.

Dieses Feld wird proximal, distal und zu beiden Seiten von einem bogenförmigen Wulst begrenzt. Mit der Bildung des primären Nagelfelds beginnt die Entwicklung besonderer Körnerzellen unterhalb der Hornschicht des Nagelfelds (Eponychium). Aus dieser Körnerzellanlage entwickelt sich der Nagel. Er wächst von distal nach proximal, entgegen seiner späteren Wachstumsrichtung, zur hinteren (proximalen) Grenzfurche vor.

Anfang des vierten Schwangerschaftsmonats ist die Nagelanlage bis zur Mitte des Nagelbetts bereits deutlich erkennbar **(Abb. 2.28)**. Die Hautschicht, die den Nagel überzieht, bezeichnet man als Epo - nychium (griech.: über dem Nagel liegend). Die Hautschicht unter dem Nagel, die ebenfalls zur Epidermis gehört, wird Hyponychium (*griech.*, unter dem Nagel liegend) genannt. Sie bedeckt das Nagelbett.

Eponychium und Hyponychium bilden zusammen eine Tasche, in die sich die Körnerzellen schon Ende des fünften Monats einschieben.

Am proximal gelegensten Teil der Tasche bildet sich die Matrix aus **(Abb. 2.29)**.

Bei dem sechs Monate alten Fötus ist die Matrix in der Nageltasche bereits fest angelegt. Die nagelbildenden Zellen schieben jetzt den Nagel von proximal nach distal.

Mit dem normalen Längenwachstum beginnt auch die Stärke des Nagels allmählich zuzunehmen. Bis Ende der Fö-

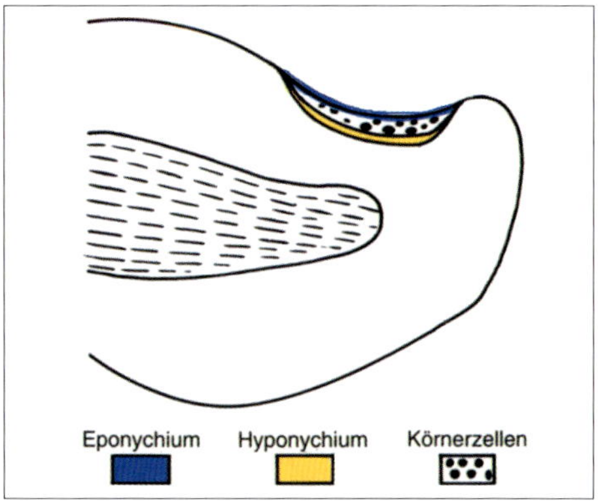

Abb. 2.27: Längsschnitt durch die Endphalanx einer fötalen Zelle. Bildung des primären Nagelfelds und der Körnerzellanlage bei der fötalen Zelle.

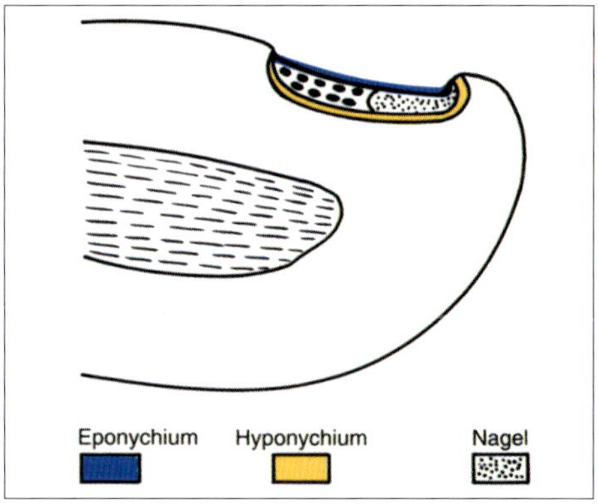

Abb. 2.28: Längsschnitt durch die Endphalanx einer fötalen Zelle. Beginn der Nagelbildung.

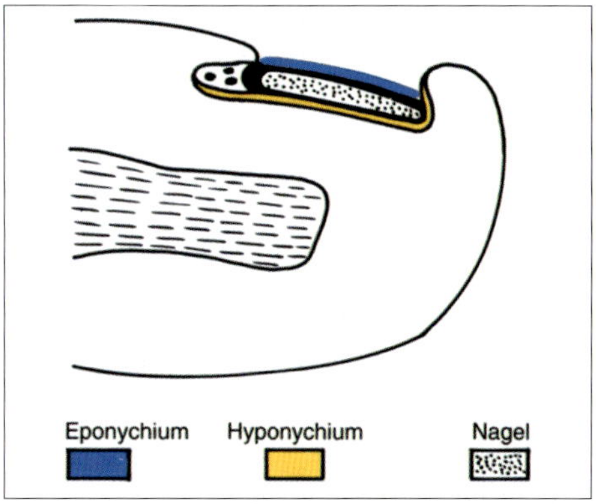

Abb. 2.29: Längsschnitt durch die Endphalanx einer fötalen Zelle. Die Nagelanlage rückt in den Bereich des proximalen Nagelwalls.

talperiode geht das Eponychium weitgehend verloren. Es erhält sich nur noch im Bereich des hinteren Nagelwalls als Nageloberhäutchen **(Abb. 2.30 und 2.31)**.

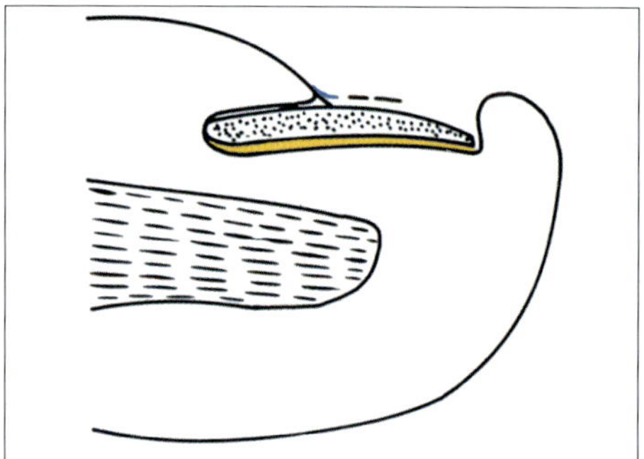

Abb. 2.30: Längsschnitt durch die Endphalanx einer fötalen Zelle. Matrixanlage und Rückbildung des Eponychiums.

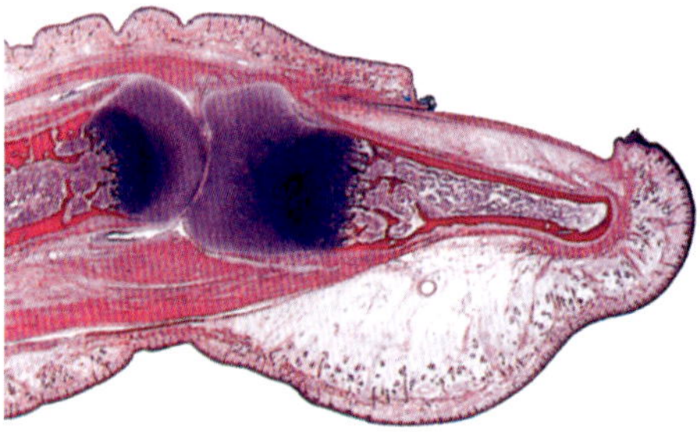

Abb. 2.31: Histologischer Schnitt durch das Endglied einer fötalen Zelle. Deutlich erkennbar sind Matrix und Rückbildung des Eponychiums.

Die seitlichen Begrenzungen des Nagelwalls bilden sich zum Nagelfalz aus. Der distale Nagelwulst wird mit dem Vorwachsen der fertigen Nagelplatte nach unten gedrückt.

Im gleichen Zeitraum wie die Nagelentwicklung entsteht auch das Haar.

Das neugeborene Kind besitzt eine äußerst weiche und dünne Nagelplatte. Im Lauf des Lebens erfährt sie jedoch eine zunehmende Härtung und außerordentliche Widerstandsfähigkeit.

2.3 Die Funktionen der Haut

Keine Funktion eines Organs steht für sich allein. Es besteht in den meisten Fällen eine Wechselbeziehung zwischen den Aufgaben der Organe nach dem von der Natur im allgemeinen verfolgten Grundsatz der *doppelten Absicherung*. Deshalb sind bei der Haut und ihren Anhangsgebilden auch Funktionen zu finden, die sich ergänzen oder wiederholen.

2.3.1 Die Haut als Schutzhülle

Die Haut ist in der Lage, chemische, biologische und physikalische Schädigungen im begrenzten Umfang abzuwehren.

Chemische Substanzen wie Säuren, Laugen, Lösungsmittel und Gase, werden je nach Konzentration für kurze Zeit von den auf der Haut befindlichen Fetten und der Hornschicht am Eindringen gehindert. Dies ist meist von der jeweiligen Fähigkeit der chemischen Substanz abhängig, Fette zu lösen oder zu emulgieren. Laugen bilden mit den Hautfetten Emulsionen, was die Wirkung einer üblichen alkalischen Seife ausmacht. Säuren können reine Fettschichten nicht durchdringen. Sie werden aber durch wasserhaltige Fettemulsionen, wie sie in der Haut vorhanden sind, weniger abgehalten. Die Eigenschaft der Säuren, Eiweiße zum Gerinnen zu bringen (Koagulation), gibt ihnen auf dickerer Hornschicht und natürlich auch in tieferen Gewebsschichten einen selbstbegrenzenden Effekt. Ein tieferes Eindringen wird somit verhindert, weil diese Schicht durch die Veränderung des Eiweißes nicht mehr wasserdurchlässig ist.

Je nach Dauer des Kontakts mit der Haut lösen insbesonders organische Lösungsmittel wie Benzin, Alkohol und Chloroform, Fette (besonders Phospholipide) auch in den tieferen Hornschichten heraus, sodass nachfolgenden Stoffen das Eindringen (die Penetration) erleichtert wird.

Gase können im Allgemeinen die Haut nicht durchdringen, werden aber, sofern sie wasserlöslich sind, durch die Feuchtigkeit der Haut aufgenommen und mit den dadurch entstehenden Verbindungen aktiv.

Gegen biologische Schäden, Schädigungen durch Mikroorganismen (Bakterien, Pilze etc.) ist die Haut weitgehend durch die auf der Epidermis vorhandene Mikroflora geschützt.

Durch Stoffwechselprodukte (Toxine), die von Kleinstlebewesen (Mikroben) und von der hauteigenen Absonderung der Schweißdrüsen stammen, kann sich eine spezielle Flora aufbauen. Die Toxine hemmen die Mikroorganismen in ihrer Vermehrung. Ein ähnlicher Zusammenhang findet sich in der Antibiotika-Therapie, bei der Toxine von Pilzen gegen bestimmte Bakterien wirksam sind. Das saure Milieu der Haut unterstützt zusätzlich den hemmenden Effekt auf die Vermehrung der dort angesiedelten Mikroorganismen.

Durch eine intakte, feste Hornschicht wie der Fußsohle können größere Organismen (z. B. Milben) nicht eindringen, einige jedoch mit besonderen Mundwerkzeugen beißen, oder mit einem meist am Hinterleib befindlichen Stachel die Haut durchbohren.

Unter physikalischen Schädigungen werden äußerliche Einwirkungen verstanden, die bis in die Cutis bzw. Subcutis reichen können. Dies sind vor allem thermische Reize (Hitze, Kälte), mechanische Reize (Reibung, Druck) und aktinische Reize (UV-Strahlen etc.).

Hitze und Kälte können von der Hornschicht nur bedingt abgefangen werden. Die Haut beantwortet diese Einflüsse bei Hitze durch eine stärkere Blutzufuhr, bei Kälte durch Hemmung der Blutzufuhr und in der Cutis durch Blasenbildung. Das Nervensystem der Haut kann die Bewegung der Muskulatur über einen reflektorischen Reiz, der über das Rückenmark beantwortet wird, so beeinflussen, dass z. B. eine Hitzeschädigung durch rechtzeitiges Wegziehen des Fußes gering bleibt.

Reibung als mechanischer Reiz verursacht ebenfalls Wärme oder sogar Hitze, die mit einer Rötung der Haut (Durchblutungssteigerung) verbunden ist. Dauert dieser Zustand der Reibung über einen längeren Zeitraum an, verdickt sich die Hornhaut. Voraussetzung dafür ist die Möglichkeit der Anpassung auf den Reiz.

Ist durch die Hyperkeratose der Reiz nicht zu kompensieren, entstehen tiefgreifende Veränderungen in der Cutis. Sie sind verbunden mit einer übermäßigen Ausbildung der Papillen (Hypertrophie der Papillen) und Zunahme der kollagenen Fasern. Dies sind Reaktionen, die die Haut festigen und damit widerstandsfähiger machen sollen.

Strahlen, die in der Lage sind, das Stratum corneum zu durchdringen (z. B. UV-Strahlen), verursachen ebenfalls eine Hornschichtverdickung (Lichtschwiele) durch Reizung der Keimschicht (Stratum basale). Die Abwehr der unvorbereiteten Epidermis auch gegenüber anderen Strahlen ist nie unmittelbar, sondern immer eine nachfolgende Reaktion mit Rötung (Erythembildung), evtl. Blasenbildung und je nach Strahlenart auch Pigmentierung (Färbung).

Der Strahlenschutz der Haut

Die Auswirkung von Strahlen auf die Haut ist immer abhängig von der Wellenlänge, der Strahlendosis (Menge der

Strahlen) und der Hautempfindlichkeit gegenüber der Strahlenart **(Abb. 2.32)**.

Je kurzwelliger die Strahlen sind, desto höher ist ihre Eindringtiefe und damit ihre schädigende Wirkung. Hauptsächlich bewirken UV-B-Strahlen chemische Veränderungen bestimmter Substanzen auf der Haut (photochemische Reaktion) (H. Tronnier, 1991). Hiergegen besitzt die Haut keine Schutzmöglichkeit, weil sich die Substanzen in der Hornschicht anlagern und erst in Verbindung mit der UV-Strahlung toxisch werden.

Hierzu zählen:

- der Saft des Bärenklaugewächses (Herculaneum),
- Teer,
- Eosin (roter Farbstoff),
- Rivanol (Ethacridin),
- Parfümbestandteile (z. B. einige etherische Öle und Geruchsstoffe)
- Petroleumprodukte.

Erhöht wird die Empfindlichkeit (Sensibilität) der Haut gegenüber UV-Strahlen, wobei auch UV-A-Strahlen mit eingeschlossen sind, durch:

- bestimmte Emulgatoren (Natrium-Cetylstearylsulfat, Stearylalkoholpolyglykolether, Wollwachs),
- Antibiotika (Neomycin, Tetracyclin, Erythromycin),
- Formalin,
- Optische Aufheller,
- p-Aminobenzoesäure,
- Mandelöl,
- Kakaobutter,
- Cyclamate (künstlicher Süßstoff).

UV-Strahlen

Zur Abwehr der nicht sichtbaren UV-Strahlen des Sonnenlichts wird Melanin an die Keratinozyten abgegeben. Danach setzt die Bräunung der Haut ein und übernimmt einen großen Teil des Strahlenschutzes. Fett und Schweiß sind neben der Hornschichtverdickung ebenfalls an der Abwehr beteiligt, wobei die UV-A- und UV-B-Strahlen sekretionsvermindernd auf die Talgdrüsentätigkeit wirken (H. Tronnier, 1991). Die UV-Licht absorbierende Eigenschaft der Hornsubstanz wird besonders an Körperteilen deutlich, die während der Sonneneinwirkung von Haaren, dickeren Hornschichten, -schuppen oder Wundkrusten bedeckt sind. Diese Hautbereiche bleiben heller gefärbt. Die Funktionsbeeinflussung des Lichts auf die Zellen besteht in der Fähigkeit des Zellkerns, die Energie der Strahlen absorbieren zu können **(Tab. 2.1)**. Die Eindringtiefe der Strahlen ist von der Dichte der Haut und der Streuung der Strahlen abhängig. Ein Lichtstrahl kann z. B. die Zehenbeere durchdringen. Die Strahlen gehen durch das Gewebe hindurch und werden durch Reflexion gestreut, verursachen aber we-

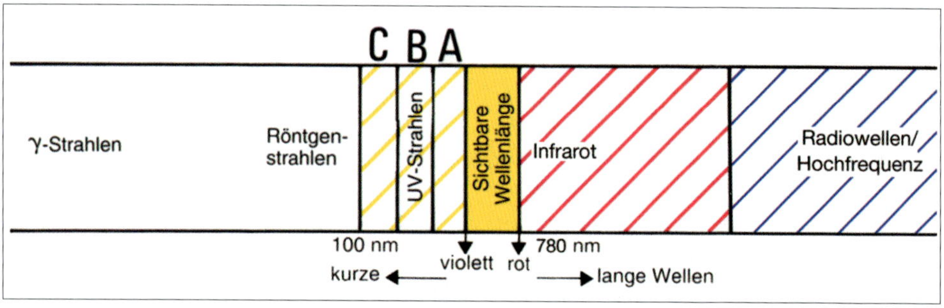

Abb. 2.32: Schema zur Einteilung des Strahlenspektrums.

höchste Absorption in	UV-C-Strahlen 200 – 280 nm	UV-B-Strahlen 280 – 315 nm	UV-A-Strahlen 315 – 400 nm	Sichtbares Licht 400 – 780 nm	Infrarot-Strahlen 760 – 1400 nm
verhorten Zellen Korneozyten	●	●	●	●	●
Keratinozyten (S. basale, S. spinosum, S. granulosum	wenig Absorption	●	●	●	●
Lederhaut (Korium)	✖	wenig Absorption	●	●	●
Unterhaut (Subcutis)	✖	✖	wenig Absorption	●	●

Abkürzung S. = Stratum (Schicht)
● = hohe Absorption
✖ = keine Absorption/Bei Überdosierung Schädigung des Zellkerns möglich
(H. Tronnier, 1991/Beiersdorf AG, 1993)

Tab. 2.1: Absorptionsspektrum der Hautzellen für UV-Strahlen, sichtbares Licht und Infrarot-Strahlen.

der Schädigung noch Bräunung. Die Zehenbeere erscheint lediglich hellrot.

Absorption des Lichts bedeutet in diesem Sinn die Umwandlung der Strahlungsenergie in ein Licht anderer Wellenlänge oder in chemische Energie. Beim UV-Licht geschieht die Absorption in der Hautzelle durch Umwandlung in chemische Energie. Sie beeinflusst die Stoffwechselfunktionen ausschließlich der kernhaltigen Zelle. Als weitere Auswirkung von Absorptionsmechanismen wird die Strahlungsenergie in Abhängigkeit von ihrer Wellenlänge geschwächt.

Nach der Wirkung unterteilt man UV-Strahlen, die zu den kurzwelligen Strahlen gehören, in UV-A-; UV-B- und UV-C-Strahlen.

UV-A-Strahlen mit einer Wellenlänge von 400 – 315 nm wirken schnell, aber nicht anhaltend bräunend und werden hauptsächlich durch die Zellen des Stratum basale absorbiert. Überwiegend werden Sonnenbänke mit UV-Strahlern dieser Wellenlänge ausgerüstet.

Die Ausbildung der Lichtschwiele durch diese Strahlung ist schwach.

Man unterteilt das UV-A-Spektrum nach der physiologischen Reaktion der Hautzellen in UV-A1 (335 – 400 nm) und UV-A2 (315 – 335 nm). Hiervon besitzt nur das UV-A1 die bekannte Sofortbräunung, während das UV-A2 dem Spektrum des UV-B sehr nahe kommt und bei langer Bestrahlung ein Erythem mit den typischen Spätschäden verursachen kann.

UV-B-Strahlen besitzen eine Wellenlänge von 315 – 280 nm und sind damit kurzwelliger als die UV-A-Strahlen. Sie verursachen den typischen Sonnenbrand, der bei den meisten Menschen eine nachhaltige Bräunung hinterlässt. Die Lichtschwiele wird durch diese Strahlung stärker ausgebildet.

Die UV-C-Strahlung mit einer Wellenlänge von 280 – 100 nm gilt als die am meisten schädigende. Durch ihre sehr kurze Wellenlänge im UV-Spektrum kommt sie dem Spektrum für Röntgenstrahlen sehr nahe und besitzt daher auch ionisierende Wirkung. Dadurch sind UV-C-Strahlen, bei längerer Einwirkung auch UV-B-Strahlen, in der Lage, Moleküle einer Verbindung aufzuspalten und zu verändern. Die Wirkung auf das Eiweiß der Zelle äußert sich in Veränderungen der Gensubstanz (DNA) des Zellkerns durch Verklebungen oder Brüche der Eiweißmolekülketten. Für die Haut verursacht diese Eigenschaft der UV-Strahlen, je nach Strahlendosis, kaum oder nicht wieder zu behebende (irreparable) Lichtschäden (Lichtdermatosen) und eine Zerstörung epidermaler Zellen. Obwohl durch die Hornschicht der Haut UV-C-Strahlen absorbiert werden, sind bei einer langanhaltenden UV-C- oder UV-B-Strahleneinwirkung Entartungen der Zellen bis hin zur Hautkrebsentstehung zu erwarten. Die Reparaturmechanismen der Haut sind nur in der Lage, bei nicht allzu hohen Strahlenmengen die genetische Bestimmung der Zellen weitgehend wieder herzustellen.

Trotz hoher Absorptionsfähigkeit der Epidermiszellen gegenüber UV-Strahlen werden bei hoher Dosis die kollagenen und elastischen Fasern des Koriums geschädigt. Die Zerstörung dieser Fasern führt zu einer ausgeprägten Faltenbildung der Haut.

Die UV-C-Strahlen des Sonnenlichts werden in der Ozonschicht der Atmosphäre zurückgehalten und gelangen normalerweise nicht zur Erdoberfläche. In großen Höhen wird der atmosphärische Schutz vor UV-C-Strahlen durch immer dünner werdende Luftschichten geringer.

Im künstlich erzeugten UV-Licht der Höhensonne beträgt der Anteil der UV-C-Strahlen 8 %, der UV-B-Strahlen 8,5 % und der UV-A-Strahlen 7 %. Der Sonnenfluter oder die Sonnenbank unterscheiden sich von der Höhensonne dadurch, dass die UV-C und UV-B-Strahlen weitestgehend durch einen bestimmten Quarzanteil des Glaskolbens herausgefiltert werden. Reines Quarzglas ist für UV-Strahlen durchlässig.

In therapeutisch dosierten Mengen hat die UV-Strahlung heilende Wirkung auf verschiedene Hauterkrankungen (Psoriasis, Vitiligo) und den gesamten Stoffwechsel des Körpers; die Infektabwehr des Organismus wird verbessert, die physische Leistungsfähigkeit erhöht. Bei Schilddrüsenüberfunktionen konnte durch UV-Strahlen eine Verminderung der Hormonabgabe (Trijodthyronin/T3) festgestellt werden.

Ferner bilden sich durch die Einwirkung von Sonnenlicht die Vitamine D_2 und D_3 in der Epidermis. Sie bewahren vor Knochenmissbildungen und der in früheren Zeiten gefürchteten Rachitis.

Die Bildung der Vitamine ist auf eine photochemische Reaktion zurückzuführen, einer Auswirkung des UV-Lichts auf chemische Verbindungen in der Haut. Dabei entsteht das Vitamin D_2 aus der Umwandlung von Ergosterin in Calciferol und das Vitamin D_3 aus der Umwandlung von 7-Dehydrocholesterin in Cholecalciferol.

Infrarotlicht (IR-Licht)

Infrarotlicht der Wellenlänge 760 – 1400 nm ist im Gegensatz zu den langwelligen IR-Strahlen (> 1400 nm) in der Lage, die Haut bis in die Subcutis zu durchdringen. Je nach Menge des von der Haut absorbierten IR-Lichts (760 – 1400 nm) steigt die Hauttemperatur. Es kann dabei ein Wärmeerythem entstehen, das noch Stunden nach der Bestrahlung sichtbar ist. Durch zu häufige IR-Bestrahlung des kurzwelligen Typs ist als Nebenwirkung eine fleckige Pigmentierung beobachtet worden, die nach einiger Zeit von selbst verschwindet. Die Haut leitet die IR-Wärme über das Blutsystem ab.

Röntgenstrahlen

Röntgenstrahlen gehören zu den ionisierenden Strahlen und besitzen eine Wellenlänge, die unter 100 nm (< 100 nm) liegt. Sie sind härter als die UV-C-Strahlen und in der Lage, fotografisches Papier zu schwärzen. Diese Fähigkeit nutzt man für Röntgenaufnahmen. Eine Röntgenbestrahlung als Therapie, die den Organismus einer hohen Strahlenbelastung aussetzt, wird wegen der Nebenwirkungen, wie Röntgendermatitis, Röntgenoderm oder Osteomyelitis, möglichst umgangen. Bei einigen Hauterkrankungen (z. B. Hauttumoren) kann noch nicht auf die Anwendung verzichtet werden, wenn ein chirurgischer Eingriff undurchführbar oder eine Bestrahlung im Anschluss an eine Operation erforderlich ist.

Gegen Röntgenstrahlen besitzt die Haut keine Schutzmechanismen.

2.3.2 Die Haut als Speicherorgan

Das Unterhautfettgewebe bewahrt die darunter liegenden Organe, Knochen, Muskeln etc. nicht nur vor Druck und Stoß, sondern dient auch zur Formgebung des Körpers.

Die Speicherung von Fetten in der Subcutis geschieht durch Stoffwechselvorgänge. Kohlenhydrate (Zucker, Stärke, etc.), die der Mensch mit seiner Nahrung aufnimmt, werden zu Fetten umgebaut und zum Teil in der Subcutis angelagert. Auch die mit der Nahrung aufgenommenen tierischen Fette werden durch komplizierte chemische Reaktionsprozesse umgebaut und dann als körpereigene Fette gespeichert. Zwischenstufen des Fettumbaus sind Kohlenhydrate.

Subcutis sowie Korium besitzen die Fähigkeit, geringe Mengen Wasser zu speichern.

2.3.3 Die Wirkung als Wärmeregulator

Schweißdrüsen sorgen für die Abkühlung des Bluts im Körper durch die Verdunstungskälte des Schweißes.

Bei niedrigen Außentemperaturen oder bei einem Vollbad mit heißem Wasser (42 – 43 °C) zieht sich die Haut zusammen, um ihre Oberfläche zu verkleinern. Dabei richten sich die Haare auf und bilden eine isolierende Luftschicht (Gänsehaut). Obwohl diese Reaktion beim Menschen noch zu finden ist, hat sie durch die fortlaufende Zivilisation an Bedeutung verloren. Das Haarkleid des Menschen hat sich zurückgebildet.

Wie hoch die isolierende Luftschicht zwischen Haar und Oberhaut sein kann, ist durch einen Versuch ermittelt worden. Man hat ein ungeschorenes Schaf kurzzeitig einer Temperatur von 100 °C ausgesetzt. Das Tier überstand diese Belastung ohne Schaden, weil die Temperatur, unmittelbar über der Haut des Tiers gemessen, wegen der guten isolierenden Wirkung des Fells nur 40 °C betrug.

In der Sauna begibt sich der Mensch für eine kurze Zeitspanne in ähnliche Temperaturbereiche. Die dazu notwendige Abkühlung des Bluts wird dadurch erreicht, dass das vegetative Nervensystem die arteriellen Gefäße weitet (Rötung der Haut) und auch die Durchblutung der Schweißdrüsen erhöht. Der Körper schwitzt. Zusätzlich nimmt der Blutkreislauf Wärmeenergie zur Abkühlung auf.

Der Fettgehalt der Haut übernimmt eine isolierende Funktion. Er schützt gegen Kälteeinflüsse. Eine fettfreie Oberhautfläche ist gegen Kälte sehr viel empfindlicher.

Die fettreiche Subcutis trägt, trotz der intensiven Durchblutung in diesem Hautbereich, zur Isolation der darunterliegenden Organe bzw. Gewebe bei.

2.3.4 Die Haut als Absonderungsorgan

Die Absonderungen der Talg- und Schweißdrüsen führen der Haut wichtige, funktionserhaltende Stoffe zu. Schweißdrüsen bewirken die Verteilung des Fetts, welches aus der Talgdrüse abgesondert wird. Diesen Vorgang nennt man auch Spreitung des Fetts. Ohne Einwirkung des Schweißes würde es sich lediglich am Haarschaft entlangschieben. Durch die Vermengung des Talgs mit dem epidermogenen Fett, Schweiß und den Enzymen entstehen unterschiedliche Emulsionstypen. Die O/W-Emulsion besitzt die Fähigkeit, beträchtliche Mengen Wasser zu binden. Dieses Wasser ist unentbehrlich, um die Hornschicht der Epidermis elastisch zu erhalten. Die Mikrobentätigkeit auf der Haut und die Ausbildung des Säuremantels wäre ohne diese Wasserbindung nicht möglich.

Die W/O-Emulsionstype nimmt nicht so bereitwillig Wasser auf und ist deshalb auch nicht so leicht abzuwaschen. Sie übernimmt bei starker Beanspruchung der Haut durch waschaktive Substanzen die Rückfettung und schützt weitgehend vor chemischen Einflüssen.

Ein Teil des Transports von Stoffwechselprodukten geschieht durch die Schweißdrüsen. Hierunter befinden sich auch Enzyme, die das mikrobielle Gleichgewicht auf der Haut unterstützen.

Wenn mehr als ein Drittel der Haut - oberfläche zerstört sind, kann eine Stoffwechselvergiftung mit Todesfolge eintreten. Mit dieser Komplikation muss man bei großflächigen Verbrennungen der Haut rechnen.

2.3.5 Die Wirkung als Sinnesorgan

Von außen auf die Haut treffende Reize müssen die Epidermis durchdringen und können erst dann die Nervenfaser erreichen. Die Reizbeantwortung geschieht deshalb zuerst reflektorisch, bevor das zentrale Nervensystem die Information erhält und den Reiz bewusst werden lässt.

Haare und Nägel, dessen Bildungsstätten intensiv mit Nervenfasern umgeben sind, können deshalb als Verstärker des Tastempfindens angesehen werden. Sie besitzen einen direkten Weg zum vegetativen Nervensystem. Druckeinwirkungen auf die Finger- und Zehenbeeren erhalten durch die Nagelplatte eine Art Widerlager, die die Kompression auf die Blutgefäße und Nerven verstärken.

Die Tastsinne der Finger bzw. Zehen sind nur zum Teil in der Lage, das Auge bei Erblindung zu ersetzen. Sie ergänzen den optischen Eindruck zu einem realistischen Bild. Kinder lernen am intensivsten durch *Begreifen*, indem sie den Gegenstand in die Hand nehmen.

In erster Linie besitzen die Hautsinne (Nervenendigungen, Tastkörperchen) Schutzfunktionen, um Gefahren durch reflektorische Bewegungen abzuwenden, das Leben zu erhalten und zu sichern. Erst danach folgt die Aufgabe als Vermittler zur Umwelt, zum *Begreifen*.

2.4 Die allgemeine Pathologie der Haut

Es gibt sehr viele Hauterkrankungen mit ähnlichen Krankheitsbildern, die durchaus nicht immer die gleiche Krankheitsursache haben müssen. Das liegt daran, dass die Haut nur sehr wenig Äußerungsmöglichkeiten besitzt, um diese Krankheiten sichtbar zu machen.

Der medizinische Fußpfleger sieht oft als erster Therapeut beim Patienten Hautveränderungen, die er entsprechend seinem Behandlungsgebiet differenzieren, unterscheiden muss. Deshalb sind für das allgemeine Fachverständnis Grundbegriffe notwendig, die eine Hautveränderung beschreiben, ohne umständlich vergleichende Bilder suchen zu müssen. Eine gemeinsame medizinische Fachsprache erleichtert auch das Verständnis beim Lesen medizinischer Fachliteratur. *Eine Sprache* zu sprechen hilft Missverständnisse zu vermeiden.

Veränderungen der Haut werden in der medizinischen Fachsprache Effloreszenzen genannt. Das Wort stammt aus dem Lateinischen, was *Erblühen*, oder auch freier übersetzt, *Ausschlag* bedeutet.

Es wird zwischen Erstveränderungen (primären Effloreszenzen) und Folgeveränderungen (sekundären Effloreszenzen) unterschieden. Einer sekundären Effloreszenz geht also immer die primäre Effloreszenz voraus.

Für die Beschreibung der Hautveränderungen können die Begriffe für die Effloreszenzen auch kombiniert werden, so z. B. die als Adjektiv gebrauchte Wortzusammensetzung: papulosquamös, was *nach Art eines schuppenden Knötchens* bedeutet.

Primäre Effloreszenzen

Der Fleck; lat.: *Macula* ist eine Farbveränderung der Haut. Sie entsteht entweder durch Einlagerung von Farbstoffen in die Epidermis **(Abb. 2.33)** oder ist bedingt durch:

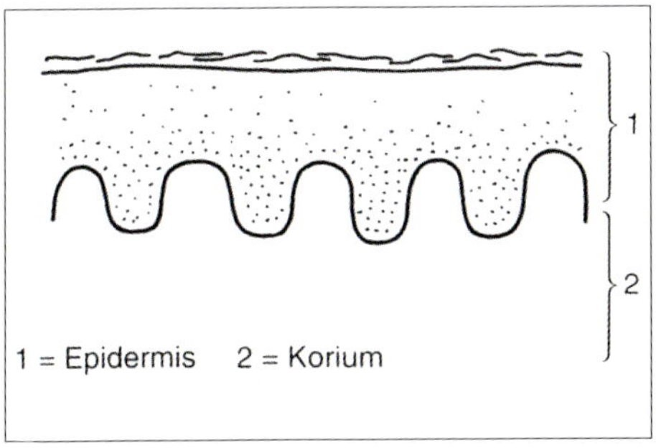

Abb. 2.33: Farbeinlagerung in der Epidermis.

- das Fehlen von Blutgefäßen,
- vermehrte Blutgefäße,
- Gefäßerweiterungen

im Bereich des Stratum papillare.
Größe: verschieden.
Niveau: hautgleich.

Beispiele für Effloreszenzen mit Fleckbildung aus dem Bereich des Stratum papillare **(Abb. 2.34)** sind das Erythem, Erysipel, die Vitiligo und Teleangiektasien. Farbeinlagerungen in der Epidermis können auch durch Ätzungen mit Silbernitrat oder durch Blutergüsse entstehen.

Die Quaddel, lat.: *Urtica* (Abb. 2.35), bildet sich durch Austritt von Blutserum zwischen Epidermis und Korium (Lederhaut). Dabei trennt sich das Stratum papillare von der Epidermis ab.
Größe: verschieden.
Niveau: erhaben.

Quaddelbildungen der Haut findet man nach Kontakt mit Brennnesseln (Urtica dioica), Bärenklaugewächsen (Herculaneum), Quallen- und Insektenstichen.

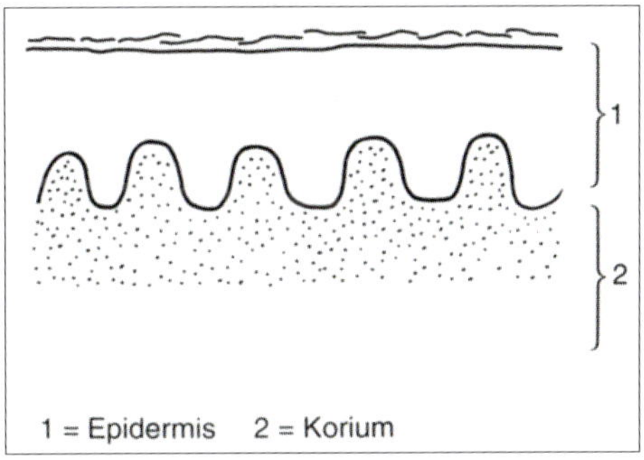

Abb. 2.34: Fleckbildung im Bereich des Stratum papillare des Koriums.

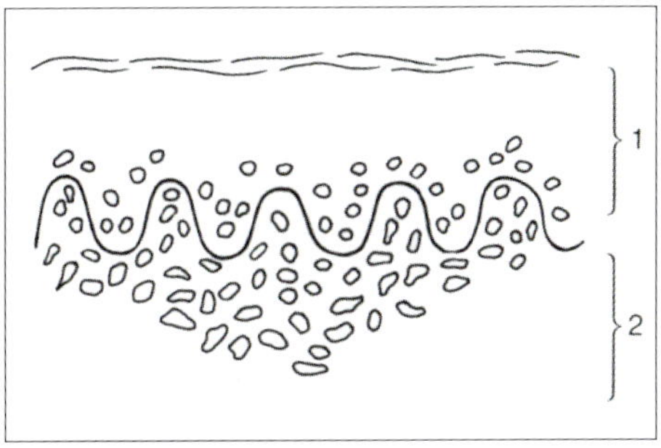

Abb. 2.35: Quaddel.

Das Bläschen, lat.: *Vesicula*, ist ein mit seröser Flüssigkeit gefüllter Hohlraum der Epidermis **(Abb. 2.36)**.
Größe: bis erbsengroß.
Niveau: erhaben.

Typische Bläschenbildungen sind bei den meisten Kontaktekzemen und beim Herpes simplex zu sehen.

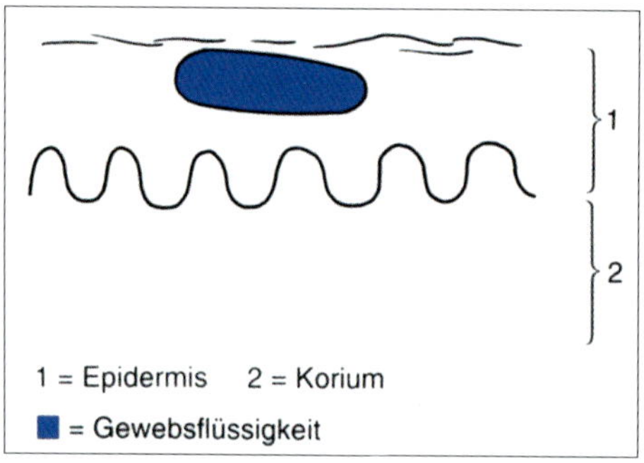

Abb. 2.36: Bläschen

Die Blase, lat.: *Bulla* (Abb. 2.37), entsteht durch einen mit seröser Flüssigkeit gefüllten Hohlraum, allerdings mit größerer und tieferer Ausdehnung als die Vesicula bis in das Stratum papillare (subepidermaler Bereich).
Größe: größer als Vesicula.
Niveau: erhaben.

Blasen entstehen bei einigen Hauterkrankungen, z. B. dem bullösen Pemphigoid, aber auch durch Stressbelastung der Haut, wie bei der durch intensive Reibung entstandenen Blase am Fuß.

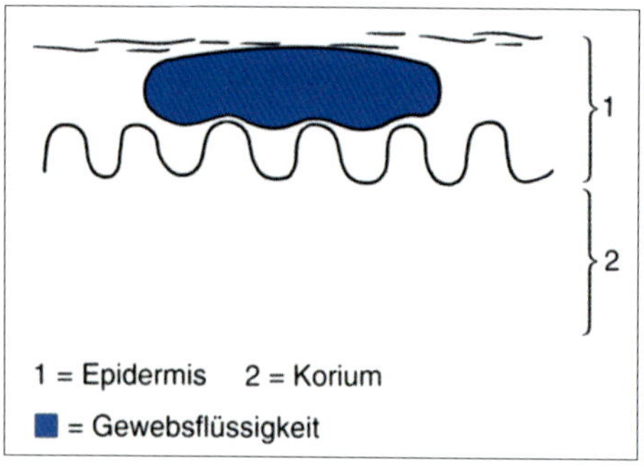

Abb. 2.37: Blase.

Das Eiterbläschen, lat.: *Pustel* (Abb. 2.38), ist ein mit Eiter gefüllter Hohlraum im epidermalen oder subepidermalen Bereich. Es wird zwischen steriler und infektiöser Pustel unterschieden. Die sterile Pustel enthält Serum, Leukozyten und abgestorbene Gewebszellen.

Die infektiöse Pustel enthält zusätzlich Mikroben, die dem Eiter, je nach Mikrobenart, eine typische Färbung geben.
Größe: bis erbsengroß.
Niveau: erhaben.

Sterile Eiterbläschen kommen u. a. bei der Psoriasis pustulosa (der pustulösen Schuppenflechte) vor. Infektiöse Eiterbläschen findet man bei Follikulitis (Follikelentzündungen) und Pilzinfektionen der Haut.

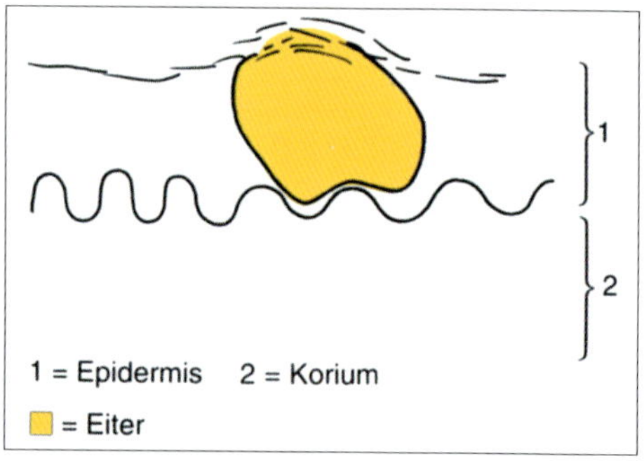

Abb. 2.38: Pustel.

Die Flechte, griech.: *Lichen* (Abb. 2.39). Das Bild dieser Dermatose wird in Verbindung mit anderen Hauterkrankungen Lichenifikation genannt.

Unter dem Begriff Flechten werden auch andere Hauterkrankungen wie Schuppenflechte, Schmetterlingsflechte und die Dermatomykose zusammengefasst. Diese Hauterkrankungen haben mit dem Bild des Lichen oder der Lichenifikation wenig gemein. Bei der Lichenifikation entstehen grobe Hautfelder mit tiefen Fältelungen, wobei die erhöhte Mitoserate der Epidermis den Hornzellen eine graurosa getönte Färbung gibt.

Meistens ist das befallene Gebiet herdförmig verdickt oder bildet einzelne kleine Knötchen (Papeln).
Größe: verschieden.
Niveau: leicht erhaben.

Lichenifikationen sind bei der Neurodermitis, bei Kontaktekzemen (lichenifizierten Kontaktekzemen) und der Haut - erkrankung Lichen ruber planus zu sehen.

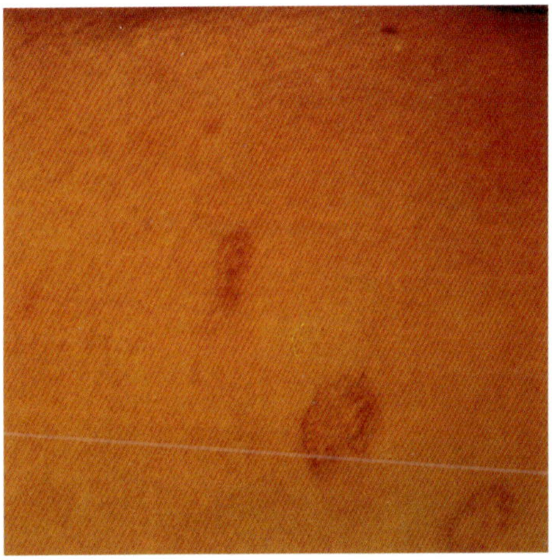

Abb. 2.39: Lichenifizierte Haut des Unterschenkels (Lichen ruber).

Das Knötchen, lat.: *Papula*. Es sind feste Knötchen, die durch Zellansammlung entstanden sind **(Abb. 2.40)**. Sie lassen sich nur wenig zusammendrücken. Papeln können sich im epidermalen bis subepidermalen Bereich befinden.
Größe: bis zu 1 cm.
Niveau: leicht erhaben.

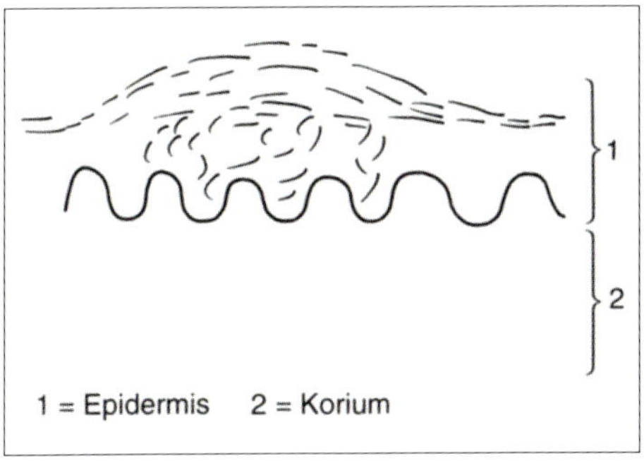

Abb. 2.40: Papel.

Als Beispiele für Papeln gelten Warzen *(Verrucae vulgares)*, Dellwarzen *(Mollusca contagiosa)* und die einzelnen Knötchen bei Lichen ruber planus. Soweit nur die Epidermis betroffen ist, hinterlassen Papeln nach Entfernung oder Abheilung keine Narben.

Der Knoten, lat.: *Nodus*; *Tuber*.
Die Geschwulst, lat.: *Tumor*.
Der Knoten bzw. die Geschwulst entsteht durch Zellvermehrungen, die bösartig oder gutartig sein können. Der Nodus ist größer als die Papula.

Die Bezeichnung *Tumor* ist der Begriff für eine großflächigere Zellvermehrung, nicht für eine bösartige Geschwulst schlechthin.

Typische Knoten bilden Xanthome und Basaliome. Als Geschwulst gilt u. a. das Melanom. Dabei bezeichnet das

- maligne Melanom den bösartigen Tumor,
- benigne Melanom den gutartigen Tumor.

Sekundäre Effloreszenzen

Die Kruste, lat.: *Crusta* (Abb. 2.41), entsteht durch eingetrocknetes Sekret wie Serum, Blut oder Eiter.

Krusten, die fest mit der Unterlage verbunden und meist schwärzlich gefärbt sind, nennt man nekrotische Krusten.
Größe: verschieden.

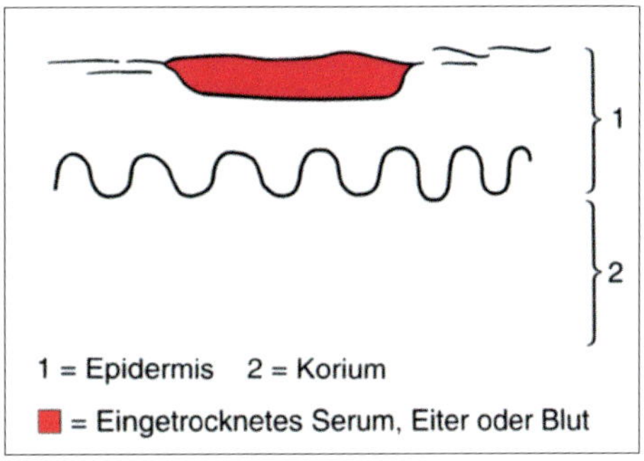

Abb. 2.41: Kruste.

Niveau: leicht erhaben bis unterhalb des Oberhautniveaus.

Krusten bilden sich nach Kratz- und Schürfverletzungen.

Die Schuppe, lat.: *Squama*, bildet sich aus abgestorbenen Hornzellen (Korneozyten), meist bedingt durch erhöhte Zellteilungsrate (Zellproliferation) im Stratum basale **(Abb. 2.42).**
Größe: kleinere bis größere Hautgebiete.
Niveau: fast Hautniveau bis leicht erhaben In den meisten Fällen sind bestimmte Hauterkrankungen wie Schuppenflechte (Psoriasis), Fischschuppenkrankheit (Ichthyosis), Infektionen z. B. Mikrosporie oder Überempfindlichkeitsreaktionen der Auslöser für die Schuppenbildung.

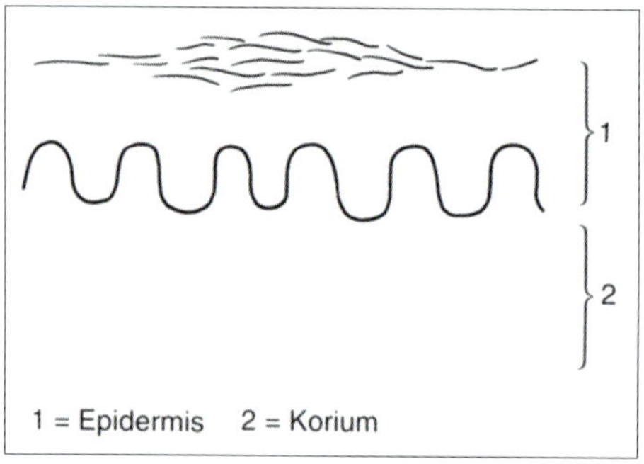

Abb. 2.42: Schuppe.

Der Gewebsverlust, lat.: *Erosion*.
Aus dem lateinischen Wort *erosus* abgeleiteter Begriff, was übersetzt *abgenagt* bedeutet. In Zusammensetzung mit anderen lateinischen Worten wird nur die Vorsilbe *Erosio* – benutzt (z. B. *Erosio corneae* für die Hornhauterosion des Auges).

Die Erosion der Haut ist ein auf die Epidermis beschränkter, meist nässender Gewebsverlust der Haut **(Abb. 2.43).**
Größe: verschieden.
Niveau: nahezu Hautniveau.

Erosionen entstehen nach Schürfungen der Haut, durch geplatzte Bläschen oder bei Mazerationen der Haut mit Rhagadenbildung.

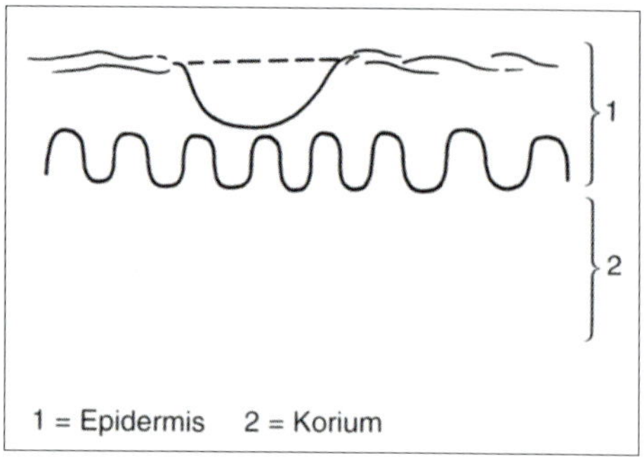

Abb. 2.43: Gewebsverlust/Erosion.

Das Geschwür, lat.: *Ulcus* (Abb. 2.44).
Durch Zerfall des Gewebes reicht es bis tief in das Korium hinein. Der Wundgrund ist meist schmierig serös bis eitrig belegt. Bei der Abheilung des Ulcus entstehen grundsätzlich Narben.
Größe: verschieden.
Niveau: unterhalb des Oberhautniveaus.

Hauptsächlich sind Geschwüre der Haut als Folgeschäden einer Varikosis wie dem Unterschenkelgeschwür *(Ulcus cruris)*, dem *Durchliegen* bei längerer Bettlägerigkeit *(Decubitus)* und dem Malum perforans pedis anzutreffen.

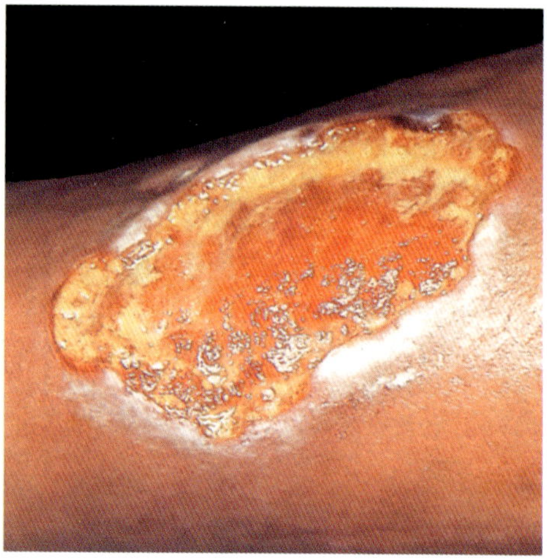

Abb. 2.44: Ulcus des Unterschenkels.

Die Röhre, lat.: *Fistel* (Abb. 2.45).
Sie bildet einen feinen röhrenförmigen Gang, der von der Epidermis bis ins Korium reicht.

In den meisten Fällen sondert die Fistel seröse Flüssigkeit ab.
Größe: klein, eng umschrieben.
Niveau: tief bis ins Korium reichend.

Bei einem entzündeten Hühnerauge (Clavus) ist grundsätzlich eine Fistel zu finden.

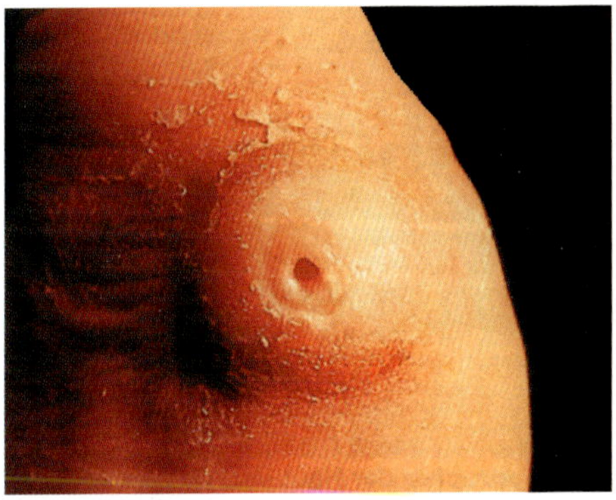

Abb. 2.45: Fistel bei einem entzündeten Clavus.

Die Narbe, lat.: *Cicatrix* (Abb. 2.46).
Es ist ein durch tiefen Gewebsdefekt entstandenes Ersatzgewebe ohne anatomisches Hautrelief bzw. Papillarlinien. Eine Narbe ist heller und unelastischer als das gesunde umliegende Hautgewebe.
Größe: verschieden.
Niveau: leicht bis wenig erhaben.

Operationsnarben können als Cicatrix bezeichnet werden.

Wulstig aufgeworfene Narben werden als **Keloide** bezeichnet. Das Wort Keloid ist aus dem Griechischen entlehnt und kann mit *Klaue* bzw. *klauenähnlich* übersetzt werden.

Solche aufgeworfenen Narben können nach großflächigen Verbrennungen oder Verätzungen entstehen.

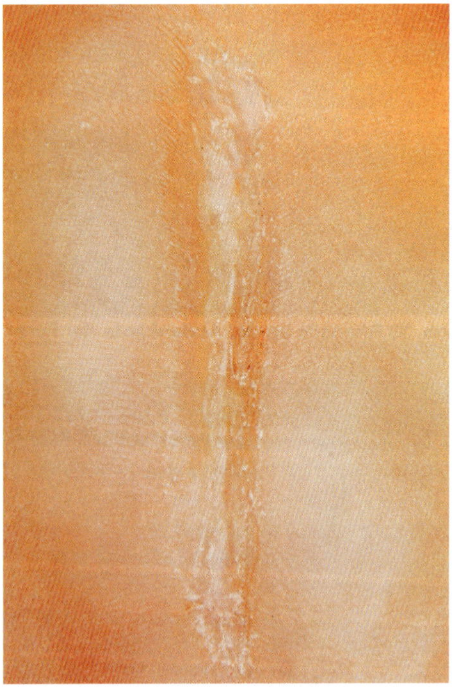

Abb. 2.46: Operationsnarbe unter dem Vorfuß nach einer Kriegsverletzung.

Hauteinriss, griech.: *Rhagade*; lat.: *Fissur* (Abb. 2.47).
Gesunde Haut ist elastisch. Wird diese Dehnfähigkeit durch Trockenheit oder Mazeration der Haut beeinträchtigt, entstehen spaltförmige Einrisse. Die Verletzung kann bis ins Korium reichen und blutig sein.

Bei Belastung sind Rhagaden, z. B. im Fersenbereich, sehr schmerzhaft.
Größe: wenige Millimeter bis Zentimeter lang, spaltförmig.
Niveau: fast Hautniveau bis sehr tief reichend.

Fersenrisse entstehen bei zu trockener Haut oder zwischen und unterhalb der Zehen, wo die Feuchtigkeit des Fußes schlecht abdunsten kann. Diese Gebiete werden auch intertriginöse Räume genannt, weil sie durch Mazerationen leicht erweichen und Infektionen hervorrufen können. Vorrangig kommt die Gefahr von Pilzinfektionen hinzu, die im feuchtwarmen Milieu ideale Vermehrungsbedingungen finden.

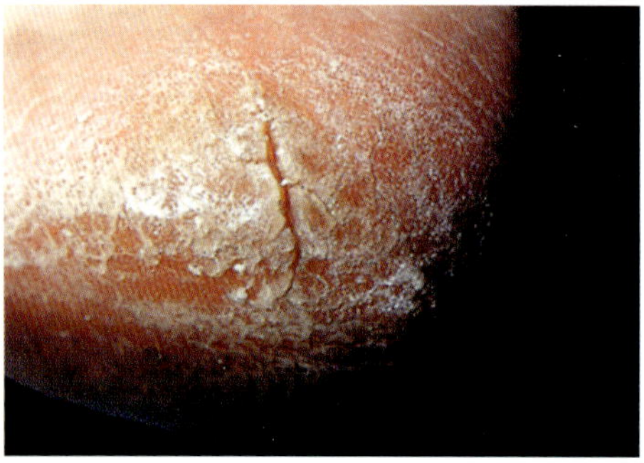

Abb. 2.47: Rhagade an der Außenkante der Ferse.

Gewebsschwund, griech: *Atrophie* (Abb. 2.48).

Rückbildung des Gewebes durch mangelhafte Blutversorgung. Hiervon können Cutis sowie Subcutis betroffen sein.

Größe: verschieden.

Niveau: eingesunkene Hautbereiche.

Atrophien können nach der Abheilung eines Ulcus cruris (Unterschenkelgeschwürs) entstehen. Auch nach langer Kortisonbehandlung der Haut sind Atrophien der Epidermis beobachtet worden, bei der sich die Oberhaut beträchtlich verdünnte.

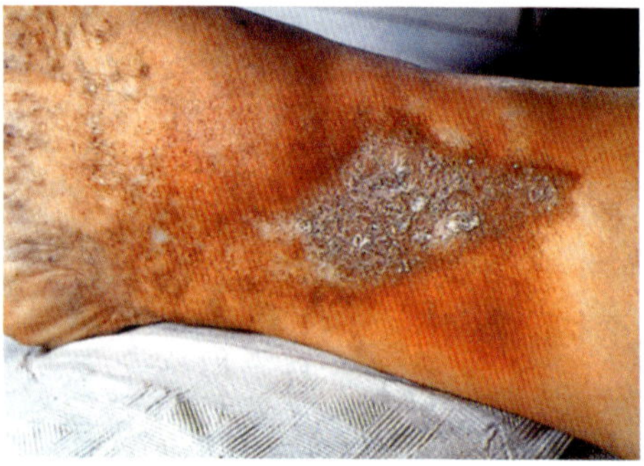

Abb. 2.48: Atrophie der Haut und des Gewebes nach einem Ulcus cruris.

Literatur

- K.-H. Hamme/R. Sasse/K. Grünewald: Skripten für den Unterricht an der ZFD-Landesverbandsfachschule Nordrhein-Westfalen (1974)
- S. Marghescu/H. H. Wolff: Untersuchungsverfahren in Dermatologie und Venerologie, F. Bergmann Verlag, München (1982)
- P. Fritsch: Dermatologie, Springer Verlag, Heidelberg (1990)
- W. Braun/E. Günther/H. Schubert: Dermatologie, VEB-Verlag, Berlin (1989)
- L. Illig: Rotes Licht dem schwarzen Krebs, Hinweise zur Krebsfrüherkennung 5 (1988). Herausgeber: Bundesverband der Innungskrankenkassen
- H. Tronnier: Photobiologische Reaktionen, TW Dermatologie, Heft 6, (1991)
- M. Watzka: Kurzlehrbuch der Histologie und mikroskopischen Anatomie des Menschen, Schattauer Verlag, Stuttgart (1974)
- D. F. Culclasure: Anatomie und Physiologie des Menschen, Band 15, Die Haut, Verlag Chemie, Weinheim (1980)
- J. Barth: Welche positiven Auswirkungen hat die UV-Strahlung auf den menschlichen Organismus?, TW Dermatologie, Heft 6 (1991)
- B. Ziolkowsky: Licht und seine biologischen Wirkungen, Seifen - Öle - Fette - Wachse, Heft 5 (1977)
- B. Ziolkowsky: Hautreaktion und Hautschutz bei UV-Licht, Seifen - Öle - Fette - Wachse, Heft 9 (1977)
- H. Gillmann: Physikalische Therapie, 5. Auflage, Thieme Verlag, Stuttgart (1981)
- M. Gloor: Pharmakologie Dermatologischer Externa, Springer Verlag, Berlin (1982)
- Beiersdorf AG, Veröffentlichung eines Schaubildes in Focus, Heft 28 (1993)
- Alkiewicz/Pfister, Atlas der Nagelkrankheiten, Schattauer Verlag, Stuttgart (1976)
- Nardo Zaias, MD, The Nail in Health and Diseases, Verlag Appleton & Lange, Connecticut (1990)

3

Hauterkrankungen/Dermatosen

Bei den Beschreibungen sind die häufigsten Hauterkrankungen (griech.: *Dermatosen*) und ihre Ursachen genannt, die in der Fußpflegepraxis anzutreffen sind. Über diesen Bereich hinausgehende Betrachtungen sind Sache eines speziellen Lehrbuchs der Dermatologie und nicht berücksichtigt worden. Auf die Behandlung wird in diesem Kapitel nur eingegangen, wenn sie in den Bereich der medizinischen Fußbehandlung fällt. Genauere Abhandlungen hierüber sind in den nachfolgenden Kapiteln über die medizinische Fußbehandlung zu finden.

Dermatosen sind sehr schwierig zu diagnostizieren, weil gleichartige Effloreszenzen der Haut unterschiedlichen Erkrankungen zugeordnet sein können. Hautveränderungen, die nicht in das Arbeitsgebiet des medizinischen Fußpflegers fallen, erfordern eine ärztliche Diagnose.

Die Allergie der Haut

Sie ist eine Überempfindlichkeit des Körpers gegen bestimmte chemische oder auch natürliche Substanzen, mit denen man innerlich oder äußerlich in Kontakt kommt. Eine Allergie kann folglich durch innerlich verabreichte Medikamente und Nahrungsmittel ebenso hervorgerufen werden, wie durch äußerlich aufgetragene Salben, den Kontakt mit pflanzlichen oder chemischen Stoffen und Insektenbissen **(Abb. 3.1)**. Die hierbei wirksame Substanz, die die Allergie auslöst, wird als Allergen bezeichnet.

Am häufigsten stellt sich die Allergie der Haut durch ein Ekzem dar, dessen Bereich gerötet ist. Aber auch andere Effloreszenzen wie Erosionen und Papeln sind möglich. Eine Entzündung des Nagelwalles *(Panaritium)* ist als Folgeerscheinung einer allergischen Hautreaktion möglich. Im Grunde sind alle Stoffe dazu geeignet, Allergien hervorzurufen.

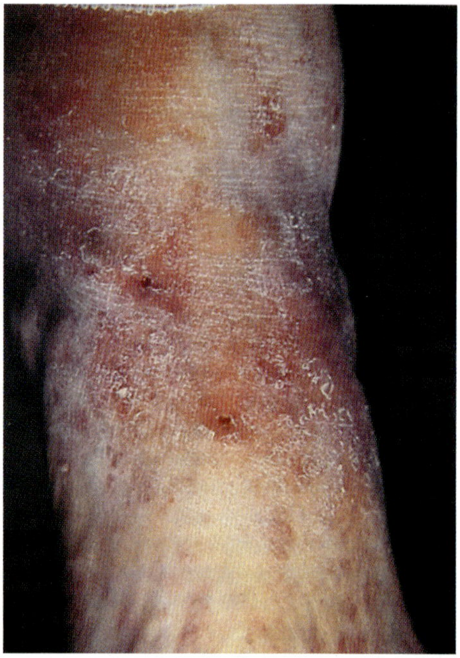

Abb. 3.1 Allergie durch Unverträglichkeit der Salbeninhaltsstoffe bei venöser Insuffizienz.

Häufig treten Allergiereaktionen auf durch:

- Zink-Kautschuk-Pflaster,
- Emulgatoren,
- Konservierungsstoffe,
- einige Antirheumatika,
- Jod als Bestandteil in Salben und Tinkturen,
- Jodophore und pflanzliche Stoffe wie z. B. Kampfer, etherische Öle.

In der letzten Zeit nehmen auch Allergien gegen die rostschützenden Metallbeschichtungen wie Nickel und Chrom zu.

Ekzeme können durch Infektionen überlagert werden, besonders dann, wenn sie über einen längeren Zeitraum bestehen.

Wichtig ist bei dieser Hauterkrankung, dass der Kontakt zum Allergen sofort vermieden wird.

Bei einem Verdacht auf eine Allergie ist diese durch den Hautarzt zu untersuchen.

Blasen *(Bullae)*

Blasen entstehen durch Stressbelastung der Haut, d. h. die durch die Bewegung des Fußes entstehende Reibungshitze kann von der Haut durch die plötzliche Einwirkung nicht abgeleitet (kompensiert) werden. Bei einer unterbrochenen, intermittierenden Einwirkung des Reizes wäre eine Verhornung ohne Blasenbildung die Folge.

Bei schmerzhaften Blasen ist es empfehlenswert, die Fläche und die Umgebung der Blase mit 70 %igem Isopropylalkohol zu desinfizieren, bevor man sie öffnet. Die seröse Flüssigkeit wird entfernt und anschließend eine desinfizierende Wundversorgung vorgenommen. Bei infizierten Blasen ist der durch die Gewebsflüssigkeit abgehobene Hautbereich zu entfernen und anschließend die Wundfläche mehrmals täglich mit einer desinfizierenden Tinktur zu versorgen. Diese Maßnahme ist notwendig, weil der Untergrund der Blase eine große Wundfläche schafft, die eine weitere Basis für Infektionen bietet.

Bei der durch Reibung entstandenen Blase sollte sich die Flüssigkeit in der ungeöffneten Blase von selbst resorbieren. Dabei kann eine Druckentlastung für den notwendigen Schutz sorgen.

Bromhidrosis

Die Bromhidrosis ist eine übermäßige Schweißabsonderung *(Hyperhidrosis)* des Fußes **(Abb. 3.2)**, die mit einer Geruchsentwicklung durch mikrobielle Zersetzung der Verhornungsprodukte, den Fetten und organischen Bestandteilen des Schweißes verbunden ist. Oft sieht man die Hornschicht unterhalb der Zehen mazeriert und zum Teil zerstört *(erodiert)*. Die häufigsten Ursachen hierfür sind falsches Schuhwerk, z. B. Turnschuhe und Kunstfaserstrümpfe, in denen der Schweiß nicht abdunsten kann, wenn sie über einen längeren Zeitraum getragen werden. Aber auch Fettsucht *(Adipositas)*, hormonelle Einflüsse, wie z. B. Wechseljahre und Pubertät oder psychische Belastungen kommen als Ursache für die übermäßige Schweißsekretion in Frage. Bei länger anhaltender Bromhidrosis wird der Säuremantel der Haut zerstört und damit alkalisch. Mit der Alkalität des Hautmilieus und der damit verbundenen Mazeration (Erweichung) der Haut, können leichter Pilz- und Virusinfektionen erfolgen. Ohne Behebung der Ursache ist nur die symptomatische Heilung möglich. Darunter fallen die Fußbäder mit Kaliumpermanganat ($KMnO_4$) 0,05 %ig, Eichenrindenextrakt, hydroelektrische Bäder, die Behandlung mit Antitranspirantien, Kupfer-Quarz-Rosmarin-Spray und Nerzcreme. Hydroelektrische Bäder, die normales Leitungswasser durch Iontophorese in die Haut einschleusen, haben sich besonders bei schweren Formen der Bromhidrosis bewährt. Dieses Verfahren ist im Therapieerfolg recht sicher und leicht durchzuführen. In den überwiegenden Fällen sind Schweißfußbehandlungen

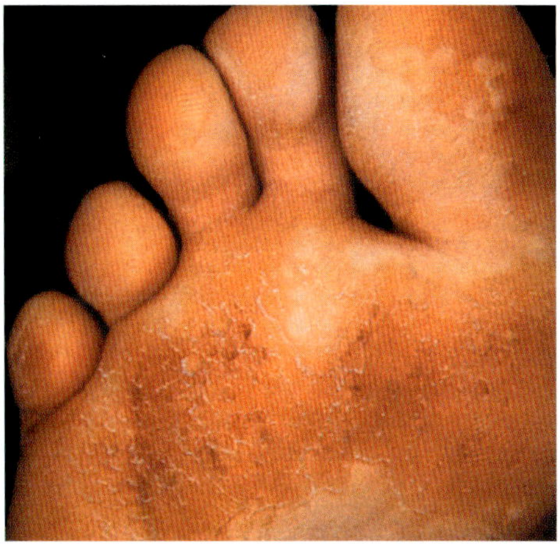

Abb. 3.2 Fußsohle bei Bromhidrosis des Fußes.

nur symptomatisch wirksam, d. h. die Ursache der Erkrankung kann meist nicht durch äußerlich angewendete Therapien beseitigt werden.

Zur Härtung der Haut wird eine Bürstenmassage empfohlen, bei der der Fuß für kurze Zeit unter fließendes kaltes Wasser gehalten und die Haut anschließend mit einer nicht zu weichen Nagelbürste warmgerieben wird. Dieses Verfahren ist zwei- bis dreimal hintereinander, und wenn es erfolgreich sein soll, täglich durchzuführen.

Hyperhidrosis

Darunter versteht man eine vermehrte Schweißabsonderung, jedoch ohne Geruchsentwicklung. Eine zeitlich begrenzte Hyperhidrosis kann durch Nahrungsmittel, Medikamente, Angstzustände oder Missbrauch von Genussgiften bedingt sein. Eine Behandlung wie bei der Bromhidrosis ist in der Regel nicht angezeigt, wenn das übermäßige Schwitzen nur eine zeitlich begrenzte Ursache hat.

Da eine anhaltende Hyperhidrosis auch durch psychische Belastungen hervorgerufen werden kann, sollten solche Belastungen vermieden werden, um in der Folge auch organische Schäden auszuschließen.

Die Behandlung der Hyperhidrosis ist symptomatisch mit den gleichen Mitteln und Verfahren wie bei der Bromhidrosis durchführbar.

Hühneraugen

Hühneraugen (lat: *Clavi*, Singular: *Clavus*) entstehen grundsätzlich an dafür vorherbestimmten, den prädisponierten Stellen des Fußes in Verbindung mit Reibung. Prädisponierte Stellen des Fußes sind u. a. Hammer- und Krallenzehen, Knochenexostosen und Narben.

Grundsätzlich müssen beide Bedingungen, Prädisposition und Reibung, vorhanden sein, um ein Clavus entstehen zu lassen. An der Reizstelle wird vermehrt Hornhaut gebildet, um die Haut vor der Reibungshitze zu schützen. Reicht dieser Schutz nicht aus, entstehen tiefreichende Veränderungen in der dermoepidermalen Grenzschicht. Neben der Hypertrophie der Papillen können unterhalb der Basalmembran Kapillarsprossungen entstehen. Kapillarsprossungen sind weitere Verzweigungen der bereits vorhandenen Kapillaren, um durch größere Blutmengen Hitze abzuleiten. Im Stratum reticulare des Koriums ist eine Zunahme der kollagenen Fasern durch die Stressbelastung der Haut festzustellen. Zur weiteren Abwehr nehmen auch entzündliche Reaktionen der Haut zu, indem sich die Histiozyten im Stratum papillare vermehren. Untersuchungen haben gezeigt, dass das perineurale Bindegewebe der Nervenfasern vernarbt und sich dadurch eine hohe Schmerzempfindlichkeit des Clavus einstellen kann.

Aufgrund dieser Veränderungen in der Haut werden zwischen neun Clavi-Arten unterschieden:

- Clavus durus (hartes Hühnerauge mit Hornhautkern) **(Abb. 3.3)**,

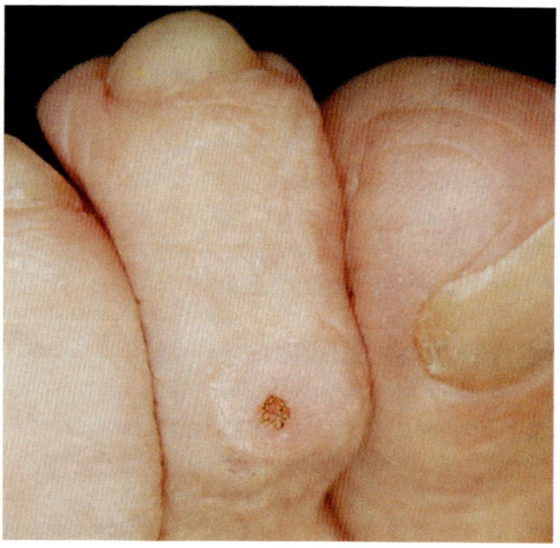

Abb. 3.3 Entfernter Clavus durus über dem phalangealen Gelenk der 2. Zehe.

- Clavus mollis (weiches Hühnerauge mit Hornhautkern),
- Clavus mollis neurovascularis (weiches Hühnerauge mit hypertrophierten Papillen),
- Clavus mollis papillaris (weiches Hühnerauge mit beerenförmiger Einlagerung),
- Clavus vascularis (Hühnerauge mit eingelagerten Kapillargefäßresten, meist ohne Hornhautkern),
- Clavus neurovascularis (Hühnerauge mit hypertrophierten, übermäßig ausgewachsenen Papillen. Ohne Hornhautkern!),
- Clavus neurofibrosus (großflächiges Hühnerauge mit hypertophierten Papillen, welches sich nur an der Fußsohle befindet. Ohne Hornhautkern!),
- Clavus papillaris (Hühnerauge mit beerenförmiger Einlagerung im Stratum papillare),
- Clavi miliares (nicht tief reichende, meist in großer Anzahl verstreut liegende Hornhautkerne, meist an unbelasteten Stellen der Fußsohle).

Da der histologische Befund der unterschiedlichen Clavi erst in späteren Jahren durch die amerikanischen Podiatrists (freie Übersetzung: *Medizinischen Fußpfleger*) aufgedeckt wurde, unterliegen die lateinischen Bezeichnungen noch den damaligen Vorstellungen der Berufsbegründer (siehe Kapitel 11.4.2).

Die Entfernung der Clavi ist eines der wesentlichen Arbeitsgebiete des medizinischen Fußpflegers. Neben der gründlichen Entfernung des Clavus sind zusätzlich medikamentöse Therapien, physikalische Maßnahmen, Entlastungspolster und Orthesen anzuwenden, um ein Clavus dauerhaft zu entfernen oder beschwerdefrei zu halten (siehe Kapitel 11.5).

Entzündeter Clavus

Die Reaktionen dieser Entzündung **(Abb. 3.4)** sind asymptomatisch, d. h. dass einige typische Symptome für eine Entzündung fehlen. Es ist weder eine Rötung, Hitze noch Schwellung zu erkennen. Lediglich der Schmerz und die eingeschränkte Funktion (lat.: *Functio laesa*) des Zehs können ein Anzeichen dieser Entzündungsreaktion sein. In einigen Fällen ist die sonst glasige Verhornung des Clavus nicht mehr durchscheinend, sondern gelblich trüb. Grundsätzlich ist eine serös absondernde Fistel, ein haarfeiner Gang, erkennbar. Eventuell vorhandener Eiter ist in der Regel nicht keimhaltig, weil sich die Abwehrreaktion des Körpers gegen den in die Haut drückenden Hornkegel richtet und nicht gegen Mikroben. Der Hornkegel, dessen unterer Teil bis in den Bereich des Koriums drückt, wird durch weiße Blutkörperchen (Leukozyten) abgebaut.

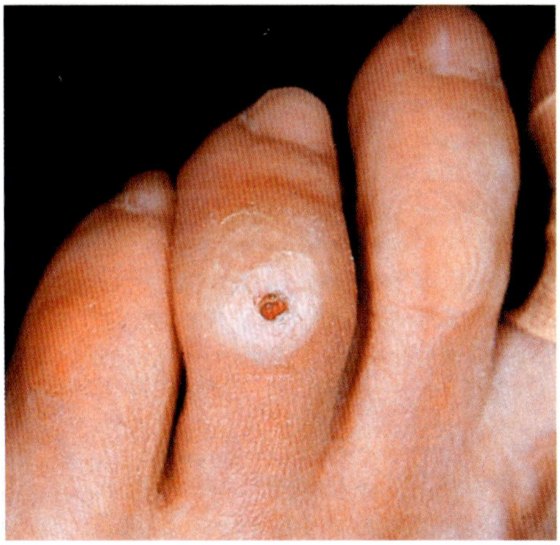

Abb. 3.4 Entzündeter Clavus der 4. Zehe.

Nach der Entfernung der oberflächlichen Verhornung und des Hornhautkeils wird die Wundversorgung mit desinfizierenden Salben oder Tinkturen vorgenommen, weil das Wundgebiet durch die Behandlung als keimhaltig angesehen werden muss.

Durch die besondere Situation des Fußes, wie das feucht-warme Milieu sowie die Belastung durch den Schuh, ist bei der Wundversorgung an einen saugfähigen, luftdurchlässigen Verband und eine Druckentlastung zu denken.

Dermatomykose

Darunter wird die Pilzinfektion der Haut verstanden. Als Erreger kommen hauptsächlich Dermatophyten der Gattung Trichophyton, Microsporum und Epidermophyton in Betracht. Es sind Fadenpilze, die speziell die Haut, aber auch ihre Anhangsgebilde befallen. Seltener sind Pilzinfektionen durch Sprosspilze (Hefepilze) und Schimmelpilze bedingt. Hefepilzinfektionen durch die Gattung Candida werden auch als Candidosen bezeichnet. Für Schimmelpilzinfektionen der Haut kommen meist Aspergillusarten in Betracht, speziell für Infektionen des Nagels der Scopulariopsis brevicaulis.

Pilze vermehren sich in der Hornschicht der Haut und sorgen für ihre Zersetzung. Die befallenen Stellen sind wegen der meist fehlenden Hornschicht gerötet und scharf begrenzt. In diesem Gebiet treten vereinzelt Schuppen und kleine Pusteln auf.

Bei größerer Ausdehnung der Dermatomykose können gesunde Bereiche innerhalb des infizierten Gebiets sichtbar werden, von denen aber immer wieder neue Infektionen ausgehen können.

Bei anderen Formen der Pilzinfektion fehlen die Pusteln gänzlich. Dafür sind großflächige, abschilfernde Verhornungen auf geröteter Haut zu finden.

Im feuchten Zwischenzehenbereich kann ebenfalls leicht eine Pilzinfektion entstehen. Kennzeichen hierfür ist mazerierte, weißlich durchweichte Haut und eine meist serös absondernde Rhagade **(Abb. 3.5)**.

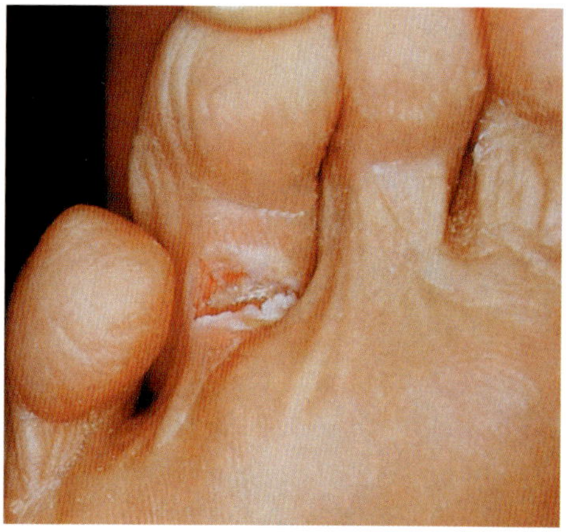

Abb. 3.5: Durch starke Beugung der 4. Zehe entstandene Mazeration und Rhagadenbildung. Diese Verletzung und das feucht-warme Milieu unter der gebeugten Zehe schaffen die Prädisposition für eine Pilzinfektion.

Grundlage einer Pilzinfektion ist die durch Mazeration, Trauma oder Zerstörung des Säuremilieus verletzte Haut oder eine Stoffwechselerkrankung des Körpers. Der Mensch schafft sich in den überwiegenden Fällen das für die Vermehrung und Ausbreitung des Pilzes notwendige Milieu auf der Haut selbst. Erhalten einige zuvor apathogene Mikroorganismen durch besonders günstige Vermehrungsbedingungen, wie z. B. in einem feucht-warmen Milieu, die Oberhand, entsteht eine Infektion. Die schnellsten Mikroben hierunter sind meist Pilze, wenn sie nicht von anderen Mikroben, wie z. B. Bakterien, daran gehindert werden. Auch Medikamente wie Hormone (z. B. Kortisone) oder falsch verabreichte Antibiotika können besonders Pilze im Wachstum fördern.

Ein gesunder Körper ohne Schädigungen der Haut besitzt eine natürliche Resistenz gegen Pilze.

Die Behandlung einer Dermatomykose kann auf Dauer dann erfolgreich sein, wenn auch die Ursache der Pilzinfektion mitbehoben wird. Darüber hinaus ist nur die Behandlung der Symptome möglich. Die Anfälligkeit für immer wiederkehrende Infektionen bleibt erhalten. Bei generalisierten (ausgedehnten) Dermatomykosen ist oft auch der Gesamtorganismus mit einbezogen.

Bei kleinflächigen Dermatomykosen wie z. B. in Zehenzwischenräumen sollte neben dem geeigneten Antimykotikum auch das feucht-warme Milieu durch einen täglich zu wechselnden Verbandmullstreifen aus 100 %iger Baumwolle weitestgehend ausgeschaltet werden. Zur Vermeidung des Fußpilzes gehört eine intensive Beratung des Patienten. Nach dem Baden, Duschen oder Saunabad müssen die Füße gründlich abgetrocknet werden.

Danach sollen die Füße mindestens 15 Minuten lang abdunsten können, wobei die Zehen eventuell bewegt werden, um auch eng anliegenden Zwischenzehenbereichen die Abdunstung zu ermöglichen. Ein Föhn kann eine schnellere Trocknung erreichen. Wenn möglich sind Baumwollstrümpfe zu tragen, weil dieses Material Feuchtigkeit aufnehmen kann. Das Material der Schuhe muss die gleichen Eigenschaften aufweisen. Es darf die Feuchtigkeit nicht halten. Leder, als Obermaterial und Sohle des Schuhs, ist in dieser Hinsicht, trotz vieler künstlicher Produkte mit ähnlichen Eigenschaften, immer noch unübertroffen.

Für Fußpilzerkrankungen können zur Hausbehandlung Kaliumpermanganat ($KMnO_4$)-Bäder 0,05 %ig empfohlen werden. Das sind ca. eine Messerspitze Kaliumpermanganat-Kristalle auf vier Liter Wasser. Die Temperatur des Fußbads ist für diese Maßnahme lau, ungefähr 35 – 37 °C.

Fußpilzerkrankungen sind keine spezielle Art mykotischer Infektionen, sondern mit den allgemeinen Dermatomykosen gleichzusetzen. Der Fußpilz **(Abb. 3.6)** ist nicht, wie der Name vermuten lässt, nur an diesen Ort gebunden.

Der Infektionsmechanismus lässt vermuten, dass die Pilzsporen erst durch die Möglichkeit der Anheftung an die Körperzelle infektiös werden können.

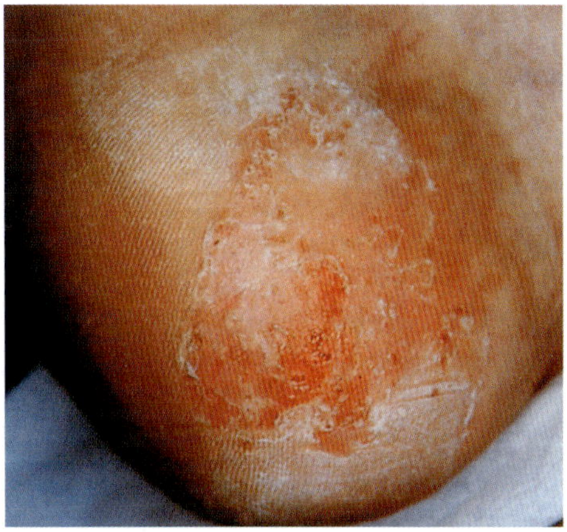

Abb. 3.6: Dermatomykose am medialen Fersenrand des Fußes.

Erythem

Unter einem Erythem **(Abb. 3.7)** versteht man eine Rötung der Haut. Sie wird durch Reizung oder Erkrankung (z. B. Entzündungsreaktionen) der Haut verursacht. Erytheme entstehen auch durch intensive Sonnen- bzw. UV-B-Bestrahlung. Sie verursachen Verbrennungen der Haut. Der kurzwellige Anteil der IR-Strahlen (< 1400 nm) kann ein Wärmeerythem verursachen. In der Fußbehandlung sind

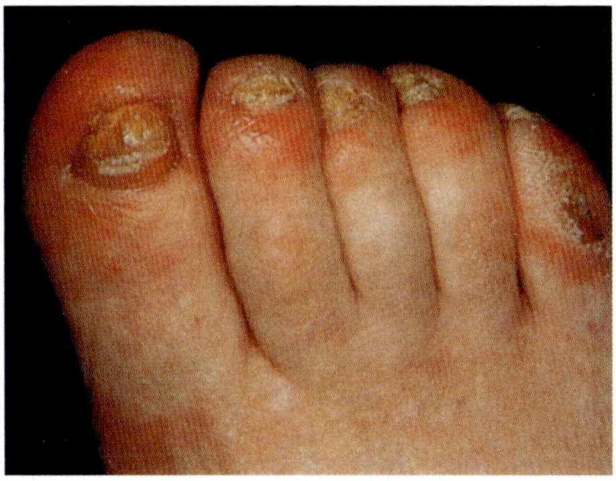

Abb. 3.7: Erythem an der medialen Seite der Großzehe.

Rötungen der Haut nach Verätzungen, nach Reibungsbelastungen oder bei Infektionen zu sehen. Therapeutisch bedingte Erytheme entstehen z. B. durch heiße Wasseranwendungen beim Wechselfußbad und beim ansteigenden Fußbad.

Von den genannten Ursachen für Erytheme können gegen den Sonnenbrand Externa (äußerlich anzuwendende Medikamente) eingesetzt werden. Bei großflächigen, schweren Verbrennungen muss eine ärztliche Behandlung erfolgen, da Autointoxikationen, Vergiftungen durch körpereigene Stoffwechselprodukte, entstehen können. Die Reibung ist durch Druckentlastungen oder einfache Reibungsschutzmaterialien zu kompensieren. Gegen Infektionen sind auf die Mikroben abgestimmte desinfizierende Tinkturen oder Salben einzusetzen. Dieses Gebiet der extern verwendbaren Medikamente ist jedoch so komplex, dass an dieser Stelle nicht weiter darauf eingegangen wird (siehe Kapitel 13).

Gangrän

Dies ist eine Gewebsnekrose an Oberflächen, die hauptsächlich durch arterielle Durchblutungsstörungen, der Arteriopathie, hervorgerufen werden kann. Sehr viel seltener entsteht die Gangrän durch Neuropathie. Nach den bisherigen Erkenntnissen ist bei der Neuropathie der Reiz des Sympathikus auf die Gefäße eingeschränkt oder fehlt ganz. Der eingeschränkte bis fehlende Reiz des Nervs bewirkt eine Weitung und erhöhte Dilatation (Durchlässigkeit) der Gefäße. Als Folge ist die Durchflussgeschwindigkeit des Bluts herabgesetzt und der Fuß ödematös. Es entsteht eine Hypoxie (Sauerstoff - armut) des Gewebes, wodurch die Heilungstendenz einmal bestehender Hautdefekte extrem beeinträchtigt ist.

Bei der Arteriopathie handelt es sich um eine Lumenverringerung der arteriellen Gefäße. Der innere Durchmesser wird so klein, dass kaum Blut oder bei Gefäßverschluss kein Blut mehr hindurchströmt.

Die Gangrän entsteht fast ausschließlich an den am weitesten vom Herzen entfernten Extremitäten des Körpers, den Füßen **(Abb. 3.8)**. Man unterscheidet zwischen trockener und feuchter Gangrän. Bei der trockenen Gangrän schrumpft das Gewebe wegen des hohen Wasserverlusts und kann eine schwärzliche Färbung annehmen. Die feuchte Gangrän sondert seröse Flüssigkeit ab.

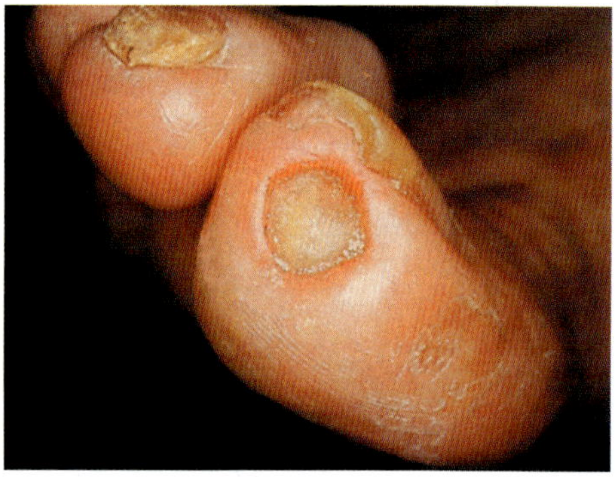

Abb. 3.8: Feuchte Gangrän der Großzehe.

Die Heilungsaussichten eines arteriopathischen Gangräns sind schlechter als beim neuropathischen. Sehr oft bleibt nur noch die Amputation, die Entfernung des befallenen Zehs oder sogar des ganzen Fußes, als letzte Heilungschance übrig. Die Amputation kann deshalb notwendig werden, um den fortschreitenden Eiweißzerfall und damit der Autointoxikation, der Selbstvergiftung des Gewebes, zuvorzukommen.

Für die Behandlung sind grundsätzlich nur Substanzen angezeigt, die die granulierenden Zellen des Wundbereichs nicht durch ihre aggressive Wirkung zerstören (siehe Kapitel 13).

Sofern bei der feuchten Gangrän Randverhornungen bestehen, müssen diese mit einem Skalpell oder einer Hautzange entfernt werden, um Mazerationen des umliegenden Gewebes und der Wunde selbst zu verhindern. Wenn Randverhornungen stehen bleiben, kommt es unterhalb des verhornten Hautgebiets durch Wundsekrete zwangsläufig zu Abdunstungsbehinderungen, die zur Erweichung *(Mazeration)* des Wundrands führen. Dadurch können sich die Wundbereiche weiter ausdehnen und die Abheilung zusätzlich erschweren oder sogar unmöglich machen.

Die Gangrän kann als Folgeschaden einer diabetischen Erkrankung oder auch als eigenständige Folge der Arteriopathie und der Neuropathie auftreten.

Zur Unterstützung der Therapie kann teilweise mit großem Erfolg die Ozonbedampfung oder die Soft-Laserbehandlung angewendet werden.

Arzt und medizinischer Fußpfleger sind für die Behandlung gleichsam gefordert.

Malum perforans pedis

In der wörtlichen Übersetzung bedeutet Malum perforans *das schlechte Durchbohrende*. Es ist die lateinische Bezeichnung für eine Ulzeration (Geschwürbildung), die an Stellen hoher Druckbelastung vorkommt und schlecht oder nicht abheilt.

Das Malum perforans entsteht als Folge des Alkoholabusus (Alkoholmissbrauchs), der Lepra, durch die Tabes dorsalis (Rückenmarkschwindsucht) oder durch die Auswirkung der Neuropathie bei Diabetes mellitus.

Das neuropathisch bedingte Malum perforans befindet sich bervorzugt an der Ferse und unter den Metatarsalköpfchen. Begünstigt werden die Ulzerationen am Fuß außer der Fehlbelastung bzw. Fehlstellung des Fußes durch Blasenbildungen, Fremdkörper im Schuh, Mazerationen der Haut und entzündeten Clavi. Mazerationen unterhalb großflächiger Schwielen deuten in den meisten Fällen auf eine Entzündungsreaktion der Haut hin. Es haben sich dann seröse Absonderungen gebildet, die durch die abdeckende Hyperkeratose nicht nach außen abgeleitet werden können. Es breiten sich unterhalb der Schwiele schnell größere Wundflächen aus, wenn die Verhornung nicht mit dem dafür geeigneten Instrumentarium (z. B. Skalpell) entfernt wird.

Der Wundrand eines Malum perforans neigt ebenfalls wieder zu intensiver Verhornung. Durch die Hyperkeratose des Wundrands ist meist eine Wundheilung vorgetäuscht, wenn die Verhornung z. B. kleinere Ulzera überdeckt. Es ist deshalb immer zu prüfen, ob sich unterhalb diesen Verhornungen oder eventuell vorhandenen Krusten seröse Ansammlungen bzw. Eiter befinden.

Wenn eine Mischform der Erkrankung (Neuropathie in Begleitung mit Arteriopathie) vorliegt, ist die Verhornungsneigung des Malum perforans weitaus weniger ausgeprägt.

In **Abbildung 3.9** befinden sich im unteren Randbereich des Ulcus beerenförmige Einlagerungen (Infiltrate), die nach bisher noch nicht gesicherter Anschauung durch eine Virusinfektion verursacht sein können. Diese Infiltrate sind meist die Ursache für eine übermäßige seröse

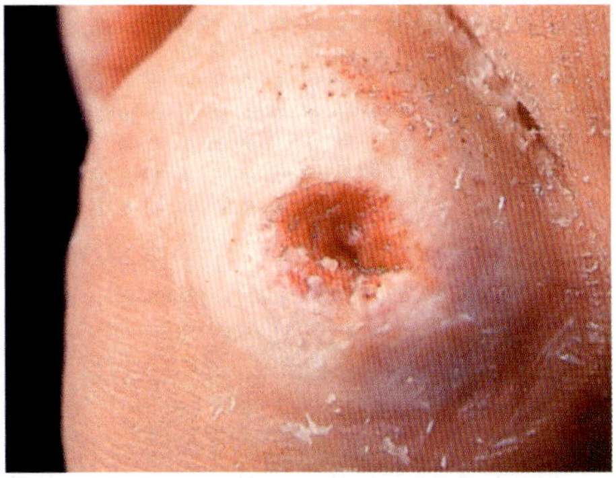

Abb. 3.9: Malum perforans der Fußsohle mit beerenförmigen Infiltraten (Einlagerungen) im unteren Randbereich des Ulcus.

Absonderung der Wunde. Die Neigung zur Mazeration der Wundränder (und damit Vergrößerung der Wundfläche) nimmt hierdurch zu. Nach Entfernung der Infiltrate tritt eine deutliche Besserung der Feuchtigkeitsverhältnisse auf der Wunde ein.

Eine medikamentöse Beseitigung von Schwielen durch äußerlich angewendete Externa mit keratolytisch wirkenden Inhaltsstoffen (z. B. Salicylsäure), kann bei vorhandener Prädisposition ein Malum perforans verursachen.

Hyperkeratose

Unter Hyperkeratose wird die Vermehrung der Hornsubstanz verstanden, die entweder nur zu einer glattflächigen Verdickung der Schwiele oder zu einer abschuppenden, teilweise auch einreißenden Hornschicht führt **(Abb. 3.10)**. Die glattflächige Verdickung der Hornschicht entsteht entweder durch mechanische Stressbelastung der Haut oder weniger deutlich sichtbar durch aktinische Reize, wie z. B. durch UV-B-Strahlen. Bei unsachgemäßen Ätzungen der Haut mit Säuren kann durch chemische Reize die Zellteilungsrate im Stratum basale ebenfalls angeregt werden und damit eine stärkere Verhornung einsetzen. Neben diesen rein äußerlichen Faktoren kommen auch ererbte, genetisch bedingte Hyperkeratosen vor. Die bekanntesten sind die Ichthyosis, die Schuppenflechte (Psoriasis), Morbus Darier und die bisher nur bei dunkelhäutigen Menschen beobachtete Mal de Meleda.

Seit der Entdeckung des Warzenvirus ist bekannt, dass auch Virusinfektionen Verursacher für Hornschichtverdickungen sein können. Das hat zu der Annahme geführt, dass eine Clavusart, der Clavus papillaris, und eine bestimmte Verhornungsstruktur im Nagelfalz, die Onychophosis, aufgrund besonderer Merkmale auf eine Virusinfektion zurückzuführen sind.

Hyperkeratosen bilden sich bei Heilungsverzögerungen auch um Wundflächen. Sie täuschen, durch die *Deckelbildung* aus meist festerer Hornsubstanz über dem Wundgebiet, eine Abheilung vor. Besonders deutlich sieht man dieses bei entzündeten Clavi papillares. Die Hyperkeratosen über Wundgebieten trifft man sehr häufig bei Diabetespatienten, deren Wundheilung am Fuß als Folge einer Polyneuropathie verzögert ist. Das Gleiche trifft auch für nicht an Diabetes mellitus Erkrankte zu, die an einer Polyneuropathie erkrankt sind.

Die Barrierefunktion ist bei pathologisch veränderter Hornschicht (z. B. Neurodermitis, Schuppenflechte etc.) stark beeinträchtigt.

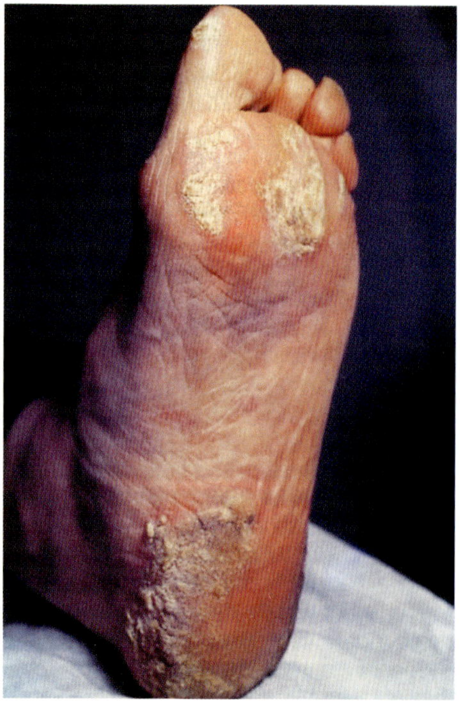

Abb. 3.10: Hyperkeratose des Vorfußes und der Ferse.

Für eine allgemeine Verhornung benutzt man auch das aus dem Griechischen stammende Wort: *Keratose*. Mit gleicher Bedeutung wird auch das Wort: *Keratosis* benutzt.

Callositas

Die Schwiele (lat.: *Callositas*; griech.: *Tyloma*) ist eine Hyperkeratose, die als Schutzfunktion der Haut auf mechanische Reize entsteht **(Abb. 3.11)**. Sie ist im Gegensatz zu einem Clavus (Hühnerauge), welches in der Regel kegelförmig in die Haut ragt, flach. Unbehandelt können sich Schwielen tiefer in die Haut eindrücken und Beschwerden hervorrufen. Je nach Dicke der Schwiele ist die Elastizität der Haut mehr oder minder stark beeinträchtigt und verursacht ein Spannungsgefühl. Wenn eine ausgeprägte Schwiele vorhanden ist, wird bei Belastung über Druckschmerzen geklagt. Die Farbe ist einheitlich glasig-gelb, wobei die Intensität der Färbung abhängig ist von der Feuchtigkeit der Haut oder möglicher vorhandenen Entzündungsreaktionen unterhalb der Schwiele.

Die Behandlung geschieht durch Abtragen der verhornten Schichten mittels Skalpell oder anderen geeigneten Instrumenten. Es sind dann genug Hornschichten entfernt, wenn die Haut des bearbeiteten Gebiets mit der Elastizität der Hautumgebung übereinstimmt. Wird zu viel Hornhaut am Fuß entfernt, führt die Belastung zu verstärkter Reizung und damit intensiverer Neuverhornung. Nicht oder zu wenig abgetragene Hornhaut neigt zum Einreißen und bildet Rhagaden. Neben diesen Beschwerden einer nicht entfernten, dickeren Hornschicht ist auch an die Entstehung einer Schwielenentzündung zu denken, die sehr leicht bei an Angiopathie und Neuropathie erkrankten Patienten auftreten kann. Sie kommt überwiegend an der Fußsohle vor. Durch eine dicke Schwiele werden die Schweißdrüsen an der Abdunstung ihres Sekrets gehindert. Es entstehen Mazerationen, Erweichungen unterhalb der Schwiele, die sich, begünstigt durch die geschwächte Abwehrlage der Haut, zu ausgedehnten Wundflächen ausbreiten können. Durch diese Verletzungen der Haut kann es nicht selten bei dem betreffenden Patientenkreis zu einem Gangrän oder einem Malum perforans kommen.

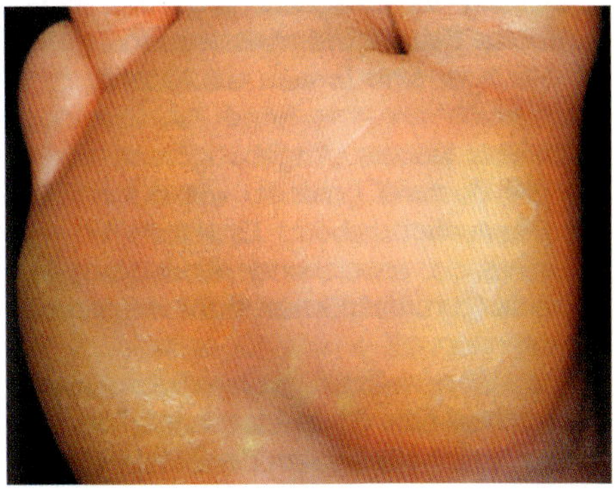

Abb. 3.11: Callositas an der Fußsohle (leicht mazeriert).

Auf Daueranwendung keratolytisch, hornhautablösend, wirkender Mittel ist nach Möglichkeit zu verzichten. Eine stetige Benutzung keratolytischer Präparate ist mit einer fortlaufenden Verletzung der Haut gleichzusetzen.

Erysipel

Das Erysipel ist eine scharf begrenzte, ödematöse Rötung der Haut. Diese auch Wundrose oder lediglich *Rose* genannte Hautveränderung wird durch Streptokokkeninfektionen verursacht. Streptokokken sind kugelförmige, grampositive Bakterien, die sich zu kurzen Ketten anlagern. Sie zersetzen (hämolysieren) das Blut unter Eiterbildung. Die Streptokokken sind besonders beim Erysipel in tieferen Schichten des Hautgebiets angesiedelt. Eintrittspforte für die hämolysierende Bakterienart sind Rhagaden, Fußmykosen, die von dieser Bakterieninfektion überlagert werden und das Ulcus cruris, das Unterschenkelgeschwür.

Die Infektion wird von Schüttelfrost und Fieber begleitet. Da der menschliche Organismus gegen Streptokokken nur eine zeitlich begrenzte körpereigene Abwehr aufbauen kann, sind Rückfälle möglich. Die Immunität kann bis ca. 14 Tage reichen. Für die Ausbreitung des Erysipels sorgt auch die Sensibilisierung der Haut gegenüber dem Bakterium. Sie reagiert überempfindlich auf das Bakterium.

Die ärztliche Behandlung ist unbedingt notwendig. Fußbehandlungen sind nur dann möglich, wenn der Fuß von der Erkrankung selbst nicht betroffen ist. Verletzungen sind unbedingt zu vermeiden.

Ekzeme

Ekzeme entstehen meist durch allergische Reaktionen, deren Ursachen sowohl innerlich (z. B. Allergien auf eingenommene Medikamente) wie auch äußerlich (z. B. hautirritierende Externa) zu suchen sind.

Chronische Ekzeme des Fußes werden begleitet von Hyperkeratosen und Lichenifikation (übertriebene Fältelung der Haut mit sich ledrig anfühlendem Gewebe). Es kann auch als diffus (ohne Abgrenzung) auftretende spröde Verhornung vorkommen, welche zu bluten beginnt, wenn eine Abtragung vorgenommen wird. Rhagaden an der Ferse begleiten sehr oft diese Erkrankung. Wo sich nässende Fissuren gebildet haben liegt gewöhnlich eine Begleitinfektion mit Staphylococcus aureus vor. Die Behandlung erfordert antimikrobielle Maßnahmen, besonders wenn Steroide (Kortisone) angewendet worden sind.

Das in letzter Zeit häufigste Ekzem ist das allergische Kontaktekzem, welches direkt an der Berührungsstelle mit dem allergieauslösenden Stoff, dem Allergen, entsteht **(Abb. 3.12)**. Die Anzeichen können unter anderem eine Rötung, Schuppung, Juckreiz oder eine leichte Rhagadenbildung sein.

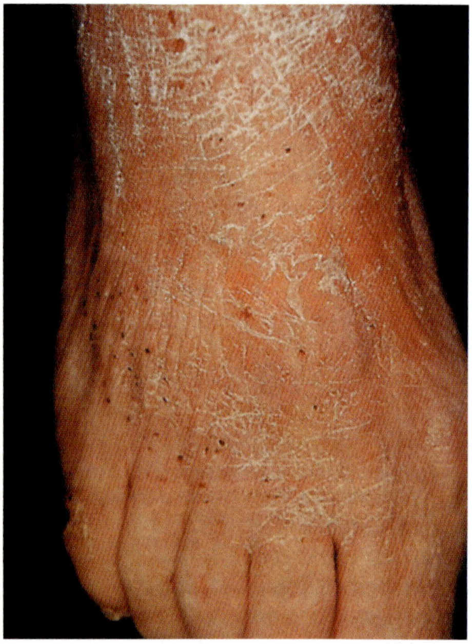

Abb. 3.12: Allergisches Ekzem der Haut des Fußrückens.

Die Barrierefunktion der Epidermis wird dabei, je nach Stadium, aufgehoben, wodurch die sensible, überempfindliche Reaktion des Körpers noch mehr gesteigert werden kann. Patienten mit arteriellen Durchblutungsstörungen oder venösen Rückflussstörungen neigen besonders zu Ekzemen.

Allgemeinerkrankungen des Körpers können Überempfindlichkeitsreaktionen der Haut begünstigen. Dazu zählen die Neurodermitis und das Bronchialasthma.

An den Seitenkanten der Finger und Zehen, teilweise auch an der Fußsohle entsteht das dyshidrotische Ekzem. Es sind sagokornartige, juckende Bläschen der Epidermis. Sie reißen erst nach längerem Kratzen auf, wobei seröse Flüssigkeit austritt und durch die Erweichung der Hornschicht für eine weitere Verbreitung der Bläschen sorgt. Das dyshidrotische Ekzem tritt meist saisonal gehäuft auf. Häufiger sind Frauen als Männer davon betroffen. Durch eine feuchte Umgebung verschlechtert sich der Zustand genauso wie durch fettreiche Hautschutzsalben. Grundsätzlich sind okklusive, erweichende Abdeckungen zu vermeiden, um das Ekzem nicht weiter auszudehnen. Als Ursache werden Kontaktallergien eventuell durch Nickel oder Chrom vermutet. Aber auch Pilzinfektionen können an der Entstehung des dyshidrotischen Ekzems beteiligt sein.

Der Name *dyshidrotisches Ekzem* ist jedoch irreführend, da die Erkrankung nichts mit einer Funktionsstörung der Schweißdrüsen zu tun hat.

Das dyshidrotische Ekzem verschwindet in einigen Fällen von selbst, wenn das Kratzen vermieden werden kann.

Nachdem der Arzt den Auslöser für die Allergie festgestellt hat, muss der Patient vermeiden, mit dem Allergen in Berührung zu kommen. Aus diesem Grund ist es ratsam, dass er dem medizinischen Fußpfleger seinen Allergiepass vorlegt.

Nicht konkret einzureihende Ekzeme nennt man auch atopische Ekzeme. Der Begriff stammt aus dem Griechischen und bedeutet *ungewöhnlich/seltsam*, was darauf schließen lässt, dass diese Dermatosen zum Wiederauftreten, zum Rezidiv neigen. Hierfür muss keine erkennbare Ursache vorhanden sein. Deshalb werden die Ekzeme bei einem Asthmatiker, das Ekzem bei Neurodermitis und auch das dyshidrotische Ekzem atopisch genannt.

Bei dem seborrhoischen Ekzem, was hauptsächlich an talgdrüsenreichen Körperregionen wie Kopfhaut und Gesicht auftritt, wird der Pilzinfektion durch Pityrosporum ovale eine große Bedeutung beigemessen. Dass der Pilz für diese Disposition zumindest eine maßgebliche Rolle spielt, zeigt, dass Antimykotika wie z. B. Azole eine ausgezeichnete Wirkung gegen das Ekzem aufweisen.

Die Therapie gegen Ekzeme stellt für den Arzt oft ein großes Problem dar, weil besonders diätetische Maßnahmen einen großen Einfluss auf den Heilungsverlauf besitzen. Aber die wenigsten Patienten sind bereit, ihre Nahrung auf Dauer umzustellen.

Mazerationen

Mazerationen sind Erweichungen der Haut, die mit weißlicher Aufquellung der epidermalen Schichten verbunden sind.

Mazerierte Haut bildet sich vornehmlich bei mangelnder Schweißabdunstung zwischen den Zehen, wodurch der Clavus mollis, das weiche Hühnerauge, bei vorhandener Prädisposition entstehen kann.

Ausgeprägte Fußdeformitäten bilden die primäre Ursache für starke Beugekontrakturen oder Überlagerung der Zehen. Sie schaffen schlecht abdunstende, enge Hautkontakte am Fuß. In diesen Zwischenräumen kann die Feuchtigkeit nicht abdunsten, wodurch die Haut so erweicht, dass sich feuchte, sezernierende Rhagaden bilden (siehe **Abb. 3.5**).

Für Mazerationen sind aber auch luftundurchlässige Pflaster in Form von Wundschnellverbänden verantwortlich, die zum einen die Feuchtigkeit der Haut *(Perspiratio insensibilis)* stauen und zum anderen Wundsekrete nicht abdunsten lassen.

Bei der Angio- sowie Neuropathie und der damit verbundenen geschwächten Abwehrlage der Haut können nicht abgetragene starke Verhornungen im Grenzbereich zum Korium zu Mazerationen führen. Sie entstehen durch behinderte Schweißabdunstung unterhalb des Schwielenbereichs **(Abb. 3.13 und 3.14)**. Meistens ist die Stelle bereits serös unterwandert. Eine starke Bromhidrosis führt in einigen Fällen ebenfalls zu einer Mazeration der Schwiele, die bei intakter Abwehrlage jedoch zu keiner Entzündungsreaktion führt. Neben den durch Reaktionen des Körpers selbst bedingten Erweichungen der Haut können auch Externa wie Laugen, einige Säuren, pflanzliche Stoffe z. B. Podophyllin, Mazerationen verursachen. Ein zu dicker Salbenauftrag hat den gleichen Effekt. Durch zu langen Kontakt mit Wasser im Schwimmbad, in der Dusche oder im Fußbad quillt die Haut weißlich auf.

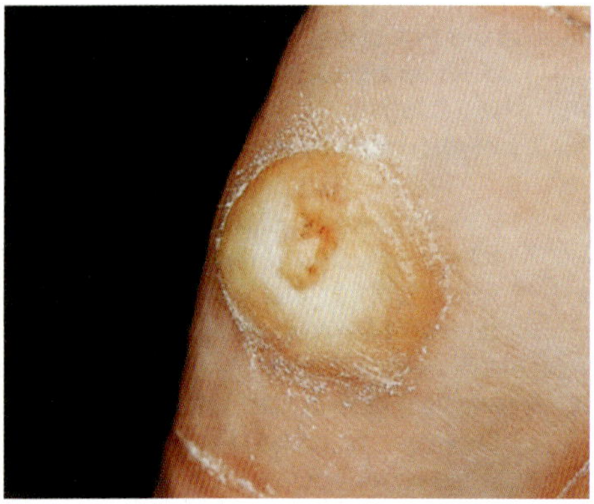

Abb. 3.13: Mazeration einer Schwiele unterhalb des fünften Mittelfußköpfchens (Ursache: luftabschließendes Pflaster, welches zu lange getragen wurde).

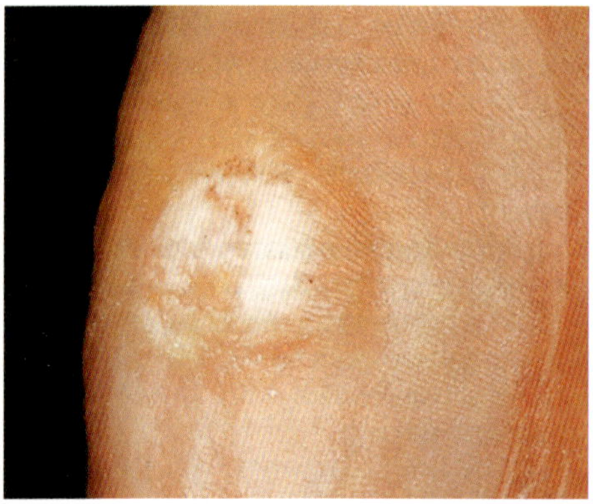

Abb. 3.14: Zustand der Haut nach dem Abtragen der Schwiele von Abb. 3.13.

Diese Mazeration bildet sich aber schnell wieder zurück.

Grundsätzlich sind Mazerationen als Verletzungen der Haut anzusehen. Bis auf wenige Ausnahmen, wo die Mazeration für einen kurzen Zeitraum wegen der therapeutischen Maßnahme notwendig ist, sollten Hauterweichungen vermieden werden. Therapeutisch beabsichtigte Mazerationen werden mit keratolytisch wirkenden Okklusivverbänden gemacht, um Verhornungen besser darstellen zu können. Bei Anwendung von Keratolytika über einen längeren Zeitraum bilden die andauernden Mazerationen eventuell Eintrittspforten für Virusinfektionen. Dies ist bei der Onychophosis und dem Clavus papillaris anzunehmen. In den Bereichen eng aneinanderliegender Zehen und den dadurch vorhandenen feuchten Rhagaden kann fast immer von dem Vorstadium einer Pilzinfektion ausgegangen werden. Nachteilig wirken sich mazerierte Wundränder auf die Wundheilung aus, weil sie immer zu einer Vergrößerung der Wundfläche führen.

Wird der Anteil der Feuchtigkeit innerhalb der Wunde zu hoch, entsteht eine Caro luxurians, das die Abheilung sehr erschweren kann.

Der Fuß ist überwiegend einem feuchtwarmen Milieu ausgesetzt, wodurch Erweichungsprozesse der Haut besonders gefördert werden.

Zur Behandlung einer Mazeration empfehlen sich Maßnahmen, die die Ursachen vermeiden helfen. Dazu zählen bei Hyperhidrosis bzw. Bromhidrosis die Anwendung der unter diesen Stichwörtern beschriebenen Verfahren. Der intensive Hautkontakt und die damit oft einhergehenden feuchten Rhagaden können durch achtlagigen Verbandmull aus 100 %iger Baumwolle vermieden werden. Es reicht aus, wenn der Bereich mit einem Antimykotikum dünn eingestrichen und dann der Verbandmullstreifen zwischen die sich berührenden Hautflächen gelegt wird. Ein Fixieren des Mullstreifens ist in den meisten Fällen nicht notwendig, sodass der Wechsel des Verbands für den Patienten leichter wird. Die Maßnahme ist täglich zu wiederholen, wobei der Mullstreifen und das gegen Pilze wirksame Präparat erneuert werden müssen. Die Mitverwendung des Antimykotikums verkürzt die Behandlungszeit.

Bei Schwielenentzündungen muss die Verhornung abgetragen werden, um die weitere Mazeration zu verhindern. Anschließend wird die oft darunter vorhandene Wundfläche mit austrocknend wirkenden, mild desinfizierenden Präparaten versorgt.

Um Mazerationen der Haut vorzubeugen, ist dem Patienten zu raten, sich die Zeit zu nehmen, die Haut nach Kontakt mit Wasser abdunsten zu lassen. Nach Bädern, Schwimmbad- und Saunabesuchen oder dem Duschen bleibt trotz des Abtrocknes die Restfeuchte auf der Haut und erhöht damit das feucht-warme Milieu im Schuh. Das mikrobielle Gleichgewicht der Haut wird gestört und erhöht das Infektionsrisiko.

Ebenso sind luftundurchlässige Pflaster oder Verbandstoffe nur für kurze Zeit anzuwenden, um das Wundgebiet vor übermäßiger Feuchtigkeit zu schützen. Durch die Perspiratio insensibilis und Wundsekrete würden Wundgebiete unter solchen Abdeckungen auf Dauer zu feucht.

Malignes Melanom

Aufgrund seiner dunkelbraunen, braunschwarzen bis blau-schwarzen Färbung hat das maligne Melanom auch den Namen *Schwarzer Krebs* erhalten. Außer der beschriebenen Verfärbung findet man oft auch scharf begrenzte, kleinbogige rötliche Randbezirke. Andere Hautkrebserkrankungen wie das Basaliom und das Stachelzellkarzinom sind weitaus häufiger anzutreffen, das maligne Melanom ist aber weitaus gefährlicher. Im fortgeschrittenen Stadium können Krebszellen in Blut- und Lymphbahnen eindringen und damit auch andere Organe befallen. Frühzeitig erkannt ist dieser Krebs 100 %ig heilbar.

Das maligne Melanom kann sich aus einem gefärbten Fleck der Haut oder einem Naevus entwickeln. Von Gießener Ärzten (Illig, 1988) ist eine Millimeterregel aufgestellt worden, nach der die Kontrolle einer solchen Hautveränderung vorgenommen werden kann:

- **Flächenausdehnung bis 3 mm** braucht nicht weiter beachtet werden;
- **Flächenausdehnung über 3 mm** muss in regelmäßigen Abständen kontrolliert werden;
- **Flächenausdehnung ab 5 mm** muss von dem Hautarzt untersucht werden.

Bei der knotigen Form des malignen Melanoms ist auch die Tumordicke entscheidend für den Therapieverlauf.

Bei einer Dicke unter 1,5 mm besteht für 90 % der Patienten eine Aussicht auf Heilung. Dagegen nimmt die Heilungsrate bei über 3 mm Tumordicke drastisch ab. Sie beträgt dann nur noch 40 %.

An ein malignes Melanom ist zu denken, wenn folgende Formveränderungen auftreten:

- **A**symmetrie der Läsion/Unebenmäßigkeit,
- **B**egrenzung unregelmäßig mit Ausläufern,
- **C**oloration (Farbveränderung),
- **D**urchmesser von mehr als 5 mm,
- **E**rhabenheit um mehr als 1 mm.

Sind mehr als vier Bedingungen erfüllt, besteht ein Verdacht auf ein malignes Melanom. Aufgrund der alphabetisch gewählten Reihenfolge ist diese Regel auch als: **ABCDE**-Regel bekannt.

Auffällige Zeichen für ein malignes Melanom sind die unregelmäßige Form und die nicht immer einheitliche Färbung. Bereits gefärbte Flecken werden dunkler. Ein markantes Zeichen ist, dass der *Schwarze Krebs* niemals schmerzt. Im fortgeschrittenen Stadium entsteht ein Beet, auf dem sich Knoten bilden. Sie können leicht bluten und zu schlecht heilenden Ulcera führen.

Melanome können an jeder Körperstelle vorkommen, sogar unter dem Zehen- oder Fingernagel. Fehlende Schmerzen und die unregelmäßige Form eines Melanoms helfen bei der Abgrenzung zu einem subungualen Clavus. Es kann durch die Bildung eines in die Hornschichten eingelagerten Blutergusses *(Hämatoms)* dunkelbraun gefärbt sein. Im Gegensatz zum Melanom sind beim Clavus Schmerzen vorhanden.

Je frühzeitiger der Krebs erkannt wird, desto kleiner ist der operative Eingriff und das Risiko.

Nach neueren Untersuchungen scheint UV-Licht an der Entstehung des Hautkrebses mitbeteiligt zu sein. Der Vorbeugung durch den vernünftigen Umgang mit Sonnenlicht/UV-Licht kommt deshalb besondere Bedeutung zu. Gefährdet sind Menschen, die leicht zum Sonnenbrand neigen, schlecht bräunen oder Muttermale *(Naevi)* aufweisen. Dabei ist es gleichgültig, ob die Naevi angeboren oder spontan aufgetreten sind.

Naevus

Unter Naevus versteht man den angeborenen oder erst später auftretenden, meist erhabenen Fleck der Haut. Im Volksmund wird dieser Fleck auch *Muttermal* genannt. Er ist entweder pigmentiert oder völlig farblos. Gefärbte Naevi werden auch Pigmentmale genannt **(Abb. 3.15)**.

Naevi zählen zu den Fehlbildungen der Haut, die lebenslang bestehen bleiben. Großflächige Naevi, wie das Naevus flammeus (Feuermal) können auch am Fuß vorkommen. In nur ganz seltenen Fällen sind krankhafte Veränderungen bekannt geworden.

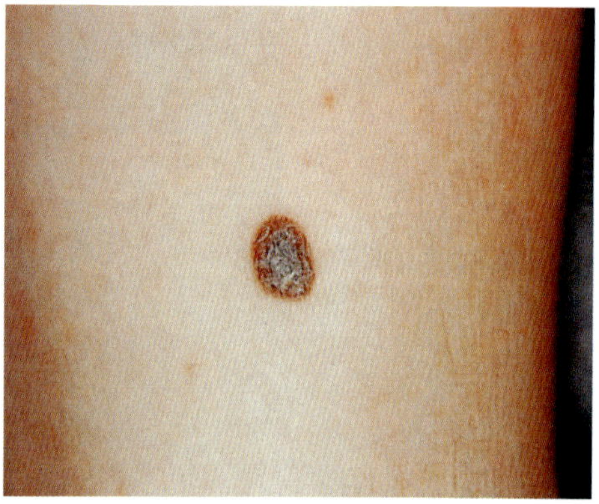

Abb. 3.15: Naevus an der Vorderseite des Unterschenkels.

Erhabene Muttermale sollten bei jeder Fußbehandlung auf eine Vergrößerung, Verkrustung oder Farbveränderung hin untersucht werden. Die Entartung eines Naevus kann auf ein malignes Melanom deuten. Durch eine rechtzeitige ärztliche Untersuchung und Behandlung wird ein Übergreifen der Krebserkrankung in Blut- und Lymphbahnen erfolgreich vermieden.

Purpura

Purpura, volksmundlich auch Blutsprossen genannt, sind punktförmige Hautblutungen, die vornehmlich am Unterschenkel auftreten **(Abb. 3.16)**. Durch Schädigung der arteriellen Gefäßwand tritt Blut in das Stratum papillare der Dermis aus. Als Ursache werden Überempfindlichkeitsreaktionen (Allergien) gegenüber Arzneien angenommen. Bei chronischer

Venenschwäche, der venösen Insuffizienz, kommt es durch Überdruck in den Gefäßen ebenfalls zur Purpura mit nadelstichgroßen Effloreszenzen im Gewebe.

Einige Purpura-Formen können kleinere, punktförmige Blutungen auf der Haut verursachen. Meist entstehen diese altersbedingt bei der sehr dünnen, atrophischen Haut durch Kratzen, Reiben oder anderen mechanischen Schädigungen **(Abb. 3.16)**.

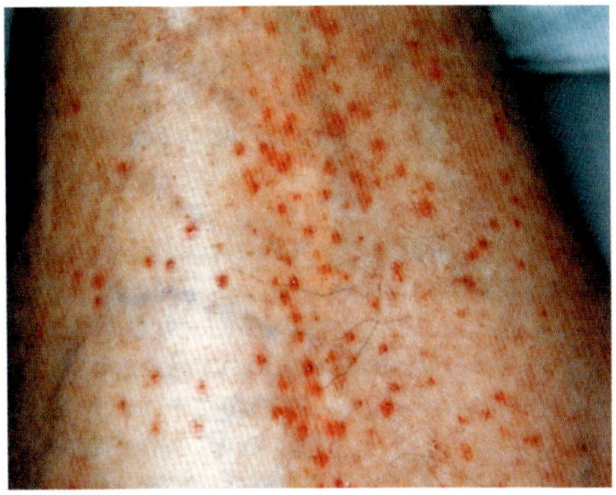

Abb. 3.16: Purpura am Unterschenkel.

Der Patient sollte über die Zusammenhänge dieser Erkrankung unterrichtet und der behandelnde Arzt auf diese Hautveränderung hingewiesen werden, da die meisten älteren Patienten ihr keine Bedeutung beimessen.

Pruritus

Der Juckreiz der Haut, lateinisch genannt *Pruritus*, tritt in den meisten Fällen als Folge bestimmter Dermatosen auf. Hierzu zählen insbesonders Dermatomykosen, einige Formen der Schuppenflechte, Ekzeme und allergische Reaktionen auf Nahrungs- oder Arzneimittel. Zu häufiges Waschen, vor allem mit Syndets, führt bei empfindlicher Haut zur vermehrten Austrocknung und damit zum Pruritus.

Am Unterschenkel findet sich der Juckreiz in Verbindung mit venösen Rückflussstörungen (Venopathien) in Bereichen atrophierten Gewebes **(Abb. 3.17)**. Es entstehen Ödeme, die die Haut überdehnen und glänzend machen. Die entstehenden Kratzwunden sind meist Ursache für das Unterschenkelgeschwür.

Bei dem durch venöse Rückflussstörungen bedingten Juckreiz sind Kompressionsverbände empfehlenswerter als maßgefertigte Kompressionsstrümpfe. Das Anlegen der Kompressionsverbände muss der Betroffene lernen. Es erfordert eine gebückte Haltung, die einigen Menschen schwer fällt. Das Wickeln der Beine kann für den Behandlungstag der medizinische Fußpfleger übernehmen, der mit diesen Methoden vertraut ist.

Kompressionsstrümpfe mit einem ausreichenden Druckgefälle sind schwer anzuziehen und beanspruchen viel Kraft. Deshalb sind die Strümpfe einem großen Teil älterer Menschen nicht zumutbar.

Nach Rücksprache mit dem Arzt kann eine allergische Reaktion, die den Pruritus verursachte, durch Umstellung auf andere Arzneimittel beseitigt werden.

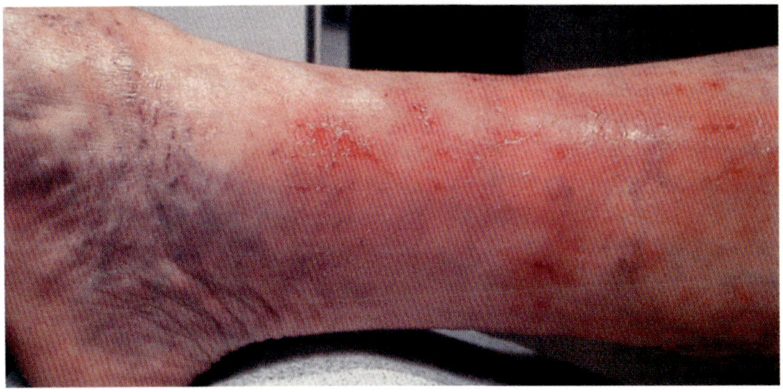

Abb. 3.17: Kratzwunden bei venösen Rückflussstörungen am Unterschenkel.

Pernionen

Pernionen sind Frostbeulen, die sich bei nasskalter Witterung besonders im Spätherbst an Knie, Ferse und Zehen bilden **(Abb. 3.18)**. Es zeigt sich eine bläulich rote, schmerzhafte Schwellung, die in der Wärme ein brennendes Gefühl verursacht. Die Neigung zu Pernionen kann mehrere Jahre anhalten und dann aufhören, weil eine stoffwechselbedingte Prädisposition für die Erkrankung der Haut nicht mehr vorliegt. Das Krankheitsbild ist jedoch immer an die nasskalte Jahreszeit gebunden. Mit Erfrierungen sind Pernionen nicht zu verwechseln.

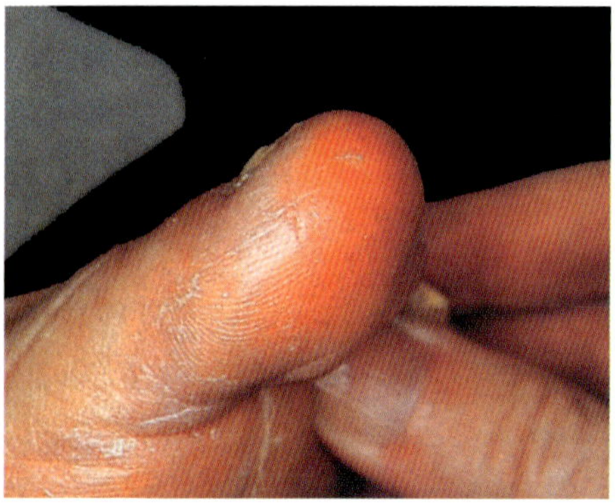

Abb. 3.18: Pernionen an der Großzehe.

Als Ursache für Frostbeulen nimmt man an, dass Fehlsteuerungen des autonomen Nervensystems die Gefäße bei Kälte erweitern, statt sie zusammenzuziehen. Durch die Verlangsamung des Bluttransports werden seröse Bestandteile aus den Gefäßen in das Gewebe abgegeben. Der Wärmeverlust des Hautgebiets, bedingt durch die erweiterten Gefäße und die erhöhte Durchlässigkeit der Gefäße verursachen den Kälteschaden der Haut.

Neben einer ärztlichen Therapie sind vor allem vorbeugende Maßnahmen empfehlenswert. Dies sind Fuß- und Beinmassagen vor der einsetzenden Kälteperiode. Die Mitverwendung physikalischer Geräte vor den Massagen verbessert den Behandlungserfolg erheblich. Zu den möglichen Therapiemaßnahmen zählen:

- Ozonbedampfungsgeräte (z. B. Vapozon, Ozonette etc.),
- die Silberhexamikronbestrahlung (Neue Bezeichnung: Hexa Med-Bestrahlung),
- das ansteigende Fußbad,
- Bäder mit adstringierenden Zusätzen, z. B. Eichenrinde.

Psoriasis

Unter Psoriasis **(Abb. 3.19)** versteht man die Schuppenflechte der Haut. Diese Erkrankung tritt meist in Schüben auf und ist nur selten andauernd. Sie äußert sich in punktförmigen oder zusammenfließenden, silbrig-weißen Hornschuppen. Die Läsionen sind scharf begrenzt. Beim Abkratzen der locker anhaftenden Schuppen wird ein dunkelroter Hautbezirk sichtbar, auf dem ein Häutchen haftet, was lackartig glänzt, aber trocken ist.

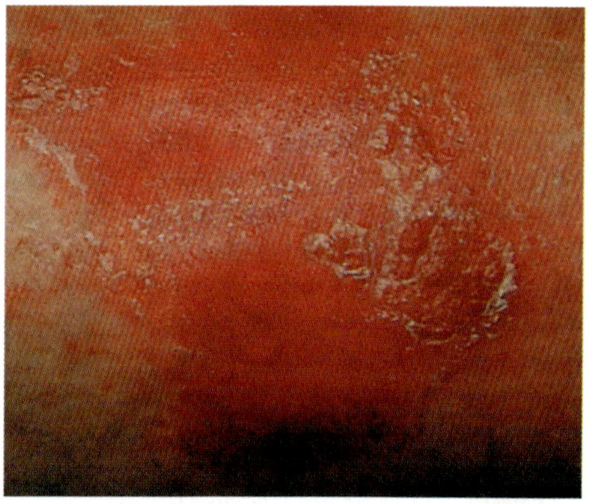

Abb. 3.19: Psoriasis an der Schienbeinkante des Unterschenkels.

Als Erklärung für die Schuppenbildung wird eine beschleunigte Zellteilung und unvollständige Ausbildung der Basalzellen angenommen. Während die epidermale Keimzelle von einer Teilung zur anderen ca. 28 Tage benötigt, ist bei der Schuppenflechte dieser Zyklus um das

Achtfache erhöht. Durch diese beschleunigte Zellteilung bilden sich die Keratinozyten nicht mehr voll aus, wodurch es zu einer Parakeratose (Fehlverhornung) kommt. Gleichzeitig beträgt die Zellwanderung vom Stratum basale bis zum Stratum corneum statt 28 Tage nur noch vier Tage.

In der Intermediärzone der Epidermis kann die Psoriasis durch elektronenmikroskopische Untersuchung diagnostiziert werden, obwohl für den Betroffenen noch nie psoriatische Hautveränderungen sichtbar geworden sind.

Wenn auf der Haut eine psoriatische Schuppe entfernt wird, kommt es meist zu einer stecknadelkopfgroßen punktförmigen Blutung, die eventuell den Verdacht auf Psoriasis erhärten kann. Die Hyperkeratose bei dieser Hauterkrankung ist im Allgemeinen schwierig zu behandeln. Cremes können hilfreich sein, die betroffenen Bereiche weicher zu machen. Kortisonsalben werden oft zur Behandlung angewandt, verschlimmern jedoch meist die Situation, wenn mit der Therapie aufgehört wird **(Abb. 3.20 bis 3.22)**.

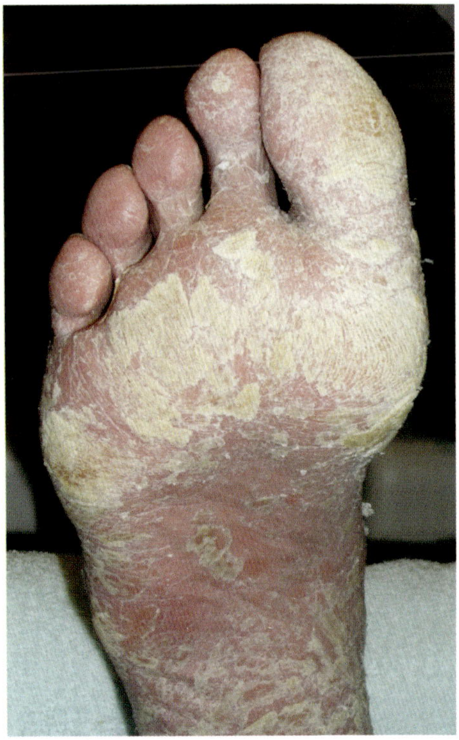

Abb. 3.20: Psoriatrische Hyperkeratose bei dialysepflichtigem Patienten.

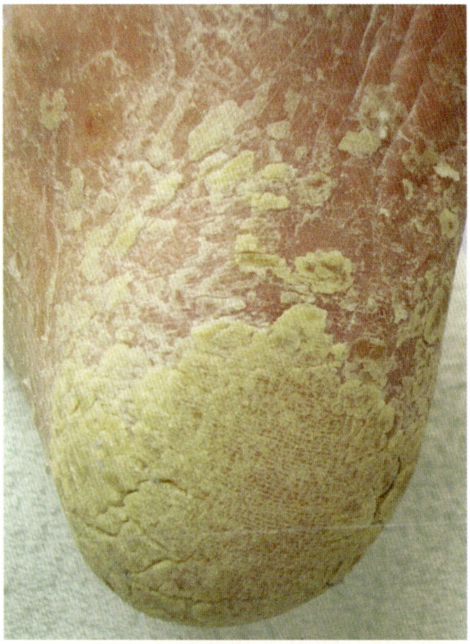

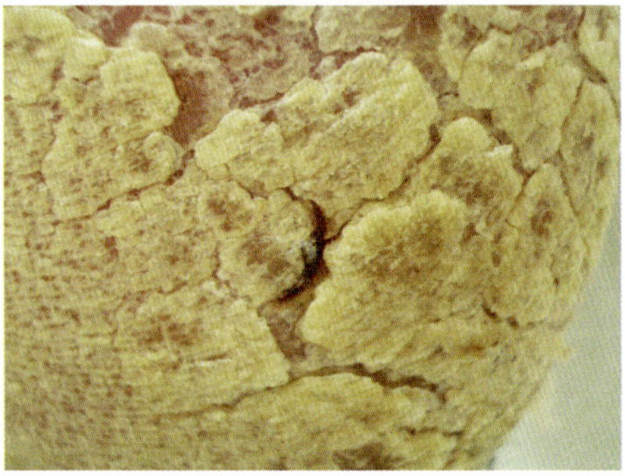

Abb. 3.21 und 3.22: Psoriatrische Hyperkeratose bei dialysepflichtigem Patienten (Detailaufnahmen).

Die Äußerungen der Schuppenflechte sind derart vielgestaltig, dass die sichere Deutung für den Laien schwierig ist. Neben einer nicht infizierten eitrigen Form, der Psoriasis pustulosa **(Abb. 3.23)**, sieht

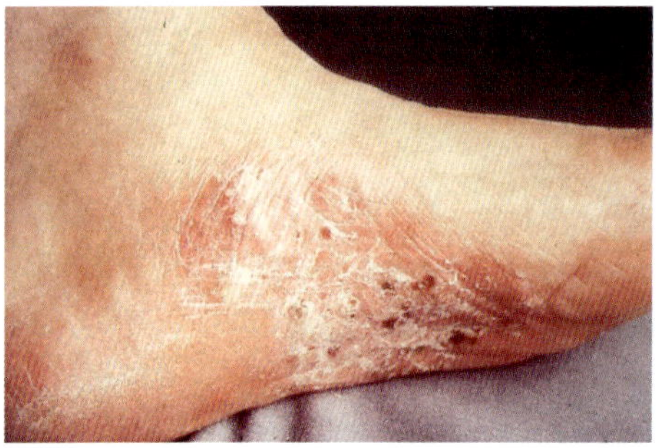

Abb. 3.23: Psoriasis pustulosa.

man auch andere Formen, die hauptsächlich Gelenke befallen. Die danach benannte Psoriasis arthropathica befällt überwiegend Zehen-, Finger- und Kniegelenke.

Die Aktivität der Schuppenflechte hängt nach meiner Überzeugung in erster Linie von umweltbedingten Faktoren ab, wobei hier psychische Belastungen im Vordergrund stehen. Die Behandlung einer Schuppenflechte kann sehr langwierig sein, obwohl auch Spontanheilungen eintreten können. Besserungen, wenn auch nur symptomatisch, können mit UV-Licht und Salzbädern erzielt werden.

Von den Hautanhangsgebilden werden nur die Nägel befallen, die sich dadurch vom Nagelbett ablösen und brüchig werden können. Dies ist jedoch nur eine Variante der möglichen, durch Psoriasis verursachten Nagelveränderungen. Der psoriatische Nagel kann leicht mit einer Onychomykose verwechselt werden.

Bei den Haaren tritt die Psoriasis nur als typischer *Stirnstreifen* auf, der sich an der Grenze zum Kopfhaar befindet.

Am häufigsten sieht man die Schuppenflechte an den Beugeseiten von Ellenbogen und Knie. Ein Befall der gesamten Hautoberfläche ist selten.

Teleangiektasien

Unter diesem Krankheitsbild versteht man feine, sichtbare Gefäßerweiterungen des vaskulären Typs. Die Farbe der kleinen Äderchen ist durch den arteriellen Kapillaranteil rot. Meist werden Teleangiektasien durch Licht-, Wärme- oder Kälteschäden erworben. Bei einer langandauernden Kortisontherapie ist ebenfalls die Bildung kleiner roter Äderchen beobachtet worden. Auch Hautkrebserkrankungen können im Bereich knotenförmiger Verdickungen sternförmig ausgebreitete, rote Äderchen aufweisen.

Tief blaugefärbte Äderchen entstehen durch Erweiterung venöser Gefäßnetze und werden Besenreiservarizen *(Venektasien)* genannt **(Abb. 3.24)**. Sie gehören zum venösen Symptomkomplex, sind aber bedeutend harmloser als die Krampfadern *(Varizen)*.

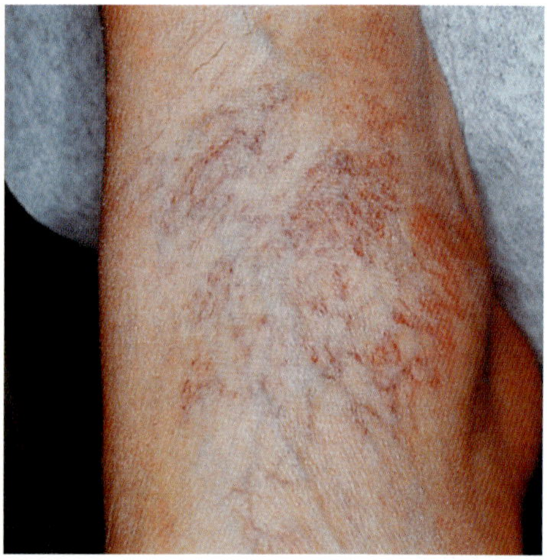

Abb. 3.24: Besenreiservarizen auf dem Fußrücken.

Zur Behandlung der Teleangiektasien durch den Dermatologen besteht die Möglichkeit der Verödung mittels Hochfrequenz, wobei eine vorangehende Lokalanästhesie notwendig ist. Bei Hautkrebserkrankungen wird bis heute eine Operation mit anschließender Hauttransplantation empfohlen.

Unterschenkelgeschwür

Das Unterschenkelgeschwür (lat.: *Ulcus cruris venosum*) oder volksmundlich auch als *offenes Bein* bezeichnet, ist ein Substanzverlust der Haut, verursacht durch venöse Rückflussstörungen des Bluts. Hauptsächlich tritt diese Gewebsschädigung bei chronischer Funktionsstörung der Venen auf. Diese sogenannte Veneninsuffizienz (Venopathie) betrifft hauptsächlich die oberflächlich verlaufenden Venensysteme wie z. B. die große Rosenader *(Vena saphena magna)*, die kleine Rosenader *(Vena saphena parva)* und ihre Verbindungsvenen, den Venae perforantes. Bevorzugte Stelle des Ulcus ist die Innenseite des Unterschenkels im Bereich des inneren Fußknöchels *(Malleolus medialis)*. Begleiterscheinung eines Ulcus ist oft die Atrophie (Gewebsschwund) und die Sklerodermie, die Verhärtung des umschriebenen Hautbereichs mit zusätzlich dunkelbrauner Verfärbung. In der Regel nässt das offene Bein durch die seröse Absonderung stark **(Abb. 3.25)**. Allergische Reaktionen auf Salben, die zur besseren Abheilung des Ulcus gern mitverwendet werden, sind häufig zu beobachten. Die Abheilung eines Ulcus cruris kann durch diese Komplikation mit einer hinzukommenden Infektion noch langwieriger sein, ist aber niemals aussichtslos. Je tiefer der Gewebsverlust des Unterschenkelgeschwürs reicht, desto eher bleibt eine Ulcusnarbe zurück.

Die Verbesserung des Blutrückflusses hat für den guten Heilungsverlauf entscheidende Bedeutung.

Durch die verstärkt seröse Absonderung (Sezernierung) bei einem Ulcus cruris venosum gilt die Wundfläche als nicht infiziert. Eine Mitverwendung von Externa zur Heilungsunterstützung ist deshalb nach den Erfahrungen vieler Ärzte nicht erforderlich. Die rasche Abheilung gelingt in den meisten Fällen durch Abdecken des Wundgebiets mit sterilem achtlagigem Verbandmull und dem Anlegen von Kurzzug-Kompressionsbinden mit nur 50 % Dehnfähigkeit. Kurzzugbinden sind in ihrer Kompressionswirkung tiefreichender, weil sie weniger nachgeben als Langzugbinden mit bis zu 170 % Dehnfähigkeit. Um die Kompression zu erhöhen, können wundgerecht zugeschnittene, sterilisierte Schaumstoffauflagen aus Polyethylen oder eine aus Polyurethan bestehende Weichschaumkompresse *SYSpur-derm* (Fa. Hartmann) auf das Wundgebiet gelegt werden. Je nach Heftigkeit der serösen Absonderung muss die Verbandmull- oder Schaumstoffauflage entweder zweimal täglich oder alle ein bis zwei Tage gewechselt werden. Kurzzugbinden eignen sich durch ihren extrem niedrigen Ruhe-

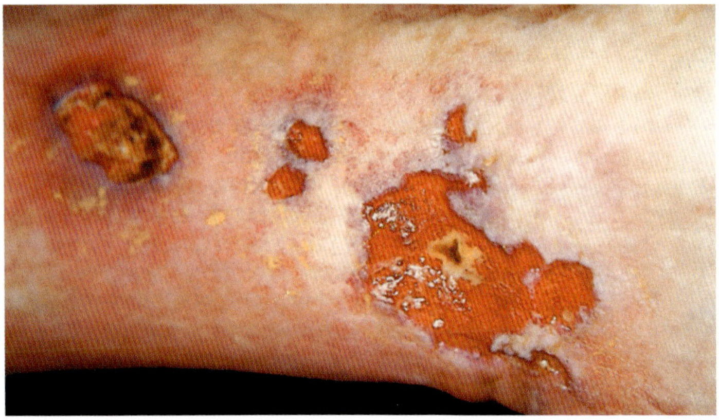

Abb. 3.25: Unterschenkelgeschwür mit Sklerose (Verhärtung) und Atrophie (Gewebsschwund) der Haut (Distaler Bereich des Unterschenkels).

druck auch dazu, über Nacht angelegt zu bleiben.

Nach Maß angefertigte Gummistrümpfe schaffen ebenfalls ideale Kompressionsbedingungen für den venös bedingten Ulcus. Der Gummistrumpf ist jedoch für den überwiegend älteren Patientenkreis schwer anzuziehen, sodass der Therapiewille schnell erlahmt.

Nach einer Tübinger Studie aus dem Jahr 1979 leiden mehr als eine Million Menschen der erwachsenen Bevölkerung an einem Ulcus cruris venosum. Das bedeutet, dass jeder 37. Erwachsene davon betroffen ist.

Die seltener vorkommenden, arteriell bedingten Ulcera des Unterschenkels (sie machen ca. 5 % der insgesamt vorkommenden Beingeschwüre aus) entstehen hauptsächlich an der Außenseite des Fußes durch arterielle Embolie (Cholesterinembolie) bei jüngeren Patienten oder durch Gefäßablagerungen bei älteren Patienten. Hierbei sind keine Krampfadern festzustellen. Bei arterieller Gefäßerkrankung ist jedoch eine Abheilung des Ulcus sehr viel langwieriger oder überhaupt nicht mehr möglich. Menschen mit Neigung zu Cholesterinembolien ist unbedingt eine Umstellung in der Lebensführung, hauptsächlich in der Ernährung, anzuraten. Genussgifte wie z. B. Zigaretten und isolierter Zucker (Industriezucker) sind zu vermeiden.

Ein Kompressionsverband wird bei dem venös bedingten Ulcus und bei gleichzeitigem Vorliegen einer Arteriopathie geringeren Grads von dem Betroffenen nicht gut vertragen. Ein solcher Verband ruft nicht nur nach kurzer Zeit starke Schmerzen hervor, sondern verschlechtert darüber hinaus die arterielle Blutversorgung. Für die Abheilung des eindeutig abgeklärten venös bedingten Ulcus besitzt die Behebung der venösen Insuffizienz durch Kompression Priorität. Nur selten kommt in Begleitung einer venösen Rückflussstörung gleichzeitig eine arterielle Durchblutungsstörung vor (Sigg, 1976).

In Ergänzung zur ärztlichen Ulcustherapie hat der medizinische Fußpfleger die Möglichkeit, durch Ozonbedampfungen den Heilungsverlauf entscheidend zu verkürzen und dem Patienten Hilfestellung beim Anlegen eines Kompressionsverbands zu bieten, falls dies die Indikation zulässt. Der medizinische Fußpfleger kann den Patienten motivieren, die verordnete Kompressionstherapie auch wirklich durchzuhalten. In den meisten Fällen scheitert diese erfolgreiche Behandlungsform an dem für den Patienten auf Dauer lästigen Anlegen des Kompressionsverbands oder dem kraftaufwändigen Anziehen des nach Maß gefertigten Stützstrumpfs. Eine entscheidende Rolle für die fehlende Compliance (Bereitschaft zur Mitarbeit) spielt hierbei die Bewegungseinschränkung des Patienten.

Krampfadern

Das Wort Krampfadern (lat.: *Varizen*) wird manchmal fälschlich mit dem Wadenkrampf in Verbindung gebracht. Der Ursprung des Wortes liegt in der althochdeutschen Bezeichnung: *krimpfan*, was *krumm* bedeutet und später zur *Krummader* wurde. Diese Interpretation des Worts entspricht auch mehr dem tatsächlichen Bild der Krampfader. Varizen sind unregelmäßig geschlängelte Venen, die im Spätstadium ihrer Entwicklung sackartig aus der Haut hervortreten können **(Abb. 3.26)**. Da in der damaligen Zeit fast alle Hautveränderungen nur nach ihrem äußeren Erscheinungsbild benannt worden sind, tritt deshalb die Wortbedeutung für Krämpfe in den Hintergrund. Für die Entstehung wirken entweder erbliche Belastung, das sind die überwiegenden ca. 77 % der Fälle

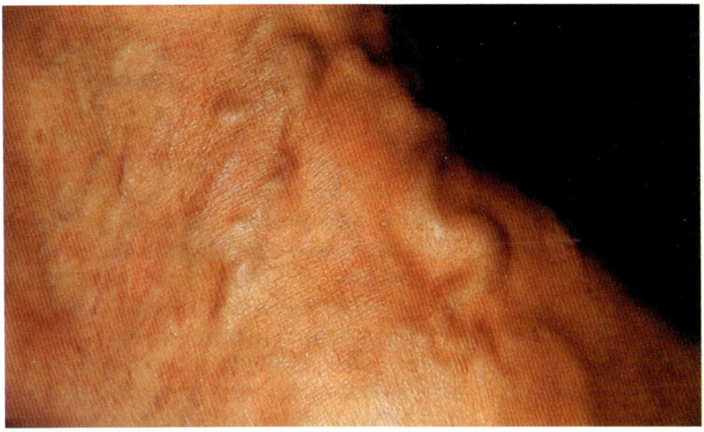

Abb. 3.26: Krampfadern auf dem Fußrücken.

oder hormonelle Einflüsse, z. B. in der Schwangerschaft, mit. Das gehäufte Vorkommen bei Frauen wird nicht bestritten; Männer haben aber meist ausgeprägtere Formen der Varikosis (Bildung von Krampfadern). Betroffen ist jeder achte Erwachsene, das waren, ohne die neuen Bundesländer der BRD einzubeziehen, ca. 5,3 Millionen Menschen.

Wenn man hormonelle Einflüsse für die Varizenbildung annimmt, erhält die Vene einen Wachstumsschub im Verhältnis bis 1 : 4. Das bedeutet, dass sich in einem Bereich von 1 cm Länge der Dermis die Vene bis zu 4 cm verlängern und verbreitern kann. Da aber im Ursprungszustand der Vene nur 1 cm Länge an Platz zur Verfügung steht, muss sich die Vene durch den Wachstumsimpuls schlängeln (Krieger). Mit der Strömungsveränderung entsteht eine Venenklappeninsuffizienz; die Klappen schließen nicht mehr und beginnen letztendlich zu degenerieren, zu verkümmern. Der Stau des aus dem Unterschenkelbereich nicht mehr vollständig zum Herzen zurückfließenden Bluts bewirkt Ödeme, die häufig in Begleitung mit der Varikosis auftreten. Nach den in Venenkliniken aufgestellten Statistiken erkranken hauptsächlich Menschen, die einen Beruf ausüben, der langes Stehen erfordert.

Man unterscheidet bei den **Varizentypen** hauptsächlich zwischen:

Besenreiservarizen
Es handelt sich um feine, fadenförmig verlaufende Äderchen mit bläulicher Färbung, die aber niemals Beschwerden machen.

Stammvarizen
Betroffen hiervon sind die großen Venenstämme der Vena saphena magna, der großen Rosenader, und der Vena saphena parva, der kleinen Rosenader. Krampfadern dieser Art sieht man am häufigsten, wodurch sich auch das Wort *Stammvarikosis* geprägt hat. Beschwerden, die sich hauptsächlich aus einer Stammvarikosis entwickeln können, sind die Stauungsschmerzen, worunter man im Volksmund auch *schwere Beine* versteht, nächtliche Wadenkrämpfe und Ödeme. Im fortgeschrittenen Stadium der Erkrankung verhärtet sich das Hautgebiet *(Sklerodermie)*, womit in den meisten Fällen ein Gewebeschwund verbunden ist *(Atrophie)*. Hinzu kann eine ausgeprägte Braunfärbung *(Hyperpigmentierung)* der Haut kommen. Durch die Therapie mit Externa (von außen aufgetragene Heilmittel) können sich durch die Überempfindlichkeit der Haut leicht Kontaktekzeme bilden. Im fortgeschrittenen Stadium der Stammva-

rikosis ist die Thrombose (Bildung eines Blutpfropfens in der Vene) eine gefürchtete Komplikation. Er entsteht meist durch eine vorangegangene Venenentzündung *(Thrombophlebitis)* oder allein durch eine Strömungsverminderung des Bluts, wodurch Gerinnungsfermente freigesetzt werden und zum Verschluss des venösen Gefäßes führen. Für die Strömungsverminderung begünstigend wirken die zuletzt genannte Ursache zu langes Sitzen oder Bettlägerigkeit z. B. nach schweren Operationen.

Nur sehr selten führt die Thrombose der Stammvarizen zu einer Lungenembolie.

Das Unterschenkelgeschwür *(Ulcus cruris)* gehört ebenfalls zu den Folgeerscheinungen der Stammvarikosis.

Krampfadern sind kein Produkt der neueren Zeit. Sie wurden schon vor 5000 Jahren in ägyptischen Papyrusaufzeichnungen erwähnt (P. Fritsch, 1990).

Die Behandlungsmaßnahmen gegen Varizen gliedern sich in:

a) physikalische Therapien durch Anlegen eines Kompressionsverbands mit Kurzzugbinden oder durch nach Maß angefertigte Stütz- oder Gummistrümpfe. Der Kompressionsdruck muss am Fuß stärker als am Oberschenkel sein. Als ideales Druckgefälle von Fuß zu Oberschenkel werden 60 % angegeben, d. h.: Würde am Fuß ein Kompressionsdruck von 100 % herrschen, so darf er am Oberschenkel nur noch 40 % betragen. In weniger schweren Fällen genügen konfektionierte Stützstrümpfe, z. B. Gilofa, um die Beschwerden zu lindern. Sie eignen sich aber nicht zur direkten Therapie, weil die komprimierende Wirkung nicht ausreicht. Zu langes Sitzen oder Stehen ist zu vermeiden. Erlaubt ist viel Bewegung. Zum Ruhen sollte der Körper grundsätzlich waagerecht liegen. Das oft empfohlene Hochlagern der Beine verbessert zwar den venösen Rückfluss des Bluts, verschlechtert gleichzeitig aber den arteriellen Zustrom des Bluts zu den Beinen.
   Das eventuell vorhandene Übergewicht ist zwar nicht für die Ausbildung der Varizen verantwortlich zu machen, wohl aber für die Verschlechterung des varikösen Zustands. Durch bewusstere Ernährung können die genannten Begleiterscheinungen der Krampfadern gemildert werden. Heiße Bäder sind ebenso zu vermeiden wie intensive Sonnenbestrahlung. Durch die Wärme erweitern sich die Blutgefäße, sodass noch mehr arterielles Blut in die Peripherie absackt, was durch die Venenerweiterung (Insuffizienz der Venenklappen) nur ungenügend zum Herzen zurückgepumpt werden kann. Diese Wärmeunverträglichkeit an den Beinen wird auch vom Patienten sehr schnell wahrgenommen.
   Die klassische Massage des Unterschenkels bzw. des Beins ist bei Krampfadern nicht erlaubt (kontraindiziert), weil durch Reizung des Endothels der Venenwände Thromben gebildet werden können. Wenn zusätzlich Ödeme vorhanden sind, wird durch Massage der Flüssigkeitsdruck im Gewebe erhöht, ohne von den Gefäßen abtransportiert werden zu können. Die durch den Austritt seröser Flüssigkeit erzeugte Spannung im Gewebe bewirkt, dass die Massage vom Patienten niemals angenehm empfunden wird, weil die Gewebsflüssigkeit durch den kurzzeitigen Druck der Massage nicht in die Gefäße zurückgelangen kann.
b) Innerlich angewandte medikamentöse Therapien können die Beschwerden einer leichten Varikosis lindern. Hier-

mit sind vor allem Rosskastanienextrakte (Aescin) oder auf die Venenwände tonisierend wirkende Präparate (Ergotamine) gemeint.

c) Äußerlich können ebenfalls aescinhaltige Cremes oder Salben zur Linderung der Beschwerden angewendet werden, sie sind jedoch in ihrer Wirksamkeit umstritten. Bewährt haben sich zur Unterstützung der Venentherapie auch Schlickbäder, deren Wirkstoffe zur besseren Aufnahme durch die Haut mittels Iontophorese eingeschleust werden, z. B. *Sixtus-Beinsprudelbad.*

d) Als operative Maßnahme kommt das sogenannte Venenstripping in Betracht, wobei unter Narkose die Vena saphena magna, die große Rosenader, proximal dicht an der Einmündung zur Vena femoralis und distal vor dem inneren Fußknöchel angeschnitten und mit einem sogenannten Stripper herausgezogen wird. Nebenäste der großen Rosenader kann man ebenfalls durch kleine Schnitte herausziehen oder auch veröden.
Die Verödung geschieht durch Einspritzen einer chemischen Substanz (z. B. Variglobin, Aethoxysklerol etc.) in die zu behandelnde Krampfader. Da durch die chemische Substanz die innere Venenwand *(Venenintima)* geschädigt wird, entsteht ein Thrombus (Pfropf aus geronnenem Blut), der den Rückfluss des Bluts verhindert. Gleich nach der Injektion muss das Bein mit einem straff sitzenden Kompressionsverband versorgt werden, um den sicheren Verschluss des Gefäßes und damit eine Verödung der Krampfader zu garantieren. Der Patient muss sich nach der Verödungsbehandlung viel bewegen und darf nicht bettlägerig sein.
Unter Umständen muss nach ca. einer Woche eine Nachbehandlung durchgeführt werden, um noch teilweise vorhandenes geronnenes Blut in der verödeten Krampfader zu entfernen.
Die Frage, welche der beiden Therapieformen, Operation oder Verödung, vorzuziehen ist, ist schwer zu beantworten. Sie richtet sich zum einen nach der Indikation des Arztes und zum anderen nach den möglichen Nebenwirkungen, die der Patient bereit ist, anzunehmen.

Nach Operationen entstehen häufig Lymphödeme, weil durch das Stripping Lymphgefäße verletzt werden können. Außerdem ist ein Klinikaufenthalt von zurzeit acht Tagen erforderlich. Vielfach wird nach Operationen noch eine Verödung notwendig, um nicht entfernte kleinere Nebenäste der Vene zu beseitigen. Die Operation geschieht unter Vollnarkose und kann zu einer schweren Belastung für den Organismus werden.

Die Verödung der Krampfadern verursacht keine Narben, ist ambulant ohne Narkose durchzuführen und beliebig oft zu wiederholen. Nach K. Sigg (1976) ist bei 75 % aller behandelten oberflächlichen Krampfadern eine dauerhafte Verödung erzielt worden, wenn nach einem halben Jahr eine Nachuntersuchung erfolgte und sich der Patient an die Empfehlungen des Arztes (Kompression des Beins und Bewegung) gehalten hat. Mit der Verödung werden nur die krankhaften und nicht mehr funktionstüchtigen Venen verschlossen. Der Rückfluss des Bluts erfolgt hauptsächlich durch das tiefe Venensystem, wodurch die Krampfader ohnehin als überflüssig betrachtet werden kann.

Rezidive sind bei beiden Behandlungsmethoden möglich.

Unterteilungen der Variskosis (Krampfader-Bildung)

Primäre Varikosis

Hiervon sind die oberflächlichen Beinvenen betroffen, wobei der Tonusverlust der Venenwand eine geordnete Venenklappenfunktion verhindert.

Die Varikosis tritt meist spontan auf, wobei die Anlagen meist familiär vererbt, wahrscheinlich aber auch hormonell bedingt sind. Eine primäre Varikosis kann bereits im Jugendalter auftreten. Zwölf - jährige sind dabei keine Ausnahme (Krieger).

Als zusätzliche Risikofaktoren für die Venenerkrankung gelten Übergewicht, langes Stehen und Sitzen, Schwangerschaften und die Einnahme von Kontrazeptiva (Empfängnisverhütungsmitteln) in Verbindung mit Rauchen.

Sekundäre Varikosis

Sie entstehen aus einer Insuffizienz (Leistungseinschränkung) der tiefen Beinvenen, in denen der Blutrückfluss z. B. durch eine Phlebothrombose oder einem Tumor gestaut sein kann. Hierdurch kommt es zu einer Strömungsumkehr in den Venae perforantes (Verbindungsvenen von dem oberflächlichen zum tiefen Venensystem). Das Blut wird dann über die oberflächlichen Venen im Sinne eines Umgehungskreislaufs zum Herzen zurückgeführt. Die danach einsetzende Überlastung der oberflächlichen Venen führt zur sekundären Varikosis.

Blutung aus Varizen

Oberflächliche Krampfadern sind meist von einer sehr dünnen Haut überdeckt. Beim kleinsten Anstoß kann es deshalb vorkommen, dass die Haut reißt und die Varize stark blutet. Diese Blutungen sind bei richtiger Versorgung ungefährlich, da der venöse Druck niemals so stark ist wie bei einer arteriellen Blutung.

Wesentlich ist auch hier die Druckausübung auf das verletzte Gebiet. Das betreffende Bein wird hochgelegt und die Wunde mit einem Druckverband versorgt. Hierzu legt man zusammengerollten Verbandmull, der unbedingt steril sein sollte, direkt auf die Verletzung und befestigt die Mullauflage straff mit einer Kompressionsbinde. Der Druck der Binde darf nur so stark sein, dass das anfänglich blaue Anlaufen des Fußes beim Gehen wieder verschwindet.

Es ist in jedem Fall empfehlenswert, zu Blutungen neigende Krampfadern nach Stillstand der Blutung veröden zu lassen.

Venenentzündung (Thrombophlebitis)

Das Wort ist der griechischen Sprache entlehnt und bedeutet in freier Übersetzung: *Entzündung der Venenwand durch einen Blutpfropf*, einem eingedickten Blutgerinnsel, dem Thrombus. Er entsteht in den meisten Fällen durch eine verlangsamte Blutzirkulation oder eine Schädigung der inneren Venenwand. Da der Thrombus zum Verschluss der Vene führt und dadurch auch eine Entzündung der inneren Venenwand auslösen kann, spricht man fälschlicherweise auch nur von der Thrombose, obwohl eine Thrombophlebitis gemeint ist. Die Thrombose an sich ist lediglich die Blutpfropfbildung in der Vene.

Zu unterscheiden ist zwischen der oberflächlichen Venenentzündung *(Thrombo - phlebitis superficialis)* oder Varikothrombose und der Venenentzündung der tieferliegenden Beinvenen, der Thrombophlebitis profunda oder auch Phlebothrombose genannt.

In der Hauptsache neigen Patienten mit Krampfadern zu Thrombosen, da der Blutstrom in erweiterten Venen langsamer fließt als in gesunden. Durch Unfälle können Krampfadern gequetscht werden und so ebenfalls eine Venenentzündung auslösen. Die häufigsten Ursachen für eine Thrombose liegen jedoch in der Bewegungsarmut der Patienten durch z. B. lange Bettlägerigkeit, einen Gipsverband oder nach langem Sitzen. Die Symptome der oberflächlichen Thrombophlebitis sind immer gut sichtbar, weil die typischen Entzündungssymptome vorhanden sind. Die Thrombophlebitis ist, bedingt durch den Thrombus, als harter Strang im Verlauf einer Krampfader tastbar. Neben einer möglichen leichten Rötung, der Hitze und Schwellung in dem umschriebenen Gebiet, sind auch Ödeme und zum Teil sehr starke Schmerzen in dem betroffenen Bein vorhanden **(Abb. 3.27)**. Leichtes Fieber kann auftreten. Als Grundsatz der Behandlung gilt es, einen straffen Kompressionsverband anzulegen, der den Thrombus in engem Kontakt mit der Gefäßwand hält, dadurch mit ihr verklebt und sich festsetzt. Empfehlenswert ist es, den Verband über Nacht angelegt zu lassen. Bei Fieber sollte der an Thrombophlebitis Erkrankte nicht ruhen, sondern sich so viel wie möglich bewegen. Das gilt selbstverständlich nur für Menschen, die nicht aus anderem Grund, z. B. Operation oder Unfall, an das Bett gebunden sind.

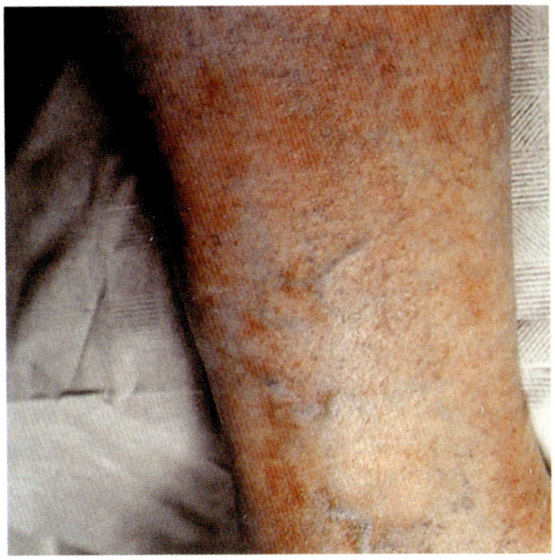

Abb. 3.27: Venenentzündung am Unterschenkel (Rötung der Haut an der Innenseite des Unterschenkels – Bildmitte).

Die ärztliche Therapie kann über diese Maßnahmen hinaus durch einen kleinen Schnitt in die thrombotische, oberflächliche Vene den geronnenen Blutpfropf entfernen und so für eine sehr schnelle Beschwerdefreiheit besonders in den Fällen sorgen, wo Fieber als Begleitsymptom aufgetreten ist.

Die tiefe Phlebothrombose muss von einem Arzt behandelt werden, weil der Blutpfropf mit dem Kreislauf direkter als bei der oberflächlichen Venenentzündung in die Lunge gelangen und dort eine Arterie verstopfen kann. Eine Lungenembolie entstammt zu 90 % aus dem Beinvenenbereich. Davon verliefen 18 % der Lungenembolien tödlich (K. Sigg, 1976).

Die Ursache der tiefen Venenentzündung liegt ebenfalls hauptsächlich in der Strömungsverlangsamung des Bluts durch Bettlägerigkeit oder langes Sitzen. Hauptsächlich sind die Venen der Wadenmuskulatur betroffen. Oft werden die Frühsymptome, wie einseitiger Wadenschmerz, als Muskelkater interpretiert. Der Schmerz verstärkt sich bei Druck auf die Wade oder durch starke Dorsalextension des Fußes (*Homans-Zeichen*/Pschyrembel, 1994). Bekannt ist auch das nach dem Leipziger Chirurgen Erwin Payr benannte *Payr-Zeichen* (Pschyrembel, 1994). Durch Daumendruck auf die Innenseite der Fußsohle in Höhe des Kahnbeins entsteht ein Schmerz, der auf das Vorliegen einer Phlebothrombose hindeuten kann. Manche Patienten klagen über ein Schweregefühl in den Beinen, welches mit einem Taubheitsgefühl oder lediglich Kribbeln verbunden ist. Bei einer über längere Zeit bestehenden Phlebothrombose kann der Unterschenkel blassbläulich verfärbt und geschwollen sein. Der Körper reagiert mit Fieber. In diesem Fall ist der optimale Zeitpunkt für eine erfolgreiche Therapie meist schon überschritten. Als Spätfolgen der tiefen Thrombose bleiben, falls keine rechtzeitige Behandlung einsetzt, immer geschädigte oder zerstörte Venenklappen durch die Entzündungsreaktion zurück. Es entstehen Narben an der inneren Gefäßwand, in die die Venenklappen einbezogen werden können. Die auf diese Weise geschädigten Venenklappen können sich nicht wieder regenerieren. Als Folge der dadurch bedingten Rückflussstörungen entstehen Ödeme, die die Zirkulation noch mehr verschlechtern und im späteren Stadium schlecht abheilende Unterschenkelgeschwüre hervorrufen.

Weil allein durch den optischen Eindruck und die Schilderung des Patienten eine tiefe Thrombose gegenüber harmloseren Erkrankungen äußerst schwierig abzugrenzen ist, sind rechtzeitig klinische Untersuchungen im Vorfeld notwendig. Der medizinische Fußpfleger sollte in der Lage sein, die Symptome für eine Thrombophlebitis einordnen zu können und den Patienten bereits bei dem geringsten Verdacht sofort zum Facharzt, in der Regel an einen Dermatologen, überweisen. Die für den Rückfluss des Bluts weitaus entscheidenderen tiefen Venen können bei rechtzeitiger ärztlicher Therapie vor einer bleibenden Schädigung bewahrt werden.

Nach einer Statistik (K. Sigg, 1976) sind fünf Jahre nach einer überstandenen tiefen Thrombose nur 2 – 20 % der behandelten Patienten beschwerdefrei. 10 % sind vollständig arbeitsunfähig. 24 % sind zu einem Berufswechsel gezwungen, 30 % beziehen eine Rente und bei weiteren 25 % besteht dauernd verminderte Arbeitsfähigkeit. In der Größenordnung der Krankheitsfolgen kommt dies fast den diabetischen Erkrankungen gleich.

Warzen

Warzen (lat.: *Verruca*/plural: *Verrucae*) entstehen durch eine Virusinfektion in der Oberhaut. Die Viren werden bei der Untersuchung durch das sehr stark vergrößernde Elektronenmikroskop hauptsächlich in den oberen Zellschichten des Stratum spinosum (Stachelzellschicht), im Stratum granulosum (Körnerschicht) und im Stratum corneum (Hornschicht) gefunden **(Abb. 3.28)**.

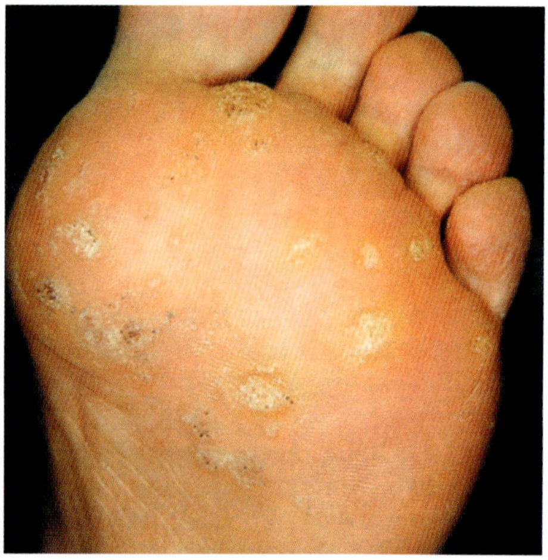

Abb. 3.28: Verruca vulgaris unter dem Vorfuß.

Der Erreger, das englisch bezeichnete *Human Papilloma Virus*, in der Abkürzung HPV genannt, ist Desoxiribonukleinsäurehaltig (DNS-haltig) und hat die Form eines Ikosaeders. Bisher sind 67 Untergruppierungen des Virus bekannt. Man unterscheidet hauptsächlich fünf Warzenarten, die von verschiedenen HPV-Untergruppen hervorgerufen sein können:

- **Verruca vulgaris**, die gewöhnliche Warze; Verursacher HPV-Typ I; II; III und IV,
- **Verruca juvenilis**, die Warze bei Jugendlichen; Verursacher HPV-Typ III,

- **Verruca plantaris**, die Warze der Fußsohle; Verursacher HPV-Typ I und IV,
- **Verruca seborrhoica** (Alterswarze), eine nicht durch Viren bedingte Hautveränderung,
- **Kondylome**, Feigwarzen; Verursacher HPV-Typ VI.

Eintrittspforte für die Infektion ist grundsätzlich die Verletzung der Haut durch z. B. Trauma, Stoffwechselstörungen, feuchtes Milieu, Mazeration. Ist eine Infektion erfolgt, vergrößert sich die befallene Zelle. Der Mechanismus für das Eindringen des Virus in den Kern der Wirtszelle ist allerdings noch weitgehend ungeklärt. Durch die Zellvergrößerung wird meiner Vermutung nach die Keimschicht *(Stratum basale)* gereizt, wodurch die Papillen dieser Schicht hypertrophieren (sich übermäßig auswachsen). Das erklärt das typische blumenkohlartige Aussehen der Warze und die vermehrte Hornhautbildung *(Hyperkeratose)*, die grundsätzlich Folge der HPV-Infektion ist. Die bei manchen Warzen sichtbaren beerenförmigen Einlagerungen *(Infiltrate)* sprechen ebenfalls für Zellvergrößerungen.

Nach Ansicht einiger Autoren (Boninsegni 1977) besteht kein Beweis für eine direkte Übertragungsmöglichkeit von Hautbezirk zu Hautbezirk. Feucht-warmes Milieu wird in den meisten Fällen für die beste Voraussetzung einer Infektion angesehen, die zu jeder Zeit stattfinden kann, ohne unmittelbar infektiöses Gut berührt zu haben.

Bei der Hautveränderung handelt es sich um eine gutartige *(benigne)* Wucherung *(Tumor)*. Spontanheilungen sind vor allem bei Jugendlichen möglich. Dies spricht für die Tatsache, dass vor allem immunologische Faktoren (körpereigene Abwehrmaßnahmen) für die Bekämpfung der Warze ausschlaggebend sind.

Durch die enorm schwierige Kultivierbarkeit des Warzenvirus besteht bisher wenig Wissen über seinen Stoffwechsel *(Metabolismus)*. Es gibt deshalb noch kein Mittel, von dem ein 100 % sicherer Heilungserfolg zu erwarten ist. Alle für die Haut dafür in Frage kommenden desinfizierend wirkenden Mittel, die auch Viren abtöten könnten, sind so aggressiv, dass sie den menschlichen Organismus stark schädigen würden. Die Behandlungen zielen deshalb in der Hauptsache darauf ab, die Symptome zu behandeln oder die Immunreaktion des Körpers zu unterstützen.

Das Virus, welches erst 1962 von Joseph L. Melnik entdeckt wurde, besitzt eine Resistenz gegenüber Säuren, Röntgenstrahlen und Kälte. Bezogen auf die Körperverträglichkeit besteht auch eine Widerstandsfähigkeit des Virus gegen Hitze.

Wenn deshalb gegen Warzen Säuren oder allgemein Ätzstoffe eingesetzt werden, so sind diese Mittel immer als Möglichkeit zu verstehen, den Körper in seiner Abwehrmaßnahme zu unterstützen. Das lässt ebenfalls die Schlussfolgerung zu, dass eine Therapie niemals erfolgreich sein kann, wenn immunologische Reaktionen des Körpers nur mehr schwach oder überhaupt nicht mehr vorhanden sind.

Außer den Ätzstoffen finden Schälbehandlungen mit Salicylsäure, Suggestivmethoden durch Schock oder Hypnose, Kältebehandlungen *(Kryotherapie)*, die Fulguration mittels Hochfrequenz, die Behandlung mit Extrakten der Spanischen Fliege (Cantharidien-Tinktur) und auch homöopathische Mittel Anwendung. Teilweise greift man zur Behandlung der Warze auch auf pflanzliche Zytostatika (zellvermehrungshemmende Mittel) wie Extrakte aus der Herbstzeitlose und Berberitze oder auf chemische

Zytostatika, wie dem 5-Fluoruracil zurück. Röntgenstrahlen gehören für die Behandlung benigner Tumore nicht mehr zu den vertretbaren Therapieformen. Das Herausschneiden der Warzen mit dem scharfen Löffel ergibt oft Narben, die bei nicht erfolgreicher Behandlung die anschließenden Therapien erschweren können.

Granuloma pediculatum

Es ist ein gutartiger *(benigner)* Tumor, der an dem der Epidermis zugewandten Bereich wie zusammengeschnürt erscheint. Das lateinische Wort *pedica* hat die deutsche Bedeutung von *Fessel, Schlinge*. Die weiche, fast kugelige Form erinnert an eine Caro luxurians **(Abb. 3.29)**. Das Granuloma pediculatum kann stark serös absondern und Mazerationen des umliegenden Gewebes hervorrufen. Nach leichten Verletzungen ist die Blutung kaum zu stillen.

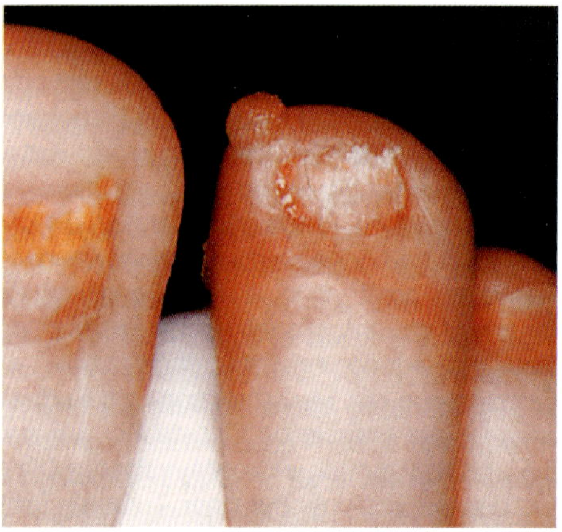

Abb. 3.29: Granuloma pediculatum auf der 2. Zehe.

Das Granulom entsteht innerhalb von ein bis drei Wochen nach Verletzungen, die sich infiziert haben.

Die Therapie muss durch den Arzt durchgeführt werden. Gewöhnlich wird der Tumor unter Lokalanästhesie ambulant durch einen kleinen Schnitt herausgetrennt. Grundsätzlich sollte ein Test zur Abgrenzung bösartiger Hauterkrankungen durchgeführt werden.

Keratoma blennhorragicum

Eine selten vorkommende Hyperkeratose im Vorfußbereich und der Zehen, welche dem Wesen nach kaum von der Psoriasis zu unterscheiden ist. Die Erkrankung tritt in Verbindung mit der *Reiter-Krankheit* auf. Diese hauptsächlich bei Männern vorkommende Krankheit (benannt nach dem Hygeniker H. C. Reiter, Berlin) wird u. a. begleitet von einer Arthritis der Fuß- und Kniegelenke, subungualen Keratosen und Onychodystrophien (Fehlbildungen der Nägel). Ausgelöst werden kann die Erkrankung durch gramnegative Bakterien oder Chlamydien.

Keratoma climacterium

Äußert sich durch verhornte Stellen der Fußsohle, welche sich allmählich von der Ferse zum Vorfuß als nicht juckende hyperkeratotische Bereiche entwickeln **(Abb. 3.30)**. Sie reißen teilweise ein und werden schmerzhaft. Nach einiger Zeit können sich diese Hyperkeratosen auch auf der Handinnenfläche bilden. Von der Form her stellen sich die betroffenen Gebiete rund oder oval dar und bestehen aus relativ dünner Verhornung. Pilzinfektionen sollten durch Anlegen einer Kultur ausgeschlossen werden. Die Erkrankung des Keratoma climacterium wurde zuerst 1934 von Hauxthausen beschrieben, der sie bei Frauen, die sich in den Wechseljahren befanden, entdeckt hatte. Danach hatte H. Gram festgestellt, dass typischerweise Frauen mit erheblichem Übergewicht, Bluthochdruck und Arthritis in den Knien davon betroffen waren. Zurückliegende Studien waren bisher nicht in der Lage, einen Zusammenhang zu schwankenden Östrogengehalten des Bluts zu finden, obgleich bei den Colla-

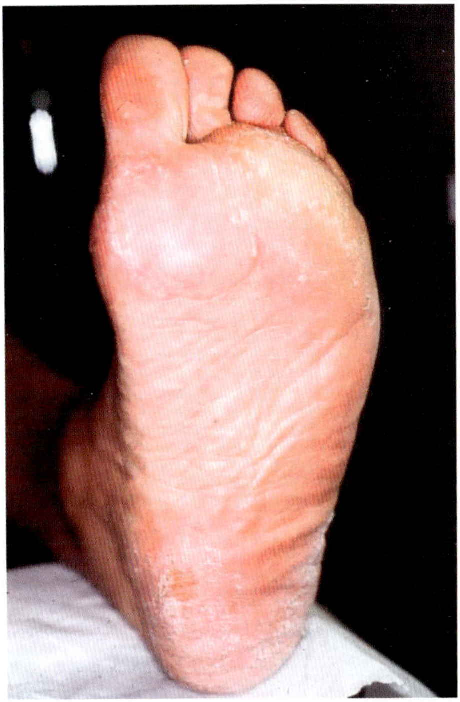

Abb. 3.30: Keratoma climacterium.

genstrukturen der Haut gezeigt werden konnte, dass diese durch Sexualhormone beeinflussbar sind und damit die Erkrankung erklären können. Als erstes sollte die Behandlung mit intensivem Eincremen beginnen. Die Fissuren können danach erfolgreich mit äußerlich aufgetragenen Kortisoncremes oder -pflaster. behandelt werden.

Pityriasis rubra pilaris

Ungewöhnliche follikuläre (aufgetriebene) Hyperkeratosis, die bei Erwachsenen zwischen dem 40. und 60. Lebensjahr auftritt. Die erhabene hyperkeratotische Schuppung ist gelbrötlich gefärbt. In den meisten Fällen heilt die Erkrankung nach zwei bis drei Jahren spontan ab. Oral eingenommene Retinoide können diesen Prozess verlangsamen. Retinoide sind im Abschnitt *Palmoplantarkeratose* beschrieben.

Syphilis (Lues)

Infektion durch den Erreger Treponema pallidum, kann im Sekundärstadium eine psoriasisähnliche Veränderung der Fußsohle mit kupferfarbenen Papeln und Flecken verursachen, welche hyperkeratotische Oberflächen mit verhornten Zentren entwickeln.

Scabies

Ansteckender Befall der Haut durch die Milbe *Sarcoptes scabei*. Die Symptome äußern sich durch extremen Juckreiz, der ca. vier Wochen anhält. Besonders schlimm entwickelt sich der Juckreiz bei Wärme. Typisch für das Auftreten sind im Bereich des medialen Fußgewölbes an Ekzeme erinnernde Effloreszenzen. Bei gesundheitlich geschwächten Patienten bzw. eingeschränkter Immunität können sich bei Scabies die Effloreszenzen krustenartig entwickeln und sich als hyperkeratotische Plaques am Fuß darstellen. Sie sind die Brutstätte von Millionen aktiver Milben. Eine Behandlung in solchen Fällen ist nur mit oral eingenommenen Medikamenten möglich.

Durch Medikamente entstandene Hyperkeratosen

Besonders sind die Medikamente zu beachten, die zum ersten Mal eingenommen wurden, bevor sich Symptome zeigten. Die Ursache kann nur bestätigt werden, wenn die Substanz nicht mehr angewendet wird und die Symptome nachlassen. Medikamente, welche Lithium, Goldsalze, Bleomycin, Methyldopa, Verapamil (siehe **Tabelle 3.1**) enthalten, können Ursachen sein, den Clavi miliares (Hirsekörnern) ähnelnde Plantarkeratosen hervorzurufen.

Lymphödeme

Chronische Schwellungen der Beine haben viele Ursachen. Typischerweise füh-

Entstehung durch	Bezeichnung	Erklärung
Hauterkrankungen	Psoriasis (Schuppenflechte)	Ca. 2 – 3 % der Bevölkerung erkrankt. Gerötete, schuppige, flache Hautveränderungen mit scharf umrissenen Rändern. Bis zu viermal schnellere Zellteilungsrate. Mechanische Entfernung der Hyperkeratose ruft punktförmige Blutung hervor. Skalpellbehandlung zur Entfernung der Schuppen nicht geeignet. Kortison verschlimmert die Situation wenn die Therapie beendet wird. Therapien: Vitamin D-Derivate, oral eingenommene Retinoide, Ciclosporine, UV-A-Strahlung.
	Ekzeme/Kontaktallergien	Sowohl externe wie systemische Auslöser. Chronische Ekzeme begleitet von Lichenifikation (Hyperkeratose mit übertriebener Fältelung der Haut und ledrigem Tastgefühl). Diffus auftretende, spröde Verhornung, auch Rhagaden möglich. Leichte Blutung nach Abtragung. Bei nässenden Fissuren Staphylococcus aureus-Infektion möglich (besonders nach Steroiden). Allergietest!
	Keratoma blennorrhagicum	Selten vorkommende Hyperkeratose im Vorfußbereich und der Zehen. Erkrankung in Verbindung mit *Reiter-Krankheit*. Hauptsächlich sind Männer betroffen. Begleitet von Arthritis der Fuß- und Kniegelenke, subungualen Hyperkeratosen, Onychodystrophien. Auslöser: Grambakterien oder Chlamydien.
	Keratoma climacterium	Einreißende, relativ dünne verhornte Stellen der Fußsohle. Entwicklung von Ferse zum Vorfuß. Nach einiger Zeit auch auf Handinnenfläche. Prädestiniert: Frauen mit Übergewicht, Bluthochdruck, Arthritis in den Knien. Therapie: intensives Eincremen.
	Pityriasis rubra pilaris (Stachelflechte)	Auftreten zwischen 40. – 60. Lebensjahr. Erhabene, hyperkeratotische Schuppung mit gelb-rötlicher Verfärbung. Spontane Abheilung nach zwei bis drei Jahren. Retinoide verlangsamen Abheilung.
	Palmoplantarkeratosen	Ursache in der Regel genetisch bedingt. Einteilung: **diffus:** gewöhnlich das mediale Fußgewölbe aussparende Hyperkeratose, **fokal:** einzelstehende punktförmige Verdickungen der Fußsohle, **punktförmig:** C.mil. ähnliche, ausgebreitete Hyperkeratosen, **Palmoplantarkeratose** mit ektodermaler Dysplasie (veränderte Schweißsekretion, Taubheitsgefühl, abnorme Zahnbildung, Nageldeformitäten, neurologische Defizite).

Tab. 3.1: Zusammenfassung zur Entstehung von Hyperkeratosen ohne mechanische Stresseinwirkung.

Entstehung durch	Bezeichnung	Erklärung
Hauterkrankungen ff.	Palmoplantarkeratosen ff.	Handflächen meist nicht augenscheinlich betroffen (z. B. nur Schuppung). Topische Therapien meist wenig Wirkung. Außerdem möglich: bösartige Dysfunktion innerer Organe (Ösophaguskarzinom, Magenkrebs oder Dysfunktion der Lunge, Blase, Magen, Colon).
Infektion	Fußpilz (Tinea pedis)	Hauptsächlich Trichophyton rubrum-Infektionen. Juckreiz besteht meist nicht. Abklärung durch mykologische Untersuchung.
	plantare Warzen (Verrucae plantares)	Bei immunsuppressierten Patienten (z. B. nach Transplantationen) können sich Warzen weiter ausbreiten und verhornen.
	Krätze (Scabies)	Befall durch die Milbe Sarcoptes scabei. Extremer ca. vier Wochen anhaltender Juckreiz. Meist im medialen Fußgewölbe ekzemähnliche Effloreszenzen. Bei Immunschwäche hyperkeratotische Plaque-Bildung. Nur orale Medikamentation möglich.
	Syphilis	Verursacht im sekundären Stadium kupferfarbene Papeln und Flecken mit teils hyperkeratotischen Oberflächen/Zentren.
Medikamente	gegen endogen bedingte Depressionen (z. B. lithiumhaltige Medikamente) • Methyldopa • Goldsalze • gegen koronare Herzkrankheiten (z. B. Verapamil) • Tumorpräparate (z. B.Bleomycin)	Hyperkeratosen mit teils an C. mil. erinnernde punktförmige plantare Verhornungen möglich.
systemische Erkrankungen	Hypothyreose (Schilddrüsenunterfunktion)	Selten diffus auftretende plantare, einreißende Verhornungen (Handteller↑ und Fußsohle↓)*. Kortisone zeigen keine Wirkung. Therapie: Thyroxin.
	Lymphödeme	Schmerzlose Schwellungen an Beinen und Füßen. Wassereinlagerung in Dermis führt zu Hyperplasie der Haut (durch Wachstumsfaktoren und Zytokine). Hyperkeratotische Plaques, teilweise bräunlich überzogen. Therapie: Reduzierung des Ödems und Hautpflege.

Tab. 3.1: Zusammenfassung zur Entstehung von Hyperkeratosen ohne mechanische Stresseinwirkung *(↑ = mehr Verhornung / ↓ = weniger Verhornung).

ren Lymphstauungen zu schmerzlosen Schwellungen der Beine und Füße **(Abb. 3.31)**. Wassereinlagerungen in der Dermis (Lederhaut) führt zu einer Hyperplasie der darüber liegenden Haut durch die Einwirkung von Wachstumsfaktoren und Zytokinen. Diese Hyperplasie der Haut kann samtige oder warzenartige Veränderungen hervorrufen. Entstandene Plaques können außerdem von einer bräunlichen Hyperkeratose überzogen sein. Die Reduzierung des Ödems in Begleitung mit einer guten Hautpflege kann zeitweise die Hornhaut-Plaques zum Verschwinden bringen.

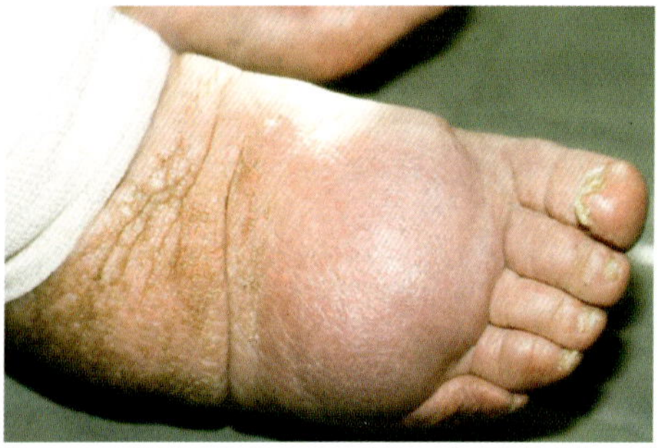

Abb. 3.31: Keratose beim Lymphödem.

Hypothyreose (Schilddrüsenunterfunktion)

Sehr selten verursacht eine Schilddrüsenunterfunktion eine diffus auftretende, plantare Hyperkeratose der Handteller und Fußsohlen. Typisch hierfür sind Patienten im mittleren Alter. Die Hyperkeratose äußert sich mehr auf den Handinnenflächen als auf der Fußsohle. Die betroffenen Flächen zeigen hyperkeratotische Flecken mit Einrissen. Die Hautveränderung reagiert nicht auf Behandlung mit extern aufgetragenen Steroiden. Eine Besserung kann man durch Einsatz von Thyroxin erreichen.

Palmoplantarkeratose

Der Begriff wird verwendet, wenn Handflächen und Fußsohlen gleichzeitig eine Hyperkeratose aufweisen **(Abb. 3.32)**. In der Regel werden hierbei genetische Ursachen vermutet. Ebenso kommen natürlich auch erworbene Typen dieser Keratose vor. Eine Palmoplantarkeratose lässt sich nach genetischen Ursachen, klinischem Erscheinungsbild, Symptomen und Besonderheiten im Hinblick auf eine palmoplantare Entwicklung unterscheiden. Stevens et al. versuchten die Hauterkrankung durch ihr Erscheinungsbild zu bestimmen und beschrieben sie als

- diffuse, unter der Fußsohle ausgedehnte, gewöhnlich das mediale Fußgewölbe aussparende Hyperkeratose,
- fokale, einzelstehende, punktförmige dicke Verhornungen unter der Fußsohle,
- punktförmige, multiple, dem Clavus miliaris ähnliche, unter der gesamten Fußsohle ausgebreitete Hyperkeratose,
- Palmoplantarkeratose mit ektodermaler Dysplasie (z. B. veränderte Schweißsekretion, Taubheitsgefühl, abnorme Zahnbildung, Nageldeformitäten und neurologische Defizite).

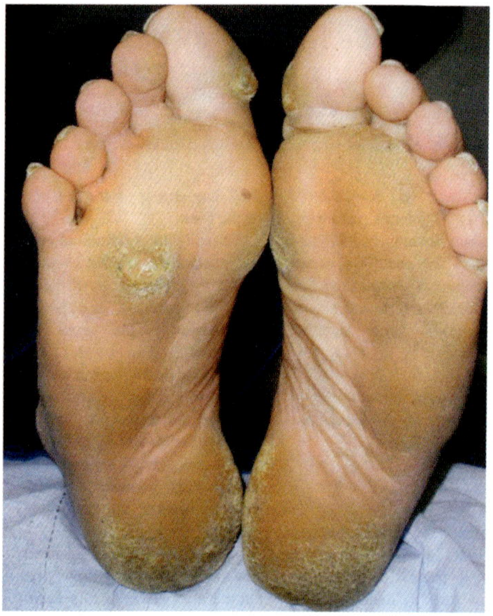

Abb. 3.32: Palmoplantarkeratose.

Über 50 Typen sind beschrieben worden und viele der vererbten Arten sind gut dokumentiert. Hierzu haben die Autoren P. H. Itin und S. K. Fistarol einen informativen Übersichtsartikel speziell über Hyperkeratosen geschrieben. Bei Verdacht auf eine Palmoplantarkeratose ist eine vollständige Familiengeschichte und die Untersuchung der Handflächen wichtig. Die Hyperkeratose der Handflächen mag nicht so augenscheinlich betroffen sein. Deshalb sollten auch abgelöste Schuppen sowie ähnliche Veränderungen in die Betrachtung einbezogen werden. Falls nach einer exakten Diagnose gesucht wird, muss ein Dermatologe hinzugezogen werden. Die Behandlung der Palmoplantarkeratose kann schwierig und frustierend sein. Infolge der Hornhautdicke haben Cremes und andere topische Therapien wenig Wirkung. Oral eingenommene Retinoide (Derivate der Vitamin A-Säure) werden gelegentlich von Dermatologen zur Behandlung eingesetzt. Diese Medikamente reduzieren die Zellumwandlung zu Korneozyten und machen die Epidermis dünner. Sie besitzen ebenfalls erhebliche Nebenwirkungen (z. B. Leberfunktionsstörungen, Mundtrockenheit, Nasenbluten, Dünnerwerden der Haare und Hyperostose/Hyperplasie von Knochensubstanz). Der Patient verträgt daher, in Bezug auf die Nebenwirkungen, das Medikament nicht über einen längeren Zeitraum.

Literatur

- L. Illig: Rotes Licht dem schwarzen Hautkrebs, Hinweise zur Krebsfrüherkennung, Herausgeber: Bundesverband der Innungskrankenkassen, 5/1988
- Erkennen Sie Hautkrebs, wenn Sie ihn sehen?, Broschüre der Kommission zur Früherkennung von Hautkrebs, Hamburg-Eppendorf (1988)
- L. Illig: Zur Früherkennung des malignen Melanoms der Haut, der fuss, Heft 10 (1985)
- P. Fritsch: Dermatologie, Springer Verlag. Heidelberg (1990)
- S. Marghescu/H. H. Wolff: Untersuchungsverfahren in Dermatologie und Venerologie, F. Bergmann Verlag, München (1982)
- K. Sigg: Beinleiden, Entstehung und Behandlung, Springer Verlag, Heidelberg (1976)
- W. Braun/E. Günther/H. Schubert: Dermatologie, VEB-Verlag, Berlin (1989)
- Pschyrembel: Klinisches Wörterbuch, Walter de Gruyter Verlag, Berlin, 257. Auflage (1994)
- C. Boninsegni: Warzen, ihre Entstehung und Therapie, Kosmetika, Heft 5 (1977)
- K. Krieger: Krampfadern, Entstehung und Behandlung, der fuss, Heft 5 (1973)
- H. P. Stevens/D. P. Kelsell/S. P. Bryant: Linkage of an American pedigree with palmoplantar keratoderma and malignancy, Arch. Dermatol. 132:640 – 651/1996
- P. H. Itin/S. K. Fistarol: Palmoplantar keratodermas, Clinical Dermatology, Jan – Feb. 2005, 23:15 – 22

4

Nagelerkrankungen

Die Nägel gehören zu den Anhangsgebilden der Haut. Als Symptome der Erkrankungen des Nagels (griech.: *Onychosen*) sind Oberflächen-, Farb- und Formveränderungen anzusehen.

Wie in Kapitel 3 werden hier die bei der Fußbehandlung am häufigsten anzutreffenden Nagelveränderungen beschrieben.

Onychia

Synonym: *Onychie* **(Abb. 4.1)**.
Entzündung des Nagelbetts, an der auch Mikroorganismen (Bakterien und Pilze) beteiligt sein können. Dies geschieht immer dann, wenn stark anhaltender Reiz, Druck und Reibung, z. B. durch das Obermaterial des Schuhs, ein Trauma verursacht. Falls es zu einer serösen Absonderung unter der Nagelplatte kommt, bildet sich schnell wucherndes Granulationsgewebe (Caro luxurians), weil die Feuchtigkeit nicht abdunsten kann und umliegendes Gewebe mazeriert. Diese Reaktion der Haut, um eine Wunde zu schließen, erhält sich von selbst, wenn der Nagel über dem betroffenen Bereich nicht entfernt wird. Ein hartes Hühnerauge unter der Nagelplatte *(Clavus durus subungualis)* kann ebenfalls die Ursache für eine allerdings nicht mikrobiell bedingte Entzündung des Nagelbetts sein. Sie ist als Abwehrreaktion des Körpers auf die Schmerzentwicklung durch die in die Haut drückende Verhornung zu verstehen.

Onycholysis

Die Onycholysis **(Abb. 4.2)** ist ein Krankheitsbild, bei dem sich die Nagelplatte vom Nagelbett ablöst. Sie tritt fast immer in Begleitung anderer Nagel- wie auch systemischen, die inneren Organe betreffenden, Erkrankungen auf. Die Ablösung des Nagels vom Nagelbett sieht man bei der Onychia, Onychomykose, Onychogryposis und der Psoriasis. Verletzungen des Nagelbetts, z. B. durch Stoß und Druck, führen ebenfalls zu einer Onycholysis, die mit Blutungen oder serösen Absonderungen begleitet sein kann. Ferner ist die Entstehung durch arterielle Durchblutungsstörungen, Schilddrüsenerkrankungen und allgemeine Stoffwechselstörungen möglich. Der Begriff für die Stoffwechselstörungen ist allerdings sehr weit gestreut, sodass man hierunter eigentlich alles verstehen kann, was mit einem gestörten Ablauf der chemischen Reaktionen innerhalb der Körperzelle zu tun hat. Die meisten Stoffwechselstörungen sind, falls sie nicht bereits durch be-

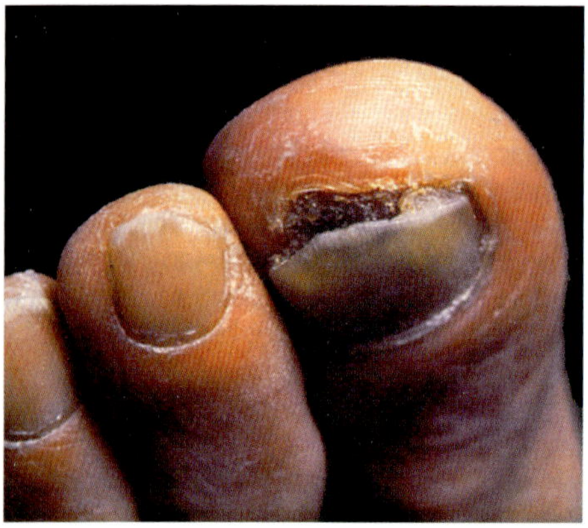

Abb. 4.1: Onychia des Nagelbetts der Großzehe.

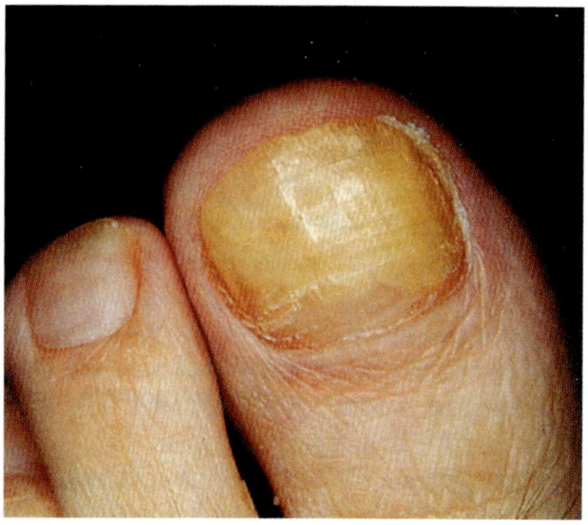

Abb. 4.2: Onycholyse des Großzehennagels.

kannte Krankheitssymptome sichtbar geworden sind, kaum erfassbar und deshalb auch nicht zu beheben.

Eine partiell (teilweise) abgelöste Nagelplatte entsteht auch durch unterschiedliche Traumen. Im Bereich des Fußes kommen hierfür Druck und Reibung z. B. nach ausgedehnten Bergwanderungen oder eine überlagerte Zehe in Betracht. Bei überlagerten Zehen steht noch ein weiterer Faktor, nämlich die erhöhte Feuchtigkeit der Nagelplatte in Verdacht, eine Onycholysis hervorzurufen. Durch den intensiven Kontakt der Nagelplatte mit der Haut des darüberliegenden Zehs entsteht ein Feuchtigkeitsstau, der den Nagel ständig erweicht. Nach unseren Beobachtungen hat sich in den überwiegenden Fällen die Nagelplatte wieder mit dem Nagelbett verbunden, wenn allein durch einen zwischen die Zehen gelegten achtlagigen Mullstreifen die feuchte Situation behoben wurde.

Mit dem ständigen Herausschneiden abgelöster Nagelteile kann, außer bei bestimmten Nagelerkrankungen, keine Onycholysis geheilt werden. Da grundsätzlich zuerst die Ursache behoben werden muss, ist bei systemischen, ganze Organsysteme betreffenden Erkrankungen zuerst der Arzt gefordert. Kann die Erkrankung des Körpers behandelt werden, heilt eine Onycholysis von selbst ab. Spontane Abheilungen sind ebenfalls möglich.

Bei intaktem Säureschutzmantel der Haut kommt eine Pilzinfektion unterhalb der gelösten Nagelplatte selten vor. Das Nagelbett bildet eine Epidermisstruktur aus, die die Haut vor Infektionen schützt, sobald eine Onycholysis einsetzt.

Das wiederholte, in diesem Fall auch nutzlose Entfernen abgelöster Nagelteile fördert die Deformierung des Nagelbetts. Es können Sekundärschäden, wie die des eingerollten Nagels oder unter Umständen der eingewachsene Nagel mit starken Verhornungen und Entzündungsreaktionen entstehen.

Onychauxis

Unter Onychauxis **(Abb. 4.3)** versteht man die Verdickung der Nagelplatte ohne wesentliche Formveränderung. Der Nagel weicht in seiner Wachstumsrichtung von der eines normal gewachsenen Nagels nicht ab.

Die Verdickung ist eine Folge des Alterungsprozesses und meist durch schlechtere Blutversorgung des Nagels bedingt.

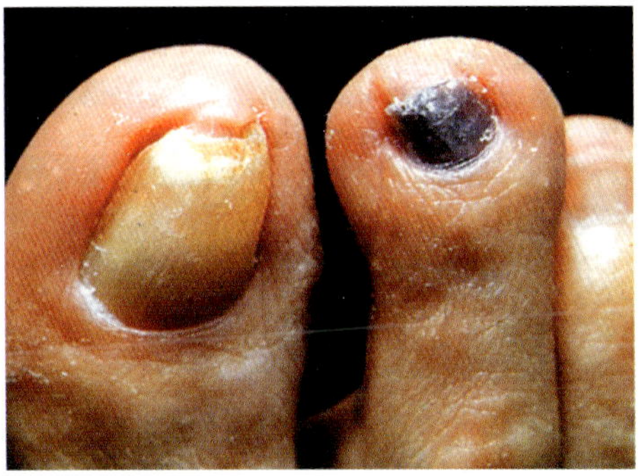

Abb. 4.3: Onychauxis des Großzehennagels.

Onychogryposis

Die Onychogryposis **(Abb. 4.4)** ist die krallenartig geformte Verdickung der Nagelplatte. Früher wurde oft das Wort Onychogryphosis gebraucht. Der Begriff

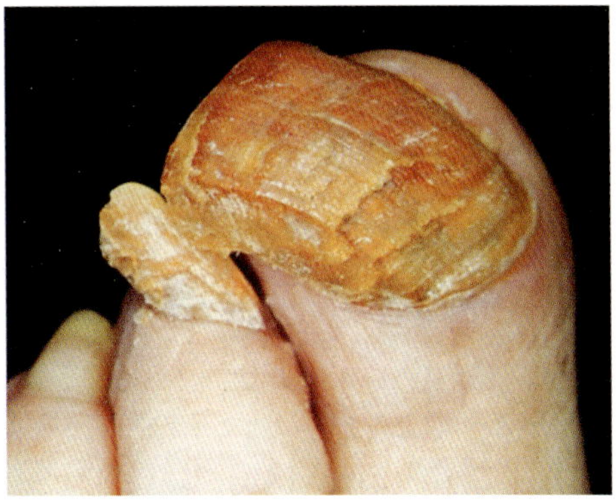

Abb. 4.4: Onychogryposis der Nagelplatte des 1. und 2. Zehs.

stammt von dem griechischen Wort *grypos*, was *gekrümmt* bedeutet. Der Nagel haftet kaum mehr auf dem Nagelbett und wächst schräg zur Zehenachse. Die Nageloberfläche ist verdickt und mit flachen, quer zur Wachstumsrichtung des Nagels liegenden (transversalen) Wülsten durchzogen. An der unteren Fläche haften Hornmassen und abgestorbenes Epithelgewebe des Nagelbetts. Die Nagelplatte ist schmutzig gelb, aber dennoch transparent, sofern keine Nagelpilzinfektion vorliegt. Eine Onychomykose ist durch das verlangsamte Nagelwachstum sehr häufig in Verbindung mit der Onychogrypose zu sehen.

Das krallenartige Auswachsen des Nagels entsteht in erster Linie durch die Bewegungseinschränkungen älterer Menschen, die nur schwer in der Lage sind und kaum noch die Kraft dazu haben, Fußnägel zu schneiden.

Durch den ständigen, verformenden Druck des Schuhs wächst der Nagel bogenförmig entweder nach medial, lateral oder plantar aus. Dieser für den betroffenen Menschen nicht ästhetische Zustand der Nägel verschlimmert sich dadurch noch mehr, sodass sie sich schämen, die Füße vorzuzeigen. Arterielle Durchblutungsstörungen sind für das verlangsamte Nagelwachstum verantwortlich und damit auch für die quer (transversal) zur Nagelplatte verlaufenden Wülste. Sie bestehen aus aufgeworfener Hornsubstanz. Die Hyperkeratose des Nagelbetts entsteht durch die Onycholysis.

Onychorrhexis

Darunter versteht man die Aufsplitterung des Nagels in Längsrichtung (longitudinal). In den meisten Fällen liegt dieser Erkrankung eine traumatische Schädigung der Matrix oder der Nagelplatte zugrunde und ist damit kaum mehr rückgängig zu machen. Die meisten Verletzungen dieser Art entstehen durch Nagelextraktionen **(Abb. 4.5)** und Berufsunfälle.

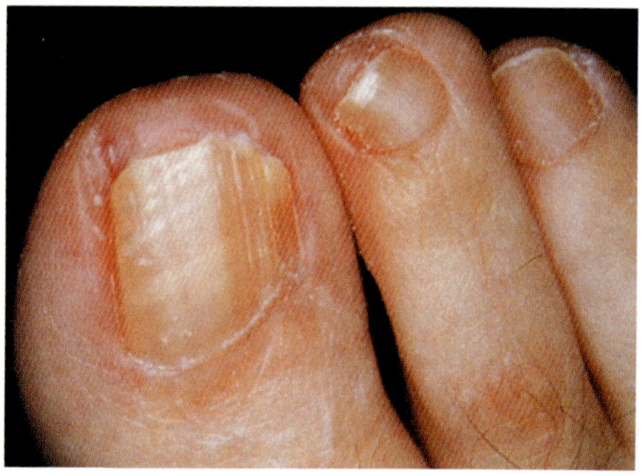

Abb. 4.5: Onychorrhexis des Großzehennagels nach Nagelextraktion.

Als Berufsunfälle, die eine Onychorrhexis hervorrufen können, gelten Verätzungen mit Laugen oder Stichverletzungen durch Nähnadeln. Bei einigen Autoren (Alkiewicz/Pfister/Zaun) wird auch die Überdosierung von Röntgenstrahlen für die Nagelschädigung angegeben, die als Folge einer Röntgendermatitis aufgetreten ist.

Leichtere Fälle der Onychorrhexis, die meist reversibel sind, können durch Vitamin B-Mangel, des alternden (senilen)

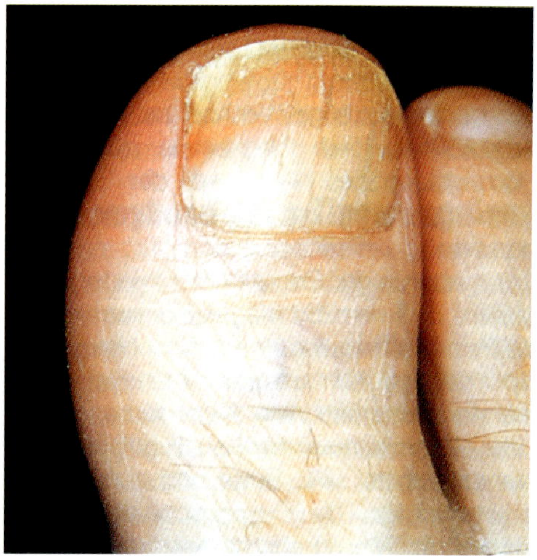

Abb. 4.6: Onychorrhexis des Großzehennagels durch Gichterkrankung.

Nagels oder durch Gicht **(Abb. 4.6)** entstehen.

Onychoschisis

Eine Onychoschisis **(Abb. 4.7)** ist das lamellenartige Abblättern der dorsalen Nagelschicht, die grundsätzlich vom distalen freien Nagelrand ausgeht. In der Hauptsache sind die Fingernägel, sehr viel seltener die Fußnägel, betroffen. Als Ursache vermutet man eine Schädigung durch Waschlaugen oder Geschirrspülmittel. Die fettlösende und erweichende Wirkung dieser seifenähnlichen Stoffe (Tenside) bewirkt, dass die Hornschicht sehr schnell Wasser aufnimmt und quillt. Der in manchem Arbeitsablauf bedingte stetige Wechsel zwischen Wasseraufnahme und -abgabe in den oberen Hornzellagen des Nagels soll der Grund zur Beeinträchtigung der interlamellären Bindungen sein.

Es ist aber in der Praxis immer wieder festzustellen, dass der überwiegend davon betroffene Personenkreis kaum mit Waschlaugen und Spülmitteln in Kontakt gekommen war. Da bewährte Hausmittel wie Kieselsäurepräparate oder Heilerde, manchmal auch gelatinehaltige Nahrungsmittel wie Sülze und zum Teil Joghurtprodukte, die Onychoschisis zum Stillstand brachten, ist eher zu vermuten, dass ein Mineralstoffmangel oder eine

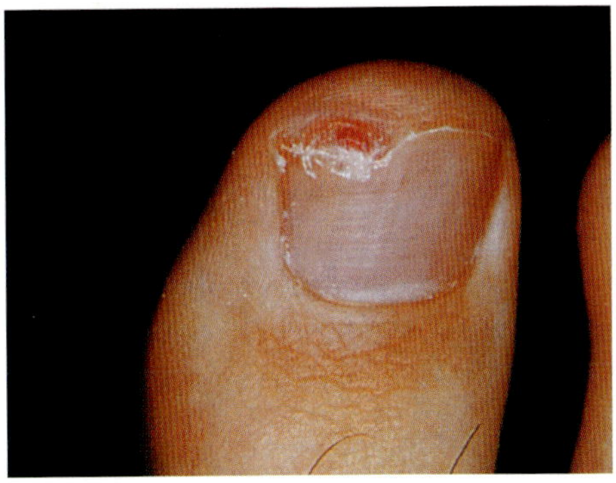

Abb. 4.7: Onychoschisis des Großzehennagels am distalen Nagelrand.

Stoffwechselstörung als Ursache infrage kommen. Sollte jedoch die Schädigung der Nagelplatte durch Tenside hervorgerufen worden sein, müssen während der Arbeit Gummihandschuhe getragen werden. Der Arzt kann bei Vorliegen eines Mineralstoffmangels eine gezielte Mineralstofftherapie verordnen.

Leukonychia

Der Begriff Leukonychia bedeutet die Weißfärbung des Nagels. Die Weißfärbung kann sich als Leukonychia totalis auf die gesamte Nagelplatte beziehen oder sich in kleinen Punkten oder Streifen als Leukonychia punctata bzw. striata darstellen.

Die Ursachen für eine Leukonychia punctata bzw. Leukonychia striata sind unklar. Von einigen Ärzten wird vermutet, dass die weißlich gefärbten, oft unregelmäßig geformten Zonen Einlagerungen von Luftbläschen bedeuten. Die weißen Flecken können ganz plötzlich auftreten, sich vergrößern und bevor sie den distalen Nagelrand erreicht haben, wieder verschwinden. Behandlungsmöglichkeiten sind für die am Fuß sehr selten auftretende Nagelveränderung nicht bekannt.

Nach J. Alkiewicz u. a. ist weder ein Lufteinschluss in der Nagelsubstanz noch eine Lösung der interlammelären Nagelschichten nachzuweisen. Vielmehr geht dieser Veränderung ein pathologischer Vernagelungsprozess voraus, der Zellen mit hohen lichtbrechenden Eigenschaften produziert. Winzige Körner im Protoplasma der Nagelzellen verursachen durch das Licht des Mikroskops hellweiße Reflektionen. Luftgefüllte Hohlräume, die als Folge der Leukonychie am freien Nagelrand durch nicht zusammenhaftende Zellen auftreten, stehen nicht im ursächlichen Zusammenhang mit dieser Fehlverhornung.

Für den Verdacht, dass eine Leukonychia punctata durch Erkrankung innerer Organe verursacht ist, gibt es bislang keine Beweise.

Die Leukonychia totalis ist eine meist reversible Nagelschädigung, die eine Antwort auf den ständigen Kontakt mit konzentrierten Kochsalzlösungen sein kann (Alkiewicz/Pfister) oder Folge von Vergiftungserscheinungen ist. Eine allerdings selten vorkommende Art der totalen Leukonychie kann vererbt sein. Der Nagel wuchs in dem von P. D. Samman beschriebenen Fall brüchig vor und nahm distalwärts an weißer Verfärbung zu.

Unguis incarnatus

Das aus dem Griechischen stammende Wort *Onychocryptosis* gebraucht Lewis Durlacher (1792 – 1864) in seinem Buch: *A Treatise on Corns, Bunions, Diseases of Nails, and the General Management of the Feet*, London (1845). Hierin hat er wahrscheinlich die erste Zeichnung über diese Nagelfalzerkrankung veröffentlicht.

Die lateinische Bezeichnung *Unguis incarnatus* **(Abb. 4.8)** ist für den eingewachsenen Nagel gebräuchlicher. Er entsteht durch das nicht sorgfältige Abschneiden der seitlichen Nagelränder oder als Folge einer langandauernden Entzündungsreaktion im Nagelfalz wie z. B. der Paronychie. Hierbei löst die

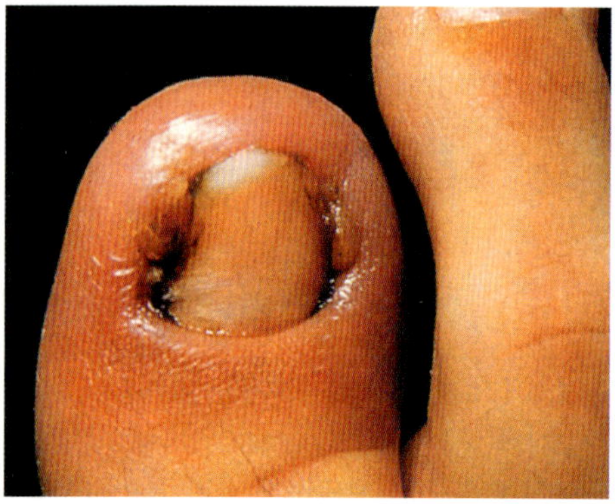

Abb. 4.8: Unguis incarnatus.

seröse Flüssigkeit kleine Bereiche der Nagelsubstanz auf und verursacht einen unregelmäßigen, teils gezackten Nagelrand. Solche Unebenheiten sorgen in dem empfindlichen Wundbereich dafür, dass keine Abheilung eintritt. Durch die Belastung des Fußes wird dieser Verletzungseffekt noch verstärkt.

Die häufigste Form des Unguis incarnatus findet man allerdings bei den Nägeln, die tief im seitlichen Nagelfalz liegen und dort geschnitten werden. Durch die Tiefe des Falzes ist für den Laien der Nagelrand nicht mehr ausreichend zu kontrollieren. Es bleibt ein Nagelrest stehen, der den Nagelfalz reizt oder bei entsprechender Größe durch das Vorwachsen des Nagels einwächst und die Haut verletzt. Die Symptome des eingewachsenen Nagels sind starker Druckschmerz von oben (dorsal) und von den Seiten, medial oder lateral.

Die Voraussetzungen zum Unguis incarnatus sind folglich immer geschaffen und niemals eine Reaktion des Nagels allein. Ein eingewachsener Nagel benötigt keine operative Verschmälerung des Nagelbetts, um nicht mehr einzuwachsen. Für die Prädisposition zu dieser Nagelerkrankung müssen die Ursachen am Nagel selbst behoben werden. Da sich mit der Form des Nagels auch gleichzeitig die Form des Nagelbetts verändert, ist die Korrektur des Nagels vorrangig. Die Erfahrungen mit den in Deutschland seit 1962 erfolgreich durchgeführten Nagelkorrekturmaßnahmen (z. B. Orthonyxiespange nach Fraser) sind eine Bestätigung dieser Aussage.

Beim entzündeten Unguis incarnatus kommt im fortgeschrittenen Stadium als Komplikation eine Caro luxurians hinzu. Die nicht entfernte Nagelspitze verhindert durch die anhaltende Verletzung eine Abheilung und erhöht durch diesen Reiz die Zellteilungsrate (Zellproliferation). Es kommt zur Bildung von überschießendem Granulationsgewebe, was volksmündlich auch *wildes Fleisch* (Caro luxurians) genannt wird. Unbehandelt kann ein Unguis incarnatus durch die teils retrograd verlaufende arterielle Blutversorgung (P. D. Samman) im Nagelbereich zu tiefreichenden Entzündungsreaktionen der Haut führen. Das feucht-warme Milieu am Fuß begünstigt trotz meist lebhafter Sezernierung Infektionen. Verschlimmernd wirkt in diesem Zusammenhang die Hyperhidrosis.

Onychomykose

Das Wort Onychomykose (lat.: *Tinea unguium*) ist die griechische Bezeichnung für die Nagelpilzerkrankung. Der Begriff stammt von dem Wort *mykos*, mit der Bedeutung: *Pilz*. Die Infektion beginnt meist am distalen Bereich der Nagelplatte. Nur äußerst selten findet man den Infektionsherd in der Nagelmitte isoliert vor, wobei man bis heute nicht weiß, wie der Pilz an dieser Stelle eintreten kann. Matrix und Nagelbettepithel werden meist von der Infektion nicht berührt. Das harte Keratin der Nageloberfläche ist im Allgemeinen unversehrt. Die meisten Infektionen (90 %) entstehen an dem dem Nagelbett zugewandten weicheren, distalen Teil des Nagels. Der Befall der Fußnägel liegt beträchtlich höher als der der Fingernägel. Für die Fußnägel liegt der Befallsgrad für die Onychomykose bei 82 % aller vorkommenden Nagelpilzinfektionen.

Man unterscheidet nach Zaias vier verschiedene Formen der Onychomykosen:

1. die distal subunguale Onychomykose,
2. die proximal subunguale Onychomykose,
3. die weiße, oberflächliche Onychomykose,
4. die Candida-Onychomykose.

Stoffwechselprodukte der Pilze, die auch als Toxine bezeichnet werden, verursachen die charakteristische Färbung der Nagelplatte. Sie reicht von weißgrau, hellgelb, braungelb bis schwarz. Eine wolkig weißgraue Verfärbung der Nageloberfläche kann durch den Dermatophyten Trichophyton mentagrophytes hervorgerufen sein **(Abb. 4.9)**. Die Pilzsporen wachsen zwischen den geschädigten Nagelzellen und verhindern den Stoffaustausch der Zellen untereinander. Die Folge ist das Absterben der Nagelzelle. Der Infektion geht immer eine Zellschädigung durch Mikrotrauma, Feuchtigkeit oder Stoffwechselstörungen (z. B. Angiopathie) voraus. Durch die Zellschädigung entsteht eine Prädisposition, die immer Voraussetzung der Infektion ist.

Durch die Zersetzung der Nagelzellen entsteht das brüchige Aussehen und der typische Geruch beim Ausfräsen einer Onychomykose. Auch die mit der Infektion immer verbundene Onycholyse entsteht meist erst durch den Zerfall der Nagelzellen. Die Onycholyse muss nicht Ausgangspunkt für die Infektion sein.

Unter dem abgelösten Bereich besitzt das Nagelbett oft eine faserige Struktur. Sie entsteht dadurch, dass sich das Nagelbett zum Schutz vor Infektionen oder Fremdkörpern zur Epidermis umformt,

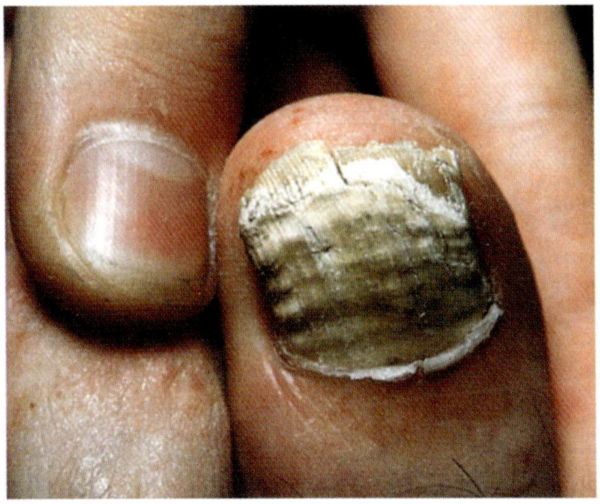

Abb. 4.9: Trichophyton mentagrophytes-Infektion der Nagelplatte.

sobald die Onycholyse eintritt. Es werden somit keine Nagelzellen mehr gebildet, sondern entsprechend der Leistenstruktur des Nagelbetts Hornhautzellen. Durch die fast waagerecht liegenden Papillen des Nagelbetts wächst auch die Hyperkeratose des Nagelbetts entsprechend dem Verlauf der Nagelleisten nach distal vor.

Für die Erkrankung an einer Onychomykose kommen humanpathogene Pilze infrage, die nach dem DHS-System (H. Rieth/1979) eingeteilt werden in:

- **D**ermatophyten, wozu die Trichophyton-, Microsporon- und Epidermophyton-Arten zählen. Sie machen 76 % der Nagelpilzinfektionen aus **(Abb. 4.10)**.
- **H**efen, wovon die Candida-Arten am verbreitetsten sind **(Abb. 4.11)**. Der Anteil der Hefen liegt bei 13,5 %.
- **S**chimmelpilze, unter denen der Scopulariopsis brevicaulis und Aspergillus-Arten am häufigsten auftreten. Ihre Infektionsrate liegt bei 5,5 %. Die Schimmelpilzerkrankung des Nagels nennt man auch Acauliosis.

Der restliche Prozentsatz fällt auf Infektionen durch mehrere Erreger (Quelle: *Der Deutsche Dermatologe*, Heft 7, 1992).

Da der menschliche Organismus keine Immunität (Antikörperbildung) gegen Pilze besitzt, hat er eine natürliche Resistenz (Widerstandsfähigkeit) gegen diese Gruppe der Mikroorganismen aufgebaut. Das für die Abwehr gegen Pilze notwendige Milieu auf der Haut wird vom Körper selbst geschaffen. Deshalb kann ein gesunder, abwehrfähiger Organismus in der Regel nicht an einer Onychomykose erkranken, wenn nicht besondere Eintrittspforten für die Infektion geschaffen werden. Sie können entstehen durch:

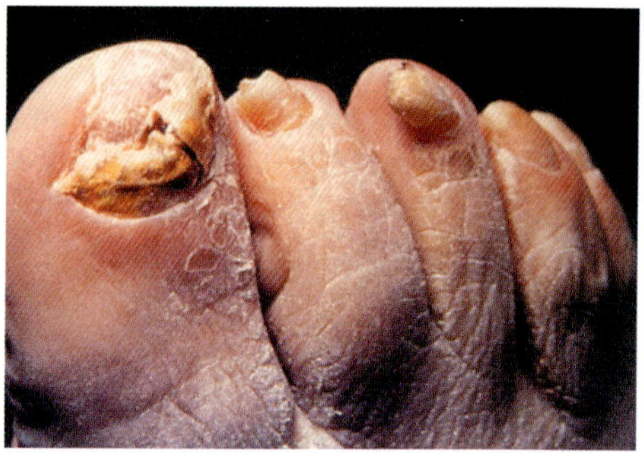

Abb. 4.10: Trichophyton rubrum-Infektion der Nagelplatte.

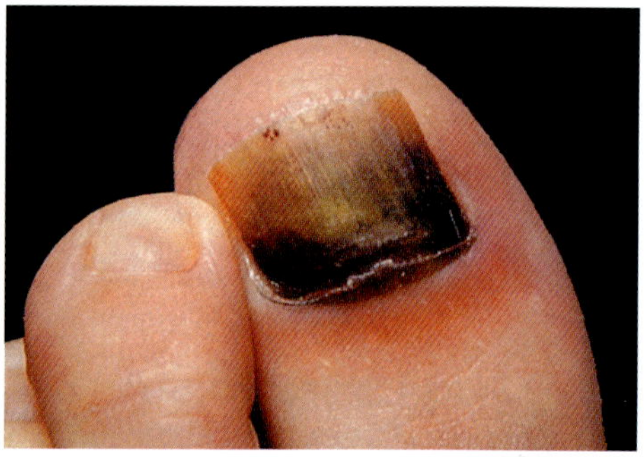

Abb. 4.11: Candida-Infektion des Nagels

- Medikamente wie Antibiotika und Kortisone, die die Mikroflora um das Hautanhangsgebilde herum stören. Bei ständiger Anwendung von Kortisonen kann das biologische Milieu irreparabel zerstört werden;
- Feuchtigkeit, bei der durch ständige Schweißsekretion, wie der Bromhidrosis, eine Alkalisierung der Haut eintritt und damit die Infektion des Nagels begünstigt wird. Aufgequollene Hornzellen besitzen überdies keine Barrierefunktion mehr, sodass Pilzmyzelien leicht in tiefere Nagelzonen vordringen können. Bei bestimmten Berufsgruppen wie z. B. Landwirten, Hochofenarbeitern, Fleischern und Bäckern schafft das feucht-warme Milieu, welches das Wachstum der Mikroben allgemein begünstigt, ideale Voraussetzungen. Dazu zählen auch Bereiche am Fuß, wo die Nagelsub-

stanz durch eine überlagerte Zehe nicht abdunsten kann und dauernd erweicht ist;

- Durchblutungsstörungen, die eine Verzögerung des Nagelwachstums bewirken und damit eine Infektion begünstigen. Zum einen ist durch die Minderdurchblutung eine Einschränkung für die Abwehr gegeben, zum anderen kann die oft bei Nagelmykosen beobachtete Selbstheilung durch das verzögerte Nagelwachstum nicht eintreten. Selbstheilungen sind in dem Fall möglich, wo der Nagel schneller vorwächst, als sich die Pilzmyzelien vermehren können. Eine Begründung für diese These liegt in der Erfahrung, dass die Mehrzahl der Patienten das Antimykotikum nur sehr nachlässig, manchmal wochenlang, nicht anwenden und trotzdem eine Heilung eintritt. Der Unwille für eine antimykotische Therapie des Nagels tritt unter anderem dadurch ein, dass der Heilungserfolg nicht unmittelbar sichtbar wird und die Infektion keine Beschwerden macht. Hinzu kommt die optische Fehleinschätzung für das Voranschreiten der Nagelgesundung, weil scheinbar täglich der gleiche Zustand der Infektion gesehen wird. Nur der Außenstehende ist dann in der Lage, die Abheilung richtig einzuschätzen.

Die Abheilung einer Nagelmykose ist bei arteriellen Durchblutungsstörungen nur symptomatisch möglich, d. h. solange das Antimykotikum benutzt wird, kann die Wirkung des Medikaments ein Fortschreiten der Infektion verhindern. Wird das Medikament wieder abgesetzt, ist damit die Bereitschaft zur Infektion wieder gegeben. Die Therapieaussicht für den Patienten hieße demnach, das Antimykotikum, dessen Inhaltsstoffe wegen der möglichen Resistenzbildung der Pilze wechseln sollte, ständig anzuwenden. Hierfür ist es allerdings notwendig, dass der Therapeut die Inhaltsstoffe auf der Packungsbeilage kennt und ein Mittel anderer Zusammensetzung empfiehlt.

Damit die Behandlung nicht nur aus ästhetischer Sicht gesehen wird, sind dem Patienten überzeugende Argumente für die Notwendigkeit der Therapie schwer zu nennen, da die Folgen der Nachlässigkeit nie unmittelbar auftreten. Die Infektion des Nagels braucht auch ohne Behandlung für einen längeren Zeitraum nicht weiter fortzuschreiten, sie kann stagnieren. Allerdings ist eine auf Dauer unbehandelte Nagelpilzinfektion der Zehen im späteren Stadium durchaus imstande, die Fingernägel mitzubefallen und ebenso die umgebende Haut. Eine am Fuß entstehende Pilzinfektion ist grundsätzlich nicht allein an den Fußbereich gebunden, weil die gleichen Erreger auch die übrige Haut des Körpers befallen können.

Durch die mit einer ausgebreiteten Nagelpilzinfektion einhergehende großflächige Onycholyse ist es möglich, dass sich das Nagelbett verformt und die Wiederherstellung der ursprünglichen Nagelform fast ausgeschlossen ist. Es entstehen schmerzhafte Verhornungen im Bereich der Zehenkuppe.

Für den Patienten selbst sollte es eine Selbstverständlichkeit sein, für seine persönliche Hygiene alles zu tun. Der unangenehme Geruch des Nagels beim Ausfräsen der mykotisch befallenen Teile, besonders aber das Risiko für die weitere Ausbreitung der Infektion sind ein ausreichender Grund für eine konsequente Therapie.

Bei Stoffwechselstörungen ist die Infektionsbereitschaft der Haut und der Nägel erhöht. Durch diese können Krankheiten im Organismus entstehen, die die Abwehrlage des Körpers schwächen und das mikrobiologische Gleichgewicht der Haut stören. Hierunter fallen die Zuckerkrankheit (Diabetes mellitus), Nierenerkrankungen (Nephropathien) und Leberfunktionsstörungen. Beim Diabetiker wirken nicht nur die Folgeschäden, wie die arteriellen Durchblutungsstörungen, sondern schon der erhöhte Zuckergehalt auf der Haut bei nicht korrekt eingestelltem Blutzuckerspiegel begünstigend auf die Entstehung und Erhaltung einer Onychomykose. Dies trifft auch für den Altersdiabetiker, den Diabetiker Typ 2, zu.

Die Nierenerkrankung führt zur erhöhten Ausscheidung sonst harnpflichtiger Stoffe im Schweiß und verändert damit das mikrobiologische Milieu. Harnpflichtige Stoffe nennt man die für den Körper nicht mehr verwertbaren chemischen Substanzen, die durch die Niere herausgefiltert und mit dem Harn ausgeschieden werden.

Mit einer schlecht funktionierenden Leber gelangen für den Körper schädliche Stoffe ins Blut zurück, die dann zu einem Teil durch die Schweißdrüsenabsonderung auf die Haut gelangen. Die Absonderungen verändern ebenfalls das Hautmilieu und begünstigen Pilze in ihrem Wachstum.

Verletzungen des Nagels, welche entweder durch eine Nagelextraktion **(Abb. 4.12)** oder durch Stoß oder Druck verursacht sein können, ziehen je nach Schwere der Verletzung ein verlangsamtes Nagelwachstum nach sich. Dies allein reicht für eine Pilzinfektion aus. Auch eine falsch therapierte Orthonyxiespange ist in der Lage, eine Onychomykose hervorzurufen.

Alle aufgeführten Faktoren schaffen nicht nur Eintrittspforten für eine Pilzinfektion, sie sind auch für deren Fortbestehen Voraussetzung. Falls eine Onychomykose erfolgreich behandelt werden soll, muss auch die Ursache, die zu dieser Infektion geführt hat, beseitigt werden.

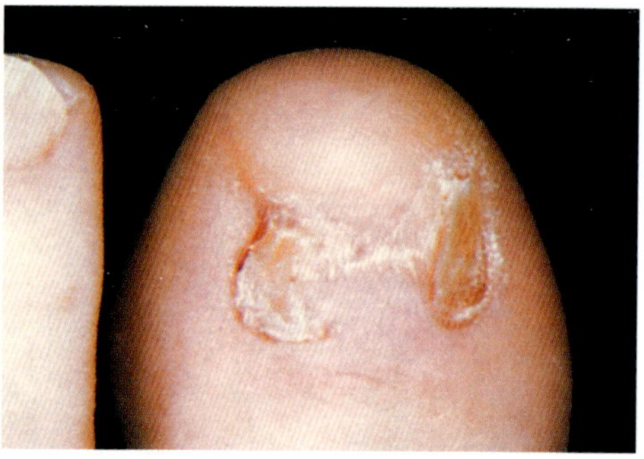

Abb. 4.12: Schäden nach Nagelextraktion.

Bei älteren Menschen ist eine Onychomykose häufiger als bei jungen Menschen anzutreffen. Verwechslungen mit anderen Nagelerkrankungen, wie dem Gelbe-Nägel-Syndrom, einer verfärbten und verdickten Nagelplatte, der Psoriasis oder einer Onycholyse sind bei nicht gesicherter Diagnose leicht möglich. Die Verdickung der Nagelplatte oder die Onycholyse allein sind kein Anzeichen für eine Onychomykose. Bräunliche Verfärbungen der Nagelplatte können auch von Farbstoffen in Nagellacken herrühren.

Das Übergreifen des Nagelpilzes auf das Nagelbett ist nur dann beobachtet worden, wenn die Nagelpilzerkrankung über einen sehr langen Zeitraum bestanden hat. Diese Infektion ist aber sehr selten beobachtet worden.

Der Infektionsmechanismus eines Pilzes lässt vermuten, dass die Pilzsporen erst durch die Anheftungsmöglichkeit an die Nagelzelle infektiös werden können.

Die Äußerung der Infektion sieht man, bei Befall mit Dermatophyten, allein in der Zerstörung der Nagelsubstanz. Typische Entzündungssymptome fehlen, weil der Körper gegen die Infektion keine wesentlichen Abwehrmaßnahmen einleitet. Anders ist dies bei der Nagelinfektion durch Hefe- und Schimmelpilze. Hier sind schwache Abwehrreaktionen durch einen geröteten Nagelwall festzustellen. Hitze, Schmerz und Schwellung als typische Anzeichen einer Entzündung fehlen. Hefe- und Schimmelpilzinfektionen sind fast immer auf eine schwere Grunderkrankung des Körpers zurückzuführen und durch einfache Symptombehandlung nicht erfolgreich zu therapieren. Deshalb ist die Diagnose des Arztes, um welche Pilzinfektion es sich handelt, unbedingt erforderlich.

Paronychie

Synonym: Paronychia (lat.: *Panaritium*) **(Abb. 4.13)**.

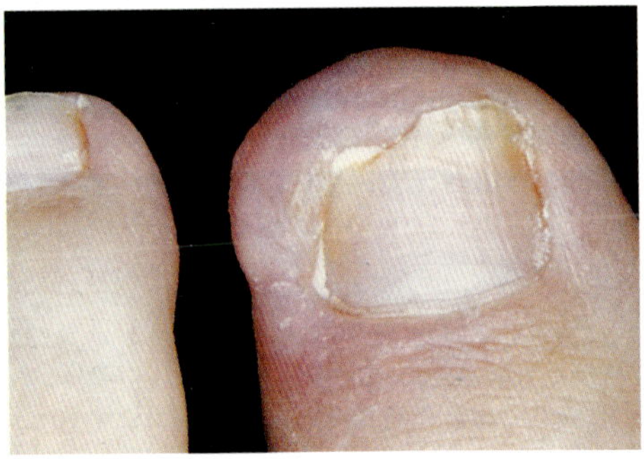

Abb. 4.13: Paronychie.

Die Paronychie ist die griechische Benennung für den Nagelumlauf. Es ist eine im Anfangsstadium oberflächliche Entzündungsreaktion des Nagelfalzes *(Paronychiums)*, bei der der Nagelwall mitbetroffen ist. Meist entsteht sie durch Schuhdruck, Stoß oder Verletzungen des Nagelwalls, hier besonders des Nagel - oberhäutchens *(Cuticula)* oder auch des Nagelbetts. Es ist daran zu denken, dass Paronychien, die vom Nagelfalz ausgehen, oft an einem eingewachsenen Nagel *(Unguis incarnatus)* liegen. Aber auch eine unbehandelte Caro luxurians allein kann Paronychien entstehen lassen. In manchen Fällen sind sie auch als Unverträglichkeitsreaktion auf Arzneimittel, z. B. Antirheumatika, zu verstehen. Bestimmte Berufsgruppen, die stets mit feuchten Medien zu tun haben, sind prädisponiert für eine Paronychie durch Candida-Infektion, die hauptsächlich die Finger betrifft. Mikroben, Bakterien bzw. Pilze sind bei allen Formen des Panaritiums mitbeteiligt. Wenn der durch die Entzündungsreaktion entstehende Eiter nicht abfließen kann, spürt der Patient pulsierende Schmerzen. Ebenfalls sind die typischen Entzündungsreaktionen vorhanden. Die Cuticula am Nagelwall ist abgelöst oder fehlt ganz.

Tiefe Paronychien entstehen durch die teils rückläufige (retrograde) Blutversorgung des Nagels, indem oberflächliche Entzündungsreaktionen schnell in tiefer liegende Hautgebiete des Koriums vordringen und dabei auf Gelenke und Knochen übergreifen.

Als Folge eines schlecht eingestellten Blutzuckerspiegels bei Diabetes kann ebenfalls eine Paronychie auftreten, bei der dann allerdings mehrere Nägel gleichzeitig betroffen sind.

Unter der Nagelplatte sitzende Entzündungsherde machen die Entfernung des lysierten Nagels bis hin zur Ablösungsgrenze erforderlich.

Subunguale Exostose

Die subunguale Exostose **(Abb. 4.14 und 4.15)** ist ein Knochenauswuchs unterhalb der Nagelplatte, die dadurch vertikal nach oben abgedrängt wird. Die Exostose hat bislang nie bösartige Entartungen gezeigt. Da sie sehr langsam wächst, ergibt sich im Anfangsstadium eine Hautverdickung unterhalb der Nagelplatte, die einer Caro luxurians ähneln kann. Sie ist im Gegensatz dazu aber sehr viel fester. Nicht immer ist eine seröse Absonderung vorhanden. Der Befund ist durch eine Röntgenaufnahme der Zehe darstellbar. Eine Schmerzempfindlichkeit des Zehs

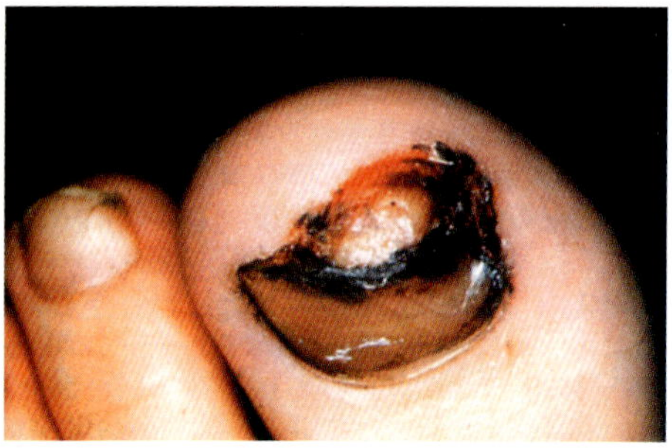

Abb. 4.14: Subunguale Exostose unterhalb der Nagelplatte des Großzehs.

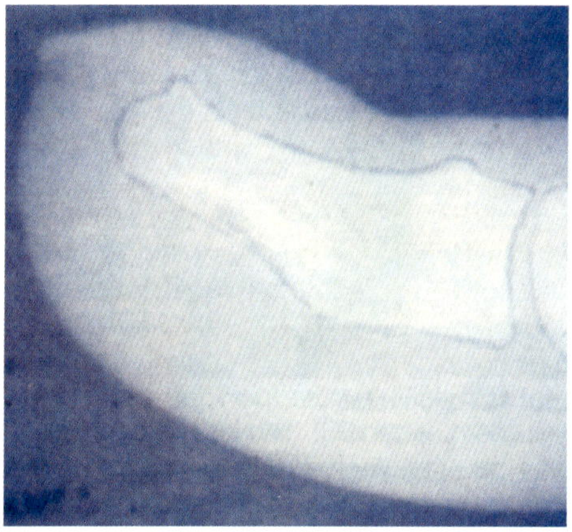

Abb. 4.15: Röntgenbild der subungualen Exostose (von Abb. 4.14).

ist ähnlich wie bei dem eingewachsenen Nagel vorhanden. Bei der Entstehungsursache spielen ständig sich wiederholende Traumen eine entscheidende Rolle. Bei den Betroffenen zeigt immer nur die Großzehe eine Exostose, weil hier die Belastung am größten ist. Am häufigsten leiden Jugendliche unter diesem Krankheitsbild des Nagels.

Der Knochenauswuchs muss operativ beseitigt werden. Nach erfolgreich durchgeführter Operation sind keine Folgeschäden für Nagelwachstum oder Nagelbettveränderungen zu erwarten.

Subunguale Hyperkeratose

Unter subungualer Hyperkeratose **(Abb. 4.16)** versteht man eine übermäßige Verhornung des Nagelbetts in Form lamel-

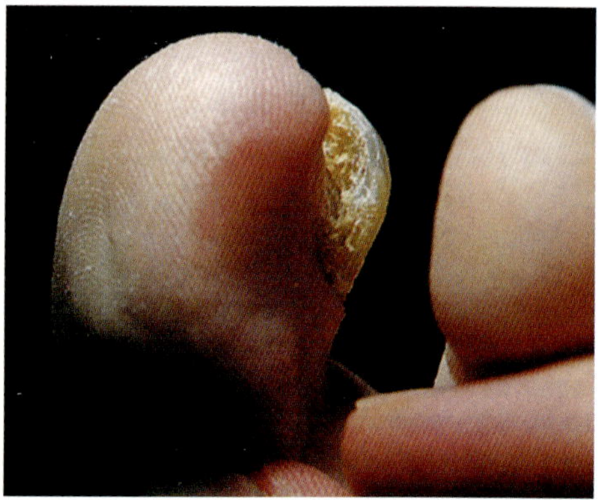

Abb. 4.16: Subunguale Hyperkeratose.

lenartiger Schuppung oder einer festen begrenzten Verhornungszone. Die Hyperkeratose ist immer mit einer Ablösung des Nagels vom Nagelbett *(Onycholyse)* verbunden. Sobald die Onycholyse einsetzt, werden vom Nagelbett keine Nagelzellen mehr, sondern ein Stratum corneum gebildet. Es soll das Nagelbett vor Infektionen und der höheren Anfälligkeit gegenüber mechanischen Verletzungen schützen. Die Hyperkeratose des Nagelbetts bildet sich meist im Zusammenhang mit Nagelveränderungen, die mit Durchblutungsstörungen der Extremitäten zu tun haben können. Beispiele hierfür sind die Onychogryposis und die Onychomykose.

Ebenfalls bilden Ekzeme und die Schuppenflechte Voraussetzungen für Hyperkeratosen des Nagelbetts. Eine feste, begrenzte Verhornungszone bildet der Clavus (Hühnerauge) unter der Nagelplatte. Es entsteht durch übermäßige Belastung der Nagelplatte und der dadurch bewirkten Reibungsintensität (z. B. durch Überstreckung der Großzehe).

Subunguales Caro luxurians

Hierunter versteht man die übermäßige Bildung gefäßreicher, aber faserarmer, schwammig aussehender Gewebe unterhalb der Nagelplatte **(Abb. 4.17 und**

4.18). Die Bezeichnung Hypergranulation ist nicht gebräuchlich. Die Farbe ist rosa bis tiefrot. Ursache sind Traumen, wie Druck-, Stoß- oder Schnittverletzungen. Die überschießende Granulation entsteht als Reaktion auf eine sich immer wiederholende Verletzung eines vorhandenen Wundbereichs. Mit dieser Maßnahme versucht der Körper einen Gewebsdefekt zu schließen oder wieder aufzufüllen. Die damit verbundene starke seröse Absonderung (lat.: *Sezernierung*) dient zum Schutz vor Infektionen. Durch die besondere Situation des Fußes, hier in erster Linie das feucht-warme Milieu unterhalb der abdeckenden Nagelplatte, kann sich diese Gewebsreaktion von selbst erhalten. Infolge einer fortschreitenden Mazeration (Erweichung) des umliegenden Hautbereichs, die einer Verletzung der Haut gleichzusetzen ist, entsteht eher eine Wundvergrößerung als ein Wundverschluss. Bei besonders langanhaltender Caro luxurians sind Infektionen (überlagerte Infektionen) durch Viren wahrscheinlich, weil sich beerenförmige Einlagerungen *(Infiltrate)*, ähnlich wie bei Warzen, in den Wundbereichen befinden. Hiervon besonders betroffen sind Patienten mit geschwächtem Immunsystem und arteriellen Durchblutungsstörungen.

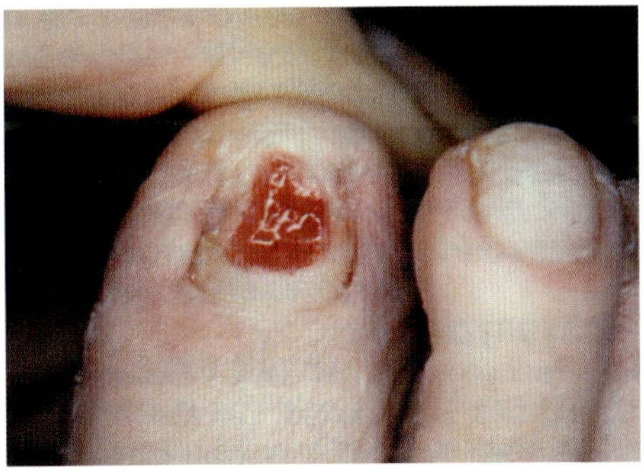

Abb. 4.17: Subunguales Caro luxurians.

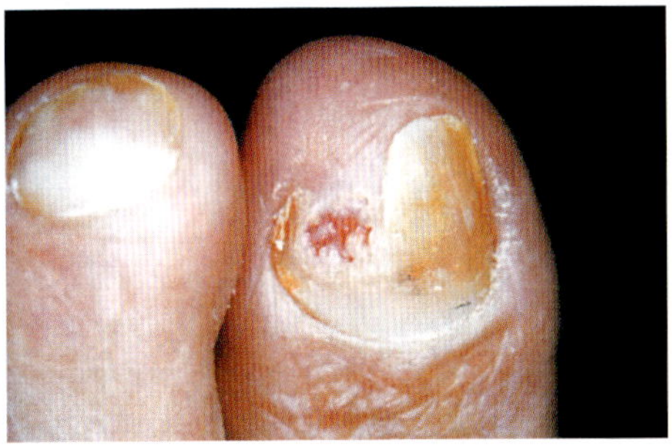

Abb. 4.18: Subunguales Caro luxurians.

Subungualer Clavus

Hierbei handelt es sich um ein Hühnerauge (Clavus) unter der Nagelplatte. Es kann an jeder Stelle des Nagelbetts auftreten, welche einer intensiven Reibung und Druckbelastung ausgesetzt ist. Bei der Entstehung des Clavus wird die Nagelplatte, nicht ohne weiteres sichtbar, vom Nagelbett abgelöst *(Onycholyse)*. Im Idealfall stellt sich der Clavus als glasige, dunkler als die Nagelplatte gefärbte, rundlich bis ovale Zone dar. Bei Druck auf die Nagelplatte wird dieser Bereich nicht heller. Außerdem entsteht – in Abhängigkeit von der Größe des Hühnerauges – ein beträchtlicher Druckschmerz. In anderen Fällen, wo der Clavus mit dem Auge nicht ohne weiteres erkennbar ist, müssen im Bereich des Druckschmerzes die üblichen, keratolytisch wirkenden Mittel zur Darstellung des Hühnerauges angewendet werden. Die glasige Struktur der Verhornung kann infolge eines Blutergusses auch bräunlich gefärbt sein, wodurch der subunguale Clavus besonders gut sichtbar wird **(Abb. 4.19 und 4.20)**. Im Unterschied zu einem subungualen (unter der Nagelplatte befindlichen) Melanom ist das Herauswachsen des Blutergusses zum freien Nagelrand hin deutlich erkennbar. Ein Bluterguss unter der Nagelplatte weist in Verbindung mit dem Clavus einen typischen Druckschmerz auf und ist im Gegensatz zu einem Melanom scharf begrenzt. Ein Melanom schmerzt nicht.

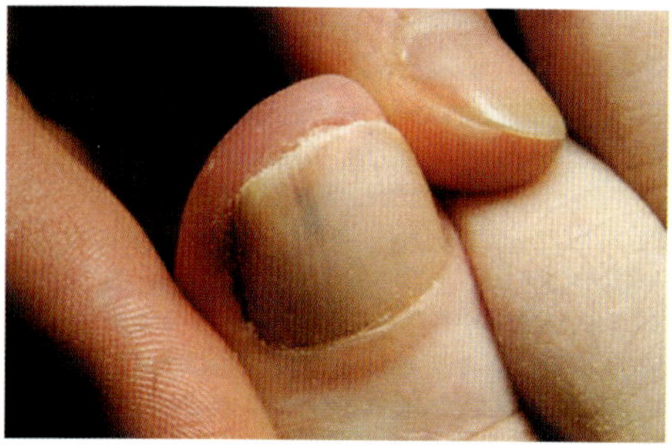

Abb. 4.19: Subungualer Clavus mit bräunlicher Verfärbung infolge eines Blutergusses.

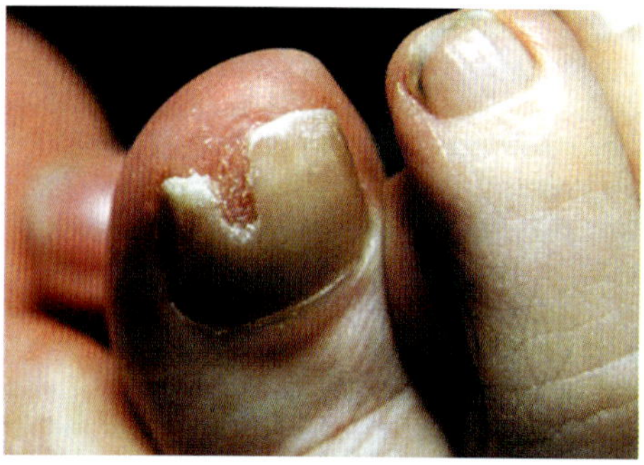

Abb. 4.20: Endzustand eines behandelten subungualen Clavus von Abb. 4.19.

Die häufigsten Ursachen für einen subungualen Clavus liegen in zu kurzen oder in der vorderen Schuhkappe zu flachen Schuhen (Pumps). Da in den überwiegenden Fällen die Großzehe betroffen ist, kommt eine Überstreckung *(Hyperextension)* z. B. beim Hallux rigidus, Hallux valgus oder bei übereinander liegenden Zehen, als Voraussetzung für die Bildung von Clavi hinzu. Die trockene Nagelplatte ist nicht in der Lage, die durch die Reibung entstehende Hitze abzuleiten und gibt diesen Reiz an das Nagelbett weiter. Die Folge ist eine verstärkte Proliferation (Teilungsrate) der Zellen im Reizgebiet.

Pachyonychie

Die Pachyonychie **(Abb. 4.21)** ist eine Entwicklungsstörung des Nagelbetts. Die fast horizontal verlaufenden Papillen des Nagelbetts sind übermäßig ausgewachsen (hypertrophiert). Zwischen den hypertrophierten Papillen liegt festhaftende Hornsubstanz. Die Nagelplatte selbst ist dünn und glatt. Durch die Wucherung der Papillen ist die Nagelplatte stark transversal gekrümmt und nach vorn konisch zulaufend. Dadurch erscheint die Nagelplatte dick. Bei sehr lang vorgewachsenen Nägeln trennt sich das hypertrophierte Gewebe vom vorderen freien Nagelrand und wächst meist zapfenförmig unter der Nagelplatte weiter.

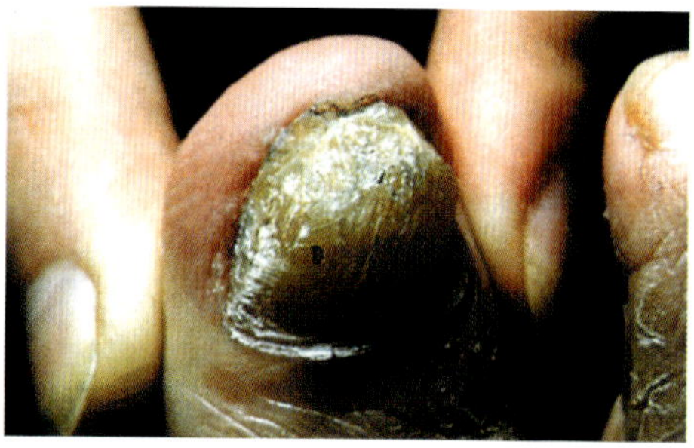

Abb. 4.21: Pachyonychie des Großzehennagels.

Hiervon sind besonders die kleinen Zehen betroffen. Die Pachyonychie entsteht unter anderem durch länger zurückliegende Traumen wie Druck und Stoß. Sehr häufig wird in der Anamnese (Krankheitsgeschichte) des Patienten dafür auch eine Erfrierung des Zehs angegeben. Die Veränderung betrifft meist immer nur eine oder zwei Zehen.

In der Literatur (Samman; Alkiewicz/Pfister) wird diese Erkrankung ausschließlich als hereditär (vererbt) beschrieben und als *Pachyonychia congenita* bezeichnet. In diesem Fall sind jedoch alle Nägel verändert. Einige Patienten berichten auch, dass jeweils nur die fünfte Zehe des rechten und linken Fußes seit ihrer Geburt eine Pachyonychie gezeigt hat.

Psoriatische Nägel

Sie entstehen als Folge der Schuppenflechte *(Psoriasis)* der Haut. Die Erkrankung äußert sich in:

- subungualen (unter dem Nagel liegenden) Hyperkeratosen,
- einer für die Nagelerkrankung typischen Tüpfelung. Es sind flache, stecknadelkopfgroße Eindellungen, die einzeln oder über den ganzen Nagel verstreut liegen. Die *Psoriatische Tüpfelung* der Nagelplatte tritt bei den verschiedenartigen Äußerungen der Erkrankung am häufigsten auf,
- der meist im Zentrum des Nagels auftretenden Onycholyse mit schwach gelbem Farbrand, dem Psoriatischen Ölfleck **(Abb. 4.22)**;
- einer unregelmäßigen Verdickung der Nagelplatte. Die dorsale Schicht des Nagels ist schuppig und hebt sich teilweise ganz ab.

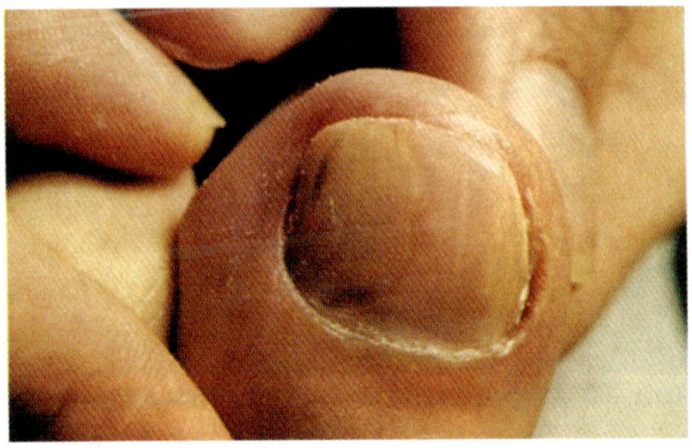

Abb. 4.22: Psoriatischer Ölfleck in der Nagelplatte.

Onychophosis

Als Onychophosis **(Abb. 4.23)** bezeichnet man die im Allgemeinen großflächige, glasige Verhornung des Nagelfalzes. Trotz der Bezeichnung für eine Nagelpathologie hat die Ursache der Erkrankung erst in zweiter Linie (sekundär) mit dem Nagel zu tun. Die Onychophosis ist im Grund eine Erkrankung der Haut. Alle Bereiche des Nagelfalzes können davon betroffen sein.

Die besondere Verhornungsstruktur der Epidermis ist bei einer Onychophosis deutlich von anderer Hornhaut, wie Hühneraugen *(Clavi)* und Schwielen *(Callositas)*, zu unterscheiden. Sie überzieht den größten Teil des Nagelfalzes, wobei der anteilige Nagelwall meist verhärtet ist und an narbiges Gewebe erinnert. In fortgeschrittenem Stadium stellt sich der Bereich des Nagelwalls gerötet oder sogar geschwollen dar. Die Verformung des seitlichen Nagelwalls kann aufgeworfen erscheinen.

Im Anfangsstadium muss die Verhornung nicht schmerzen, später erreicht sie jedoch eine Empfindlichkeit, dass schon der leichteste Druck auf die Nagelplatte oder den Nagelwall starke Schmerzen hervorruft. Zusätzlich können ein oder mehrere Clavi im Nagelfalz diese Situation noch verschlimmern. Nach der Behandlung klagt der Patient schon innerhalb von ein bis zwei Wochen wieder über Verhornung und Beschwerden. In der Behandlungsaussicht für den Patienten ist deshalb vorher darauf hinzuweisen, dass die Therapie langwierig ist und zu Beginn kürzere Behandlungsintervalle erfordert.

Für die Entstehung kommen immer wiederkehrende Verletzungen des Nagelfalzes durch unsachgemäßes Sondieren, Stehenlassen der Nagelecken und unebene seitliche Nagelränder infrage. Unter Verletzungen kann man auch Irritationen

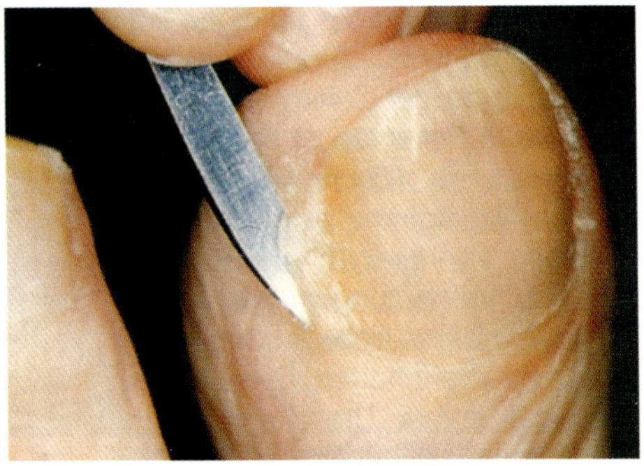

Abb. 4.23: Onychophosis.

zusammenfassen, die durch ständige Anwendung keratolytischer Mittel wie durch Salicylsäure- und Harnstoffpräparate im Nagelfalz hervorgerufen werden. Auch die auf Hornsubstanz erweichend und quellend wirkenden Laugen (Kalilauge; Natronlauge) besitzen auf Dauer einen begünstigenden Effekt für eine Onychophosis. Diese Präparate zerstören bei fortdauernder Anwendung die Barrierefunktion der Epidermis, was für eine Infektion – als Ursache der Onychophosis – sprechen könnte. Ähnliche Bedingungen werden durch ein feucht-warmes Milieu am Zeh geschaffen, die durch ständiges Tragen ungeeigneter Schuhe (z. B. Turnschuhe) oder Überlagerung der Zehen entstehen. Bei allen betroffenen Patienten ist der Nagel durch stetiges seitliches Abschneiden der im Falz liegenden Nagelränder eingerollt. Die befragten Patienten konnten sich nicht eindeutig erinnern, ob Verhornungen oder Schmerzen im Nagelfalz das seitliche Abtrennen der Nagelränder veranlasst hatten. Diese Maßnahme war scheinbar immer Ursache für das Einrollen des Nagels.

Es liegt nach meiner Ansicht der Verdacht nahe, dass die Onychophosis durch eine Virusinfektion hervorgerufen wird. Die Vermutung wird dadurch erhärtet, dass diese Erkrankung äußerst therapieresistent auf herkömmliche Behandlungsmethoden gegen Verhornungen reagiert. Die Zellproliferation der Keratinozyten ist, unabhängig von mechanischen Reizen, enorm hoch. Trotz zusätzlicher Entlastungen für den Nagelfalz haben sich nach ca. acht bis 14 Tagen wieder Verhornungen gebildet und Schmerzen verursacht.

Eine durch Virusinfektion bedingte Hyperkeratose beobachtet man bei Warzen. Sie weisen ein ähnliches Therapieverhalten wie die einer Onychophosis auf und entstehen ebenfalls durch Verletzungen der Hautoberfläche. Die Seitendruckempfindlichkeit ist bei beiden Hauterkrankungen gleich. Die eindeutige Klärung, ob überhaupt eine Infektion für die Entstehung der Onychophosis verantwortlich zu machen ist, kann nur eine histologische oder molekularbiologische Untersuchung erbringen. Das Untersuchungsergebnis könnte die Entwicklung oder Bestimmung geeigneter Therapeutika erleichtern.

Unguis convolutus (Transversale Krümmung des Nagels)

Unter den krankhaften Krümmungen der Nagelplatte nimmt der Unguis convolutus den Platz des typischen eingerollten Nagels ein. Die seitlichen Ränder sind oft tief im Nagelfalz verborgen. Die Krümmung verläuft transversal. Es sind verschiedene Formen (Morphologien) möglich:

- die Tütenform **(Abb. 4.24 und 4.25)**,
- die Ziegelform **(Abb. 4.26 und 4.27)**,
- die seitliche Randfaltung **(Abb. 4.28 und 4.29)**.

Der eingerollte Nagel ist die häufigste Ursache für den eingewachsenen Nagel *(Unguis incarnatus)*, weil die seitlichen Nagelränder Verhornungen im Nagelfalz und damit Beschwerden hervorrufen. Die einfachste, aber in diesem Fall nicht sinnvolle Art, den Schmerzen zu begegnen, ist den im Nagelfalz liegenden medialen sowie lateralen Nagelrand wegzuschneiden oder abzufräsen. Nach einer solchen *Korrektur* der Nagelplatte füllt der Nagelfalz die entstandene Lücke aus und verkleinert im distalen Bereich das Nagelbett. Da durch diese Handlung für den ersten Moment die Schmerzen beseitigt sind, ist die Verkleinerung des Nagelbetts in jedem Fall von der regelmäßigen Wiederholung abhängig. Damit ist ein Kreislauf,

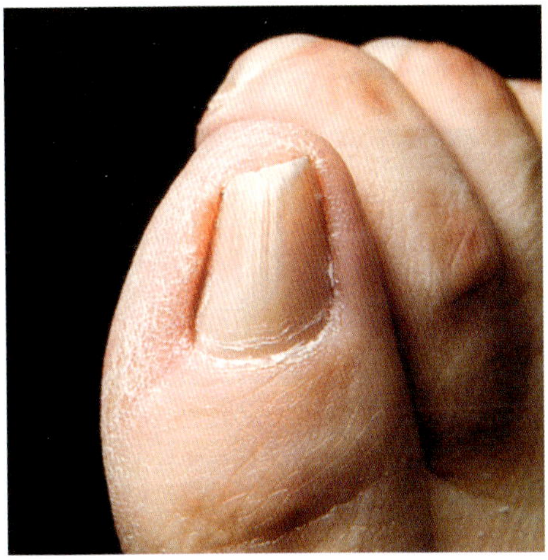

Abb. 4.24: Unguis convolutus (Tütenform).

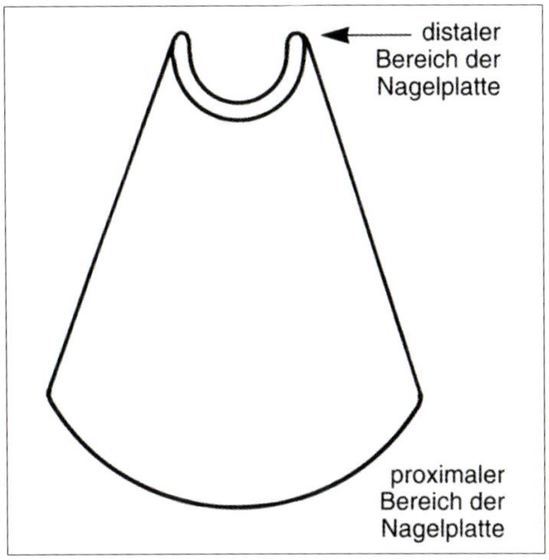

Abb. 4.25: Zeichnung Unguis convolutus (Tütenform).

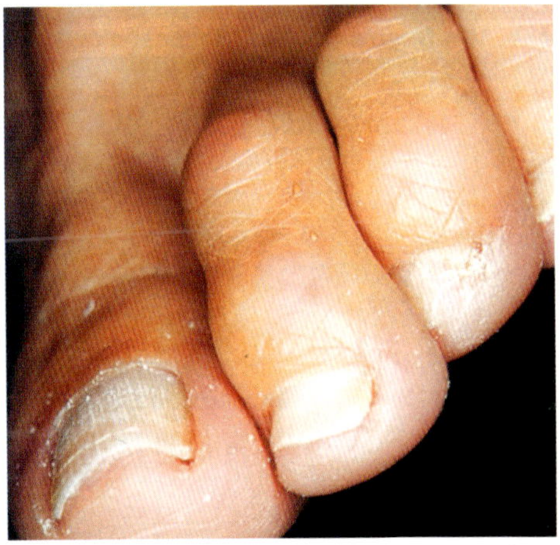

Abb. 4.26: Unguis convolutus (Ziegelform).

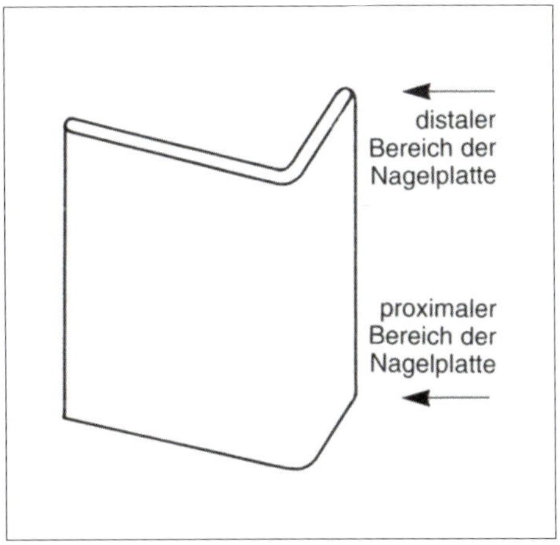

Abb. 4.27: Zeichnung Unguis convolutus (Ziegelform).

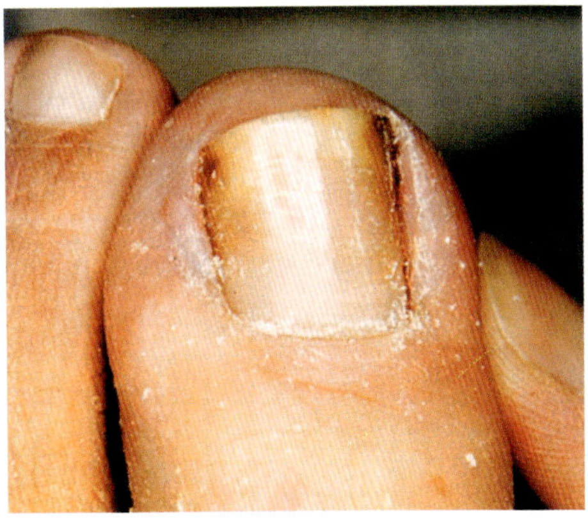

Abb. 4.28: Unguis convolutus (seitliche Randfaltung).

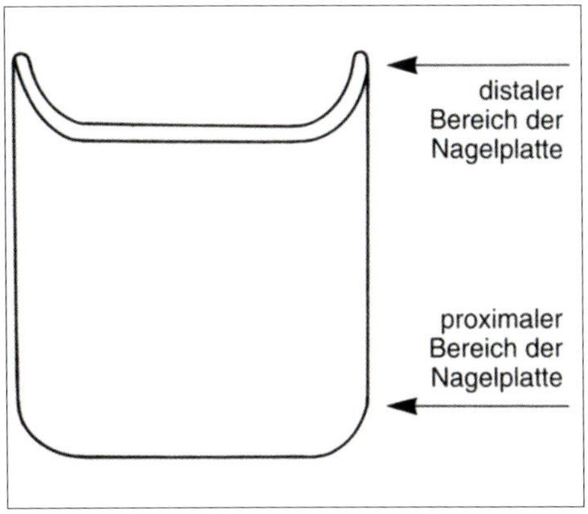

Abb. 4.29: Zeichnung Unguis convolutus (seitliche Randfaltung).

ein *Circulus vitiosus*, in Gang gesetzt, der die Beschwerden durch den vorwachsenden Nagel noch häufiger auftreten lässt.

Da der Druck in einem zu engen Schuh verformende Kräfte ausübt, sind hier auf Dauer ebenfalls Einflüsse auf die Nagelform festzustellen. Zu enge Schuhe gehören jedoch zu den Ursachen, die am schwierigsten zu beseitigen sind. Sie erfordern eine geänderte Einstellung zum Modebewusstsein des Patienten, das der medizinische Fußpfleger nur in sehr wenigen Fällen zu beeinflussen vermag.

Stoffwechselstörungen des Organismus, welche durch fehlende Ursachenforschung nicht näher definiert sind, können auch innerhalb weniger Wochen das Einrollen des Nagels verursachen. Zum ersten Mal hat man es in einer Klinik bei einem Patienten beobachtet, der über einen längeren Zeitraum bettlägerig war (Samman). Das gleiche Phänomen wiederholte sich bei einem Patienten meiner Praxis, bei dem sich trotz fußgerechter Schuhe innerhalb von Wochen der Nagel immer weiter einrollte. Im Endstadium legten sich im distalen Nagelbereich die freien Nagelränder übereinander.

Unguis inflexus (Longitudinale Krümmung des Nagels)

Die plantarwärts, zur Zehenbeere, gerichtete Krümmung eines Nagels findet man am häufigsten bei einem verzögerten Nagelwachstum, wie z. B. bei der Onychogrypose oder bei einem zu kurz geschnittenen Nagel **(Abb. 4.30 und 4.31)**. In beiden Fällen wirken über einen längeren Zeitraum verformende Kräfte auf den Nagel selbst (wie z. B. bei der Onychogrypose) oder auf das Nagelbett ein. Die Zehenkuppe legt sich bei einem zu kurz geschnittenen Nagel über den vorderen freien Nagelrand, verkürzt das Nagelbett und drückt damit den vorderen freien Nagelrand nach unten (ventral). Bei arteriell durchblutungsgestörten Patienten wirkt sich das damit verbundene verzögerte Nagelwachstum besonders auf die longitudinale Krümmung aus.

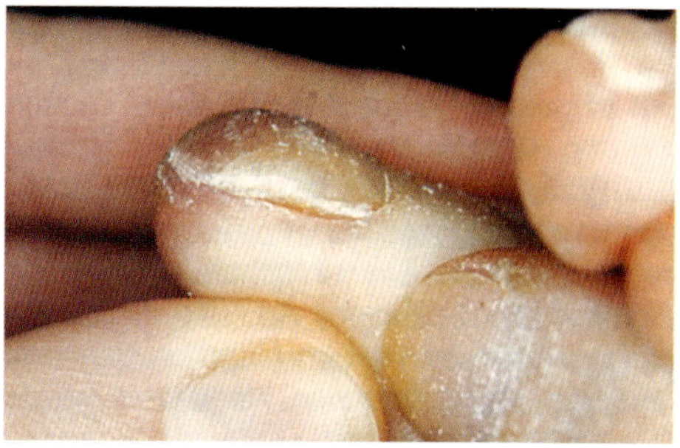

Abb. 4.30: Unguis inflexus (Seitenansicht).

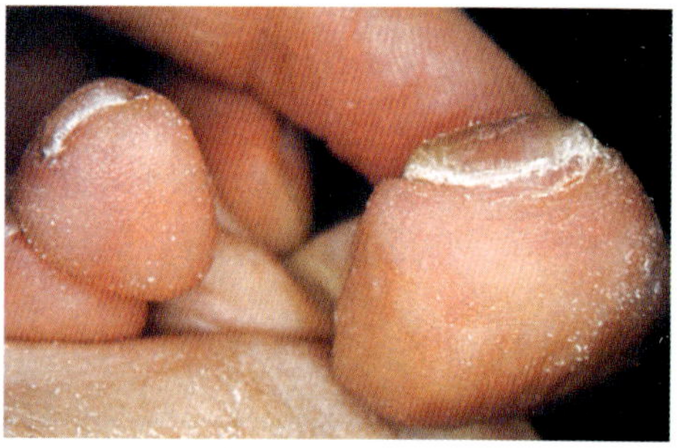

Abb. 4.31: Unguis inflexus (frontale Sicht).

Durch krankhaft bedingte Verkürzungen der Endphalanx, wie bei der Sklerodermie, entsteht ebenfalls ein Unguis inflexus.

Der Nagel macht nur Beschwerden, wenn sich durch das verzögerte Wachstum die Zehenkuppe vorwölbt und es an dieser Stelle zu Verhornungen kommt. Bei der Behandlung werden die hyperkeratotischen Bereiche entfernt. Die weitere Verhornung kann durch eine Nagelprothetik aus Kunststoff verhindert werden. Die Dauer der Therapie richtet sich nach dem Nagelwachstum. Je schneller der Nagel herauswächst, desto früher kann auf weitere prothetische Versorgung verzichtet werden.

Die entgegengesetzte, nach dorsal zum Zehenrücken zeigende Krümmung der Nagelplatte wird **Unguis retroflexus**

(Abb. 4.32) genannt. Am Fuß entsteht diese Krümmung des Nagels ohne Veränderung der Nagelsubstanz durch zu kurze Schuhe.

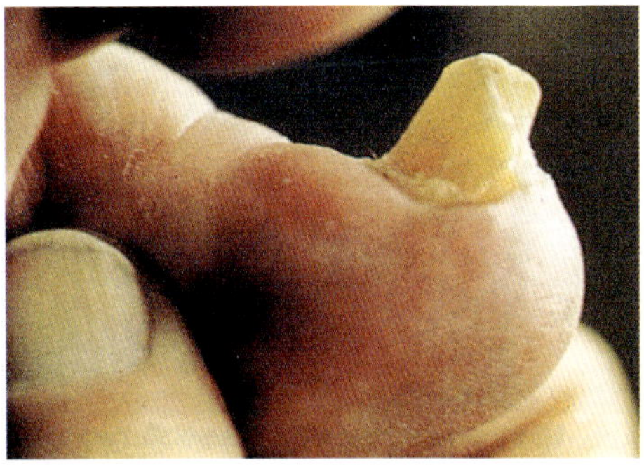

Abb. 4.32: Unguis retroflexus.

Koilonychie

Die Koilonychie oder Löffelnagel-Bildung kommt weniger häufig am Fuß- als am Fingernagel vor **(Abb. 4.33)**. Der medizinische Fußpfleger sieht diese konkave Vertiefung der Nagelplatte häufig an den Füßen der Kleinkinder. Hier ist die Nagelverbildung jedoch nur vorübergehend. Bleibt sie über das Kleinkindalter hinaus bestehen, ist dies meist das Anzeichen einer Ernährungsstörung, wenn erbliche Faktoren auszuschließen sind.

Bei Erwachsenen kann die Koilonychie durch Eisen- (chemisches Symbol: Fe), Vitamin B_2-oder Vitamin C-Mangelzustände auftreten. Diese Nagelveränderung kann auch Ausdruck einer Anämie, einer Verringerung der Erythrozytenzahl im Blut sein.

In einem Fall verursachte ein Trauma die löffelartige Verbildung des Großzehennagels. Durch das nicht ordnungsgemäße Aufsetzen einer Orthonyxiespange (die Spannung der Spangenschenkel war zu stark) hatte sich außer der löffelartigen Verformung des Nagels eine Paronychie herausgebildet. Nachdem die Ursache der Verformung und die Entzündungsreaktion behoben waren, wuchs der Nagel nach einiger Zeit normal nach.

Beau-Reil-Querfurchen oder Beausche Linien

Diese Nagelveränderung ist von dem Pariser Internisten Joseph H. Beau-Reil 1846 als tiefe, transversal verlaufende Furche im Nagel beschrieben worden **(Abb. 4.34)**. Diese Querfurche kann unter Umständen so tief bis zum Nagelbett reichen, dass sich die Nagelplatte abtrennt. In der Regel wächst diese Vertiefung im Nagel jedoch zum freien Nagelrand aus, ohne sich abzulösen.

Als Ursache kommen hauptsächlich schwere Belastungen des Körpers in Frage. Dazu zählen Krankheiten, Operationen und auch psychische Belastungen. Bei Säuglingen sieht man gegen Ende des ersten Monats in dem dünnen Nagel eine

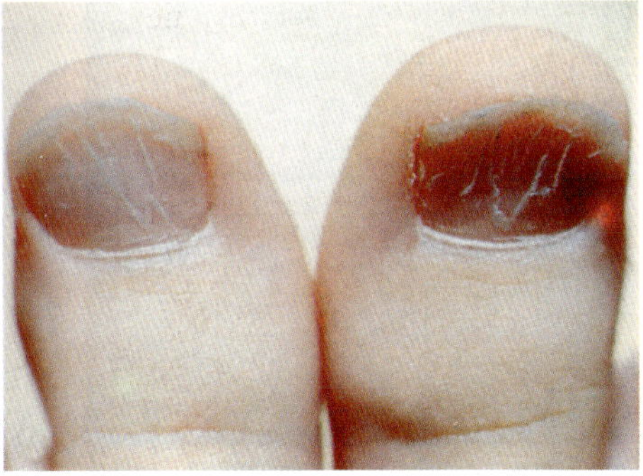

Abb. 4.33: Koilonychie der Großzehennägel.

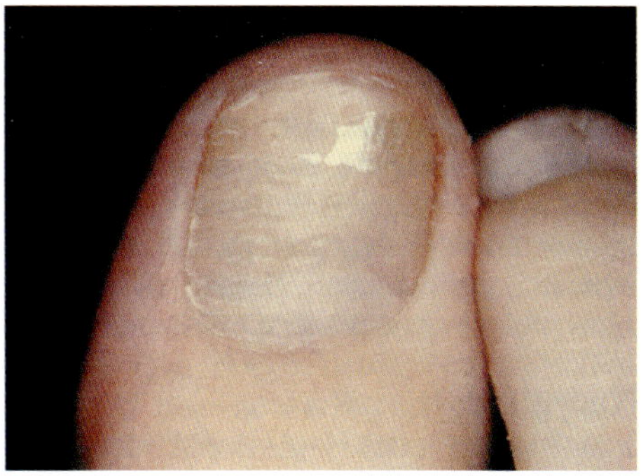

Abb. 4.34: Beau-Reil Querfurchen des Großzehennagels.

leichte Eindellung. Sie ist als Folge der Belastung des Kinds während der Geburt zu werten und daher ohne Bedeutung. Ekzeme an den Fingern können leichte Eindellungen der Nagelplatte verursachen, die aber niemals zur Abtrennung des Nagels geführt haben.

Onychoatrophie

Bei der Atrophie des Nagels ist das Längenwachstum stark verzögert **(Abb. 4.35)**. Die Nagelplatten, vor allem bei älteren Patienten, sind oft papierdünn, obwohl das Dickenwachstum des Nagels im Alter zunehmen müsste. Am freien Nagelrand auslaufende starke Längsstreifen machen die Nagelplatte an dieser Stelle brüchig. Zur Ursache sind keine eindeutigen Aussagen zu machen. Es werden zum einen die Sklerodermie (Verhärtung der Haut), zum anderen der senile Nagel (Altersnagel) schlechthin angegeben (P. D. Samman).

Pterygium

Der Begriff ist von dem griechischen Wort *pteryx*, der *Flügel*, abgeleitet.

Unter Pterygium des Nagels versteht man das Vorwachsen der Cuticula, des Nageloberhäutchens, zum distalen freien Nagelrand hin. Mit dem Vorwachsen der fest auf dem Nagel haftenden Haut wird der Nagel meist in zwei Hälften geteilt, wobei die Nagelplatte atrophiert. Die Autoren Alkiewicz/Pfister (1976) beschreiben diese Erkrankung, wobei in einigen Fällen die teilweise oder vollständige Zerstörung der Nagelmatrix beobachtet wurde.

Häufigste Ursache für eine Pterygiumbildung ist die Hauterkrankung Lichen ruber planus und die Raynaud-Krankheit. Bei der Raynaud-Krankheit handelt es sich um anfallsweise auftretende Gefäßkrämpfe, die zur Blutleere, hauptsächlich der Finger, führen.

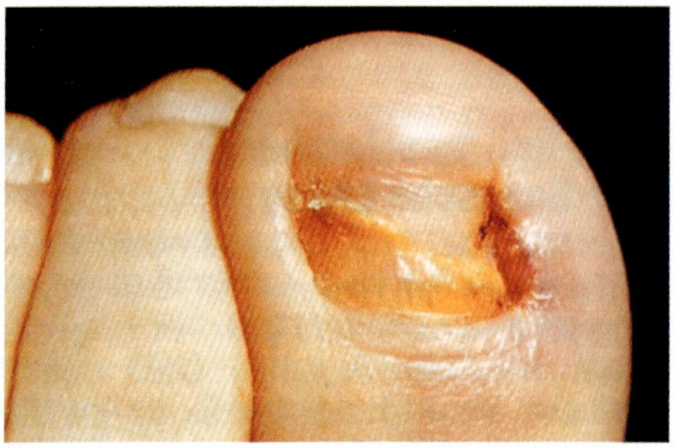

Abb. 4.35: Onychoatrophie des Großzehennagels.

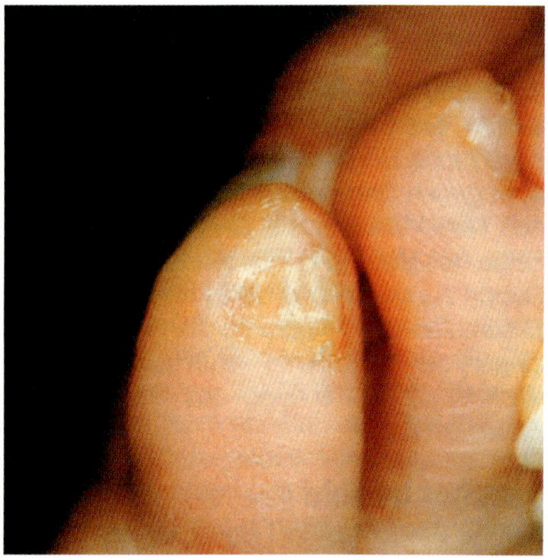

Abb. 4.36: Pterygiumbildung an der Kleinzehe (5. Zehe).

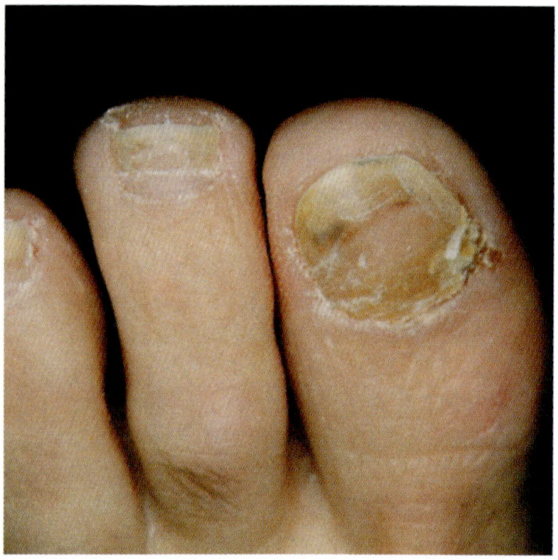

Abb. 4.37: Pterygiumbildung am Großzehennagel.

Eine leichte Pterygiumbildung kann außerdem durch das stetige Abschleifen des Nageloberhäutchens bedingt sein **(Abb. 4.36 und 4.37)**.

Literatur

- H. Zaun: Krankhafte Veränderungen des Nagels, Beiträge zur Dermatologie, Band 7, Verlag Perimedspitta, Erlangen (1992)
- J. Alkiewicz/R. Pfister: Atlas der Nagelkrankheiten, Schattauer Verlag, Stuttgart (1976)
- P. D. Samman: Nagelerkrankungen, Springer Verlag, Heidelberg (1968)
- N. Zaias: Onychomykosis, Dermatol Clin 3, 1985, S. 445 - 460
- S. Nolting/C. Seebacher: Ciclopiroxolamin, Universitätsverlag Jena GmbH, Jena (Mai 1993)
- P. Fritsch: Dermatologie, 3. Auflage, Springer Verlag, Heidelberg (1990)
- B. Valentin: Geschichte der Fußpflege, Georg Thieme Verlag, Stuttgart (1966)
- W. M. Scholl: The Human Foot, Foot Specialist Publishing Co., Chicago, USA, (1946)
- D. Neale: Common Foot Disorders, Diagnosis and Management, Verlag Churchill Livingstone, Edinburgh (1982)
- H. Rieth: Mykosen + Antimykotika, Pharmazie in unserer Zeit, Nr. 6 (1979), Verlag Chemie, Weinheim

5

Die Tätigkeit des medizinischen Fußpflegers/ Podologen

5.1 Der Tätigkeitsbereich

Der Beruf des medizinischen Fußpflegers, der medizinischen Fußpflegerin gehört zu den nichtärztlichen Heilberufen und ist ein eigenständiger Beruf geworden. Er arbeitet in unterstützender und ergänzender Tätigkeit mit dem Arzt zusammen. Die Maßnahmen des medizinischen Fußpflegers liegen auf dem Gebiet der Dermatologie und Orthopädie des Fußes. Als medizinischer Assistenzberuf gilt er gleichzeitig auch als Mittler des Patienten zum Arzt oder zu verwandten Berufsgruppen wie dem Orthopädieschuhtechniker, Masseur und Krankengymnasten.

Die Arbeit ist nicht allein darauf beschränkt, Hornhaut abzutragen und Nägel zu schneiden. Der medizinische Fußpfleger/die medizinische Fußpflegerin behandelt auch den schmerzenden Fuß. Dies bezieht sich nicht allein auf den Haut- und Nagelbereich, wie z. B. Clavi-(Hühneraugen)Behandlungen, sondern auch auf Fehlstellungen des Fußes. Überstreckte Bänder führen zur Instabilität, eine verkürzte Muskulatur zu einer Fehlbelastung und Formabweichung (Deformierung) des Gelenks. Durch die Belastung des Fußes können Reizungen im Gelenkbereich auftreten, die das Gehen wegen der Schmerzen beträchtlich erschweren. Zu dem Tätigkeitsbereich des medizinischen Fußpflegers gehört deshalb auch die Kenntnis und Ausführung wirksamer Druckentlastungen und Korrekturhilfen, wie sie z. B. durch die Orthonyxiespange und die Orthoplastiken/Orthosen gegeben sind. Mit diesen Maßnahmen können Voraussetzungen für Hautveränderungen, die der medizinische Fußpfleger zu behandeln hat, gemindert oder sogar beseitigt werden.

Um dem Patienten wirksam helfen zu können, sind Zusammenhänge in Verbindung mit Fußleiden nur durch Kenntnis des gesamten Körpers möglich. Die Erkrankungen des Menschen, wie z. B. Diabetes mellitus, arterielle Durchblutungsstörungen, die Polyneuropathie oder Krankheiten des rheumatischen Formenkreises sowie Folgezustände nach Verletzungen und Operationen, können ein Risiko für die Behandlung des Patienten darstellen. Eine für diesen Patientenkreis durchgeführte falsche Behandlung kann Beschwerdezustände des Fußes beträchtlich verschlimmern und bei Gefäßerkrankungen wie z. B. der Angiopathie, zu Amputationen führen.

Manche Arbeiten des medizinischen Fußpflegers fallen dabei in das Gebiet der Heilkunde, die der Arzt aus verschiedenen Gründen nicht oder nicht mehr ausführt.

Die Lebensqualität eines Menschen jeden Alters wird durch Krankheiten des Bewegungsapparats erheblich eingeschränkt. Oft genug ist mit der Bewegungseinschränkung auch die soziale Isolation verbunden, sodass der Mensch die Kontakte zur Umwelt nicht aufrechterhalten kann. Sie sind überwiegend an Mobilität gebunden. Die Tragweite dieses Problems wird den meisten Patienten erst dann bewusst, wenn sie die Füße nicht mehr belasten können.

Der medizinische Fußpfleger/die medizinische Fußpflegerin benötigt für die Arbeit am Menschen über das spezielle Fachwissen hinaus soziales Engagement und Einfühlungsvermögen.

Für die Therapien am Patienten stehen dem medizinischen Fußpfleger manuelle, apparative, medikamentöse und physikalische Behandlungsmethoden zur Verfügung.

Diese Behandlungsmöglichkeiten erweitern den Begriff medizinische Fußbehandlung über die rein pflegerische Maßnahme hinaus, die die Berufsbezeichnung medizinischer Fußpfleger/medizinische Fußpflegerin angibt. Die Tätigkeit darf jedoch nicht Grenzen überschreiten, die einem Patienten, der einer ärztlichen Therapie bedarf, Schaden zufügen können.

Durch die Eingruppierung des Berufs als nichtärztlicher Heilberuf ist das Berufsfeld insofern gekennzeichnet, dass die darin entwickelten Tätigkeiten teilweise Ausübung der Heilkunde sind.

In anderer Weise wird der Bereich der Heilkunde nicht erfasst, wenn es um den gesunden Fuß, seiner Ansehnlichkeit und Gesunderhaltung dient. Die Prävention, d. h. die Vorbeugung von Körperschäden und Krankheiten gehört nach dem Heilpraktikergesetz ebenfalls nicht zur Aus - übung der Heilkunde.

Hier ist eine Unterscheidung zwischen kosmetischer und medizinischer Fußbehandlung zu treffen.

Derjenige Bereich, der als Ausübung der Heilkunde eingestuft wird, bedarf einer Verordnung durch den Arzt.

Nach § 1, Absatz 2, des Heilpraktikergesetzes ist Ausübung der Heilkunde jede berufs- oder gewerbsmäßig vorgenommene Tätigkeit zur Feststellung, Heilung oder Linderung von Krankheiten, Leiden oder Körperschäden bei Menschen, auch wenn sie im Dienste von anderen ausgeübt wird. Bislang zählen zu den Berufen, die die Heilkunde ausüben dürfen, nur Ärzte, Zahnärzte und Heilpraktiker.

Der medizinische Fußpfleger hat sich durch sein Arbeitsgebiet hoch qualifizierte Spezialkenntnisse erworben und füllt als medizinischer Assistenzberuf einen Tätigkeitsbereich aus, der nicht mehr durch Angehörige anderer Berufe ersetzt werden kann. Konflikte sind dann denkbar, wenn der Arzt nicht weiß, welche Behandlungsmöglichkeiten die medizinische Fußbehandlung erbringen kann. Bisher sind dem Arzt vor allem durch schlecht ausgebildete Fußpfleger überwiegend Arbeitsweisen bekannt geworden, die den Ansprüchen einer medizinischen Fußbehandlung nicht genügen.

Es muss deshalb jedem medizinischen Fußpfleger/jeder medizinischen Fußpflegerin ein besonderes Anliegen sein, den Angehörigen der Heilberufe Anlass zu geben, das Bild über die speziellen Fachkenntnisse und Tätigkeitsgebiete des Berufs zu korrigieren.

Das Behandlungsgebiet des medizinischen Fußpflegers kann eingeteilt werden:

a) in Maßnahmen zur Erhaltung des gesunden Fußes,
b) in Maßnahmen, um Fußschäden durch geeignete Behandlungen vorzubeugen;
c) in besondere Behandlungsmethoden, um bereits geschädigte Füße zu heilen oder beschwerdefrei zu halten.

Zu a): Die meisten Fußschäden werden erworben, deshalb kommt der Erhaltung des gesunden Fußes eine große Bedeutung zu. Hierfür ist eine intensive Beratungsarbeit zu leisten und die Anleitung zu geben, wie der Fuß gesund bleiben kann.

Über die Frage, wie ein gesunder Fuß auszusehen hat, bestand einige Zeit Uneinigkeit. Es wurde von Fußfehlformen wie z. B. von den redressierten Füßen junger Chinesinnen berichtet, die über Jahre beschwerdefrei waren und von gesunden Füßen, die bei Belastung schmerzten.

Schlechte Fußform und Beschwerden stimmen in den meisten Fällen überein, auch wenn die Schmerzen nicht sofort auftreten. Bei gesunden Füßen sind Schmerzen nur vorübergehender Natur und oft Zeichen einer Fehlbelastung. Indem diese Fehlbelastung für eine kurze

Zeit korrigiert und die Therapie z. B. durch aktive Fußgymnastik stabilisiert wurde, kann der Fuß danach wieder als gesund eingestuft werden.

Um dem Anspruch eines gesunden Fußes zu genügen, muss der Fuß wesentliche Forderungen erfüllen. Es muss die volle Beweglichkeit der Gelenke vorhanden sein. Im unbelasteten Zustand weist der Fuß ein vorderes Quergewölbe und an der Außenkante ein schwach ausgebildetes Längsgewölbe auf. Im belasteten Zustand ist nur noch das innere (mediale) Längsgewölbe sichtbar. Das vordere Quergewölbe mit den fünf Mittelfußköpfchen und die Außenkante liegen bei Belastung vollflächig auf. Bei besonders hoch gesprengtem Fuß (Hohlfuß) berührt die leichte Längswölbung der Außenkante den Boden nicht, weshalb aber kein krankhafter (pathologischer) Zustand vorherrschen muss. Der Rückfuß steht im Verlauf der Unterschenkelachse weder in Eversion (Auswärtsdrehung) noch Inversion (Einwärtsdrehung). Diese neutrale Stellung des Rückfußes wird auch als Nullstellung bezeichnet. Nach Böhm (1935) ist die Eversion der Ferse, auch Valgusstellung der Ferse genannt, nur bis zum neunten Lebensjahr als physiologisch zu bezeichnen.

Durch die volle Beweglichkeit der Fußgelenke ist die Haut frei von Schädigungen, die durch die Bewegung und der daraus resultierenden Reibung entstehen. Auswirkungen der Reibung sind Schwielen *(Callositas)* und Hühneraugen *(Clavi)*. Der Druck ist grundsätzlich als Ursache für die Reibungsintensität und Formveränderung zu verstehen. Reibung kann sich besonders da auswirken, wo Sekundärschäden am Fuß vorhanden sind. Unter Sekundärschäden werden Folgeschäden verstanden, die durch Verkürzungen oder Überdehnungen der Muskeln und Bänder entstehen. Hierzu zählen Krallen- sowie Hammerzehen und die Schiefstellungen der Zehen. Die Haut muss außerdem frei von krankhaften Veränderungen, wie z. B. Ekzemen und genetisch bedingten Verhornungsstörungen, sein. Das Gleiche trifft für die Zehennägel zu. Eine gesunde Nagelplatte weist weder Formveränderungen, Farbabweichungen noch zerstörte Nagelsubstanz auf.

Nur sehr wenig Kinder kommen mit kranken Füßen zur Welt. Schädigungen entstehen erst dann, wenn durch zu frühes Laufenlernen und nicht fußgerechtes Schuhwerk die Reifung des kindlichen Fußes behindert wird. Erne Maier (1989) spricht von der werdenden Konstruktion und werdenden Funktion des Kinderfußes, deren Verlauf sich bis ins Jugendalter fortsetzt. Der Fuß kann sich nur in Freiheit entwickeln. Er bleibt immer an die Fortsetzung des Trainings und des Gebrauchs gebunden. Zitat E. Maier: „Beobachten wir ein haltungsschwaches Kind, das stets auch Zeichen der Fußschwäche aufweist, so sollten wir zuerst davon ausgehen, dass dieses Kind Training braucht, aber auch Ermutigung, dagegen kein Korsett und keine Einlagen."

Zu b): Die Maßnahmen, um Fußschäden vorzubeugen, erfordern eine umfassende Kenntnis der Beschwerdeursachen im Bereich der Dermatologie und der Orthopädie. Unter den Bereich der Orthopädie fallen die unter Punkt a) erwähnten Sekundärschäden, Knochenexostosen, Haltungsschäden, Kompressionssyndrome wie z. B. die Morton-Neuralgie und Überlastungszustände des Fußes. Zur Ursachenerkennung der Fußbeschwerden spielt das Wissen über die Biomechanik des Fußes eine entscheidende Rolle. Die Kenntnis über biomechanische Funktionsabläufe würde jedoch nicht allein in der präventiven (vorbeugenden) medizinischen Fußbehandlung einzusetzen sein, sondern auch dort, wo Fußbeschwerden zu beseitigen sind. Im demnächst erscheinenden Band 3 *Klinische Biomechanik der Podologie* von Klaus Grünewald wird dieser Themenbereich ausführlich beschrieben.

Für den Bereich der Dermatologie erstreckt sich das Behandlungsgebiet auf Maßnahmen zur Vorbeugung gegen mechanische Schädigungen und Infektionen der Haut und Nägel.

Der Patient benötigt Beratung und Hinweise auf Schäden, die durch unsachgemäße Selbstbehandlung entstehen können. Hierzu gehören die Auswirkungen des zu weit ausgeschnittenen seitlichen Nagelrands mit den Folgen des Einrollens oder Einwachsens der Nagelplatte.

Der Therapeut ist außerdem gefordert, den Patienten durch verständliche Argumente zu überzeugen und medizinische Fachausdrücke in der Beratung zu vermeiden. Durch seine Fachkenntnis sollte er in der Lage sein, dem Patienten den Behandlungsplan, den Ablauf sowie die Aussicht der empfohlenen Therapie nennen zu können. Zu der Lösung des Fußproblems gehört auch die Einbeziehung verwandter Berufsgruppen wie Krankengymnasten, Masseure, Orthopädieschuh - techniker und nicht zuletzt des Facharztes.

Gymnastik, Bäderanwendungen und Massagen können in vielen Fällen entscheidende Besserungen bringen: Gymnastik zur Aktivierung der Muskulatur; Bäder, wie z. B. das ansteigende Fußbad zur Aktivierung der arteriellen Durchblutung und Massagen zur Steigerung der Stoffwechselaktivität der Muskulatur.

Zu c): Bereits geschädigte Füße zu heilen oder beschwerdefrei zu halten, erfordert eine differenzierte Diagnose, d. h. die Fähigkeit, Krankheiten des Fußes, die in das Behandlungsgebiet des medizinischen Fußpflegers fallen, zu erkennen und zu therapieren. Zu dem Behandlungsgebiet gehören Veränderungen der Haut, wie z. B. Clavi (Hühneraugen), Callositas (Schwielen), Verrucae (Warzen) und Veränderungen der Nägel. Die Behandlung der Sekundärbeschwerden des Fußes wie z. B. Hallux valgus, Fersensporn und Haglundferse erstreckt sich auf entlastende Maßnahmen wie Korrekturverbände und Abpolsterungen. Das Ziel, den Fuß von den Hautbeschwerden zu befreien, wird durch unterschiedliche Therapieformen erreicht.

In der Hauptsache sind dies:

- die manuelle Therapie, bei der unterschiedliche Skalpellformen und Hautzangen, oder für besondere Behandlungsfälle speziell hergestellte Instrumente verwendet werden,
- die maschinelle Therapie, die mit rotierenden Instrumenten die Fußbehandlung unterstützt. Zum Einsatz kommen in neuerer Zeit Mikromotoren mit 40.000 U/min **(Abb. 5.1)** und Turbinen mit noch höheren Umdrehungsleistungen bis zu 420.000 U/min **(Abb. 5.2)**.

Diese Motoren nutzen nicht nur die Leistung der Fräser besser aus, sondern sind auch für eine schmerzfreie Behandlung bestimmter Clavi-Arten unentbehrlich geworden.

Manuelle sowie maschinelle Therapien schaffen die Voraussetzung für anschließende Behandlungsformen, die die Beschwerden des Fußes nicht nur lindern, sondern in den meisten Fällen auch auf Dauer beseitigen können. Hierzu werden Medikamente eingesetzt, für deren Verwendung Kenntnisse in der Pharmakologie erforderlich sind. Weitere Maßnahmen zur Behebung der Schmerzen am Fuß bestehen in physikalischen Therapie-

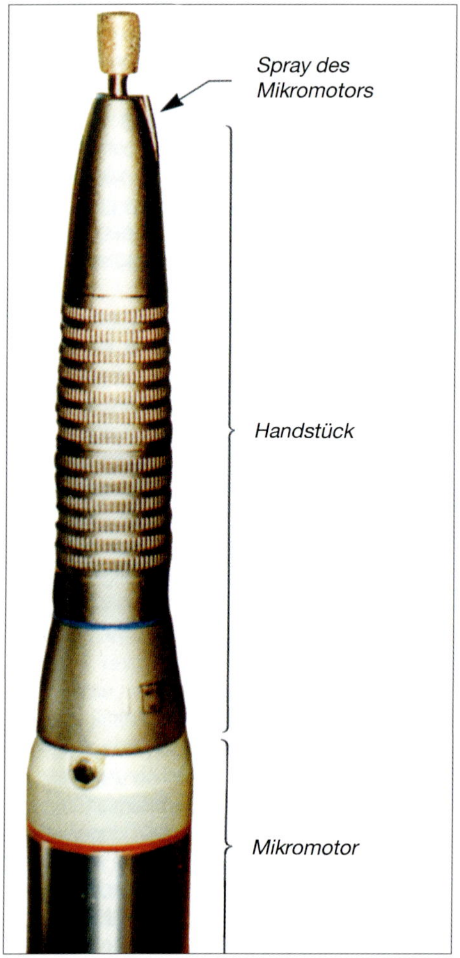

Abb. 5.1: Handstück mit Mikromotor (40.000 U/min.).

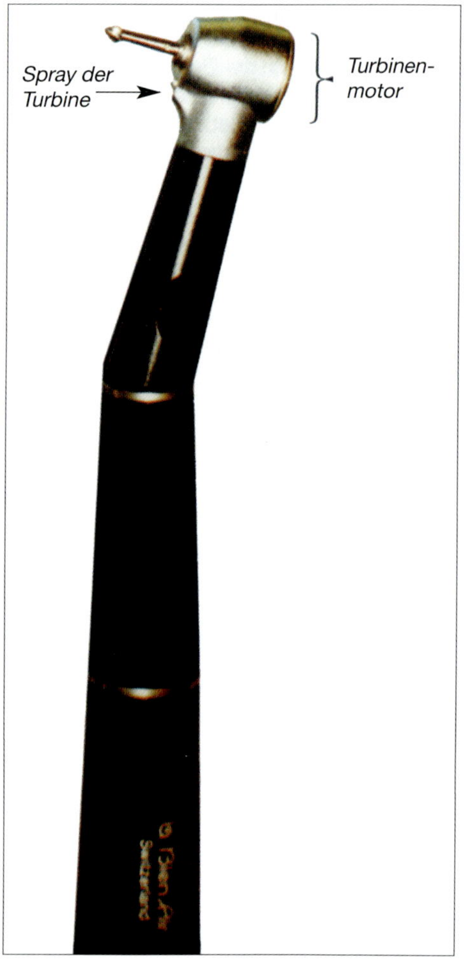

Abb. 5.2: Handstück mit Turbinenmotor (420.000 U/min.).

formen wie z. B. Bestrahlungen, der Kryotherapie oder der Hochfrequenz.

Die hauptsächlichen Ursachen für Fußbeschwerden sind in den Fußdeformitäten zu suchen. Sie bereiten in den meisten Fällen Prädispositionen, d. h. Vorbedingungen, die z. B. für die Hornhautbildung oder Clavus-Entstehung Voraussetzung sind. Um den Fuß beschwerdefrei zu halten, kann der medizinische Fußpfleger speziell auf den jeweiligen Behandlungsfall abgestimmte Hilfsmittel (Orthoplastiken/Orthosen) zur Korrektur und zum Ausgleich von Fehlstellungen fertigen. Sie helfen, die Belastungen oder auch Stresseinwirkungen auf den Fuß zu kompensieren.

In der Nagelbehandlung wendet der medizinische Fußpfleger gegen stark eingerollte Nägel Korrekturmaßnahmen in Form von Orthonyxiespangen an. Entfernte Nagelbereiche können zum Schutz vor Verformung des Nagelbetts mit nagelprothetischen Maßnahmen versorgt werden.

In vielen Fällen kann bei einer konservativen Behandlung auf einen operativen Eingriff verzichtet werden, der für manche Patientengruppen nicht nur ein Risiko darstellt, sondern auch eine Zeit der Immobilität und des Arbeitsausfalls mit sich bringt.

5.1.1 Der Anspruch an den medizinischen Fußpfleger als Therapeuten

Der medizinische Fußpfleger hat mit Menschen verschiedener Altersstufen zu tun. Er behandelt den Fuß des Kleinkindes, des Heranwachsenden, des Erwachsenen, des behinderten und des älteren Menschen. Die Tätigkeit in der medizinischen Fußbehandlung erfordert eine positive Grundhaltung gegenüber den unterschiedlichen Mentalitäten der Patienten und deren eventuell veränderten sozialen Situation. Gehen können bedeutet am Leben teilzuhaben. Es vermittelt in diesem Zusammenhang Aktivität, Mobilität, Unabhängigkeit und Geselligkeit, durch die der Mensch auch Zuwendung erhält. Ein Mensch, der keine Möglichkeit mehr hat zu gehen, lebt oft isoliert und schließt sich meistens ganz von menschlichen Kontakten aus. Das betrifft ganz besonders die Menschen, die mit zunehmendem Alter hilfsbedürftiger werden.

Der medizinische Fußpfleger trägt die Verantwortung, Schädigungen am Fuß durch seine Tätigkeit zu vermeiden. Er hat mit Patienten zu tun, deren Erkrankungen, wie z. B. Diabetes mellitus, Angiopathie, Polyneuropathie, Allergieneigungen und Krebserkrankungen der Haut, für die Fußbehandlung ein erhöhtes Risiko darstellen. Die Sorgfalt und Fachkenntnis des Therapeuten schließt auch die Behandlung des rheumatischen Fußes mit ein, dessen Gehfähigkeit durch die Fehlbelastung des Fußes und den damit verbundenen Hautschäden stark beeinträchtigt sein kann.

Zur Vermeidung von Schädigungen gehören auch die Grundkenntnisse über die Hygiene und die Einhaltung der Hygienerichtlinien. Das schließt das saubere desinfizierte/sterilisierte Instrumentarium genauso ein, wie die Sauberkeit der Umgebung und der Kleidung.

Die Behandlungen und die damit durchgeführten Maßnahmen müssen nachvollziehbar sein. Die Führung der Patientenkartei ist deshalb unbedingt notwendig.

5.2 Mindestanforderungen an den Instrumentensatz

Der Instrumentensatz sollte aus mindestens zwei Skalpellhaltern bestehen, in die unterschiedliche Klingenfiguren eingesetzt werden können. Eine breite Klinge zur Entfernung großflächiger und eine schmalere Klinge zur Entfernung kleinflächiger Verhornungen. Für den Auftrag von Salben sollten entweder ein doppelseitiger Salbenspatel oder mehrere Augensalbenstäbchen vorhanden sein. Augensalbenstäbchen bestehen aus Glas und sind an den Enden verschmolzen. Das eine Ende des Stäbchens ist flachgedrückt, das andere zu einer Kugel geformt. Augensalbenstäbchen eignen sich deshalb auch zum Auftragen von Tinkturen oder Lösungen.

Eine Eckenfeile wird dazu benutzt, den im Nagelfalz liegenden freien Nagelrand zu begradigen oder *Nagelecken* (vorstehende spitze Nagelteile) abzurunden. Für die Sondierung und Entfernung der Verhornungen im Nagelfalzbereich benötigt man entweder ein Doppelinstrument oder ein feststehendes Skalpell mit achteckigem Griff. Das Skalpell muss für diese Arbeit präpariert werden. Die Skalpellspitze wird dazu leicht abgerundet und die gesamte Schneide mit einem Korundschleifer oder einer Feile stumpf gemacht. Da sich das Skalpell durch den achteckigen Griff leicht drehen und zur Untersuchung des Nagelfalzes sehr gut einsetzen lässt, hat es den Namen *Nagelmesser* erhalten. Ein Hohlmeißel (Hohlmesser) eignet sich zum nahezu schmerzlosen Abtrennen der Nagelecken, nachdem die Schnittrichtung am Nagel durch einen kleinen Einschnitt mit der Eckenzange vorgegeben wurde.

Für die Ablage der Instrumente wie Eckenfeile, Nagelmesser, Hohlmeißel (Hohlmesser), Skalpelle, Salbenspatel oder Augensalbenstäbchen ist eine Instrumentenschale oder Messerbank **(Abb. 5.3 und 5.4)** nützlich.

Die Ablagemöglichkeit ist besonders für Skalpelle empfehlenswert, um die Schärfe der Klingen zu erhalten. Wenn die Schneide des Skalpells durch Stoß beschädigt wird, besitzt sie nicht mehr die erforderliche Schärfe zur Behandlung.

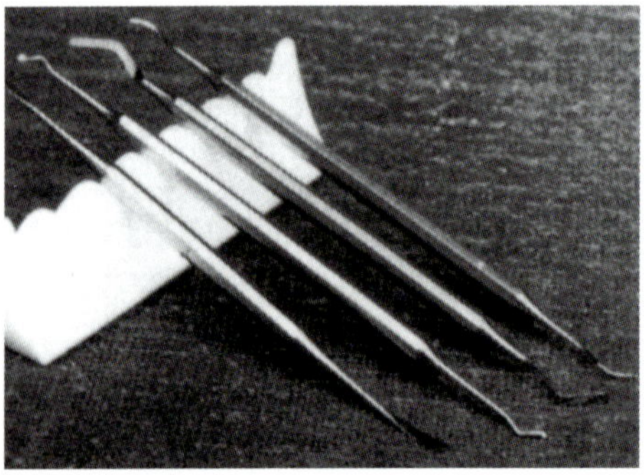

Abb. 5.3: Messerbank zum Ablegen der Schneidinstrumente.

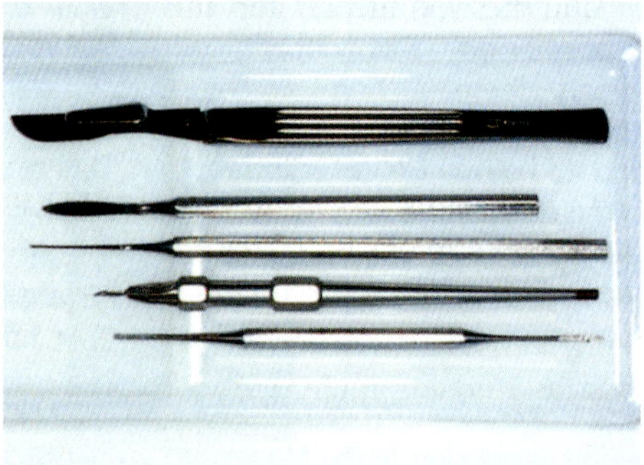

Abb. 5.4: Instrumentenschale zum Ablegen der Schneidinstrumente.

Für die übrigen Instrumente bietet die desinfizierte Glasplatte oder eine dafür vorgesehene Schublade des Behandlungstischs eine Möglichkeit für die Ablage der Gegenstände vor und während der Behandlung.

Die unterschiedlichen Fräserformen werden am sinnvollsten in einem Fräserständer aufbewahrt, sodass eine schnelle Auswahl der Fräser, z. B. Nagel-, Rosen- und Fissurenfräser, für die Behandlung möglich ist. Die benutzten Fräser legt man in eine Ablageschale oder direkt in einen Fräsator, der ein geeignetes Mittel zur Desinfektion enthält.

Zum Kürzen der Nägel wird entweder eine Nagelzange, ein Kopfschneider oder eine Eckenzange mit 13 mm langer Schneide benutzt. Bei starken Nagelplatten ist es ratsam, eine Nagelzange/einen Kopfschneider zu benutzen, weil sich die Spitzen der Eckenzange sehr leicht auseinanderbiegen können. Für feinere Arbeiten an dünnen Nägeln oder der Hornhaut eignet sich die kleinere Eckenzange mit 10 mm langer Schneide.

Mit der Hautzange sollte ausschließlich Hornhaut entfernt werden, damit die Schärfe der Zange länger erhalten bleibt.

Die in der Praxis sehr vielseitig einsetzbare Feilchenfeld-Pinzette dient zum Einlegen eines Touchets, zum Einsetzen des Sulciprotectors und Guttaperchakeils oder zur Entnahme von Verbandstoffen – um nur einige Verwendungsarten zu nennen.

Zum Schneiden der Verbandstoffe und Polstermaterialien und zur Entfernung von Verbänden am Fuß kann die Verbandschere eingesetzt werden. Dabei ist zu beachten, dass man für sterile Verbandmaterialien grundsätzlich eine sterile Schere benutzt. Für kleine Aussparungen in Polstermaterialien eignet sich die Kronenschere nach Beebe mit ihren kurzen, kräftigen Schneiden am besten. Diese Scherenart lernt man dann besonders zu schätzen, wenn festere Entlastungsmaterialien durchtrennt werden müssen. Bei den üblichen Scheren biegen sich die Spitzen der Schneiden auseinander, wenn die Polstermaterialien eingeschnitten werden müssen.

Zum Abrunden der Nagelecken oder zur Nacharbeit sehr rauer Nagelplatten bzw. Nagelränder dient eine Saphirfeile, die in unterschiedlichen Längen und Diamantkörnungen angeboten wird.

Die in den Jahren 1987 – 1990 in Kraft getretenen Hygieneverordnungen sind in der Zwischenzeit ständig ergänzt und überarbeitet worden. Zur Qualitätssicherung der Hygiene und des Arbeitsschutzes fordert der Gesetzgeber ein **Hygienehandbuch, in dem innerbetriebliche Verfahrensweisen zur Infektionsprävention festgelegt werden**. Vorlagen dazu sind unter Anderem bei Berufsverbänden erhältlich. Grundsätzlich können mit Krankheitserregern verunreinigte (kontaminierte) Instrumente oder Materialien (= Medizinprodukte) Infektionsquelle gleichwohl für den Patienten wie für den Therapeuten sein. Um nicht vorbehandelte Medizinprodukte einsetzen zu können, ist eine vorhergehende Aufbereitung mit genau definierten Anforderungen zum Schutz von Patienten und Anwender Voraussetzung. Dies muss nach bewährten Verfahren mit stets gleichbleibend hoher und nachweisbarer Qualität gewährleistet sein. Die Anforderungen gelten für alle mit dem menschlichen Körper in Berührung gebrachten Medizinprodukte. In der Regel beinhaltet die Aufbereitung in gekürzter Zusammenfassung:

- das sachgerechte Vorreinigen (z. B. Desinfektion/Säubern der Instrumente). Wegen der erhöhten Reinigungsleistung sollte dies im Ultraschallreiniger erfolgen. Anschließend müssen die Instrumente mit Leitungswasser gespült und getrocknet werden. Das in diesem Fall zur Anwendung kommende Desinfektionsmittel muss zur Ultraschallreinigung geeignet sein und nach Herstellerangabe verwendet werden.
- Alle eingesetzten Desinfektionsverfahren müssen eine nachgewiesene bakterizide, fungizide und viruzide Wirksamkeit belegen können. (Angaben des Herstellers zur Wirksamkeit des Mittels sind hierzu verbindlich).
- Die Prüfung auf Sauberkeit bzw. Korrosionsfreiheit. In Bezug auf die Instrumente zur Fußbehandlung eignen sich deshalb nur rostfreie (INOX-) Stähle.
- Die Verpackung in dampfsterilisierbaren Behältnissen (z. B. lagerfähige Sterilverpackung).
- Die Sterilisation in einem Autoklav der vom Gesundheitsamt vorgegebenen Typ-Klasse (zur Zeit Typ-Klasse B/erhöhte Anforderung an die Aufbereitung).
- die Dokumentation (Erfolgskontrolle/Nachvollziehbarkeit) des Sterilisationsvorgangs (Chargen-Nummer, Datum/Uhrzeit der Sterilisation, Dauer, Temperatur und Druck). Hierzu sind – länderrechtlich unterschiedlich – digitale Speichermedien einzusetzen, an die der Autoklav diese Daten automatisch übermittelt. Wenn erforderlich, sind diese Kontrolldaten auch auszudrucken.

Die Anzahl der für die Fußbehandlung zur Verfügung stehenden Instrumente richtet sich in der Regel nach dem Tagesbedarf oder den während des Tages möglichen Sterilisationszyklen. Die Instrumente müssen nicht verpackt werden, wenn sie unmittelbar nach der Sterilisation verwendet werden. Die Verpackung ist nur vorgeschrieben, wenn eine Aufbewahrung (z. B. für eine spätere Verwendung) vorgesehen ist. Grundsätzlich müssen in der podologischen Praxis für jeden Arbeitstag aufbereitete Instrumente verwendet werden. Zur Behandlung herausgelegte, aber nicht benutzte Instrumente bedürfen einer neuen Aufbereitung.

In Bezug auf den Kauf von Medizinprodukten ist es erforderlich, deren Eignung für die vorgeschriebenen Aufbereitungsverfahren im Voraus zu berücksichtigen. Heißluftsterilisatoren sind z. B. für die podologische Praxis wegen ihrer möglichen Wirkungslücken nicht mehr zugelassen.

In Bezug auf das zuvor genannte Hygienehandbuch sind hierin auch innerbetriebliche Verfahrensweisen zur Einhaltung der Hygiene festzulegen. Es dient als Grundlage zur Qualitätssicherung der erforderlichen hygienischen Maßnahmen gegen Infektionen. Der sich danach orientierende Hygieneplan muss an die Praxiseinrichtung angepasst und für alle Mitarbeiter zugänglich und einsehbar sein.

Schema für die Inhalte eines Hygieneplans für die Podologie Praxis

Die zur Anwendung kommenden Desinfektions- und Reinigungsmittel sowie betriebsspezifische Details sind in dem Hygieneplan zu benennen. Sie sind in diesem Schema aus wettbewerbsrechtlichen Gründen ausgelassen **(Tab. 5.1)**.

Da die Anforderungen zur Erfüllung der Hygienerichtlinien auch in Bezug auf die bauliche Gestaltung der Praxisräume in den Bundesländern unterschiedlich sein können, ist es notwendig, hierzu ebenfalls Kontakt mit dem für den Praxisstandort zuständigen Gesundheitsamt bzw. der Gesundheitsbehörde aufzunehmen. Ergänzend dazu fordern auch die gesetzlichen Krankenkassen bestimmte räumliche Voraussetzungen, falls anerkannte podologische Leistungen mit ihnen abgerechnet werden sollen. Ebenfalls bieten die größeren Berufsverbände durch aktuelle Veröffentlichungen Hilfe zu diesem Thema an.

5.3 Der Behandlungsablauf in der Reihenfolge der Tätigkeiten

Eine Fußbehandlung in der Praxis ist in erster Linie bei erkrankten Füßen oder Fußproblemen bei Risikopatienten notwendig. Wenn es nur um das Schneiden gesunder Nägel oder um die Entfernung von Hornhaut geht, kann dies entweder selbst, vom Partner oder einem Angehörigen bzw. einer Pflegeperson durchgeführt werden. Diese Person sollte aber auch über die Folgen einer falsch ausgeführten Fußpflege aufgeklärt sein.

Unter erkrankten Füßen verstehe ich Haut- und Nagelveränderungen, Zehenfehlstellungen und Bewegungseinschränkungen des Fußes.

Für die Behandlung des Fußes, nicht für die Pflege seiner Beschwerden, ergibt sich daraus ein verantwortungsvolles Betätigungsfeld, bei dem nicht nur das Leiden selbst, sondern auch die Ursache erkannt werden muss. Vor der Behandlung ist deshalb eine Fußuntersuchung durchzuführen. Sie dient dazu, die Abgrenzung der Tätigkeit, die nicht mehr in den Bereich der medizinischen Fußbehandlung fällt, bestimmen zu können. Die Auswertung der Fußuntersuchung führt in Verbindung mit dem Fachwissen des Therapeuten über Anatomie, Orthopädie, Pathologie, Dermatologie und Pharmakologie zu den möglichen Behandlungsarten, die die Beschwerden lindern oder beseitigen können. Für den Patienten lässt sich daraus ein Behandlungsplan mit der The-

Was	Wann	Womit	Wie
Händehygiene und -pflege	Vor jeder Behandlung → Nach Kontakt mit kontaminierten Gegenständen → Nach Arbeitsschluss: anschließende Pflege der Haut. →	Händedesinfektionsmittel → Händedesinfektionsmittel und Flüssigseife. → Handcreme (O/W-Emulsion).	Gründliche Benetzung der Hände (Einwirkzeit nach Herstellerangabe). Abtrocknen mit Einmalpapierhandtüchern (oder Verwendung von Hand - tüchern aus Rollenautomaten).
Hautdesinfektion des Patienten	Vor jeder Behandlung. →	Hautdesinfektionsmittel (unverdünnt).	Mindesteinwirkzeit (nach Herstellerangabe).
Flächenreinigung und -desinfektion	Arbeitsplatz: Ablageflächen nach Benutzung → Fußboden: bei Kontamination sofortige Desinfektion und Reinigung, sonst Reinigung mindestens 1 x täglich.	Flächendesinfektionsmittel. → Reinigungsmittel (Verdünnung nach Herstellerangabe).	einsprühen, verteilen aber nicht trocken wischen. Reinigung.
Instrumentenaufbereitung und Lagerung	Nach jeder Behandlung → desinfizieren reinigen und **sterilisieren** mit Prüfprotokoll. (Forderung NLGA) Sterilisation der Instrumente auch, wenn Haut nicht durchdrungen worden ist. →	Instrumentendesinfektionsmittel, vorzugsweise Ultraschallreinigungsgerät (USG). → Direktentnahme oder sterilverpackt staubgeschützte Lagerung in Schränken.	Konzentration der Lösung und Einwirkzeit: nach Herstellerangabe anschließend spülen und trocknen. Sterilisation: Autoklav nach erforderlichem Programm (verpackt/unverpackt)
Medizinisch-technisch Geräte	Nach Benutzung. →	Flächendesinfektionsmittel →	Wischdesinfektion
Berufskleidung	Wechsel mindestens 2 x wöchentlich. → Nach Kontamination: Sprühdesinfektion und sofortiger Wechsel.	Wäschewaschmittel oder desinfizierende Wäschewaschmittel (Konzentration nach Herstellerangabe). →	Reinigung bei mindestens 60 °C (Waschmaschine).
Abfallentsorgung	Klingen nach Gebrauch. → Gesamter Tagesabfall (Pa → pierauflagen, -handtücher, kontaminierte Tupfer ...)	Desinfektion vor Entsorgung nicht erforderlich. Abfallbehälter mit Plastiktüte. →	Klingen in stichsicheren, verschließbaren Behältern sammeln und entsorgen. Tagesabfall in verschließbaren Plastiksäcken zum Hausmüll geben. **Nicht Stauchen!**
Vorgehen bei Verletzungen	Blutung mindestens 1 min durch Druck fördern.	Anschließend desinfizieren und Verband.	Verletzung dokumentieren (Verbandbuch). Eventuell Arztbesuch.

Tab. 5.1: Hygieneplan für die Podologie-Praxis (Grundlage: Hygiene Verordnung vom 17.08.2001. Überprüfung durch niedersächsisches Landesgesundheitsamt/NLGA). Bei Verwendung von Desinfektionsmitteln sind die in der **Liste** von dem Verbund für angewandte Hygiene/**VAH-** (früher DGHM-) aufgeführten Mittel **maßgebend**.

rapieaussicht erstellen. Der Behandlungsplan klärt darüber auf, mit welchen Hilfsmitteln und Medikamenten die Behandlung durchgeführt werden kann. Die Therapieaussicht ist für den Patienten wichtig, um den Zeitraum und die Heilungsaussicht der gewählten Behandlungsart zu kennen.

5.3.1 Die Fußuntersuchung

Befragung (Anamnese)

Die Anamnese, eigentlich auch die Vorgeschichte einer Erkrankung, soll die Ursache einer Hautveränderung oder Fehlstellung des Fußes abklären. Mögliche Erkrankungen des Patienten, die über ein Behandlungsrisiko Aufschluss geben, können nur auf diese Weise erfahren werden. Über Blutgerinnungsstörungen eines Patienten oder Spätkomplikationen bei einem Diabetiker muss der Therapeut vor der Behandlung erfahren, um sich mit seinen Behandlungsmethoden und -maßnahmen darauf einrichten zu können. Die Behandlungsaussicht für den Patienten, ob eine Therapie erfolgreich ist oder welcher Zeitraum dafür benötigt wird, kann nur gestellt werden, wenn die Grunderkrankungen bekannt sind. Die Zusammenhänge, wie Erkrankungen des Patienten auf eine Fußbehandlung Einfluss nehmen, erfordert die Kenntnis über Anatomie und Physiologie des gesamten Körpers. Dabei wird die Auswertung der Fragestellung für den medizinischen Fußpfleger eine andere sein als für angrenzende medizinische Assistenzberufe oder für den Mediziner selbst.

Um eine Anamnese des Patienten aufzunehmen, können folgende Fragen gestellt werden:

- Welche Fußbeschwerden haben Sie?
- Sind Sie Diabetiker?
- Wann war Ihre letzte Blutzuckeruntersuchung?
- Liegen Herz- oder Kreislaufbeschwerden vor? (Wie ist das Allgemeinbefinden?)
- Sind bei Ihnen arterielle Durchblutungs- oder venöse Rückflussstörungen (z. B. tiefliegende Krampfadern) vom Arzt festgestellt worden?
- Reagieren Sie auf Pflaster, Medikamente (z. B. Iod) allergisch?
- Liegen bei Ihnen Blutgerinnungsstörungen vor?
- Sind Ihnen Erkrankungen an Knochen oder Gelenken bekannt? (Sind Sie Rheumatiker?)
- Wurden an Ihren Füßen Operationen durchgeführt (Endoprothesen, Arthrodesen, Hallux valgus-Operationen)?
- Haben Sie unterschiedliche oder eingeschränkte Empfindungen an den Beinen, Füßen oder Zehen?
- Sind Ihnen Fußstützen vom Arzt verordnet worden und tragen Sie sie?
- Nehmen Sie regelmäßig Medikamente ein (Marcumar, Acetylsalicylsäure, Kortisone)?
- Wurden bei Ihnen vom Arzt ansteckende Krankheiten festgestellt (Hepatitis, Aids)?

Die Fragestellung ist natürlich auf das Alter des Patienten abzustimmen. Arterielle Durchblutungsstörungen, Knochenerkrankungen sowie Empfindungsstörungen an den Extremitäten kommen bei jugendlichen Patienten sehr viel seltener vor als bei älteren. Manche Fragen ergeben sich bereits aus dem Sicht- bzw. Tastbefund.

Sichtbefund (Inspektion) am unbekleideten Fuß

Unter Sichtbefund versteht man grobe Auffälligkeiten, die mit dem Auge wahrgenommen werden können. Dazu zählen das Gangbild des Patienten, die Körperhaltung, Haut- und Nagelveränderungen, Fehlstellungen des Fußes sowie der Zehen. Zum Gesamteindruck des Sichtbefunds gehört auch die psychische Verfassung des Patienten. Bei einer depressiven Stimmungslage können die Körperhaltung und auch die Schmerzempfindung verändert sein.

Das Gangbild des Menschen wandelt sich auch während der Lebensabschnitte. Es kann entscheidende Aufschlüsse über Fußprobleme geben.

Zur richtigen Deutung des Sichtbefunds gehört auch der Vergleich mit dem gesunden Fuß. Dabei ist auf dieselbe Haltung beider Extremitäten zu achten, weil schon ein kurzzeitiges Hängenlassen nur eines Beins die Färbung der Haut verändern kann.

Schwellungen und Schwund (Atrophie) des Gewebes können nur im Vergleich mit dem anderen Fuß erkannt werden. Durch den Sichtbefund werden auch das Fehlen von Zehen oder das Mehr von Zehen *(Polydaktilie)* festgestellt. Nicht selten sind auch wenig ausgebildete Zehenzwischenräume *(Syndaktilie)* zu erkennen, bei denen jeweils zwei Zehen zusammengewachsen und meist starken mechanischen Reizungen ausgesetzt sind.

Tastbefund (Palpation)

Beim Tastbefund streicht die untersuchende Hand des Therapeuten zuerst über den erkrankten und danach zur besseren Deutung (Differenzierung) eines Befunds über den gleichen Bereich des gesunden anderen Fußes. Bestehen Wärme und Schwellungen an umgrenzten Hautbereichen, deutet dies meist auf Entzündungszustände hin. Wenn eine Schleimbeutelentzündung (Bursitis) unter einem Clavus (Hühnerauge) vorliegt, ist die Schwellung leicht verschiebbar und eine deutliche Rötung der Haut festzustellen.

Bei einem kalten, blassen Fuß mit atrophischer Haut und fehlenden Fußpulsen muss durch eine ärztliche Untersuchung eine mögliche Arteriopathie abgeklärt werden.

Der Pulsschlag des gesunden Fußes ist sehr gut zwischen den I. und II. Metatarsalen auf dem Fußrücken zu spüren. Hier verläuft die vordere Schienbeinarterie, die den Fußrücken versorgt. Die hintere Schienbeinarterie ist am besten hinter dem inneren Malleolus zu fühlen. Sie versorgt die Fußsohle. Die Durchblutungssituation ist aber nicht immer sicher durch solche Untersuchungsverfahren zu bestimmen.

Der Befund auf Schmerzreaktionen, die durch Druck auf Gelenke oder Knochen entstehen, ist durch bestimmte Ausschlussverfahren einzugrenzen. Unter einen möglichen Befund fallen der Fersenbeinsporn, die Morton-Neuralgie und die Spreizfußentzündung. Der Grad der Beweglichkeit eines Gelenks ist zu prüfen und mit dem des gesunden Fußes zu vergleichen. Abweichungen der Beweglichkeit können auf Gelenkveränderungen, wie z. B. beim Hallux rigidus, hinweisen.

Die Dicke der Hornschicht gibt Aufschluss über mechanische Überbelastungen, welche sich meist über Knochen- oder Gelenkdeformitäten befinden. Der Tastbefund muss in Verbindung mit dem Sichtbefund die Art der Verhornung abgrenzen. Es ist zu unterscheiden zwischen Clavi (Hühneraugen), Verrucae (Warzen), Callositas (Schwielen) oder anderen Hyperkeratosen. Der Verlauf und die Ausprägung der Papillenlinien können zur Differenzierung einer Verhornung herangezogen werden.

Deutung der Schuhgebrauchsspuren

Die Beurteilung der Schuhgebrauchsspuren erfolgt zum einen von außen, zum anderen von der Schuhinnenseite her.

Von außen betrachtet man die Schiefstellung des Absatzes und die Abriebstellen der Laufsohle oder des Oberleders. Sie lassen auf eine Fehlstellung des Fußes oder auf zu enge Schuhe schließen. Bei der Beurteilung, inwieweit eine Fehlstellung des Fußes vorliegt, müssen auch die Unterschenkel einbezogen werden. Ausgebeulte Stellen des Oberleders im Zehenbereich deuten auf Zehenkontrakturen hin.

Die beste Trittspur zur Beurteilung von Fehlbelastungen des Fußes ist die Brandsohle des Schuhs. Sie lässt den Platz im Schuh erkennen, den der Fuß während des Abrollvorgangs zur Verfügung hat. Besonders Kinderschuhe sind auf die richtige Größe hin zu kontrollieren. Die Kinderschuhe sollten vom distalen Ende des großen Zehs gemessen 1 $^1/_2$ – 2 cm länger sein, um die Zehen nicht zu stauchen. Bei Erwachsenen reichen in der Längenzugabe meist 1 $^1/_2$ cm aus. Die Weite des Schuhs wird bei Kinderschuhen oft nicht berücksichtigt. Unglücklicherweise werden beim Verkauf zu weite Schuhe meist mit einer kleineren Schuhgröße ausgeglichen (E. Maier, 1979). Ein zu weiter Schuh ist genauso schädlich für den Fuß wie der zu kurze Schuh. Passend ist er erst, wenn die Anprobe auf eine objektive Fußmessung, wie bei dem **WMS**-System, zurückgreift. Das WMS-System schließt die Zugabe für die Schuhinnenlänge und die Weiten (**W**eit, **M**ittel, **S**chmal = Abkürzung: **WMS**) mit ein.

Inwieweit der medizinische Fußpfleger auch auf Kinderschuhe achten sollte, macht eine Statistik deutlich, die vom Deutschen Schuh-Institut, Frankfurt, an der Berufsfachschule für Medizinische Fußpflege des ZFD im März 1993 in Braunschweig durchgeführt wurde. Nach der Auswertung waren 37 % der Kinderschuhe nicht passend **(Tab. 5.2)**. Für mögliche Folgeschäden des Fußes ist diese Zahl noch zu hoch.

Für den Erwachsenen- wie für den Kinderschuh deutet eine gleichmäßige Färbung der Schweißspur auf der Brandsohle auf eine ausgewogene Belastung des Fußes hin. Je auffälliger die Farbunterschiede sind, desto schwerwiegender sind die Fehlbelastungen des Fußes.

Messung des Fußes

Längenunterschiede und der Grad einer Fehlstellung des Fußes lassen sich messen. Die von einer vorgegebenen Norm abweichende Gelenkbeweglichkeit, z. B. eine eingeschränkte Dorsalextension des Großzehengrundgelenks, kann auf eine bestimmte Erkrankung, dem Hallux rigidus, hindeuten.

Als Messinstrumente zur Fußuntersuchung benötigt man ein Maßband zur Längenmessung und ein Goniometer **(Abb. 5.6)** zur Winkelmessung. Mit einem Goniometer können der Grad der Fußfehlstellung und der Bewegungsumfang eines Gelenks gemessen werden.

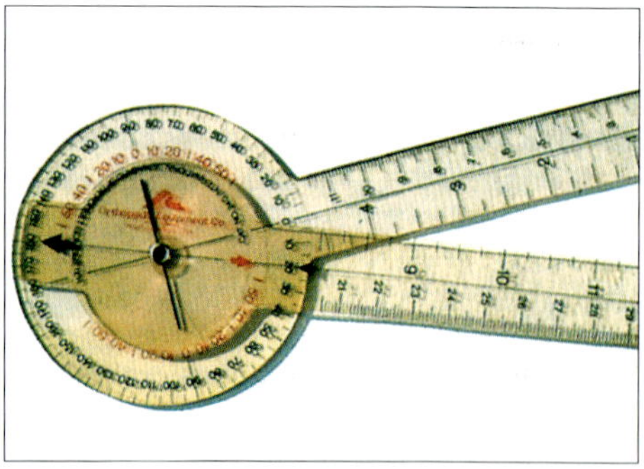

Abb. 5.6: Goniometer.

zu groß	passend	1 Nr. zu klein	2 Nr. zu klein	3 Nr. zu klein
4 %	63 %	19 %	10 %	4 %

Tab. 5.2: Prozentuale Auswertung der Schuhmessungen bei 48 Kindern.

5.3.2 Das Schneiden und Fräsen/Schleifen der Nagelplatte

Die Nagelplatten werden mit der Großzehe beginnend geschnitten und anschließend gefräst. Bei dünnen Nägeln ist es nicht empfehlenswert, die gesamte Nagelplatte noch dünner zu fräsen. Es genügt dann, nur die durch die Nagelzange entstandene Schnittkante zu brechen. Falls die Nagelplatte stark verdickt ist, verfährt man in umgekehrter Reihenfolge. Die Nagelplatte wird zuerst dünner gefräst und anschließend geschnitten. Diese Methode vermeidet, dass sich die Schneiden an der Spitze auseinanderbiegen und mehr Kraftaufwand zum Schneiden des Nagels notwendig wird.

Bei einer Nagelmykose ist es erforderlich, mit einem Rosen- oder Fissurenfräser die infizierten Bereiche des Nagels zu entfernen, damit die antimykotisch wirksamen Präparate leichter in Haut- und Nagelsubstanz eindringen.

Wenn sich ein Clavus unter der Nagelplatte befindet, muss diese Stelle aufgefräst werden, um das Hühnerauge entfernen zu können.

5.3.3 Das Weichen

Die Verhornung am Fuß lässt sich besser darstellen und leichter abtragen, wenn vor dieser Tätigkeit erweichende Flüssigkeiten auf die Haut aufgetragen werden. Hierzu verwendet man entweder die vom Handel angebotenen speziellen Präparate zum Weichen, ein Fußbad oder eine selbst hergestellte Seifenlösung.

Im Folgenden ist nur die Behandlungsweise beschrieben, wie sie mit Weicherlösungen durchgeführt wird.

Rezeptur einer hautfreundlichen Weicherlösung

250 ml flüssige Seife (z. B. Seraman, Manipur)
750 ml Wasser

1000 ml Lösung

Die in der Rezeptur beschriebene Weicherlösung sollte nur zu Beginn der Behandlung einmal aufgetragen werden. Im Anschluss daran kann man mit einer 3 %-igen Wasserstoffperoxid-Lösung (H_2O_2-Lösung) die weichende Wirkung erhalten. Da Wasserstoffperoxid auf der Haut zu Wasser und atomaren Sauerstoff (O) zerfällt, ist gleichzeitig neben der ebenfalls weichenden (eratoplastischen) Wirkung des Wassers eine leichte Desinfektion der Haut gegeben. Wenn ausschließlich die angegebene Seifenlösung zum Weichen eingesetzt wird, steigt die Konzentration der Seife auf der Haut an. Sie macht die abzutragende Fläche schmierig und glatt, sodass die Hornhaut nahezu nicht mehr abgetragen werden kann.

5.3.4 Das Abtragen der Verhornungen

Weniger starke Verhornungen lassen sich durch Weicherlösungen schneller vorbereiten und werden zuerst abgetragen. Nach der Entfernung der Verhornung dürfen keine verhornten Ränder zurückbleiben. Sie würden sich tiefer in die Haut eindrücken und in einem kürzeren Zeitraum wieder Beschwerden hervorrufen. Bei Risikopatienten können stärkere Verhornungen, die sich nach kurzer Zeit wieder gebildet haben, Entzündungsreaktionen verursachen, da es unter der Hornschicht meist zur Mazeration (Erweichung der Haut) kommt.

Die Elastizität der abgetragenen Hornhautfläche muss mit der des umliegenden Gewebes übereinstimmen. Eine dünne elastische Hornschicht muss verbleiben, um den Schutz der Haut gegen mechanische Reize zu gewährleisten. An Stellen, an denen zu viel Hornhaut entfernt wurde, ist ein Reibungsschutz anzubringen. Er kann jedoch das wunde Gefühl am Fuß des Patienten nur bedingt mildern.

Hyperkeratosen (Hornhautverdickungen) auf Warzen
Nachdem die oberflächliche Hornschicht abgetragen wurde, eignet sich am besten ein Okklusivverband mit keratolytischen (hornhautablösenden) Substanzen, um die restliche Verhornung ohne Verletzung entfernen zu können. Nach solchen Verbänden dringen Substanzen wie Ätzmittel oder Podophyllin leichter in das Warzengewebe ein. Die Wirkung dieser Mittel wird damit verbessert.

Entfernung der Clavi

Indem der Kern des Clavus kreisförmig mit dem Skalpell umschnitten wird, kann er entweder mit dem Skalpell selbst oder mit einer gebogenen Hautzange herausgenommen werden. Nach vollständiger Entfernung des Clavuskerns zeigt sich ein rotes Häutchen.

Neurovaskuläre Clavi-Arten weisen meist keinen Kern auf. Stattdessen liegt eine uneinheitlich tiefe Struktur der Verhornung vor, die leicht verletzbar ist. Je nach Schmerzempfindlichkeit können die Hornschichten mit dem Skalpell, der Hautzange oder mit einem Fräser abgetragen werden. Hierbei liegen in hohen Umdrehungsgeschwindigkeiten des Fräsers, wie z. B. durch Turbinenantrieb machbar, große Vorteile. Mit diesen hochtourigen Instrumenten lässt sich ein neurovaskulärer Clavus auch dann noch entfernen, wenn ein Skalpell wegen der Schmerzempfindung des Patienten nicht mehr einsetzbar ist.

Entzündete Clavi
Ein entzündeter Clavus durus weist keine dafür typischen Reaktionen auf. Es fehlen Hitze *(calor)*, Rötung *(rubor)* und Schwellung *(tumor)*. Lediglich der Schmerz *(dolor)* und die eingeschränkte Funktion *(functio laesa)* können ein Anzeichen für eine Entzündungsreaktion sein, weil auch ein gewöhnliches hartes Hühnerauge schmerzt. Die Entfernung des Clavus muss deshalb sehr gründlich erfolgen, um die unter der verhornten Schicht liegende Fistel, einen feinen Gang, der bis in das Korium (Lederhaut) reicht, freizulegen. Wenn die seröse Flüssigkeit unter der Hornschicht nicht abfließen kann, kommt es zu größerem Gewebszerfall und Ausbreitung der Entzündung mit starken Schmerzen.

Die gleiche Reaktion kann eintreten, wenn auf nicht erkannte entzündete Clavi aggressiv wirkende Medikamente wie Ätzmittel oder keratolytisch wirkende Substanzen, wie z. B. Hühneraugenpflaster, die einen hohen Anteil an Salicylsäure enthalten, aufgetragen oder Okklusivverbände angelegt werden. Bei Patienten mit Heilungsverzögerung kann dieses schwerwiegende Folgen haben.

Neurovaskuläre Clavi ohne tiefreichenden Hornhautkern weisen sehr selten Entzündungen auf. Sie können allerdings so überempfindlich sein, dass eine Berührung dieser Flächen mit dem Skalpell oder der Hautzange schon Schmerzen verursacht. Rötliche Verfärbungen unter den Hornschichten der neurovaskulären Clavi weisen auf einen Bluterguss hin.

Grundsätzlich sind alle Entzündungen antiseptisch zu versorgen, um eine mögliche Infektion zu verhindern. Trotz sterilisiertem Instrumentarium und desinfiziertem Behandlungsgebiet kann immer von einer Kontamination (Verunreinigung) des Gebiets ausgegangen werden. Die eventuelle Keimbelastung der Wundfläche kann mit 3 %iger Wasserstoffperoxid-Lösung (H_2O_2-Lösung) bei Patienten, die keine Heilungsverzögerung aufweisen, verringert werden.

Zur Wundversorgung sind desinfizierende Salben, Gazen, Tinkturen oder Puder anzuwenden. Zum Schutz der Wundfläche eignet sich achtlagiger Verbandmull aus 100 % reiner Baumwolle und eine Druckentlastung. Eine wirksame Entlastung der Wundfläche ist unbedingt notwendig, da sonst die Abheilung verzögert wird. Die Verbandfixierung sollte ebenfalls luftdurchlässig sein, um die Vorteile des Verbandmulls nicht zu beeinträchtigen. Das Verbandmaterial muss die bei einem entzündeten Clavus abgesonderte seröse Flüssigkeit aufnehmen können.

Im feucht-warmen Milieu des Schuhs eignen sich deshalb Kunstfasern oder Kunstfasergemische zur Wundabdeckung weniger gut. Sie behindern erfahrungsgemäß die Abdunstung und fördern die Mazeration. Die Wundheilung wird dadurch stark beeinträchtigt.

5.3.5 Die Nagelfalzbehandlung

Die Untersuchung des Nagelfalzes auf Verhornungen (Callositas), Hühneraugen (Clavi), spitze oder eingewachsene Nagelteile erfolgt gegen Ende der Behandlung. Den Vorteil des weichenden Mittels, die Verhornungen darzustellen, kann man während der übrigen Arbeiten am Fuß für den Nagelfalz ausnutzen. Bei einer gleichmäßig abgeschliffenen Nagelplatte lässt sich eine erweichte Nagelecke leichter abtrennen und schont außerdem das schneidende Instrument. Die Entfernung der erweichten Verhornung geschieht entweder mit dem dafür präparierten Nagelmesser, dem Hohlmesser oder der flachen Eckenzange mit 10 mm langer Schneide. Das Nagelmesser muss für die Arbeit im Nagelfalz *präpariert* (vorbereitet) werden, indem man die Schneide stumpf macht und die Spitze des feststehenden Skalpells abrundet. Nach der Methode des Podologen R. A. van Lith eignen sich auch stumpfe Rosen- oder Fissurenfräser zur Entfernung der Verhornungen im Nagelfalz in Verbindung mit schnelllaufenden Motoren (40.000 U/min). Es wird bereits auch ein fertiges rotierendes Instrument (Ony Clean/Fa. Busch) für diesen Zweck angeboten. Die Arbeit mit stumpfen Fräsern in Verbindung mit hohen Umdrehungsgeschwindigkeiten garantieren, dass wenig bis keine Substanz von der Breite des Nagels abgetragen wird. Die Auflagefläche des Nagels bleibt vollständig erhalten und verschmälert dadurch das Nagelbett nicht. Mit scharfen Fräsern darf deshalb die Verhornung im Nagelfalz möglichst nicht entfernt werden.

Damit keine Verletzungen entstehen und sich der Fräser nicht unter die Nagelplatte dreht, muss seine Umdrehungsrichtung im linken Nagelfalz nach links, im rechten Nagelfalz nach rechts drehen **(Abb. 5.7)**.

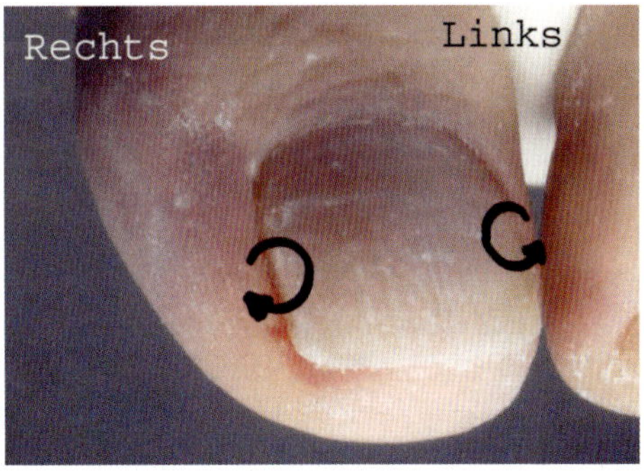

Abb. 5.7: Beispiel für den linken Fuß.

Clavi im Nagelfalz können mit einem spitzen Skalpell, einer Hautzange oder mit dem stumpfen Fräser entfernt werden. Um ein Clavus unter der Nagelplatte zu beseitigen, muss man mit einem scharfen Rosenfräser den Nagel an der betreffenden Stelle durchbohren. Das auf diese Weise freigelegte Hühnerauge ist nach den bereits beschriebenen Verfahren herauszunehmen.

Gegen eine erneute Verhornung des Nagelfalzes haben sich Tamponaden aus Vlies (Copoline®, Rhenafin®) oder Mulltamponaden (Lohmann) in Verbindung mit Salben bewährt. In der Regel wird nach jeder Nagelfalzbehandlung eine Vliestamponade eingelegt, um Reizungen im Nagelfalz zu vermeiden. Bei schmerzhaften Zuständen sind die Orthonyxie oder falls möglich vergleichbare Methoden (BS-Spange etc.) anzuwenden. Ätzungen wirken sich im Nagelfalz- und im Nagelbettbereich sehr viel intensiver aus als auf der übrigen Hautfläche. Wirkungsvolle Druckentlastungen sind für den Nagel schwer anzubringen. Besser eignen sich Maßnahmen zum Reibungsschutz (Tubischlauch, Fleecy-Web etc.).

5.3.6 Die therapeutische Versorgung des Fußes

Die Fußbehandlung kommt ohne therapeutische Versorgung des Fußes nicht aus. Mit Medikamenten kann der Behandlungserfolg, wie Reizfreiheit oder Verminderung der Zellproliferation, in wesentlich kürzerer Zeit erreicht werden als ohne ihre Anwendung. Auf manche Dermatika ist nicht zu verzichten, wenn z. B. Warzenbehandlungen durchgeführt oder Infektionen vorgebeugt werden sollen. Voraussetzung für diese Maßnahmen ist das Wissen über die anwendbaren Medikamente und deren Wechselwirkungen untereinander sowie die Kenntnis über Verbandmaterialien, Pflasterverbände *(Taping)*, die verschiedenen Formen des Reibungsschutzes und der Druckentlastung.

Verwendung von Medikamenten

Hierzu zählen u. a. Ätzstoffe, weichende Lösungen, desinfizierend wirkende Tinkturen, Salben zur Desinfektion und Beeinflussung der Zellproliferation (Zellteilungsrate), Keratolytika (hornhautablösende Substanzen), Hämostyptika (blutungsstillende Mittel).

Verbände und Verbandfixierungsmittel

Darunter versteht man Korrektur- und Entlastungsverbände am Fuß mittels Taping, Kompressionsverbände, Wund- sowie Okklusivverbände. Taping ist in diesem speziellen Zusammenhang eine Verbandtechnik mit klebenden Binden (Leukotape®, Elastoplast®), welche zur Prophylaxe (Vorbeugung), Entlastung und Aufrechterhaltung der Funktion des Fußes ausgeführt wird. Bei der Wundabdeckung ist zwischen Wundschnellverbänden (Hansamed®, Hansaplast® etc.) und regulären Wundverbänden mit Verbandmull zu unterscheiden.

Als Fixierungsmittel für Verbände kommen u. a. Mullbinden, Schlauch- oder Netzschlauchverbände, Leukoplast®, Fixomull®-stretch, Chirofix®, Fixomull® und Silkafix® infrage.

Reibungsschutz

Die Materialien zum Reibungsschutz werden ausschließlich dazu benutzt, die Auswirkung der Reibung zu mildern. Die Stelle wird hierdurch nicht druckfrei. Da ein selbstklebender Reibungsschutz den gesamten Bereich einer gereizten Stelle überdeckt, darf er nicht auf serös absondernde oder blutende Wunden geklebt werden.

Als Reibungsschutz eignen sich u. a. Fleecy-Web, Mole-skin, dünnlagige Schaumstoffe, Second skin, Nagelmasse-Gerlach, Silopad.

Tamponademittel vermeiden die Reizung der Haut durch Reibung speziell im

Nagelfalz. Dafür verwendete Materialien sind Vliese (Rhenafin®, Copoline®), Mullbinden zur Tamponade, der Sulciprotector und die Guttaperchaschiene.

Druckentlastungen

Druckentlastungen werden mit abpolsternden Materialien unterschiedlicher Dicke hergestellt und sollten so fixiert werden, dass auf die damit entlastete Stelle weder Druck noch Reibung einwirkt. Die Eigenschaften der Materialien wie Erholfähigkeit, Elastizität und Komprimierbarkeit sind bei der Auswahl für die Entlastung zu berücksichtigen.

Zu Druckentlastungen eignen sich Filz (3 – 6 mm), Filz-Schaumgummi-Kombinationen (5 – 9 mm), Schaumgummi (3 – 12 mm), thermoplastische Kunststoffe (Galaxon, Plastazote, HB-Schaum, Tepefom etc.), Pedilastik (3 – 4 mm).

Ausblick

Im Praxisablauf hat sich gezeigt, dass die angegebene Reihenfolge der Fußbehandlung ein zügiges Arbeiten erlaubt. Die Verwendung der Instrumente erfolgt nach Fläche und Form der zu bearbeitenden Fläche. Eine großflächige Verhornung wird zuerst mit einem großflächigen Skalpell geschnitten, eine kleinflächige Verhornung mit dem kleinflächigem Skalpell. Um den Druck auf das Gewebe niedrig zu halten, wird dabei eine schneidende Bewegung ausgeführt. Die Haut- bzw. Eckenzangen werden je nach Tiefe und Lage der Verhornung eingesetzt.

Bei den Medikamenten geschieht die Anwendung nach den dafür gültigen Vorschriften und Einschränkungen. Risikopatienten, z. B. Patienten mit Heilungsverzögerung des Gewebes, dürfen nicht mit aggressiv wirkenden Substanzen behandelt werden. Die sachgemäße Verwendung der Medikamente unterstützt den Behandlungserfolg und die Dauer der Schmerzfreiheit.

Die verschiedenen Arten der Druckentlastung und des Reibungsschutzes werden durch andere Methoden wie die der Orthonyxie (Nagelkorrektur) oder der Herstellung von Orthoplastiken/Orthosen als individuelle Hilfsmittel für den Fuß ergänzt. Für die korrekte Anwendung dieser Maßnahmen sind besondere Schulungen erforderlich.

Die ausführlichen manuellen und maschinellen Behandlungsmöglichkeiten des Fußes sowie die medikamentöse Versorgung sind an anderer Stelle dieses Buches beschrieben.

Literatur

- Erne Maier, Köln: Zum Anspruch des Medizinischen Fußpflegers auf staatliche Anerkennung und bundesgesetzliche Regelung seines Berufes als eines nichtärztlichen Heilberufes, der fuss, Heft 9 (1989)
- Alfons Pöppinghaus, Herten: Die Fußuntersuchung, Arbeitsunterlage zur Verbandsschulung
- Günther Greppmayr, München: Die Fußuntersuchung, Arbeitsunterlage zur Verbandsschulung
- H. D. Niejahr, Frankfurt: Blätter zur Berufskunde, Band 2, W. Bertelsmann Verlag, Bielefeld, 3. Auflage (1985)
- K.-H. Hamme: Theorie und Praxis der Med. Fußpflege, Lehrstoff zur Vorbereitung auf die ZFD-Verbandsprüfung, Herausgeber: Zentralverband der Medizinischen Fußpfleger Deutschlands e.V.
- M. Böhm: Das menschliche Bein, Enke Verlag, Stuttgart (1935)
- E. Maier: Der Fuss, Herausgeber Elefanten Schuh GmbH, Kleve (1979)
- Bundesgesundheitsblatt 2001-44: 115 – 1126, Anforderungen an die Hygiene bei der Aufbereitung von Medizinprodukten, Springer Verlag (2001)
- Mitteilung der Fachkommission Struktur-, Prozess- und Ergebnisqualität, Deutsche Gesellschaft für Krankenhaushygiene, Koordinator: Dr. K.-D. Zastrow, Berlin (1998)
- Anleitungen zum Hygienehandbuch, Zentralverband der Podologen und Fußpfleger Deutschlands e. V. (ZFD) 02/2011 (www.zfd.de)

6

Die Patientenkartei

6.1 Der Zweck der Patientenkartei

Gründe, die den Arzt verpflichten, eine Patientenkartei zur Dokumentation der Krankheitsentwicklung zu führen, sollten auch den medizinischen Fußpfleger dazu veranlassen, dies zu tun. Beide Berufsgruppen haben mit dem Menschen, dessen Krankheiten und Hautveränderungen zu tun. Es ist nie ausgeschlossen, dass sich der Gesundheitszustand eines Patienten verschlechtert, ohne dass den Therapeuten ein Mitverschulden treffen muss. Die Karteikarte wird somit zu einem Dokument für den Fall, dass der Patient wegen einer vermeintlich falschen Behandlung Ansprüche gegen den Therapeuten geltend macht. Da der medizinische Fußpfleger auch bei Risikopatienten Verletzungen zu versorgen hat, trifft ihn diese Regelung zur Dokumentation der Behandlung gleichermaßen. Die Karteikarte ist eine rechtliche Absicherung dafür, dass der Patient nach der Verordnung des Arztes und den geltenden Erkenntnissen der Medizin behandelt worden ist. Letztendlich ist eine genaue Eintragung der Behandlung in die Karteikarte auch deshalb empfehlenswert, um Ermittlungen seitens der Krankenkasse wegen eventueller Falschabrechnungen zu entkräften. Korrekt geführte Karteikarten können als Beweismittel nervenaufreibende Prozesse vermeiden helfen.

Die Führung einer Karteikarte gibt dem Therapeuten die Möglichkeit, den Verlauf einer Fußbehandlung nachzuvollziehen. Bei Verwendung eines neuen Medikaments oder einer neuen Therapiemaßnahme können die Wirksamkeit überprüft oder bereits bewährte Medikamente für ihren richtigen Einsatz bestätigt werden. Aus der Eintragung müssen deshalb die differenzierte Diagnose, die medikamentöse Versorgung oder apparative Anwendung ersichtlich und nachvollziehbar sein.

Der Vermerk über Medikamente, die der Patient nicht verträgt, müssen unbedingt in der Karteikarte festgehalten werden, um bereits im Vorfeld der Behandlung vermeidbare Risiken auszuschließen.

Als weiterer Vorteil erweist sich die Dokumentation, wenn erfolgreiche Behandlungsverfahren aufgrund der Karteiunterlagen durch eine Statistik ausgewertet werden sollen. Die Statistik ist ein für alle nachvollziehbarer Beweis für den Erfolg oder auch Nichterfolg bestimmter Therapiemaßnahmen.

6.1.1 Die Einsichtnahme in die Karteikarte durch den Patienten

Kann die Einsichtnahme in die Karteikarte durch den Patienten verlangt werden?

Nach verschiedenen Urteilen der Gerichte über Patientenkarteien von Ärzten ist davon auszugehen, dass der Patient, zur Wahrung seiner schutzwürdigen Interessen, Fotokopien von den Karteiunterlagen des medizinischen Fußpflegers verlangen kann. Es muss allerdings dem Therapeuten zugestanden werden, dass er Stellen, die nicht zu offenbaren sind, abdeckt. Nicht zu offenbarende Stellen in der Kartei sind persönliche Notizen des Therapeuten, die nicht unmittelbar im Zusammenhang mit der Erkrankung stehen oder der Gewissensentscheidung des Therapeuten unterliegen. (Quellen: Urteile Bundesgerichtshof, Az. VI ZR 222/79 + Az. VI ZR 177/81. Urteil Landgericht Köln, Az. 2 O 525/80. Ablehnung der Einsicht: Urteil Oberlandesgericht Celle, Az. 3 U 17/77-.

6.1.2 Die Abgabe der Patientenkartei bei Aufgabe/Verkauf der Praxis

Eine vertragliche Verpflichtung zur Übergabe der Patientenkartei an einen Praxisnachfolger ist nichtig, auch wenn die Weitergabe an Personen erfolgt, die ebenfalls der Schweigepflicht unterliegen. Personenbezogene Daten einer Kartei unterliegen dem Datenschutz und bedürfen der ausdrücklichen Zustimmung des Patienten, bevor sie weitergeleitet werden. Es bedarf nur dann keiner ausdrücklichen Einverständniserklärung des Patienten, wenn dieser durch schlüssiges Verhalten zum Ausdruck bringt, sich von dem Nachfolger der Praxis behandeln lassen zu wollen.

Ein stillschweigendes Einverständnis des Patienten kann nicht daraus hergeleitet werden, dass die Praxisaufgabe in der Tagespresse bekannt gemacht worden ist. Es ist grundsätzlich nicht davon auszugehen, dass alle Patienten diese Bekanntmachung gelesen haben.

Die übrigen Patienten, die nicht in laufender Behandlung sind, müssen schriftlich befragt werden. Ist der Aufenthalt einzelner Patienten nicht mehr festzustellen, verbleiben die Unterlagen bei dem ausscheidenden Praxisinhaber. Nach einem Urteil des Bundesgerichtshofes vom 11.12.1991 – VIII ZR4/91.

6.2 Das Format der Karteikarte

Das DIN-A5-Format hat sich vom Umfang der notwendigen Eintragungen her und vom Platzbedarf für die Aufbewahrung der Karten bewährt.

Als sehr zweckmäßig hat sich die Karteikarte erwiesen, bei der man den unteren Teil zu einer Tasche umknicken kann, um darin Verordnungen (Rezepte), Rechnungen oder für den Patienten bestimmte Bescheinigungen abzulegen. Eine mehrteilige Karteikarte sollte am oberen Rand immer geschlossen bzw. umgeknickt sein, damit nicht mehrere Karten versehentlich ineinandergesteckt und schlecht wiedergefunden werden.

Wenn der Aufbewahrungsschrank für Karteikarten Einteilungen für das DIN-A5-Format besitzt, braucht die Karte an den Seiten nicht geschlossen zu sein. Die seitlichen Begrenzungen des Fachs verhindern, dass die Dokumente herausrutschen können. In die Karteikarte eingeklebte Taschen verteuern die Herstellung.

6.3 Die Aufteilung der Karteikarte

Auf der ersten Seite sollte bei allen Karteikarten die Möglichkeit für die Eintragung der Personalien des Patienten bestehen.

Die Vorgabe für den Eintrag enthält:

- die Adresse des Patienten mit Telefonnummer,
- das Geburtsdatum des Patienten,
- die Krankenkasse,
- den behandelnden Arzt/die behandelnde Ärztin,
- die Risiken des Patienten (Diabetes mit Spätkomplikationen), Blutgerinnungsstörungen, Allergien, arterielle Durchblutungsstörungen, venöse Rückflussstörungen, dermatologische Veränderungen etc.),
- Raum zum Eintrag für Bemerkungen, die bei der Fußbehandlung zu berücksichtigen sind oder sich auf Empfehlungen bestimmter Therapiemaßnahmen beziehen bzw. praxisinterne Vermerke,
- das Schema für das Ergebnis der Fußuntersuchung.

Die Rückseite der Karteikarte ist in vier Spalten unterteilt. Die Unterteilungen gelten für die Eintragung des Datums, des Behandlungsablaufes, der verkauften bzw. empfohlenen Präparate und des Behandlungspreises. In größeren Praxen ist es notwendig, dass der jeweilige Therapeut die Behandlung durch sein Namenskürzel auf der Karte abzeichnet.

6.4 Eintragungen in die Karteikarte

Der Vermerk in Karteikarten soll so knapp und präzise wie möglich sein.

Die Zeit für den Eintrag der Behandlung in die Karteikarte benötigt höchstens zwei Minuten. Dazu muss der Therapeut Prioritäten setzen, welche differenzierte Diagnose zu erwähnen ist und welche Mittel gegen die Beschwerden eingesetzt wurden. Unter *Prioritäten setzen* verstehe ich, dass man nur die wichtigsten Punkte einer Behandlung in der Karteikarte festschreibt.

Ein bestimmtes Schema, welches für die Reihenfolge des Behandlungsablaufs am Fuß gilt, kann auch für die Reihenfolge des Eintrags in die Karteikarte übernommen werden und das Ausfüllen wesentlich erleichtern.

6.4.1 Abkürzungen für die Eintragung

Um Verwechselungen gebräuchlicher Begriffe möglichst auszuschließen, ist es empfehlenswert, einheitliche Abkürzungen zu verwenden. Beispiele für Abkürzungen:

Diagnose

Clavus durus: **Cd**
Clavus mollis: **Cm**
Clavus neurovascularis: **Cnv**
Clavus neurofibrosus: **Cnf**
Clavus papillaris: **Cp**
Clavus vascularis: **Cv**
Clavus miliaris: **Cmil**
Verruca (Warze): **V** (Beispiel: Warze auf der Fußsohle: **Vpl**)
Callositas: **call**
Mykose: **Myk**
Bulla (Blase): **Bul**
Naevus (z. B. Muttermal): **Nae**

Lagebezeichnungen

Nagelplatte: **O** (Abkürzung für: *Onyx*)
Nagelfalz: **S** (Abkürzung für: *Sulcus*)
Zehen: **1 – 5** (Großzehe: 1; kleine Zehe: 5)
Zwischen den Zehen: **/** (Beispiel: **1/2** bedeutet zwischen der Großzehe und der zweiten Zehe; **1/5** bedeutet zwischen allen Zehen)
Zur Fußsohle gehörend: **pl** (Abkürzung für: *plantaris*)
rechts: **re**, links: **li**
Innenseite des Fußes: **med.** (Abkürzung für: *medial*)
Außenseite des Fußes: **lat.** (Abkürzung für *lateral*)
Metatarsalköpfchen: **Met. I – V** (Beispiel: **Met I**: Metatarsalköpfchen des Großzehengrundgelenks.

Angaben für die Therapeutika

Diese werden immer in Klammern hinter die Lagebezeichnung gesetzt.

Silbernitrat: **$AgNO_3$** mit Angabe der Prozentabstufung; Beispiel: (**$AgNO_3$** 10 %).
Salben: mit unverwechselbarer Abkürzung. Beispiel: Braunovidon: (**Braun-ov.**)
Reibungsschutz: mit unverwechselbarer Abkürzung; Beispiel: Fleecy-Web: (**FW**).

Wiederbestellzeit bei notwendiger Nachversorgung

Die Tage werden in einen Kreis gesetzt.
Beispiel: Wiederbestellzeit nach zwei Tagen: ②

6.5 Das Aufnahmebeispiel einer Karteikarte

6.5.1 Die Fußuntersuchung

Name des Patienten: Frau Schulze-Rautenberg, Josefine.

Weitere Personalien sind bereits im Karteikartenmuster eingetragen.

Die Patientin ist Diabetikerin, Typ II, ohne Spätkomplikationen (Diagnose durch den Arzt). Sie ist allergisch gegen Zink-Kautschuk-Pflaster.

Bei der Fußuntersuchung stellen wir eine Eversion der Ferse (7°) beidseitig mit einem ausgeprägten Hallux valgus fest.

Die zweite Zehe links und die dritte Zehe rechts sind Hammerzehen, auf denen sich neurovaskuläre Clavi gebildet haben. An der Fußaußenkante, links, lateral, befindet sich in Höhe der Ferse eine nicht verhornte Operationsnarbe wegen einer Fersenspornoperation. Der Fuß zeigt außer den Schwielen im plantaren Bereich des Vorfußes und den genannten Clavi keine weiteren Hautveränderungen.

Der rechte Großzehennagel ist, nach einer Diagnose des Dermatologen, mykotisch infiziert.

6.5.2 Die Behandlung

Die Nägel der Zehen werden geschnitten und gefräst. Die mykotisch infizierten Nagelbereiche des rechten Großzehennagels werden mit einem Rosenfräser gründlich entfernt. Eine antimykotisch wirkende Creme wird am Schluss der Nagelbehandlung auf den betroffenen Nagel aufgetragen.

Folgende Clavi werden entfernt:

- im Nagelfalz (Sulcus) der Großzehe, rechts medial ein Clavus durus,
- auf der zweiten Zehe, links, und der drittenZehe, rechts, ein Clavus neurovascularis.

Im Vorfußbereich sind Schwielen abgetragen worden.

Für die schmerzhafte zweite Zehe, links, ist eine Druckentlastung notwendig. Zum Schutz der dritten Zehe, rechts, wird ein Reibungsschutz (Fleecy-Web) aufgeklebt.

Um die Druckentlastung erneuern zu können, kauft die Patientin ein Hammerzehenpolster (4,20 €).

In zehn Tagen ist die Patientin wiederbestellt, um die zweite Zehe, links, nachzubehandeln.

Eine Orthese/Orthose, als dauerhaftes Hilfsmittel, ist empfohlen worden.

Die Patientin soll Fußgymnastik betreiben. Dazu wird eine praktische Anleitung gegeben und ein Faltblatt über spezielle Fußgymnastik überreicht.

6.5.3 Die Eintragung der Behandlung in die Karteikarte

Diese Eintragung erfolgt in der Reihenfolge des Behandlungsablaufs:

Alle in der Kartei genannten Namen und Angaben **(Abb. 6.1 und 6.2)** sind nicht mit natürlichen Personen identisch.

Literatur

- Werner Schell: Die Karteikarte – ein Rechenschaftsbericht, der fuss, Heft 9 (1987)
- Urteil des Bundesgerichtshofes vom 11.12.1991 – VIII ZR 4/91

Name: Schulze-Rautenberg	**Vorname:** Josefina	**Bemerkungen:**
PLZ/Wohnort: Heimstadt	**Straße Nr.:** Adlerstr. 5	Empfehl: Orthese für 2. Zehe re Fußgymnastik (nach Faltblatt)
Geburtsdatum: 24.12.10	**Telefon:** 121233	
Krankenkasse: EEB	**Arzt:** Dr. med. Cura	
Patient seit: 7.7.92	**Karte Nr.:** 1	
Risiken: Diabetikerin Typ II ohne Spätkomplikationen. Allergie: Zink-Kautschuk-Pflaster		

Abb. 6.1: Vorderseite der Karteikarte.

Datum	Behandlung	€	€	Th
4.1.02	01 re Myk. (Antimykotikum), S1 re/med. Cd, 2 li Cnv (Druckentl), 3 re Cnv ($AgNO_3$ 30 %/FW) Call pl re + li ⑩	Polster 4,20	23,20	Ka

Abb. 6.2: Rückseite der Karteikarte.

7

Instrumentenkunde und Pflege der Instrumente für die Fußbehandlung

7.1 Übersicht und Verwendung eines ausgewählten Instrumentensatzes

1. Skalpellhalter mit Skalpellklingen **(Abb. 7.1-1)**. Verwendung zur:
   - Entfernung von Callositas (Verhornungen).
   - Entfernung unterschiedlicher Clavi.
2. Hohlmeißel (Hohlmesser) mit auswechselbarer Klinge **(Abb. 7.1-2)**. Verwendung zur:
   - Entfernung eines eingewachsenen Nagelteils *(Unguis incarnatus)* im Nagelfalz.
   - Entfernung eines Clavus durus (hartes Hühnerauge), mit breiter Klinge zur Entfernung von Callositas.
3. Eckenfeile **(Abb. 7.1-3)**.
   Verwendung zum: Begradigen/Entgraten der im Nagelfalz liegenden freien Nagelränder.
   Die Feile ist nur auf Zug abrasiv.
4. Nagelmesser (feststehendes Skalpell mit achteckigem Griff) **(Abb. 7.2-4)**. Die Skalpellspitze muss für die Arbeit im Nagelfalz abgerundet, die Schneide stumpf gemacht werden. Verwendung zur:
   - Sondierung des Nagelfalzes.
   - Untersuchung des Nagelfalzes und des Nagels.
   - Entfernung von Nagelfalzverhornungen.
   - Einlegen von Tamponadestreifen.
   - Entfernung des Kunststoffs von der Nagelplatte bei der Nagelprothetik oder Orthonyxie.
5. Salbenspatel (doppelseitig) **(Abb. 7.2-5)**. Verwendung zum:
   - Auftragen von Salben, Medikamenten.
   - Einlegen des Tamponadestreifens.
6. Augensalbenstäbchen (mit verschmolzenen Enden) **(Abb. 7.2-6)**. Verwendung zum:
   - Auftragen von Flüssigkeiten.
   - Auftragen von Medikamenten.
7. Saphirfeile **(Abb. 7.2-7)**.
   Bei den meisten Feilen besteht die eine Seite aus einer feinen, die andere aus einer groben Diamantkörnung.
   Verwendung zum:
   - Entgraten des freien distalen Nagelrands.
   - Abrunden der freien, distal liegenden seitlichen Nagelränder (Ecken).
   - Nacharbeiten des gefrästen freien Nagelrands oder der Nageloberfläche.
8. Nagelzange (12 cm) mit Pufferfeder. **(Abb. 7.2-8)**. Verwendung zum:
   - Schneiden der freien Nagelränder.
9. Kopfschneider (13 cm Gesamtlänge) mit Blattfedern **(Abb. 7.2-9)**. Verwendung zum:
   - Schneiden der freien Nagelränder.
10. Eckenzange (13 mm Schneide) mit Branchengriffen **(Abb. 7.3-10)**. Verwendung zum:
    - Schneiden der seitlichen, distal liegenden freien Nagelränder (Ecken).
    - Entfernen des eingewachsenen Nagelteils *(Unguis incarnatus)* im Nagelfalz.
    - Schneiden dünner Nagelplatten.
11. Eckenzange (10 mm Schneide) mit Branchengriffen **(Abb. 7.3-11)**. Verwendung zum:
    - Entfernen des eingewachsenen Nagelteils *(Unguis incarnatus)* im Nagelfalz.
    - Schneiden der seitlichen, distal liegenden freien Nagelränder (Ecken).
    - Entfernen eines Clavus durus im Nagelfalz.
    - Entfernen von Verhornungen (Callositas) im Nagelfalz.
    - Entfernen unterschiedlicher Clavi-Arten am Fuß.

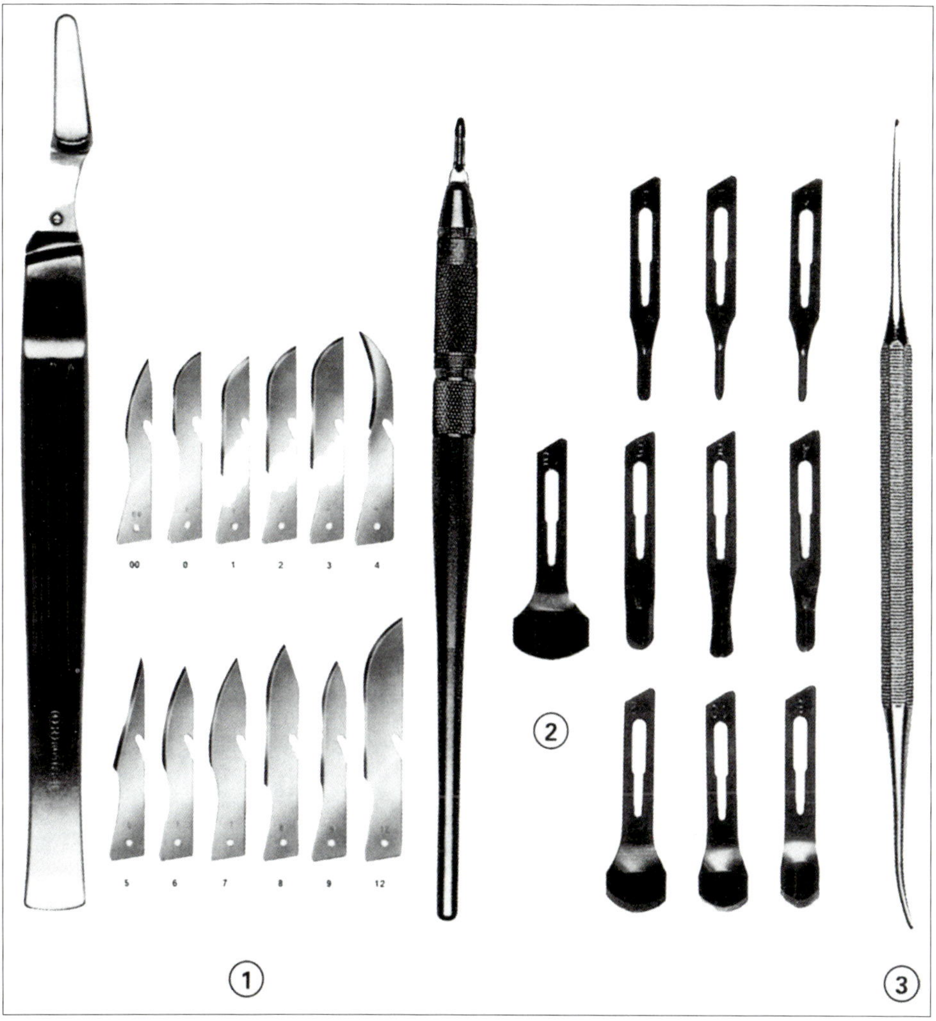

Abb. 7.1: 1 Skalpellhalter mit unterschiedlichen, auswechselbaren Skalpellklingenformen.
2 Hohlmeißel (Hohlmesser) mit unterschiedlichen, auswechselbaren Klingenformen.
3 Eckenfeile mit geradem und gebogenem Feilenende.

- Entfernen von Callositas.
- Entfernen von Fremdkörpern aus der Haut.

12. Hautzange (kurze Schneide) mit Branchengriffen **(Abb. 7.3-12)**. Verwendung zum:
    - Entfernen unterschiedlicher Clavi-Arten am Fuß, auch im Zwischenzehenbereich.
    - Entfernen von Verhornungen *(Hyperkeratosen)*.
13. Hautzange (kurze Schneide) mit Scherengriffen **(Abb. 7.4-13)**. Verwendung zum:
    - Entfernen unterschiedlicher Clavi-Arten am Fuß, auch im Zwischenzehenbereich.
    - Entfernen von Verhornungen *(Hyperkeratosen)*.
14. Spitze Pinzette (Feilchenfeld-Pinzette) **(Abb. 7.4-14)**.
    Verwendung zum:

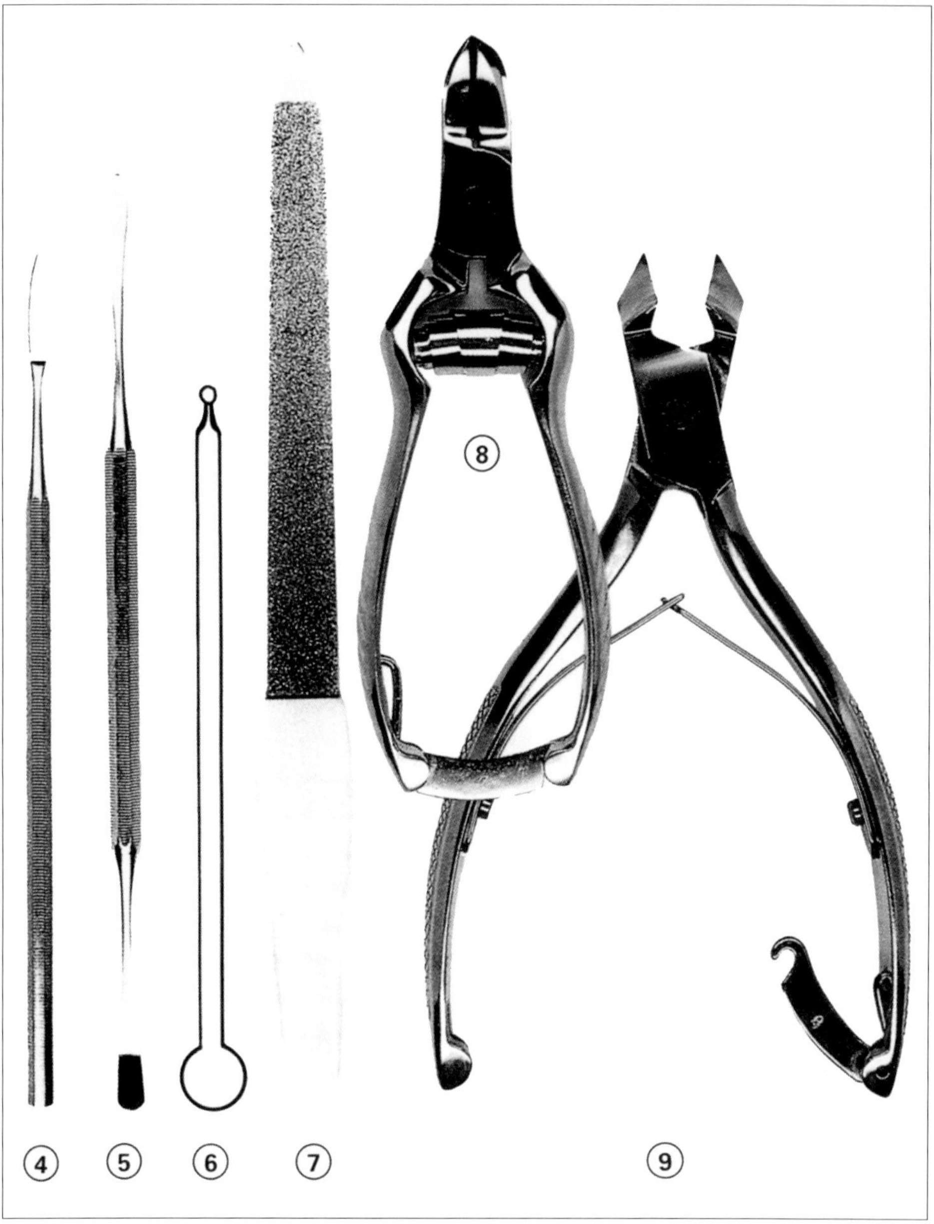

Abb. 7.2: 4 Nagelmesser mit achteckigem Griff.
5 Doppelseitiger Salbenspatel.
6 Augensalbenstäbchen (Glasstäbchen).
7 Saphirfeile.
8 Nagelzange mit Pufferfeder.
9 Kopfschneider (13 cm Gesamtlänge).

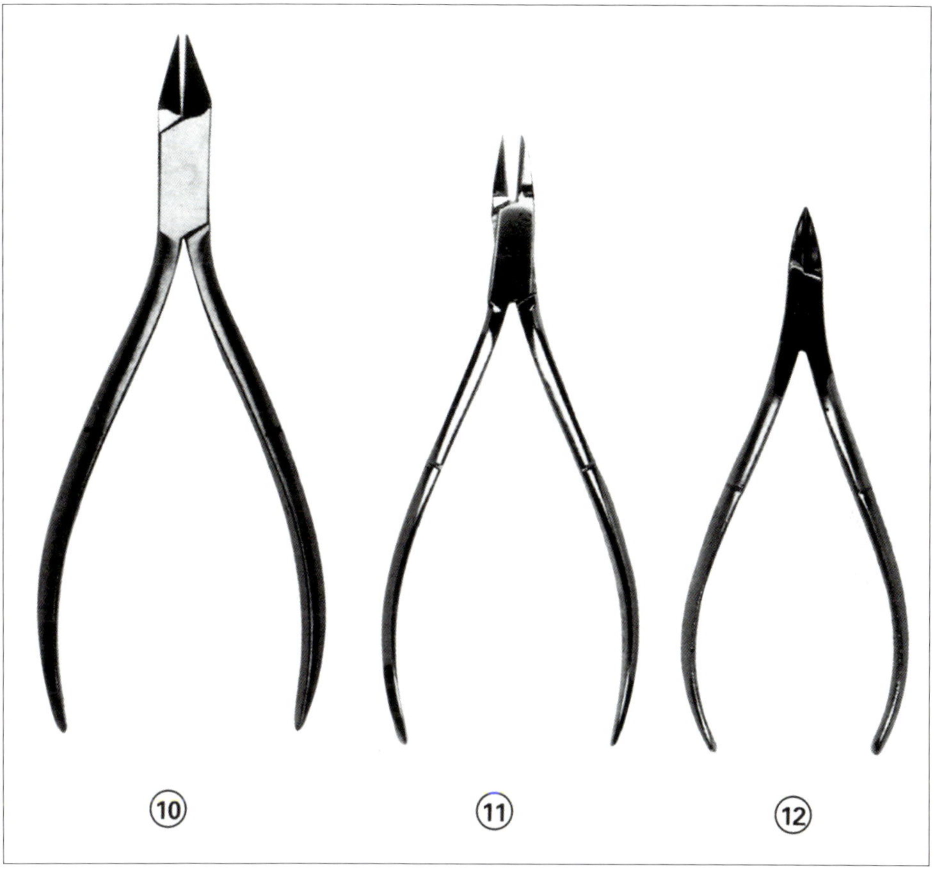

Abb. 7.3: 10 Eckenzange mit Branchengriffen (13 mm).
11 Eckenzange mit Branchengriffen (10 mm Schneide).
12 Hautzange mit Branchengriffen und kurzer Schneide.

- Entfernen von Fremdkörpern im Nagelfalzbereich.
- Greifen/Einlegen von Hilfsmitteln (Guttapercha/Vliesstreifen, Sulciprotectoren) in den Nagelfalz.
- Aufnehmen von Touchets.
- Auf- und Abnehmen von Wundauflagen.

15. Schere (Kronenschere nach Beebe) 11 cm **(Abb. 7.4-15)**.
    Verwendung zum:
    - Einschneiden von Entlastungsmaterialien.
    - Herstellen von Aussparungen in Entlastungsmaterialien.
16. Verbandschere **(Abb. 7.4-16)**. Die Scherenenden bestehen aus einem gerundeten und einem spitzen Schenkel.
    Verwendung zum:
    - Zuschneiden von Entlastungsmaterialien/Pflastern/Verbänden/Tamponaden, Guttaperchaschienen, Sulciprotectoren etc.
    - Aufschneiden von Verbänden.
17. Verschiedene genormte Fräser mit unterschiedlichen Schaftdurchmessern.
    Nagelfräser mit abrasiver Stirnseite (Schaftdurchmesser 2,35 mm) **(Abb. 7.5 links)**.

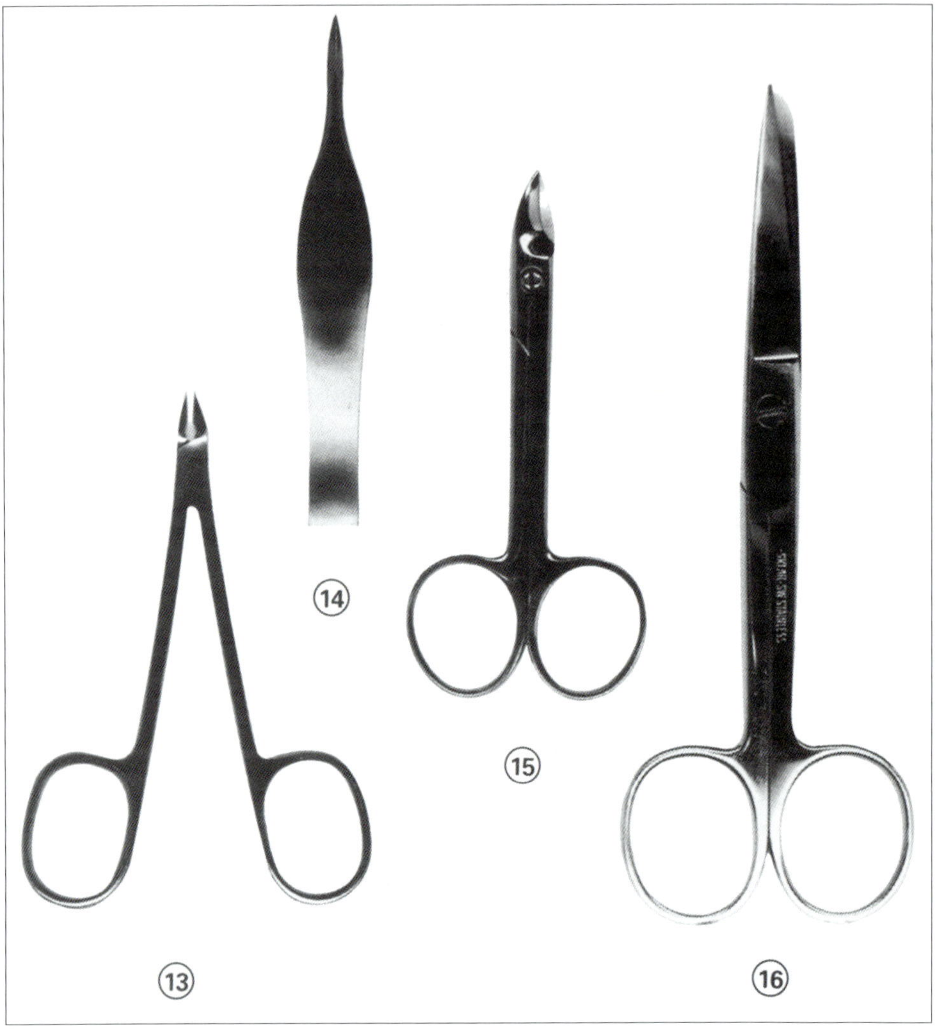

Abb. 7.4: 13 Hautzange mit kurzer Schneide und Scherengriffen.
14 Feilchenfeldpinzette (Länge: 7,5 cm).
15 Kronenschere nach Beebe.
16 Verbandschere.

Verwendung zum:

- Abschleifen der Nagelplatte.
- Entfernen der Gratstellen nach dem Schneiden der Nägel.

Diamant-Nagelschleifer mit abrasiver Stirnseite zur Verwendung in Mikromotorhandstücken über 40.000 U/min (Schaftdurchmesser 2,35 mm) **(Abb. 7.6)**.

Verwendung zum:

- Abschleifen der Nagelplatte.
- Entfernen der Gratstellen nach dem Schneiden der Nägel.

Fissurenfräser (Schaftdurchmesser 2,35 mm) für Handstücke mit Welle und Mikromotorhandstücke **(Abb. 7.5 rechts)**.

Verwendung zum:

- Abschleifen der Nagelplatte im Nagelfalzbereich/Angleichen der

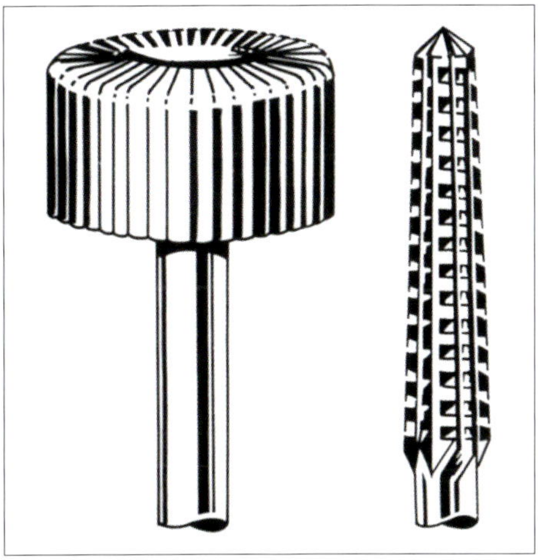

Abb. 7.5: Nagelfräser mit abrasiver Stirnseite Ø 10 mm, Schaft Ø 2,35 mm (links).
Fissurenfräser, Ø 2 mm, Schaft Ø 2,35 mm (rechts).

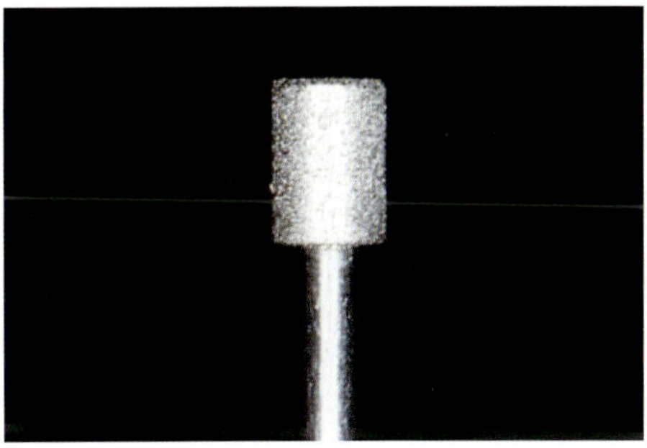

Abb. 7.6: Diamant-Nagelschleifer mit abrasiver Stirnseite Ø 5 mm, Schaft Ø 2,35 mm.

Nagelplattendicke im Nagelfalzbereich.
- Ausfräsen mykotisch infizierter Nagelbereiche.

Diamant-Fissurenschleifer (Schaftdurchmesser 1,6 mm) für das Turbinenmotorhandstück **(Abb. 7.7 rechts)**.
Verwendung zum:
- Entfernen eingewachsener Nagelteile.
- Entfernen von Clavus papillaris, Clavus neurovascularis, Clavus neurofibrosus.

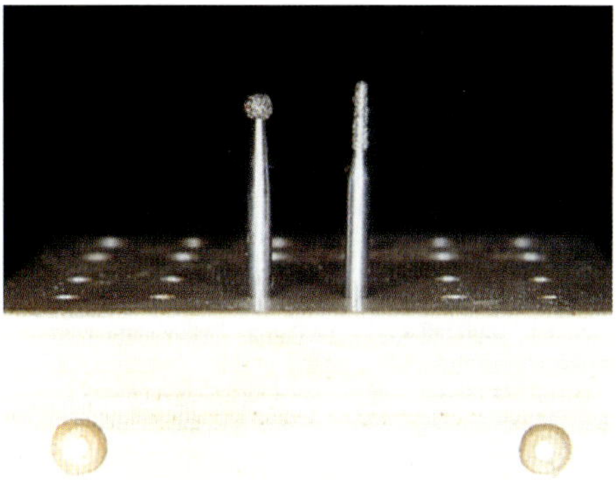

Abb. 7.7: Diamant-Rosenschleifer, Ø 1 mm, Schaft Ø 1,6 mm (links).
Diamant-Fissurenschleifer, Ø 1 mm, Schaft Ø 1,6 mm (rechts).

- Ausfräsen mykotisch infizierter Nagelbereiche.

Rosenfräser (Schaftdurchmesser 2,35 mm) für Handstücke mit Welle und Mikromotorhandstücke **(Abb. 7.8)**.
Verwendung zum:
- Aufbohren der Nagelplatte zur Entfernung eines Clavus durus subungualis (hartes Hühnerauge unter der Nagelplatte).
- Dünnerschleifen der Nagelplatte im Nagelfalzbereich/Angleichen der Nagelplattendicke im Nagelfalzbereich.

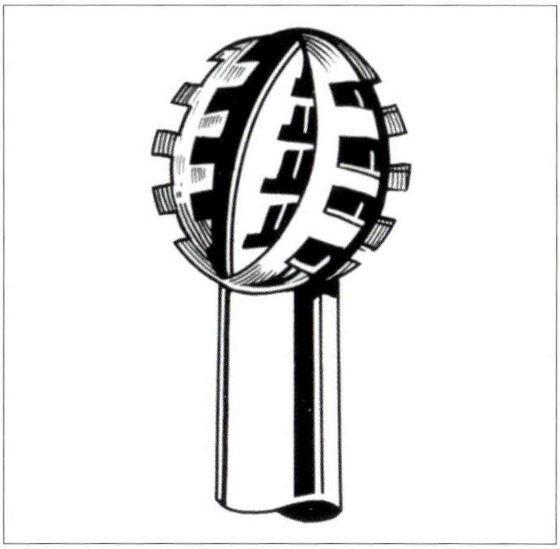

Abb. 7.8: Rosenfräser, Ø 2 mm, Schaft Ø 2,35 mm.

- Ausfräsen mykotisch infizierter Nagelbereiche.

Diamant-Rosenschleifer (Schaftdurchmesser 1,6 mm) für das Turbinenmotorhandstück **(Abb. 7.7 links)**.

Verwendung zum:

- Entfernen von Clavus papillaris; Clavus neurovascularis; Clavus neurofibrosus.
- Aufbohren der Nagelplatte zur Entfernung eines Clavus durus (hartes Hühnerauge).
- Ausfräsen mykotisch infizierter Nagelbereiche.

Korundschleifer (Schaftdurchmesser 2,35 mm) für Handstücke mit Welle und Mikromotorhandstücke **(Abb. 7.9)**.

Verwendung zum:

- Entgraten dünner Nägel

Kappenschleifer (Schaftdurchmesser 2,35 mm) für Handstücke mit Welle und Mikromotorhandstücke bis 10.000 U/min **(Abb. 7.10)**.

Verwendung zum:

- Glätten abgetragener Verhornungen.
- Glätten hyperkeratotischer Hautveränderungen.

Rubinschleifer (Schaftdurchmesser 2,35 mm) (geeignet für Mikromotoren bis 40.000 U/min wegen geringster Unwucht).

Verwendung zum:

- Glätten abgetragener Verhornungen.
- Glätten hyperkeratotischer Hautveränderungen **(Abb. 7.11)**.

Die beschriebenen Fräser/Schleifer sind nur eine Auswahl der im allgemeinen erhältlichen Formen zu verstehen. Es sind die am häufigsten benutzten Formen.

Schaftdurchmesser von 1,6 mm (genormter Durchmesser) sind nur für das Turbinenhandstück 360.000 – 420.000 U/min) verwendbar.

Schaftdurchmesser von 2,35 mm (genormter Durchmesser) sind für alle Mikromotoren und Handstücke mit Welle verwendbar. Die Umdrehungsleistungen der Antriebsmotoren reichen von 9000 – 40.000 U/min maximaler Leistung.

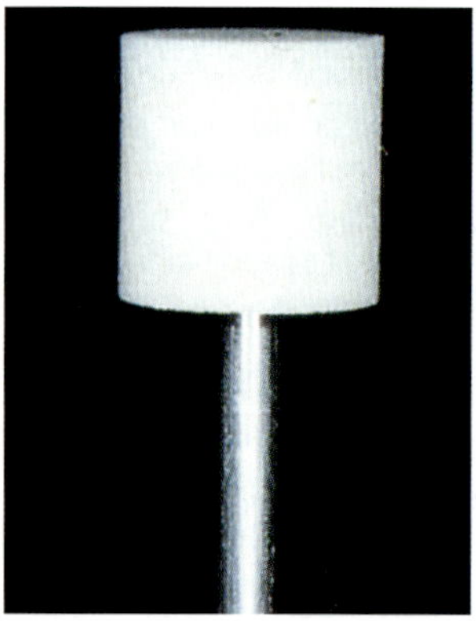

Abb. 7.9: Korundschleifer (weiß), Ø 5 mm, Schaft Ø 2,35 mm.

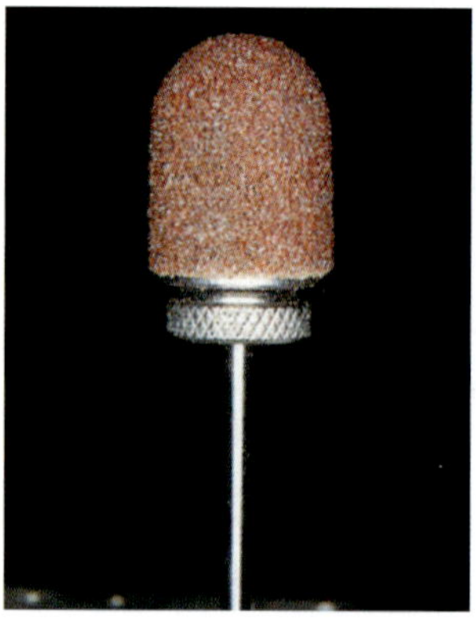

Abb. 7.10: Kappenschleifer, Ø 10 mm, Schaft Ø 2,35 mm.

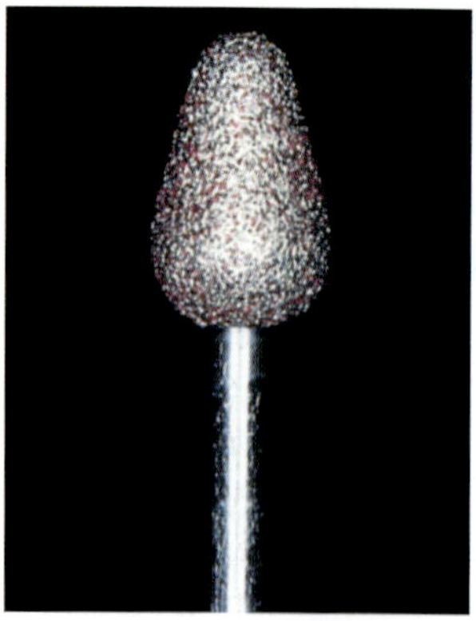

Abb. 7.11: Rubinschleifer (Birnenform), Ø 7 mm, Schaft Ø 2,35 mm.

7.2 Die Werkstoffkunde

Für die Fußbehandlung finden hauptsächlich Instrumente aus folgenden Stahlarten Verwendung: Kohlenstoffstahl, Chromstahl und Hartmetall.

7.2.1 Der Kohlenstoffstahl

Kohlenstoffstahl ist unlegierter Werkzeugstahl, der je nach Verwendungszweck einen Kohlenstoffgehalt zwischen ca. 0,3 – 1 % besitzt.

Innerhalb der Grenzen für den Kohlenstoffgehalt gibt es unterschiedliche Härtegrade. Mit steigendem Kohlenstoffgehalt nehmen Härte und Verschleißwiderstand zu, Zähigkeit und Dehnfähigkeit des Metalls verringern sich.

Kohlenstoffstahl ist relativ weich und nicht so verschleißfest wie z. B. Chromstahl oder Hartmetall. Das Instrument aus Kohlenstoffstahl ist deshalb nur zum Schneiden der Haut und des Nagels bestimmt. Die Schärfe einer Nagelzange aus Kohlenstoffstahl wird z. B. zerstört, wenn mit ihr der sehr viel härtere Draht für die Orthonyxiespange geschnitten würde. Die fein ausgezogenen Spitzen einiger Zangen (z. B. Eckenzangen) können durch Schneiden dicker Nägel auseinanderbiegen.

Kohlenstoffstahl rostet (oxidiert) sehr schnell. Der Rost entsteht durch die Verbindung des Stahls mit Sauerstoff (griech./lat.: *Oxygenium*). Da Metalle in der Natur meist als chemische Verbindungen vorkommen, neigen reine Metalle dazu, diesen Ausgangszustand wieder zu erreichen. (Siehe dazu Kapitel 7.4).

Verwendet man verrostete Instrumente, können durch die extreme Oberflächenvergrößerung des rotbraunen Rosts und der damit verbundenen besseren Anhaftungsmöglichkeit für Mikroorganismen leichter Entzündungsreaktionen entstehen. Falls Verletzungen mit dem verrosteten Instrument entstanden sind, gelangen Mikroorganismen leichter in tiefere Gewebsschichten. Die im Gewebe verbleibenden feinsten Rostpartikel sind außerdem Fremdkörper, welche die Ursache einer verzögerten Abheilung sein können.

7.2.2 Der rostgeschützte Kohlenstoffstahl

Die Industrie kann durch Galvanisieren mit nichtrostenden Metallen den Kohlenstoffstahl vor Oxidation schützen. Galvanisieren bedeutet, die Oberfläche eines Gegenstands mit einer dünnen Metallschicht zu überziehen. Wenn man in eine Metallsalzlösung galvanischen Strom leitet, schlägt sich das in dem Salz enthaltende Metall als feiner, ebenmäßiger Überzug an der Kathode, dem negativen Pol, nieder. Will man einem Instrument einen metallischen Überzug geben, wird es im galvanischen Bad an die Kathode angeschlossen.

Galvanischer Strom ist eine andere Bezeichnung für Gleichstrom, einem gleichförmig vom Pluspol zum Minuspol fließenden Strom.

Eine auf diese Art rostgeschützte Oberfläche des Kohlenstoffstahls wird für den medizinischen Gebrauch entweder verchromt oder vernickelt.

Die vernickelte Oberfläche des Kohlenstoffstahls ist dauerhafter als die verchromte. Der Grund liegt darin, dass Nickel bei Erwärmung fast den gleichen Ausdehnungsgrad besitzt wie Eisen. Es kann deshalb nicht so leicht von der Stahloberfläche abspringen wie Chrom, welches sich stärker ausdehnt.

An stark beanspruchten Stellen, wie Gelenken und Schneidflächen, nutzt sich der galvanische Überzug aus Chrom oder Nickel schnell ab. An einigen Instrumenten ist er an diesen Stellen aus bearbeitungstechnischen Gründen nicht vorhanden. Die Oxidationsneigung in diesen Bereichen ist folglich sehr hoch.

Der Name *rostgeschützt* ist deshalb nicht gleichzusetzen mit der Bezeichnung *rostfrei* oder *nicht rostend*.

Für die Vernickelung eines aus Kohlenstoffstahl hergestellten Instruments ist eine Zwischenschicht aus Kupfer erforderlich. Für die Verchromung des aus dem gleichen Grundmaterial bestehenden Instruments sind als Zwischenschicht ein Nickel- und ein Kupferauftrag notwendig. Trotz des höheren Arbeitsaufwands bei der Herstellung von verchromten Instrumenten ist das vernickelte Instrument in der Anschaffung teurer.

Die Allergieneigung der Haut (Kontaktallergie) gegen Nickel tritt in letzter Zeit immer häufiger auf.

7.2.3 Der Chromstahl

Chromstahl ist auch unter der Bezeichnung Chrom-Nickel-Stahl, 18/10-Stahl oder Inox-Stahl im Handel.

Wasser und die darin gelösten Desinfektionsmittel rufen bei dieser Stahlart keine Rostbildung hervor. Lediglich Säuren, z. B. Albothyl® Konzentrat, können bei längerer Einwirkzeit die Oberfläche des Instruments in eine gräuliche Oxidationsstufe überführen. Das Instrument muss deshalb sofort nach Gebrauch abgespült werden, um die Auswirkung der Säure zu verhindern. Unbedenklich dagegen ist ein kurzer Kontakt mit sehr verdünnten Säuren.

Durch verschärfte Hygienebestimmungen, die wässrige Desinfektion und Dampfsterilisation in der Podologie vorschreiben, sind nur noch Chromstahlinstrumente einsetzbar. Ihre Funktion, Haltbarkeit und Schärfe der Schneiden werden durch diese Aufbereitungsverfahren kaum beeinträchtigt.

7.2.4 Das Hartmetall

Die Zusammensetzung einer Hartmetalllegierung kann aus Wolfram, Tantal, Titan und Kobalt bestehen.

Hartmetall besitzt eine ausgesprochen hohe Verschleißfestigkeit gegenüber den Stoffen, die im Praxislabor verarbeitet werden, wie z. B. Modellgips. Selbst höhere Temperaturen, die durch das Schleifen entstehen, beeinflussen die Schärfe kaum (Pusch/Krempe 1971).

Für die Fußbehandlung ist selten das ganze Schneidinstrument aus Hartmetall hergestellt. Es sind immer nur die Bereiche hartmetallbestückt, die im Allgemeinen größerer Beanspruchung ausgesetzt sind, so z. B. die Schneiden einer Nagelzange.

Auf die Schärfe der in rostfreier und durchgesteckter Ausführung angebotenen hartmetallbestückten Zangenschneiden gibt es meist eine mehrjährige Herstellergarantie.

7.3 Instrumentenkunde

Für die Fußbehandlung benutzte man in früherer Zeit Instrumente aus der chirurgischen und zahnärztlichen Praxis. Dies geschieht auch heute noch in der Fußbehandlung, wenn unterschiedliche Skalpellformen, Pinzetten und Bohrer ihre Anwendung finden.

Durch die Spezialisierung im medizinischen Bereich haben sich die Formen und auch die Materialien der Instrumente im Lauf der Zeit verändert.

7.3.1 Zangen

Als Zangen werden Instrumente bezeichnet, deren Schneiden gegeneinander stoßen.

Bei den Griffen der Zangen unterscheidet man zwischen Scheren- und Branchengriffen.

Zangen können durchgesteckt oder genietet montiert sein.

Eine durchgesteckte Zange **(Abb. 7.12 bis 7.14)** ist in der Herstellung aufwändiger, dafür aber vom Gebrauchswert beständiger. Das Gelenk einer durchgesteckten Zange weitet sich weniger aus, als bei genieteten Instrumenten. Die Schneiden reiben deshalb weniger gegeneinander, wodurch die Schärfe länger erhalten bleibt.

Genietete Zangen **(Abb. 7.15)** sind weniger lange haltbar, weil durch die Weitung der Gelenke nach längerem Gebrauch die Schneiden nicht mehr gegeneinander treffen.

Die Bezeichnungen der Zangenmodelle sind nicht einheitlich.

Hauptsächlich wird zwischen Hautzangen mit gebogener Schneide, Eckenzangen mit gerader, spitz ausgezogener Schneide und Nagelzangen mit leicht gebogenen, kräftigen Schneiden unterschieden.

Die Bezeichnung *Eckenzange* ist ein Fachbegriff geworden, der durch die spezielle Anwendung dieses Instruments entstanden ist. Mit dieser Zangenart lassen sich sehr gut freie Nagelspitzen, die sogenannten *Ecken des Nagels* entfernen.

Für die unterschiedlichen Schwierigkeitsgrade bei der Behandlung benötigt man verschiedene Längen der Schneiden. Leider fehlen diese Angaben oftmals in den Listen der Anbieter.

7.3.2 Scheren

Unter Scheren versteht man Instrumente, deren Schneiden nicht gegeneinander treffen, sondern überlappen.

Scheren werden genietet oder geschraubt, sodass stärkere Materialien die Scherenschenkel auseinanderbiegen.

Um die Schärfe einer Schere lange zu erhalten, wird empfohlen, nur gleicharti-

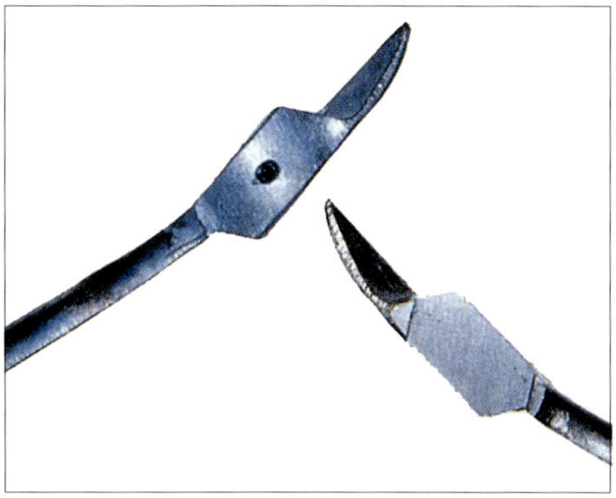

Abb. 7.12: Durchgesteckt hergestellte Zange.

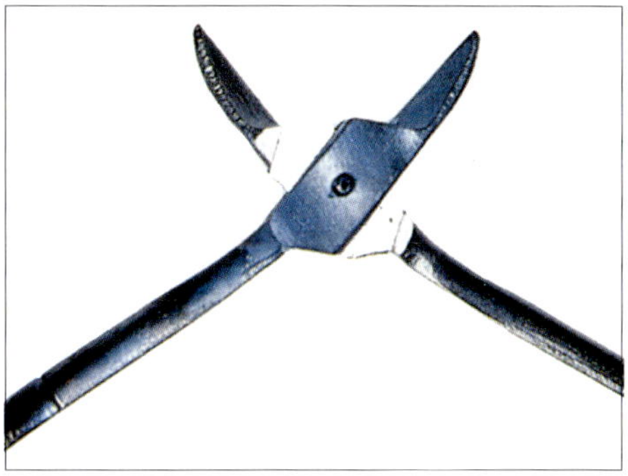

Abb. 7.13

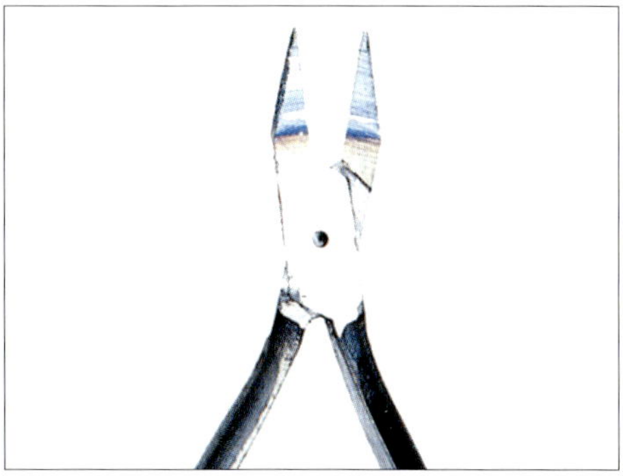

Abb. 7.14

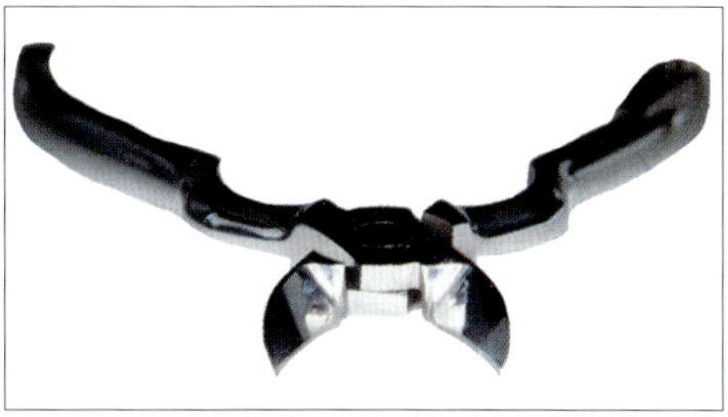

Abb. 7.15: Genietete Zange.

ge Materialien mit einer Schere zu schneiden.

Für Filz und Schaumgummi eignet sich besonders die Kronenschere nach Beebe. Diese Schere besitzt kurze, leicht gebogene Schenkel, mit denen man sehr gut kleine Aussparungen in Ringpolster schneiden kann.

7.3.3 Fräserköpfe und Schleifer

Durch Fräsen wird eine Oberfläche spanabhebend geformt.

In der Fußbehandlung fräst man eine Nagelplatte, um sie zu verdünnen oder zu entgraten. Das gleiche Instrument wird aber auch zum Aufbohren der Nagelplatte eingesetzt. Hier ist der Vergleich mit der zahnärztlichen Praxis angebracht, in der mit gleichen Fräserformen überwiegend gebohrt wird, und die deshalb für diese Tätigkeit auch Bohrer genannt werden. Um hier eine einheitliche Bezeichnung für den medizinischen Fußpfleger zu finden, ob er nun fräst oder bohrt, sollte nach der hauptsächlich damit verrichteten Arbeit beurteilt werden.

Bei den metallenen Fräserköpfen unterscheidet man zwischen Formen mit:

- einfachem Hieb und
- Querhieb.

Fräserköpfe mit einfachem Hieb besitzen eine lamellenartige Oberfläche **(Abb. 7.16)**.

Die Bezeichnung *Hieb* stammt aus der ursprünglichen Herstellungsart der Instrumente. Die Kerben in Feilen sowie Fräsern wurden durch einen speziellen Meißel in das Metall geschlagen.

Der Querhieb **(Abb. 7.17)** entstand, indem man, im rechten Winkel zu den bestehenden Kerben, weitere hinzusetzte. Damit wurde eine stärkere Abrasivität erreicht.

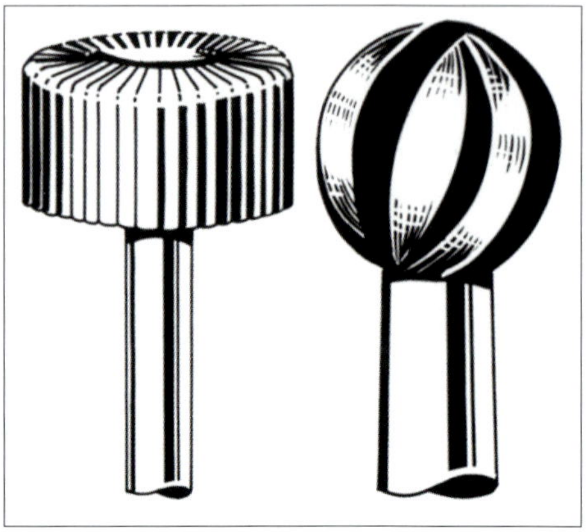

Abb. 7.16: Einfacher Hieb bei dem Nagelfräser und Rosenfräser.

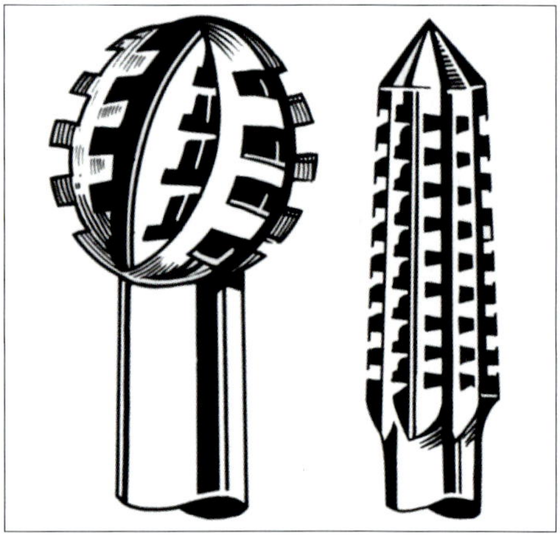

Abb. 7.17: Querhieb bei einem Rosenfräser und Fissurenfräser.

Als **Schleifer** bezeichnet man im Allgemeinen feinkörnige Fräserköpfe, mit denen raue Oberflächen geglättet werden. Sie besitzen wenig Abrasivität, d. h., dass nur wenig Material von der Oberfläche abgetragen werden kann.

Das Material der Fräser

Kohlenstoffstahl

Bei den meisten in der Fußbehandlung benutzten Fräsern bestehen die Fräserköpfe und der Fräserschaft aus Kohlenstoffstahl. Die Schärfe des Fräserkopfs bleibt gut erhalten, auch wenn härtere Hornsubstanz der Nagelplatte gefräst wird. Das Abfräsen gelackter Nageloberflächen macht die Fräser schneller stumpf.

In früherer Zeit war es möglich, Fräser nachschleifen zu lassen. Da heute hauptsächlich Maschinen die Fräser schärfen, stehen Facharbeiter für diese Tätigkeit kaum noch zur Verfügung.

Ein Nachteil des Kohlenstoffstahls ist, dass er sehr leicht rostet.

Die Industrie hat sich in letzter Zeit den verschärften Hygienebedingungen angepasst. Es werden heute überwiegend Fräser hergestellt, die aus einer rostfreien Metalllegierung bestehen.

Hartmetall

Fräserköpfe aus Hartmetall **(Abb. 7.18)** werden hauptsächlich zur Bearbeitung von Gipsmodellen bei der Herstellung von Orthonyxiespangen oder Orthoplastiken/Orthosen benötigt.

Die Schärfe bleibt sehr lange erhalten, der Hartmetallfräserkopf ist aber rostanfällig.

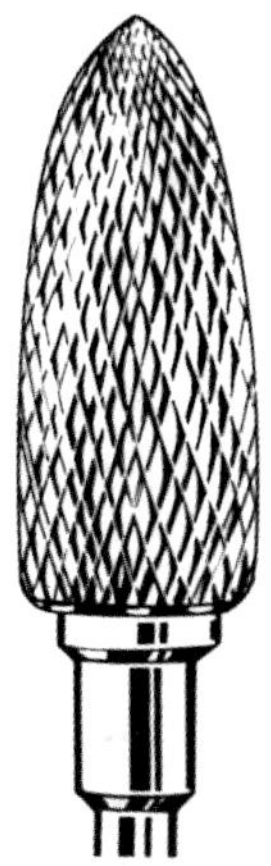

Abb. 7.18: Hartmetallfräser.

Das Material der Schleifköpfe

Korund (chem.: Al_2O_3)

Korundschleifer sind keramische Schleifer, die aus Aluminiumoxid bestehen und in zwei Farben, rosa und weiß, erhältlich sind.

Da Korundschleifer wenig abrasiv sind, benutzt man sie zum Glätten der Nagelplatte oder zum Entgraten der Schnittkante am Nagel, die durch das Schneiden mit der Nagelzange entstehen.

Korund ist löslich in Formalin, das einigen Desinfektionsmitteln zugesetzt ist, oder in Formaldehyddämpfen, die in der Hüttmann*-Kassette zur Desinfektion erzeugt werden.

Da die Schleifer leicht verschmutzen, reinigt man sie am besten auf einem nicht zu feinen Schleifstein. Der Fräser wird dabei in ein Handstück gespannt und bei laufendem Motor auf den Stein gehalten. Hierdurch geht Korundmaterial verloren. Das gleiche Verfahren eignet sich auch zum Formen des Schleifers, um dadurch besondere Verwendungsmöglichkeiten zu erhalten.

Der Schaft des Schleifers besteht meist aus Kohlenstoffstahl.

Der rosa gefärbte Korundschleifer ist zum Schleifen von Metallen (Orthonyxiespange, Nagelmesser) besser geeignet als der weiß gefärbte.

Karborund (chem.: SiC)

Karborund ist chemisch gesehen Siliciumcarbid. Das Material ist grobkörniger als Korund und besitzt eine grüngraue Farbe. Karborundschleifer eignen sich sehr gut zum Abschleifen rauer, dünner Hornhautflächen. Zum Abtragen starker Verhornungen sind sie nicht geeignet.

* Hüttmann-Desinfektions-Kassette Modell *Hygiena-Thermicus , geeignet für Frisöre, Ärzte und Fußpfleger. Elektrochemische Desinfektion mit Formaldehyd. Hersteller: Hüttmann, Spezialfabrik elektrischer Ventilatoren und Apparate, Kirchhain, Bez. Kassel.* Die Kassette ist heute fast nicht mehr im Einsatz.

Diamantschleifer mit Sinterbindung (DSB-Schleifer)

Ein Diamantschleifer mit Sinterbindung **(Abb. 7.19)** besitzt sehr lange Lebensdauer, weil die Diamantkörner den Schleifkopf vollständig durchsetzen.

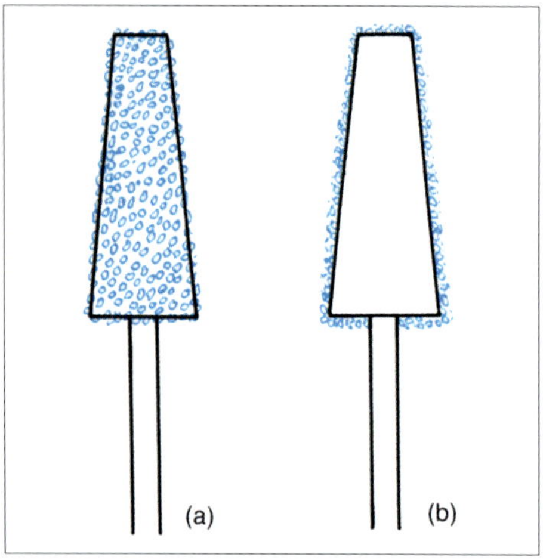

Abb. 7.19: Aufbau des DSB-Schleifers (a) im Vergleich zum Diamantschleifer (b) (Querschnitte).

Der DSB-Schleifer nimmt durch den Gebrauch allmählich an Umfang ab und verliert – je nach zu bearbeitender Materialhärte – an Schärfe. Die Menge der Diamantkörner in der Legierung darf eine gewisse Konzentration nicht überschreiten, da sie sonst nicht mehr ausreichend gebunden werden.

Zur Herstellung der Schleifer vermischt man Diamantkörner und eine besondere Metalllegierung, wie z. B. Ferromangan (FeMn). Die Legierung wird in Formen hoch erhitzt (gesintert) und die Diamantkörner unter hohem Druck hineingepresst. Es sind unterschiedliche Korngrößen erhältlich.

Hauptsächlich wird der DSB-Schleifer im Dentallabor eingesetzt, weil damit härtere Oberflächen bearbeitet werden können. Für die Fußbehandlung ist diese Belastungsfähigkeit eines Schleifers nicht notwendig.

Diamantschleifer

Auf Diamantschleifern, die in der Regel für die Fußbehandlung benutzt werden, sind die Diamantkörner auf einer Nickelmetallschicht galvanisch aufgebracht. Hierzu bindet man auf dem Rohling eines Schleiferkopfes die Diamantkörner elektrolytisch an der Oberfläche des Schleifers. Die Diamantkörner verlieren sich leichter aus der Metallschicht, wenn die Schleifkörper mit alkalischen Tensiden in Ultraschallreinigungsgeräten gesäubert werden.

Unterschiedliche Korngrößen sind erhältlich.

Zur Kennzeichnung der Körnung tragen die Schäfte mancher Schleifkörper, besonders für den Einsatz in Turbinenhandstücken, Farbringe.

Es bedeuten ein:

- schwarzer Ring: supergrobe Körnung von ca. 0,15 mm,
- grüner Ring: grobe Körnung von ca. 0,12 mm,
- roter Ring: feine Körnung von ca. 0,03 mm,
- gelber Ring: extra feine Körnung von ca. 0,01 mm.

Ohne Kennzeichnung entspricht die Korngröße der mittleren Körnung von 0,1 mm.

Rubinschleifer

Rubine sind tiefrot gefärbte Edelsteine. Rubinschleifer besitzen Ähnlichkeit mit Diamantschleifern. Im Gegensatz dazu scheint die silbrige Oberfläche, die man von den Diamantschleifern her kennt, bei Rubinschleifern leicht rötlich. Die Ähnlichkeit der Schleifkörper liegt an dem Rohling, der für beide Schleifköpfe aus einer Nickelmetallschicht besteht. Auf diese Schicht wird Rubinstaub bestimmter Korngröße galvanisch gebunden. Der Kopfdurchmesser der Rubinschleifer für die Hornhautbearbeitung liegt bei ca. 7 mm. Größere Durchmesser sind nicht mehr für schnelllaufende Mikromotoren mit Sprayvorrichtung geeignet, weil der Staub nicht mehr gebunden und die Unwucht der erforderlichen Umdrehungsleistung zu groß wird. Hohe Unwuchten schädigen das Lager des Handstücks.

Schleifer mit auswechselbarem Schleifkörper

Sie bestehen aus einem Gummikern mit genormtem Metallschaft, auf den man Sandpapierkappen (z. B. Kappenschleifer) oder Sandpapierringe (z. B. Grütznerschleifer) stecken kann. Aufgrund ihrer Konstruktion besitzen diese Schleiferarten eine Unwucht, die bei langsam drehenden Motoren Vibrationen hervorrufen. Viele Patienten empfinden diese Vibrationen als unangenehm.

Wenn sehr viel mit diesen Schleifern gearbeitet wird, muss man wegen dieser Unwucht mit höherem Verschleiß der Lager des Handstücks rechnen. Das Handstück mit Gleitlager ist dabei ebenso von Reparaturkosten betroffen wie das kugelgelagerte Handstück.

Bei schnelllaufenden Mikromotorhandstücken ist grundsätzlich von der Verwendung dieser Schleifkörper abzuraten. Dies nicht nur wegen der Unwucht des Schleifers, sondern auch wegen der Verstopfungsgefahr der feinen Spraydüsen am Kopf der Handstücke. Der Spray muss in der Regel abgestellt werden, weil der Durchmesser dieser Schleifer zu groß ist. Der Sprühnebel trifft bei zu großen Durchmessern nicht mehr auf die Arbeitsfläche, sondern gegen die Basis des Schleifers, wodurch der Staub nicht mehr gebunden wird.

7.3.4 Schaftdurchmesser und Länge der Fräser/Schleifer

Die Handstücke von Mikromotoren, d. h. Kleinstmotoren und Motoren, deren Kraft mit flexibler Welle übertragen wird, sind für die Aufnahme der Fräser genormt. Es können die gleichen Bohrer/Fräser in der zahnärztlichen sowie fußtherapeutischen Praxis benutzt werden, da sie den gleichen Schaftdurchmesser besitzen. Der Durchmesser beträgt 2,35 mm. Die Länge des Schafts differiert je nach Verwendung. Sie wird nach ISO-Norm mit:

- 34 mm (Benennung: kurz),
- 44,5 mm (Benennung: Standard),
- 65 mm (Benennung: lang),
- 70 mm (Benennung: extra lang)

angegeben. Die Fertigungstoleranz der Fräserschäfte bezeichnet die Maßgenauigkeit für den Durchmesser der Schäfte, die sehr schwanken kann. Sie wirkt sich bei Verwendung des Fräsers so aus, dass bestimmte Fräser im Handstück nicht fest eingespannt werden können.

Anders dagegen die Fräserschäfte für Turbinenmotoren, die allerdings auch weitaus höheren Umdrehungsleistungen, bis 420.000 U/min, standhalten müssen. Die Fertigungstoleranzgrenze liegt sehr hoch, wodurch der Fräser sicher im Handstück eingespannt werden kann.

Der Schaftdurchmesser der Fräser für Turbinenhandstücke ist ebenfalls genormt und beträgt 1,6 mm.

Die Länge der Schäfte ist ebenfalls unterschiedlich. Sie wird nach ISO Norm mit folgenden Werter angegeben:

- 16 mm (Benennung: kurz),
- 19 mm (Benennung: Standard),
- 21 mm (Benennung: lang),
- 25 mm (Benennung: extra lang).

7.3.5 Die Arbeitsleistung der Fräser/Schleifer

Zur Beurteilung der Leistung eines Fräsers wird in der Physik die lineare Geschwindigkeit zugrunde gelegt. Die lineare Geschwindigkeit gibt die Länge des Wegs an, den der Umfang eines Rads in einer bestimmten Zeiteinheit auf einer Geraden zurücklegt **(Abb. 7.20)**. Daraus ergibt sich eine konstante, gleichbleibende Größe von 15 – 20 m/s für alle Fräser, die in der Fußbehandlung benutzt werden.

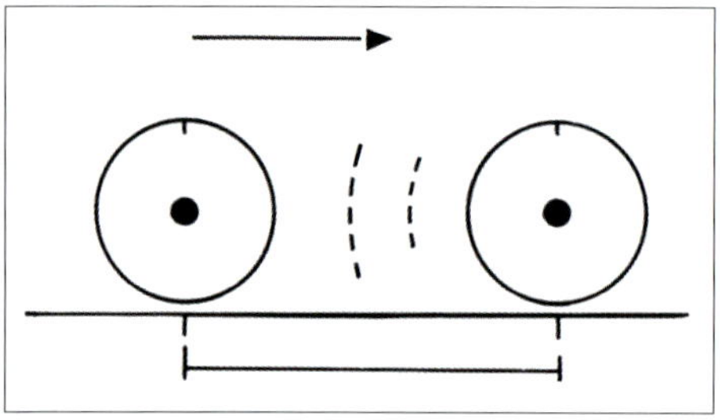

Abb. 7.20: Zeichnung zur Verdeutlichung einer linearen Umdrehung.

Die höchste Leistung eines Fräsers auszunutzen bedeutet für die Praxis, die größte Abrasivität des Fräsers zu erlangen.

Die Zusammenhänge sind leichter zu verstehen, wenn man die Leistung nicht mit der linearen-, sondern mit der Umdrehungsgeschwindigkeit pro Minute (U/min) benennt. Die Formel dafür lautet:

$$V_{rot} = \frac{V_{lin}}{D \cdot \pi}$$

Formelerklärung:

- V_{lin} = lineare Geschwindigkeit,
- D = Durchmesser des Fräsers,
- π = Kreiskonstante = 3,14
- V_{rot} = Rotationsgeschwindigkeit/ Umdrehungsgeschwindigkeit.

Für einen Fräserkopf mit einem Durchmesser (D) von 10 mm ist das Ergebnis nach der Formel 30.000 U/min. Die lineare Geschwindigkeit (V_{lin} wurde dabei mit 15,7 m/s festgelegt.

Es müssen gleiche Einheiten in die Formel eingesetzt werden, daher ist die Umrechnung von Meter in Millimeter und Sekunden in Minuten notwendig.

Ein Fräserkopf von 10 mm erreicht demnach seine günstigste Arbeitsgeschwindigkeit bei 30.000 U/min.

Fräserkopfdurchmesser und günstigste Arbeitsleistung sind umgekehrt proportional, d. h.: je größer der Durchmesser des Fräserkopfs, desto geringer ist die dafür benötigte Umdrehungsgeschwindigkeit zur Ausnutzung der größten Leistungsfähigkeit.

Errechnete Werte für andere Fräserkopfdurchmesser:

- ein Fräserkopfdurchmesser von 5 mm benötigt 60.000 U/min,
- ein Fräserkopfdurchmesser von 1 mm benötigt 300.000 U/min.

Durch Versuche konnte auch festgestellt werden, dass bei 60.000 U/min und dem Fräserkopfdurchmesser von 5 mm eine dreifach intensivere Fräswirkung erzielt wurde, als sie mit 3000 U/min erreicht worden wäre. Bei der Arbeit mit dem Fräser fiel die Druckausübung dreißigmal geringer aus, als sie mit 3000 U/min notwendig gewesen wäre.

Hohe Geschwindigkeiten über 30.000 U/min schließen aus, dass der Patient Vibrationen des Fräsers wahrnimmt. Für den Menschen noch spürbare Vibrationsfrequenzen liegen bei ca. 1000 Hz. Diese Frequenz wird bei den Mikromotoren aus dem Dentalbereich wegen der hohen Umdrehungsgeschwindigkeiten von ca. 40.000 U/min und auch von den Turbinenmotoren mit ca. 420.000 U/min weit überschritten. Die Fräsarbeit ist deshalb kaum zu spüren.

Für den Einsatz in Dentalmikromotoren mit Sprayvorrichtung ist es ratsam, die Standardfräser mit einer Metallsäge um ca. 3 mm zu kürzen. Damit wird verhindert, dass der Wassersprаynebel gegen die Unterseite des Fräsers sprüht und den größten Teil der Staubpartikel nicht mehr binden kann. Die Staubbindung ist effektiver, wenn das Wasser auf die Fräserfläche trifft.

Kugelförmige Diamantfräser und Schleifer erreichen nur im mittleren, dem äquatorialen Teil ihre optimale Leistung, weil hier die als Berechnungsgrundlage gültige lineare Geschwindigkeit die größte Abrasivität verspricht. Für die Berechnung der günstigsten Umdrehungsgeschwindigkeit eines birnenförmigen Fräsers/Schleifers wird immer der Bereich des größten Durchmessers zugrunde gelegt.

7.4 Schädigende Einflüsse auf Instrumente

7.4.1 Das Rosten der Instrumente aus Kohlenstoffstahl

Einflüsse, die den Rostansatz (Korrosion) und damit Oberflächenzerstörung des Instruments aus Kohlenstoffstahl in der Praxis begünstigen sind:

- Feuchtigkeit (z. B. wässrige Desinfektionsverfahren),
- aggressive Bestandteile der umgebenden Luft, wie z. B. Säuredämpfe von Salzsäure und rauchender Salpetersäure (z. B. Ätzmittel),
- Hitzeeinwirkung über 200 °C (z. B. Kugelsterilisator),
- Hitzeeinwirkung in Verbindung mit Feuchtigkeit (Autoklav),
- Lösungen von sauren Salzen und Säuren, mit denen das Instrument in Kontakt gekommen ist.

Außerdem gibt es elektrochemische Einflüsse für die Korrosion, bei denen zwischen zwei aufeinanderliegenden unterschiedlichen Metallflächen ein Stromfluss, ein sogenanntes Lokalelement, entsteht. Dabei erfolgt die Zerstörung des unedleren Metalls durch Ausgleich der Spannungsdifferenz (Potenzialdifferenz) in feuchter Umgebung.

Eisen würde, nach der Tabelle der elektro-chemischen Spannungsreihe, bei Kontakt mit Nickel in Korrosion treten.

Man unterscheidet zwei Rostbildungsstufen des Stahls.

Die grau/violett schimmernde Oberfläche, die sich besonders durch Hitzeeinwirkung bildet. Sie enthält zweiwertiges Eisen (chem. Formel: FeO), die als Vorstufe des rotbraunen Rosts betrachtet werden kann.

Die rotbraune Oberfläche des Stahls besteht aus dreiwertigem Eisen (chem. Formel: Fe_2O_3) und ist die am häufigsten gesehene Art des Rosts.

Rost, gleich welcher Oxidationsstufe, beeinträchtigt die Schärfe eines Instruments erheblich.

Beispiele für nicht rostgeschützte Bereiche der Instrumente aus Kohlenstoffstahl:

- gesamte Fläche der auswechselbaren Skalpellklingen,
- Fräserschäfte,
- Fräserköpfe aus dem genannten Metall,
- Gelenke und geschärfte Schneiden von Zangen und Scheren.

Rostanfällige Instrumente werden durch wässrige Desinfektionsmittel und heißem Wasserdampf geschädigt. Bei den verschärften Hygienebestimmungen der Länder ist aber die wässrige Desinfektion nicht zu umgehen.

Den speziellen Instrumenten-Desinfektionsmitteln werden deshalb vom Hersteller Stoffe zugesetzt oder empfohlen, die den Rostansatz verzögern sollen. Solche Rostinhibitoren, die physiologisch verträglich sein müssen, sind jedoch nicht in der Lage, den Rostansatz gänzlich zu verhindern. Dies besonders dann nicht, wenn das Instrument über die vorgeschriebene Einwirkzeit in der Lösung liegen bleibt.

Falls vom Hersteller empfohlen und vom Robert Koch-Institut (RKI) bzw. der Deutschen Gesellschaft für Hygiene und Mikrobiologie erlaubt, kann als Rostinhibitor Natriumnitrit ($NaNO_2$) zugesetzt werden. Die Natriumnitritkonzentration in der Lösung liegt in der Regel bei 0,5 %. Natriumnitrit bindet einen Teil des Sauerstoffs in der Lösung, der dann für die Oxidation des Metalls (Rostbildung) nicht mehr zur Verfügung steht.

Um die Schädigung der Instrumente aus Kohlenstoffstahl niedrig zu halten, ist die vorgeschriebene Konzentration und die Einwirkzeit des Desinfektionsmittels unbedingt einzuhalten. Die Lösung sollte nur Zimmertemperatur besitzen. Je wärmer das Desinfektionsmittelbad, desto höher die Rostneigung. Wärme begünstigt den Oxidationsprozess.

Um den Rostansatz zu verhindern, sind deshalb für Kohlenstoffstahlinstrumente Verfahren denkbar ungeeignet, die durch Wasserdampf, wie beim Autoklaven, das Instrument keimfrei machen (sterilisieren).

Bessere Ergebnisse, im Hinblick auf die Rostvermeidung bei Kohlenstoffstahlinstrumenten, bringt die Heißluftsterilisation. Voraussetzung ist hierbei allerdings, dass das Instrument völlig trocken in den Sterilisator gelegt wird. Feuchtigkeit, die eventuell durch das Vorreinigen auf dem Instrument verbleibt, wirkt rostfördernd.

Die Sterilisationstemperatur eines Heißluftsterilisators beträgt 180 °C. Bei strikter Einhaltung dieser Temperatur sind keine wesentlichen Schäden für das Instrument zu erwarten. Für die Podologie ist die Heißluftsterilisation nicht mehr zulässig.

Kohlenstoffstahl wird gewöhnlich bei einer Temperatur von ca. 250 °C angelassen und dadurch gehärtet. Der Härteprozess entsteht durch Ordnung der Molekülstruktur in dem Metall.

Je näher die Erwärmung des Metalls durch die Sterilisation an die Temperatur von 250 °C heranreicht, desto höher ist die Schädigung durch den Verlust der Härte. Das Instrument wird stumpf und ist kaum noch dauerhaft zu schärfen, da das Metall seine ursprüngliche Härte verloren hat.

Die Spitzen solcher Zangen, die keine ausreichende Härte mehr besitzen, biegen sich beim Schneiden dickerer Nagelplatten leichter auseinander und werden damit völlig unbrauchbar.

Grundsätzlich sind demnach auch Verfahren zur Sterilisation ungeeignet, bei dem die Schneiden des Instruments für kurze Zeit höheren Temperaturen als 180 °C ausgesetzt sind. So z. B. bei Kugelsterilisatoren (bis 240 °C) und mit Gas betriebene Geräte, die mit sehr hoher Hitze, teilweise bis zu 780 °C, arbeiten.

Die zuletzt genannten Verfahren zum Sterilisieren der Instrumente sind vom Robert Koch-Institut nicht anerkannt, weil sie den hohen Anforderungen, die an eine Sterilisation gestellt werden, nicht genügen.

7.4.2 Chromstahl

Chromstahl hat nach meinen Erfahrungen bei konsequenter Einhaltung der Sterilisationstemperatur und -dauer nicht merklich gelitten. Wässrige Desinfektionsverfahren verursachen bei dieser Stahlart keine Rostbildung.

Konzentrierte Säuren müssen auf Chromstahl sofort abgewaschen werden, weil sie die Oxidation des Metalls fördern.

Die höheren Anschaffungskosten für Chromstahlinstrumente lohnen sich wegen der längeren Haltbarkeit.

7.4.3 Hartmetall

Für Hartmetall gelten die gleichen Möglichkeiten für die Schädigung wie für Kohlenstoffstahl.

7.5 Der Antrieb für rotierende Instrumente

7.5.1 Der Elektromotor

Elektromotore benötigen im Allgemeinen keine Pflege. Reparaturarbeiten sollten grundsätzlich dem Hersteller oder dessen Kundendienst überlassen bleiben. Nach einer längeren Betriebszeit ist es empfehlenswert, die Kohlenstifte des Motors auf ihre Abnutzung hin zu kontrollieren. Hiermit werden mögliche Schädigungen des Kollektors vermieden. Diese Maßnahme hilft Reparaturkosten zu verringern.

Vor Überprüfung der Kohlestifte muss der Netzstecker gezogen werden, da sonst Stromschlaggefahr besteht.

Die früher in der Praxis gebräuchlichen großen Motoren werden mit Wechselstrom betrieben. Sie besitzen meist nur Rechtslauf.

7.5.2 Der Mikromotor

Der Mikromotor ist, bezogen auf den jeweiligen Verwendungszweck, die kleinstmögliche Ausführung eines Elektromotors. Er benötigt für den Betrieb Gleichstrom bis zu 24 V. Diese Stromspannung gilt bislang für alle in der Fußbehandlung verwendeten Gleichstrommotoren. Da die Masse des Motors klein ist, gleichen höhere Umdrehungsgeschwindigkeiten seine geringere Leistungsfähigkeit gegenüber größer dimensionierten Wechselstrommotoren aus. Dentalmikromotoren **(Abb. 7.21)** erlangen Umdrehungsleistungen von 40.000 bis 120.000 U/min. Der Motor selbst erzielt nur maximal 40.000 U/min. Größere oder niedrigere Umdrehungsgeschwindigkeiten werden durch Austausch der Handstücke erreicht, die entweder höhere oder niedrigere Transmissionen (Übersetzungen der Umdrehungsgeschwindigkeiten) besitzen.

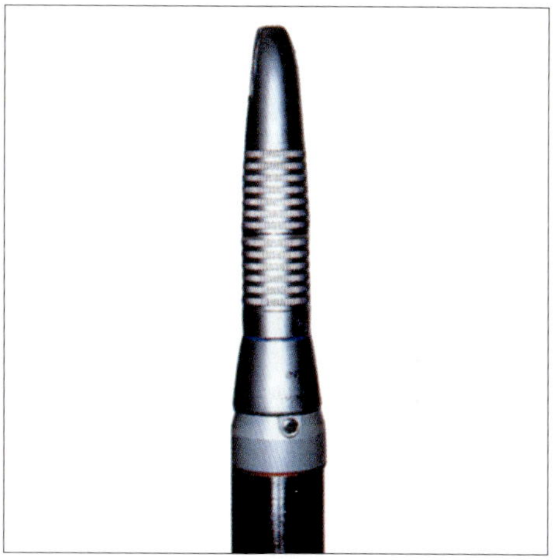

Abb. 7.21: Mikromotor mit 40.000 U/min (Dentalausführung) und Handstück.

Die Umdrehungsgeschwindigkeiten können für niedrige Drehzahlbereiche (4000 – 40.000 U/min) durch einen Stromspannungsregler gesteuert werden (z. B. durch Schiebewiderstand, Drehwiderstand, Kontaktpedal).

Je langsamer der Motor durch Regelung der Stromspannung dreht, desto geringer wird allerdings auch seine Leistung.

Die Möglichkeit der Stromspannungsregelung besteht für alle erhältlichen Mikromotoren.

Dentalmikromotoren besitzen zusätzlich eine Luftkühlung, die dazu beiträgt, die Lebensdauer des Motors zu erhöhen.

Die Kühlung wird entweder durch einen im Motor selbst erzeugten Luftstrom oder mit der Luft aus einem extern betriebenen Kompressor erreicht.

Ein großer Vorteil aller Mikromotoren ist ihr geringes Gewicht und die kleine Abmessung. Dadurch können sie gut in der Hand gehalten werden. Eine Welle zur Kraftübertragung vom Motor zum Handstück entfällt. Stattdessen führt ein leichtes Kabel mit geringem Querschnitt aus dem Motorgehäuse zum Transformator, der den vom Elektrizitätswerk gelieferten Wechselstrom umformt. Mit Wechselstrom werden gewöhnlich alle in Haushalt und Praxis üblichen Geräte betrieben. Man bezeichnet diesen Strom deshalb auch als Haushaltsstrom.

Einige Mikromotormodelle besitzen keine Luftkühlung. Ihre Umdrehungsleistungen liegen meist in einem niedrigeren Bereich von 8000 bis 20.000 U/min. Diese relativ niedrigen Umdrehungsgeschwindigkeiten lassen den Patienten die Vibrationen des Fräsers spüren und nutzen die Vorteile der heute möglichen schmerzarmen Behandlung nicht aus.

Für alle Mikromotoren aus dem Dentalbereich sind die Kupplungen für die Handstücke genormt, sodass der Austausch gegen ein anderes Fabrikat möglich ist.

Die Umdrehungsrichtung der Motore kann auf Rechts- sowie Linkslauf geschaltet werden. Bevor man jedoch eine andere Umdrehungsrichtung wählt, muss der Motor zum Stillstand gekommen sein.

Der Mikromotor läuft sehr viel geräuschärmer als der größere, langsamdrehende Wechselstrommotor.

7.5.3 Die Turbine

Im Jahr 1952 ist der erste Turbinenmotor für die Zahnbehandlung vorgestellt und 1983 in Deutschland auch für die Fußbehandlung eingesetzt worden.

Der Motor der Turbine befindet sich im Kopf des Handstücks. Er besteht lediglich aus einem Rotor, dem beweglichen Teil des Motors, der mit einem Luftdruck von 2,1 bis zu 4,2 bar betrieben wird **(Abb. 7.22)**.

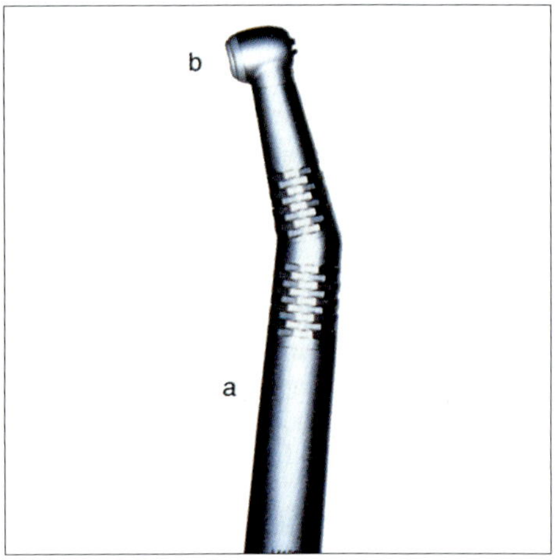

Abb. 7.22: Turbinenmotor mit Handstück
a) Handstück.
b) Gehäuse des Turbinenmotors.

Das mechanische Konzept des Turbinenmotors ist sehr einfach. Auf einer kugelgelagerten Hohlwelle (Rotor) sind kleine Lamellen angebracht. Die Kompressorluft strömt durch die Lamellen, wodurch sich die Hohlwelle, die den Fräserschaft aufnehmen kann, dreht. Der Luftbedarf liegt bei 30 – 40 l/min.

Transmissionen zur Erhöhung der Umdrehungsgeschwindigkeit werden nicht benötigt. Der Vorteil des Motors liegt in der sehr hohen Umdrehungsleistung und dem extrem vibrationsarmen Lauf. In Abhängigkeit von der Konstruktion erlangen kugelgelagerte Turbinenmotoren Umdrehungsgeschwindigkeiten von 370.000 bis 420.000 U/min, die luftgelagerten Turbinen Geschwindigkeiten bis zu 750.000 U/min.

Bei der luftgelagerten Turbine werden die beweglichen Teile durch Luftdruck gehalten, damit der Rotor sich nicht an der Innenseite des Instrumentenkopfs reibt. Die Leistungsfähigkeit dieser Konstruktion ist gegenüber der kugelgelagerten Turbine geringer.

Im Vergleich zwischen dem Rotor eines Mikromotors und dem einer Turbine fällt die benötigte Masse für die Turbine deutlich niedriger aus. Das geringere Gewicht des Rotors einer kugelgelagerten Turbine und das geringe Volumen (etwa 1 cm^3) im Innern des Geräts ergeben zwangsläufig einen Leistungsverlust gegenüber dem Mikromotor. Die beachtlichen Rotationsgeschwindigkeiten machen aus den kugelgelagerten Turbinen trotzdem wirksame Instrumente für die Fußbehandlung. Die hohen Umdrehungsgeschwindigkeiten gleichen die Trägheit der Masse wieder aus.

Am Kopf des Turbinenmotorhandstücks befinden sich unterhalb des Aufnahmeschachts für den Fräser feine Düsen. Aus ihnen tritt Wasser und Luft aus, die als Spray für Kühlung und Staubbindung auf der zu fräsenden Fläche sorgen.

Ein Turbinenmotor muss je nach Verwendungsintensität in regelmäßigen Abständen, z. B. nach einem Arbeitstag, gefettet werden. Dazu wird eine kleine Fettpresse benutzt. Der Stift mit der Austrittsöffnung für das Fett am Kopf der Presse hat den gleichen Durchmesser wie der Fräserschaft. Durch eine Vierteldrehung an der Rändelschraube der Presse gelangt das Fett in das Lager der Turbine. Für das Fetten muss während des Drehens an der Rändelschraube der Presse ein leichter Widerstand spürbar sein. Um sicherzugehen, dass Fett aus den Öffnungen austritt, sollte man die Presse vor dem Einsetzen in den Turbinenkopf überprüfen.

Weitere Pflege verlangt der Motor nicht. Alle Turbinenmotore besitzen nur Rechtslauf.

Die Kupplungen der Turbinenmotorhandstücke für den Anschluss an die Versorgungsleitung der Behandlungseinheit sind unterschiedlich. Bei einem möglichen Nachkauf sind deshalb immer der Anschlusstyp der Turbine (z. B. Ondine, Borden etc.) und der Hersteller (z. B. Bien-Air, Siemens, KaVo etc.) anzugeben.

Bei einer Unwucht treten an der Lagerung des Motors sehr hohe, nicht hörbare Frequenzen auf, die zu Schwerhörigkeit führen können. Eine regelmäßige Wartung ist deshalb für Turbinenmotoren unbedingt notwendig. Beschädigungen des Lagers können durch mangelnde Schmierung oder durch versehentliches Fallenlassen des Handstücks mit eingespanntem Fräser auftreten.

Die Geräuschentwicklung des Turbinenmotors ist gering.

7.5.4 Die Wartung des Kompressors

(Für Behandlungseinheiten mit luftbetriebenen bzw. durch Kompressorluft gekühlte Motoren.)

Ein Kompressor erzeugt komprimierte Luft, die meist in einem Druckbehälter gesammelt wird. Wenn kompressorabhängige Geräte mehr Luft benötigen als die Anlage leistet, ist der Druckbehälter in der Lage, den plötzlichen Mehrbedarf auszugleichen.

Durch die Kompression erwärmt sich die Luft. Da Luft immer einen geringen Teil Feuchtigkeit enthält, schlägt sich Wasser an den kalten Wänden des Druckbehälters nieder. Der Luftstrom, der in das Leitungssystem und die daran angeschlossenen Geräte gelangt, ist folglich immer feucht. In fast allen Fällen wird ein Teil der Feuchtigkeit durch Luftfilter in dem Gerät abgeschieden. Ein geringer Teil davon gelangt dennoch in das System, wenn keine regelmäßige Wartung durchgeführt wird. Je höher die Feuchtigkeit der austretenden Luft, desto größer ist die Möglichkeit, dass Teile des Motors rosten können. Es ist deshalb eine tägliche Entwässerung des Behälters notwendig, um die größtmögliche Trockenheit der Luft zu erreichen.

Zur gewissenhaften Wartung empfehlen einige Hersteller, am Ende eines Arbeitstages den Kompressor regelmäßig zu entwässern und den Entwässerungshahn geöffnet zu lassen.

Wenn die Behandlungseinheit wieder in Betrieb genommen wird, bläst die Luft des Kompressors das im Lufttank abgesetzte restliche Wasser heraus. Es kann so nicht mehr dem System schaden. Anschließend wird der Entlüftungshahn des Kompressors geschlossen, damit dem System komprimierte Luft zur Verfügung steht. Bei ölbetriebenen Kompressoren muss einmal monatlich die Ölstandsanzeige kontrolliert und eventuell spezielles Kompressoröl nachgefüllt werden.

Diese Arbeit entfällt bei ölfreien Kompressoren, die allerdings in der Anschaffung teurer sind. Durch die damit erzeugte ölfreie Luft entstehen allerdings weniger Reparaturkosten für den hiermit gekühlten Mikromotor.

Für das Trocknen der über Wundflächen aufgetragenen flüssigen Medikamente darf außerdem nur ölfreie Luft verwendet werden.

7.6 Das Schärfen der Skalpelle

7.6.1 Die Skalpellarten

In der Fußbehandlung werden

- feststehende Skalpelle und
- Skalpelle mit auswechselbarer Klinge

benutzt.

Feststehende Skalpelle mit ausgeprägterem Hohlschliff sind weitgehend von denen mit auswechselbarer Klinge abgelöst worden. Einerseits haben die Kosten für das Schärfen diese Entwicklung gefördert, andererseits besteht die Möglichkeit, mit dem gleichen Skalpellhalter mehrere Skalpellklingenformen verwenden zu können. Die Investition für ein neues feststehendes Skalpell ist um ein Vielfaches höher als für eine Wechselklinge.

Der flache Schaft **(Abb. 7.23a)** des Skalpellhalters wird in der Fußbehandlung am meisten verwendet. Formabweichungen sieht man in einem stärkeren Schaft des Skalpells, dem *Hohlheft* **(Abb. 7.23b)**, das für die Haltung mit der Faust geeignet ist. Eine präzise Griffweise lässt diese Schaftart nicht zu.

Mit der achteckigen Form des Schafts ist eine sehr gute Beweglichkeit mit dem Skalpell gegeben. Deshalb eignet sich diese Schaftart sehr gut für den Einsatz auf kleineren Flächen, wie z. B. dem Nagelfalz. Dazu muss allerdings die, in diesem Fall feststehende, geballte Schneide des Skalpells stumpf gemacht und an der Spitze abgerundet werden, um Schnitt- oder Stichverletzungen im Nagelfalz auszuschließen.

Die Feststellmechanik der Skalpellhalter, die mit wechselbarer Klinge arbeiten, ist unterschiedlich.

Es gibt im Wesentlichen drei Feststellsysteme für Skalpellklingen:

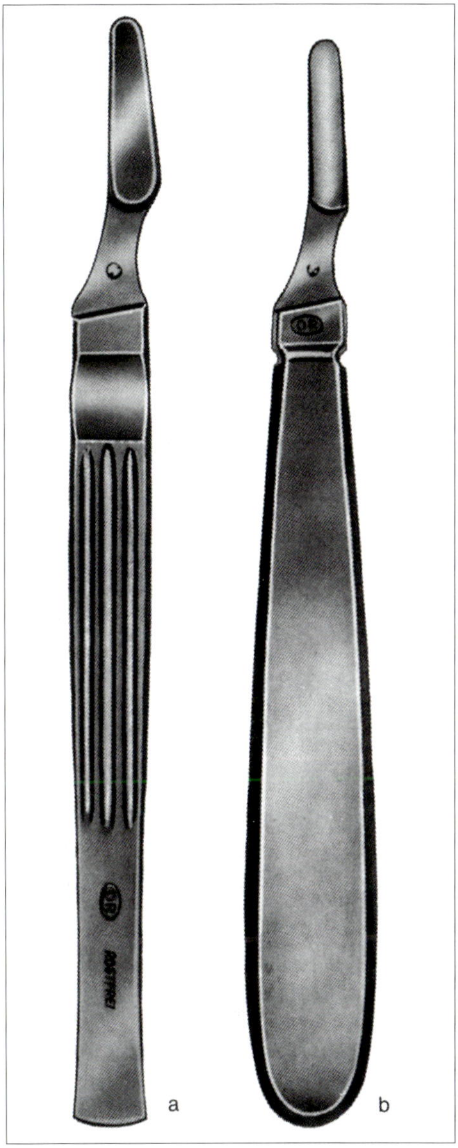

Abb. 7.23: Schaftarten der Skalpellhalter
a) Flacher Schaft des Skalpells.
b) Hohlheft.

- Aesculap-System B und System BB,
- Bayha-System,
- OR-System.

Die Skalpellklingen eines Systems sind nicht mit dem eines anderen austauschbar. Die Schneiden der Klingen aller Hersteller sind nahezu identisch. Als Entscheidungshilfe für ein System sollte nicht unbedingt die Schärfe der gerade ausprobierten Klinge herangezogen werden, sondern die Handhabung der Feststellmechanik. Die Schärfe der Skalpellklingen kann produktionsabhängig unterschiedlich ausfallen, wovon jede Lieferung irgendwann betroffen sein kann.

Die auswechselbare Klinge ist sehr viel dünner und damit auch biegsamer als die feststehende Klinge. Bei der Umstellung auf ein anderes Skalpellsystem oder eine andere Klingenform muss man grundsätzlich eine Gewöhnungsphase einbeziehen.

Der Winkel, mit dem das Skalpell zum Schneiden der Verhornung angelegt werden muss, ist bei feststehender sowie auswechselbarer Klinge gleich. Die Verletzungsgefahr, richtige Handhabung vorausgesetzt, ist genauso niedrig wie mit anderen schneidenden oder abrasiven Instrumenten.

7.6.2 Die Schärfe des Skalpells

Die Schneiden feststehender Skalpelle besitzen einen deutlich sichtbaren, die Schneiden der Skalpelle mit auswechselbaren Klingen einen weniger deutlich erkennbaren Hohlschliff **(Abb. 7.24)**.

Durch ein Mikroskop betrachtet besteht die Schneide des Skalpells aus feinen Zahnungen ähnlich einer Säge **(Abb. 7.25)**. Durch zu starken Druck beim Abtragen der Hornschicht nutzen sich die *Zähnchen* der Schneiden schneller ab oder werden umgebogen. Die Schärfe des Skalpells leidet darunter beträchtlich.

Zum schmerzlosen Schneiden der Verhornungen werden extrem scharfe Skalpelle benötigt. Diese Aussage bezieht sich weniger auf gleichstrukturierte Hornhautflächen als vielmehr auf uneinheitlich tief liegende Verhornungen. Durch den stärkeren Druck, den ein stumpfes Skalpell zum Schneiden benötigt, werden

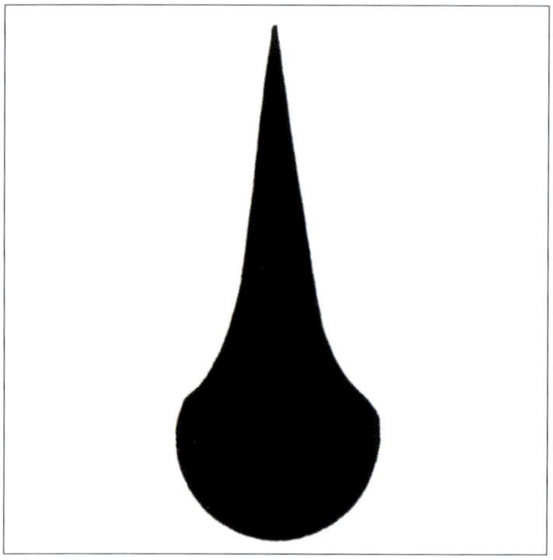

Abb. 7.24: Form des Hohlschliffs bei feststehender Skalpellklinge (Querschnitt).

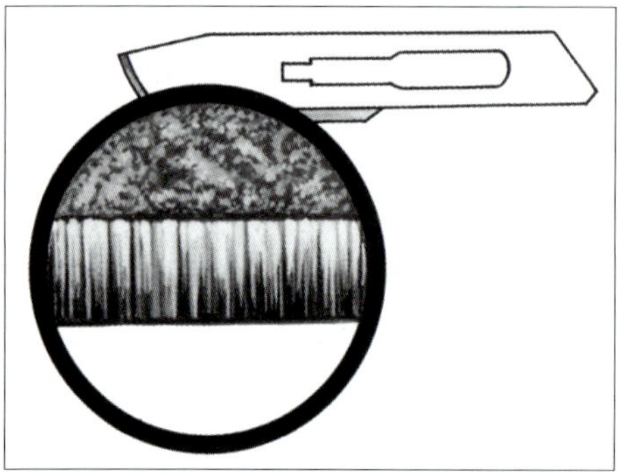

Abb. 7.25: Zahnungen an der Schnittfläche des Skalpells.

trotz Spannen des Gewebes die Hautschichten gequetscht (siehe dazu Kapitel 10.1.2).

Um die Schärfe des Skalpells wiederherzustellen, unterscheidet man zwei Verfahren:

- das Schärfen des Skalpells,
- das Abziehen des Skalpells.

7.6.3 Das Schärfen des Skalpells

Schärfen bedeutet Wiederherstellen der Schneide eines Skalpells durch ein geeignetes Schleifmittel.

Als bestes Schleifmittel für das Skalpell zählt der Ölstein. Er wird aus Belgien, Tirol, der Türkei oder aus Amerika importiert.

Um das Instrument zu schärfen, wird der Stein auf eine ebene, feste Unterlage gelegt. Die Oberfläche des Steins wird mit harzfreiem Öl leicht eingestrichen und anschließend kontrolliert, ob sie frei von Fremdkörpern ist. Sandkörner können Einschnitte (Riefen) in das Skalpell ziehen, die die Klinge für ein genaues, schmerzloses Arbeiten unbrauchbar machen.

Das Skalpell liegt zum Schärfen leicht angeschrägt mit nach innen – zum Körper – gekehrter Schneide auf der Oberfläche des Steins. Es wird von der rechten oberen Ecke des Steins diagonal in die linke untere Ecke gezogen, dann auf der Rückseite gewendet und entgegengesetzt diagonal von der rechten unteren in die linke obere Ecke geführt **(Abb. 7.26)**. Bei der Ausführung dieser Bewegung liegt ein leichter Druck auf dem Klingenbereich des Skalpells.

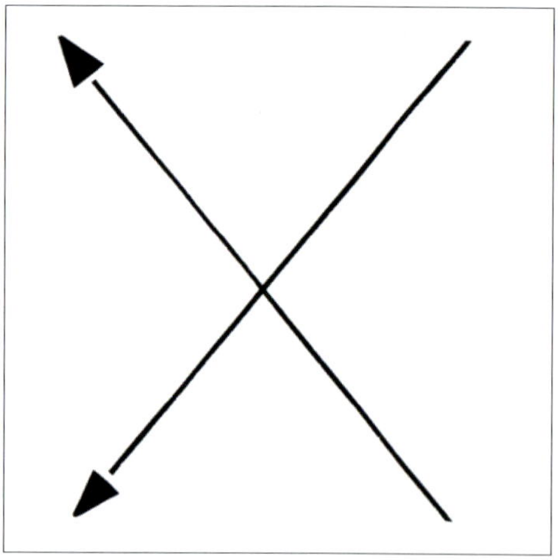

Abb. 7.26: Schärfrichtungen des Skalpells auf dem Ölstein.

Grundsätzlich darf das Skalpell nicht auf der Schneide gewendet werden, weil dadurch die Auszahnungen an der Schneidfläche umknicken.

Die diagonale Führung während des Schärfens hat allein den Zweck, die Steinfläche gleichmäßig abzunutzen.

Wie oft das Skalpell zum Schärfen über den Stein gezogen werden muss, hängt davon ab, wie stumpf es ist.

Der Ölstein ist sehr hart und hat eine marmorartige Struktur. Seine gräuliche Oberfläche ist stumpf und weist keine Körnung auf.

Von den Steinarten, die sich außerdem für das Schärfen der Skalpelle eignen, sind der Wasserabziehstein und der Kunststein zu nennen.

Der Wasserabziehstein besteht aus feinkörnigem Schiefer, der zum Schleifen mit einem kleineren weichen Schieferstein und Wasser aufgerieben wird. Mit diesem *Aufreiber* erzeugt man durch kreisende Bewegungen einen Schieferschlamm, der zum Schärfen des Skalpells dient.

Weitaus leichter erhältlich ist heute der Kunststein, ein unter hohem Druck gepresster feinkörniger Korund (Al_2O_3) oder Carborund (SiC). Beide Materialien sind auch unter der Bezeichnung *Schmirgel* bekannt.

Zum Anfeuchten des Kunststeins dient Öl oder Seifenschaum.

Wenn die Schneide am Stein zu kleben scheint, kann mit dem Abziehen begonnen werden. Besonders deutlich wird dies beim Ölstein.

7.6.3 Das Abziehen des Skalpells

Abziehen eines Skalpells bedeutet, die beim Schleifen entstandenen Metallgrate zu entfernen, um die Schärfe der Schneide zu erhöhen.

Ist das Skalpell stumpf geworden, d. h. sind die mikroskopisch feinen Zahnungen der Schneide umgebogen, lässt sich das Skalpell durch das Abziehen allein nicht mehr schärfen.

Zum Abziehen des Skalpells benutzt man den chirurgischen Streichriemen **(Abb. 7.27)**. Er besteht aus einem länglichen rechteckigen Holzstab, dessen vier Seiten mit unterschiedlichen Ledern bezogen worden sind.

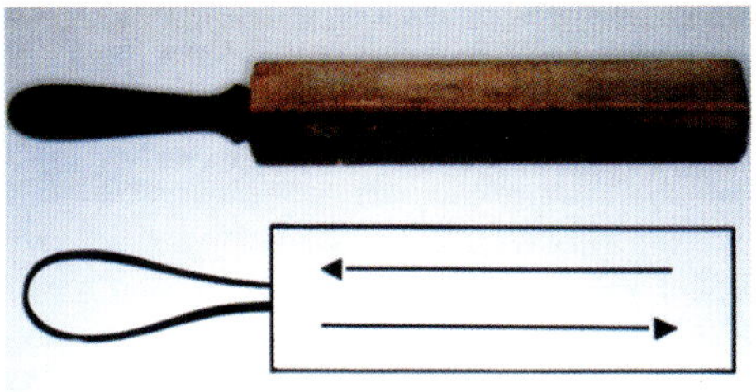

Abb. 7.27: Chirurgischer Streichriemen mit vier Seiten (Zeichnung und Foto).

Die erste Fläche des Streichriemens wird vor Beginn des Abziehens mit brauner (sehr feinkörniger) Schleifpaste, die zweite mit grüner Adhäsionspaste sparsam eingestrichen. Die dritte, schwarz gefärbte Lederseite dient zum Abstreifen der Pastenrückstände. Auf der vierten Seite, die mit hellbraunem Juchtenleder bespannt ist, bekommt das Skalpell seinen feinsten *Abzug*. Erst danach hat es den für die Arbeit notwendigen Feinschliff. Zum Abziehen des Skalpells wird mit der Seite eins des Streichriemens begonnen.

Die Führung des Skalpells auf dem Streichriemen ist ähnlich dem Schärfen auf dem Ölstein. Das Skalpell wird mit nach innen – zum Körper zeigender – Schneide gerade nach unten geführt, auf dem Rücken gedreht und wieder nach oben gezogen. Die Schneide ist dann vom Körper abgewandt.

Eine diagonale Führung ist je nach Größe des Skalpells wegen der kleineren Fläche des Streichriemens nicht möglich.

Da der Wechsel für die Abziehrichtung des Skalpells immer über den Skalpellrücken geschieht, ergibt sich aus dieser Tätigkeit eine fließende, rhythmische Bewegung, die Zeit spart.

7.7 Die Aufbewahrung der Instrumente

Viele Schäden und damit Reparaturkosten an Instrumenten ließen sich vermeiden, wenn die Materialeigenschaften bekannter wären.

Zur schonenden Aufbewahrung aller Schneidinstrumente sollten nur Schalen oder Trays (kleine Tabletts für Instrumente) benutzt werden, die weicher sind als das Material der Instrumente. Dazu eignen sich z. B. kleine Aluminiumtrays, die auch sterilisierbar und so groß sind, dass sie einen ganzen Instrumentensatz aufnehmen können. Hierdurch wird vermieden, dass die empfindlichen Spitzen durch das Einsortieren für die Sterilisation verbiegen.

Das Ablegen eines Skalpells auf eine Glasfläche zeigt ebenfalls Schäden, wenn keine Schale vorhanden ist, worin die empfindliche Schneidfläche frei liegen kann. Dabei ist es unerheblich, wie hart die Unterlage ist, wenn sich beide Flächen nicht berühren. Ein Skalpell kann deshalb in einer Opal-Glasschale abgelegt werden, wenn nur der Schaft des Skalpells aufliegt.

Man sollte sich angewöhnen, Zangen grundsätzlich mit der Schneide nach oben abzulegen, damit die Spitzen der Instrumente nicht verbiegen.

Kopfschneider müssen wegen ihrer weit vorstehenden Spitzen immer erhöht liegen.

Um einem Bruch an den Zangenspitzen vorzubeugen, ist vorher abzugrenzen, ob die Nagelplatte nicht zu dick geblieben ist oder unregelmäßig abgeschliffen wurde.

Unter Umständen ist für das Schneiden eines verdickten Nagels eine stärkere Zange zu wählen.

Die Kosten für eine Reparatur liegen in der Regel um ein Viertel niedriger als die Neuanschaffung eines Instruments (B. Clauberg, 1987).

Zu reparieren sind:

- auseinander gebogene/verbogene Spitzen,
- schlechter Schnitt,
- Schärfe des Instruments,
- Rostansatz,
- Federbruch,
- das Gelenkspiel bei durchgesteckten und genieteten/geschraubten Zangen und Scheren.

Bei einem Materialbruch sowie bei stark verrosteten Instrumenten ist keine Reparatur mehr möglich.

Literatur

- Pusch/Krempe: Technische Stoffe, 17. Auflage 1971, VEB-Verlag, Leipzig
- Information Fa. Busch & Co, Engelskirchen, (1983)
- Betriebsanleitung der Fa. Süda, Pforzheim (1973)
- Hans G. Schlegel: Allgemeine Mikrobiologie, Blaue Reihe des Thieme Verlages (1981).
- B. Clauberg: Sachgemäße Pflege und Reparatur helfen Kosten sparen, der fuss, Heft 2 (1987)
- R. A. van Lith: Lesbrief Opleiding Podotherapie, Eindhoven, Module: freestechnieken mit Beitrag von P. Cros, La Turbine en Podologie (1985)

8

Die Nagelbehandlung

8.1 Die Behandlung des Nagels

8.1.1 Das Schneiden des gesunden Nagels

Eine gesunde Nagelplatte soll gesund erhalten werden. Mit dem richtigen Schneiden der Nägel beginnt ein wesentlicher Teil der Fußbehandlung, um Folgeschäden für das Wachstum des Nagels zu vermeiden.

Es gibt bisher keine Bestätigung dafür, dass das Schneiden und Fräsen der Nagelplatte diese schädigt, Infektionen hervorrufen oder dafür anfälliger machen kann. Alle Nagelerkrankungen, die eine Schädigung des Nagelkeratins aufweisen wie z. B. die Onychomykose, Onychorrhexis, Onychoschisis, sind auf andere Ursachen zurückzuführen (siehe Kapitel 4).

Die Auswahl des Behandlungsinstruments und seine richtige Haltung sind Voraussetzung für schmerzfreies Arbeiten.

Schneiden des distalen freien Nagelrands

Die Nägel des Säuglings und des Kleinkinds sind sehr dünn. Im Laufe des Lebens nimmt die Nagelplatte an Dicke zu, bleibt jedoch elastisch. Für das Schneiden dieser Nägel benötigt man eine Eckenzange oder eine Schere mit abgestumpften Enden, um eventuelle Verletzungen bei Bewegung der Zehen auszuschließen. Für die dickeren Nägel des Erwachsenen wird die Nagelzange oder der Kopfschneider benutzt. Bei anderen Instrumenten, wie etwa der großen Eckenzange mit 13 mm langer, gerader Schneide und fein ausgezogenen Spitzen, ist durch das Schneiden dicker harter Nägel die Möglichkeit groß, die Spitzen der Zange auseinander zu drücken. Das Instrument würde dadurch beschädigt. Der freie Nagelrand wird nach der Form der Zehenkuppe geschnitten und an den Nagelecken wenig abgerundet. Am günstigsten wird dafür das Instrument jeweils an der medialen bzw. lateralen Seite des freien Nagelrands angesetzt und mit kleinen Schnitten zur gegenüberliegenden Seite geführt. Bei sehr spröden Nägeln wird damit ein unkontrolliertes Abbrechen verhindert, weil bei richtiger Haltung des Instruments die Schnittrichtung vorgegeben wird. Die Schnittlinie verläuft ca. 1 – 1,5 mm oberhalb des distalen freien Nagelrands, der meist auch die Form des Nagels beschreibt **(Abb. 8.1)**.

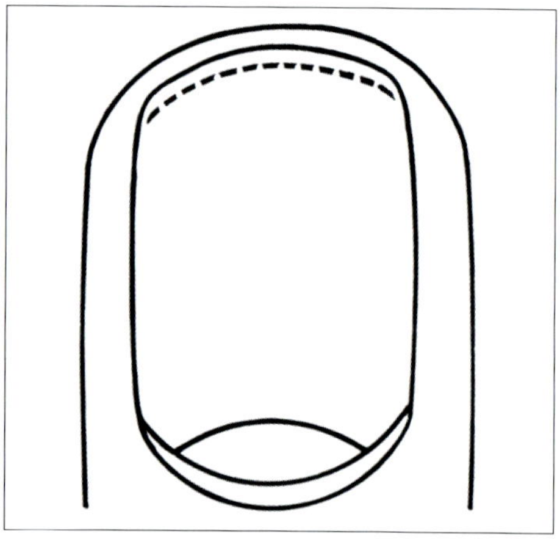

Abb. 8.1: Korrekt geschnittener Nagel.

Wenn ein Schenkel der Nagelzange jeweils auf dem distalen Bereich der Zehenbeere aufliegt, ist im Allgemeinen die für den Nagel geeignete Schnittlänge gefunden. Wird der Nagel zu kurz geschnitten, entstehen für den Patienten unter Umständen Schmerzen durch das freiliegende Sohlenhorn des Nagelbetts.

Da die Schneiden der Nagelzange und des Kopfschneiders leicht gebogen sind, ist während des Schneidens mit diesen Instrumenten die Krümmung des Zangenkopfs zu berücksichtigen. Die Haltung der Zangen ist deshalb der Nagelform anzupassen.

Je kleiner man die Schneidwege wählt, desto weniger Kraft wird zum Schneiden benötigt und desto gerader verläuft die Schnittlinie.

Die untere Fläche der Zange steht dabei grundsätzlich im rechten Winkel zur Nagelplatte **(Abb. 8.2)**. Bei abgewinkelter Haltung des Instruments wird die Nagelplatte leicht vom Nagelbett abgebogen, wodurch für den Patienten Schmerzen während des Schneidens entstehen können. Besonders für Kinder ist dies oft der Grund, sich die Nägel nicht mehr schneiden zu lassen.

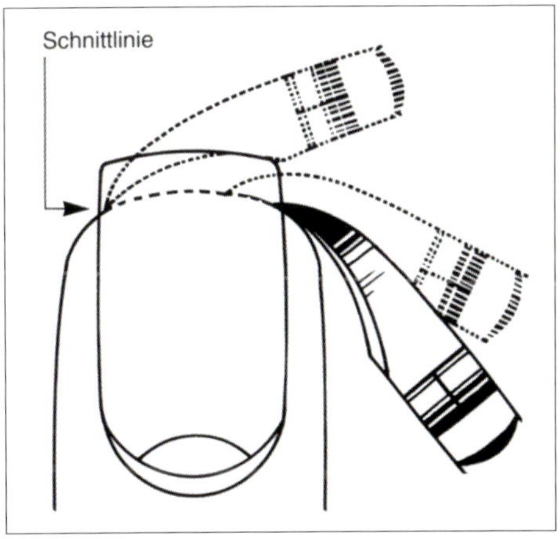

Abb. 8.2: Positionen für die Haltung der Nagelzange entlang der Schnittlinie.

Während des Schneidens wird die Zehe zwischen Daumen und Mittelfinger gehalten, damit der Zeigefinger die Nagelsplitter abfangen kann **(Abb. 8.3)**. Diese Haltung des Zehs während des Schneidens ist Sache der Gewöhnung und macht die Anschaffung einer Nagelsplitterfangzange entbehrlich.

Anschließend ist das leichte Abrunden der Ecken unbedingt notwendig. Es schließt Verletzungen der benachbarten Zehen aus und verhindert Clavi-Bildungen im Bereich des Nagelfalzes.

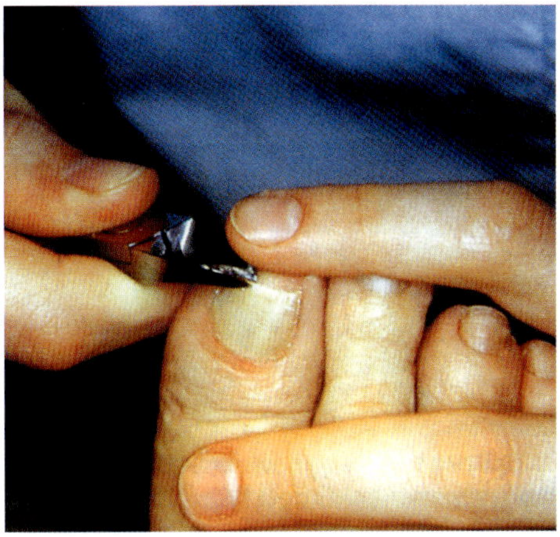

Abb. 8.3: Haltung der Nagelzange (Der Zeigefinger kann die Nagelsplitter abfangen).

Das Schneiden des seitlichen freien Nagelrands

Der seitliche freie Nagelrand wird nur dann geschnitten, wenn eine eindeutige Indikation (Heilanzeige) hierfür vorliegt. Dies ist der Fall bei:

- dem eingewachsenen Nagel *(Unguis incarnatus)*, um den im Falz liegenden Nagelrand zu begradigen,
- einem Clavus (Hühnerauge) im Nagelfalz unterhalb des Nagelbereichs,
- dem subungualen (unter der Nagelplatte liegenden) wuchernden Granulationsgewebe (Caro luxurians) im Bereich des Nagelfalzes,
- Entzündungsreaktionen im Nagelfalz, mit seröser Absonderung,
- Onychophosis, falls die unter der Nagelplatte liegenden Verhornungen nicht anders entfernt werden können.

Für die schmerzfreie bzw. schmerzarme Entfernung des seitlichen Nagelrands wird eine flache Eckenzange mit gerader Schneide benutzt. Sie wird so gehalten, dass die Zangenspitze von der gedachten Mittellinie der Nagelplatte weg zum Nagelfalzbereich hinzeigt.

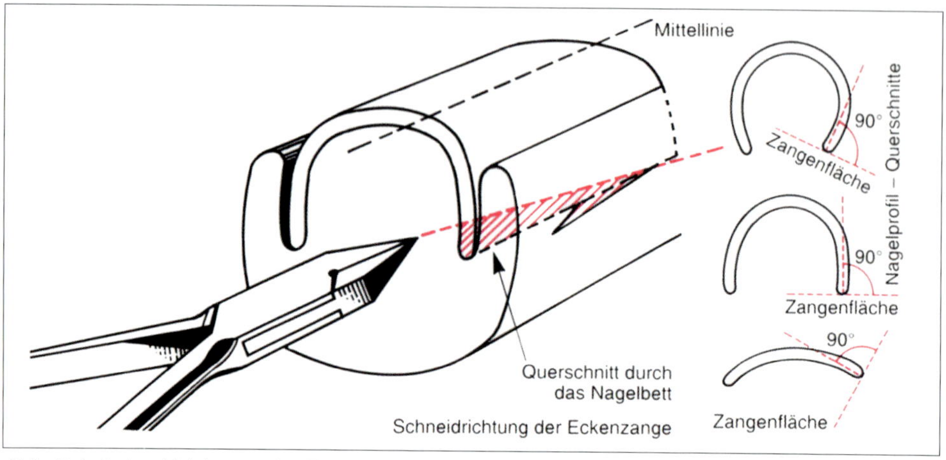

Abb. 8.4: Schneidrichtung der Eckenzange.

Der Winkel von Zangenfläche zum Verlauf des freien Nagelrands beträgt ebenfalls 90°, damit die Nagelplatte nicht vom Nagelbett abgebogen (abgehebelt) wird **(Abb. 8.4)**.

In der Regel verändert sich das Nagelbett durch einmaliges Beschneiden des seitlichen Nagelrands nicht. Voraussetzung hierfür ist das normale Nagelwachstum.

Geschieht das Wegschneiden des seitlichen Nagelrands fortlaufend ohne Indikation oder entsprechender Ergänzung der Nagelplatte, füllt der Nagelfalz die entstandene Lücke aus. Der vordere Bereich des Nagelbetts wird hierdurch verschmälert und zwingt den Nagel zum Einrollen. Dies ist eine der Ursachen, warum ein tütenförmiger Unguis convolutus entstehen kann. Den Zusammenhang kann man an einem Blatt Papier demonstrieren, dessen Seiten – analog dem seitlich abgetrennten Nagel – schräg angeschnitten wurden. Wenn man nun bei geöffneter Handinnenfläche Daumen und Zeigefinger an die Schnittkanten anlegt und das Papier nach vorne schiebt, rollen sich die breiteren Enden des Blatts ein **(Abb. 8.5 und 8.6)**. Hierbei darf sich der vorgegebene Fingerabstand nicht verändern und sich der breiteren Papierfläche anpassen.

Andere Möglichkeiten zur Begradigung des seitlichen freien Nagelrands bieten sich bei notwendiger Indikation

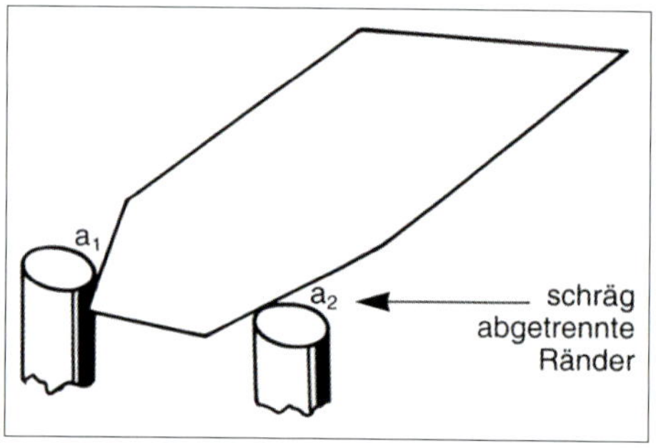

Abb. 8.5: Papierblatt, was der Form der seitlich abgetrennten Nagelränder entspricht.

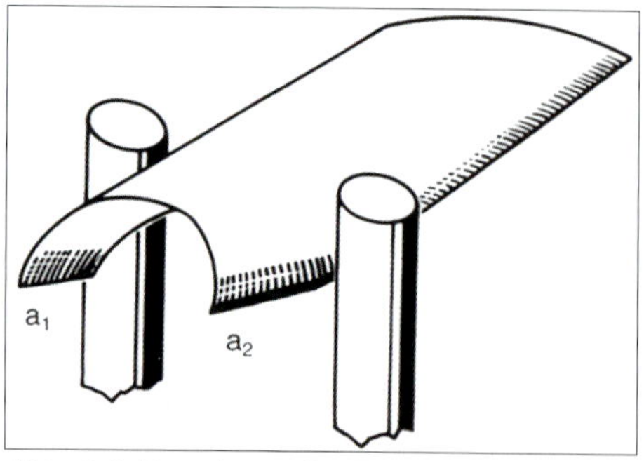

Abb. 8.6: Der eingerollte Zustand des Papierblatts, nachdem es nach vorn (distal) geschoben wurde.

mit dem Hohlmeißel oder der Turbine an.

Das Schneiden mit dem Hohlmeißel/Hohlmesser

Für das Schneiden des seitlichen Nagelrands mit dem Hohlmeißel muss mit der Eckenzange ein kleiner Schnitt an der Seite des Nagels vorgegeben werden, an dem das Nagelstück abgetrennt werden soll. Der kleine Einschnitt zeigt von der gedachten Mittellinie des Nagels jeweils nach außen zum Nagelfalz. Der Schnitt wird im gleichen Winkel angesetzt, wie wenn das Nagelstück mit der Eckenzange allein entfernt worden wäre.

Der Einschnitt ermöglicht die Stabilisierung der Schnittrichtung für den Hohlmeißel und vermindert den Druck auf den Nagel während des Schneidens. Der Meißel wird in die Schnittstelle eingesetzt und mit wenig Drehung schräg nach unten (proximal) bewegt **(Abb. 8.7)**. Die Vertiefung (Hohlkehle) des Meißels liegt dabei am Nagelrand an.

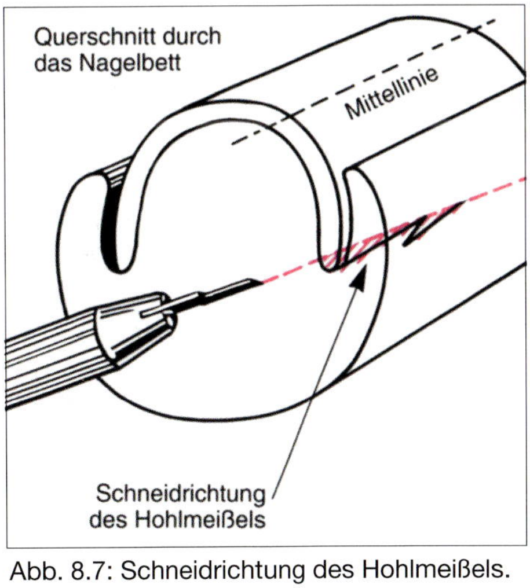

Abb. 8.7: Schneidrichtung des Hohlmeißels.

Die Fläche des Hohlmeißels benötigt von allen Instrumenten den wenigsten Platz und erlaubt deshalb ein äußerst schmerzarmes Arbeiten im Nagelfalz.

Um sich bei der Arbeit mit dem Hohlmeißel auf verschiedene Nageldicken einstellen zu können, sind Hohlmeißel mit auswechselbarer Klinge empfehlenswert. Außerdem hat der Therapeut immer ein scharfes Instrument zur Verfügung.

Schneiden mit dem durch Turbinenmotor angetriebenen Fräser

Die hohe Umdrehungsgeschwindigkeit des Turbinenmotors ermöglicht mit dem damit angetriebenen Fräser ein besonders schmerzarmes Arbeiten. Zum einen geben Fräser/Schleifer mit niedrigem Durchmesser bei schnelleren Drehzahlen höhere Leistungen ab, zum anderen ist durch bessere Ausnutzung der Fräserleistung nur geringe Druckausübung auf das empfindliche Gewebe notwendig. Vibrationen des Fräsers sind bei diesen Umdrehungsgeschwindigkeiten nicht mehr spürbar, was im Gegensatz zu langsam drehenden Fräsern zu höheren Schmerzempfindungen führen kann. Der feine Wassernebel am Kopf der Turbine sorgt nicht nur für die Kühlung des Fräsers, sondern auch für die des behandelten Gewebes. Gekühlte Hautbereiche wiederum sind schmerzunempfindlicher.

Als Fräser/Schleifer können zum Einsatz kommen:

- Fissurenfräser oder Diamant-Fissurenschleifer.
- Rosenfräser oder Diamant-Rosenschleifer.

Die Durchmesser der Fräser/Schleifer sollten so klein wie möglich gewählt werden, um die Verletzung des Nagelfalzes so gering wie möglich zu halten. Mit rotierenden Instrumenten wird schnell mehr als beabsichtigt von der Nagelbreite abgetragen, als mit schneidenden Instrumenten.

Dies kann zur Folge haben, dass sich die Nagelplatte einrollt, weil Nagelbett und Nagelfalz die entstandene Lücke des ausgeschnittenen seitlichen Nagels ausfüllen. Sehr leicht können beim Fräsen die im Nagelfalz liegenden freien Nagelränder zu dünn geschliffen werden. Hierdurch verändert sich die Statik des Nagels, weil die Elastizität der Nagelplatte im Falzbereich danach höher ist als auf der übrigen Nagelfläche. Die Nagelplatte gibt dadurch deformierenden Einflüssen durch seitlichen Schuhdruck leichter nach. Zu intensives Fräsen im Nagelfalz kann den seitlichen Nagelrand so dünn werden lassen, dass neben anderen Schädigungen auch Reizungen entstehen können.

8.1.2 Das Fräsen/Schleifen der Nagelplatte

Die Schnittkanten des distalen freien Nagelrands werden nach dem Schneiden durch Feilen (Diamantfeile) oder Fräsen/Schleifer (Diamantschleifer, Nagelfräser) begradigt und leicht gebrochen. Wenn die Nagelplatte durch das Fräsen zu dünn wird, führt das leicht zum Einreißen, weil die weicheren (intermediären) Schichten des Nagels nicht mehr widerstandsfähig gegenüber traumatischen Einflüssen sind.

Der gesunde intakte Nagel ohne Verdickung soll außer dem leichten Brechen der Kanten nicht dünner geschliffen zu werden.

Eine Ausnahme bildet die Pachyonychie, die das Bild einer verdickten Nagelplatte vortäuscht. Hierbei darf die Nagelplatte nur bis zur für den Patienten erträglichen Empfindlichkeit abgetragen werden.

Die über das normale Maß hinausgehende Nagelverdickung wie z. B. bei Onychauxis, Onychogryposis muss dünner geschliffen werden, weil sie für den Patienten erhebliche Beschwerden verursachen kann. Die Enge im Schuh, ganz besonders bei flachen vorderen Schuhkappen, nimmt durch die Nageldicke zu und verursacht Druckbeschwerden und Verhornungen im Nagelfalz. Bleibt die Nagelplatte zu dick, werden die Bedingungen für eine Nagelkorrekturmaßnahme, gleich welcher Art, schlechter. Der Korrekturerfolg wird sich hierbei nicht schnell einstellen und die Behandlungsdauer unnötig hinauszögern.

Das Fräsen verdickter Nagelplatten geschieht gleichmäßig. Auch tiefer im Nagelfalz liegende Regionen müssen dabei erreicht werden. Bleibt ein verdickter Nagelrand im Falz zurück, kann dies die Ursache für später auftretende Verhornungen und Clavusbildungen im Nagelfalz sein **(Abb. 8.8)**. Geschieht diese Fehlbehandlung ständig, kann sich der Nagel im Falzbereich dachförmig ausbilden und das Aussehen eines eingerollten Nagels annehmen. Die Nachteile der im Falz dicker werdenden Nagelplatte sind auch spürbar durch den weitaus höheren Kraftaufwand, um den Nagel zu schneiden. Glasig aussehende Verfärbungen un-

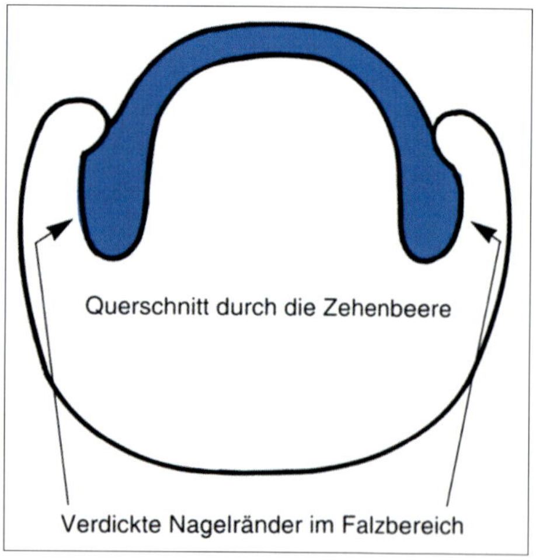

Abb. 8.8: Dachartige Ausbildung der im Falz liegenden Nagelfläche nach falschem Fräsen.

terhalb der Nagelplatte, die z. B. auf ein Clavus hindeuten, werden kaum oder gar nicht erkannt, wenn die Nagelplatte zu dick ist.

In der Orthonyxie führen diese ungewollt dachförmigen Ausbildungen der Nägel zu einem erhöhten Zeitbedarf beim Aufsetzen der Spange. Entweder liegen die Hakenenden der Spange nicht der Nagelplatte an oder die Hakenenden sind so weit auseinandergebogen, dass sie nicht mehr parallel zu den Spangenschenkeln verlaufen und damit eine Verletzung des Nagelfalzes provozieren. Eine starke seitliche Nagelverdickung kann auch Ursache der nicht passendenden Spange sein, weil das Nagelmodell dadurch falsch interpretiert wurde. Danach können die Spangen entweder zu kurz, zu lang oder mit falscher Krümmung gefertigt werden.

In **Tabelle 8.1** sind die möglichen Schäden und Ursachen durch falsches Schneiden oder Fräsen zusammengefasst.

8.1.3 Das Fräsen/Schneiden der Cuticula

Die Cuticula, das Oberhäutchen des Nagels, neigt leicht zu Wucherungen, wenn es fortlaufend geschnitten oder abgefräst wird. Eine Eindämmung der bereits wuchernden Cuticula im Nachhinein erfordert sehr viel Geduld von Seiten des Patienten, weil sich dieser Zustand nur sehr langsam normalisiert. Immer wieder überzieht die dann auch verdickte Cuticula die Nagelplatte und neigt zum Einreißen. Eine auf diese Art veränderte Cuticula kann bis zu 1 mm, vom proximalen Nagelwall entfernt, abgetragen werden. Dies ist jedoch nur als Maßnahme zu verstehen, um die Folgebeschwerden des zum Einreißen neigenden Nageloberhäutchens zu vermeiden. Die Besserung des Zustands kann man nur erwarten, wenn man die Cuticula möglichst unangetastet lässt und sie regelmäßig mit fetthaltiger Creme behandelt.

Der Patient muss über die geschädigte Cuticula und die Folgeschäden aufgeklärt werden, wenn kosmetische Gründe für dessen Entfernung überwiegen.

Schädigung des Nagels/ Nagelfalzes	Mögliche Folge des falschen Fräsens	Mögliche Folge des falschen Schneidens
Einreißen des distalen freien Nageldrands bei Belastung	ja	nein
Einrollen des Nagels (Unguis convolutus)	ja	ja
Einwachsen des Nagels (Unguis incarnatus)	nein	ja
Clavus-Bildung im Nagelfalz	ja	ja
Callositas-Bildung im Nagelfalz	ja	ja
Deformierung des Nagelbetts	ja	ja
Überempfindlichkeit des Nagelbetts/distalen freien Nagelrands	ja	ja

Tab. 8.1: Mögliche Schäden und Ursachen durch falsches Schneiden oder Fräsen der Nagelplatte.

8.1.4 Die Fräser/Schleifer

Von den Grundformen der Fräser/Schleifer werden gerundete und gerade Schleifflächen oder die Kombination von beiden Flächen angeboten **(Abb. 8.9)**.

Geradflächige Fräser/Schleifer werden immer **parallel zur Nageloberfläche** gehalten, damit die größte Abrasivität (materialabtragende Eigenschaft) erhalten wird **(Abb. 8.10)**. Am freien Nagelrand ist für kurze Zeit, zum Brechen der Schnittkante durch die Nagelzange, mit mäßigem Druck eine schräge Haltung bis ca. 45° erforderlich.

Alle Metallfräser mit Hieb sind auf Rechtslauf ausgerichtet. Die größte Abrasivität erreicht man deshalb bei rechtsdrehendem Motor durch eine Führung des Fräsers von der rechten zur linken Seite.

Folgt man der Drehrichtung des Fräsers, ist die Fräsleistung geringer.

Bei Linkslauf des Metallfräsers sind die materialabtragenden Eigenschaften vermindert.

Gerundete Fräser/Schleifer besitzen in Abhängigkeit zur Umdrehungsgeschwindigkeit im äquatorialen Teil die größte Abrasivität. Die erforderliche Umdrehungsgeschwindigkeit für den Fräser ist jeweils abhängig vom größten Durchmesser des Fräserkopfs.

Der gerundete Fräserkopf (z. B. Rosenfräser) mit kleinem Durchmesser wird im Allgemeinen zum Ausfräsen kleiner Nagelbereiche kommaartig von proximal nach distal oder zum Abtrennen großer Nagelflächen, z. B. bei Onychogrypose, parallel der Zehenkuppe jeweils von der rechten zur linken Nagelseite geführt.

Für die allgemeine Nagelbehandlung eignen sich zylinderförmige Fräser/Schleifer am besten. Sie besitzen neben den geraden Seitenflächen eine ebene Stirnfläche. Sie erlaubt, ohne den Fräser/Schleifer wechseln zu müssen, auch die seitlichen Flächen des Nagels der all-

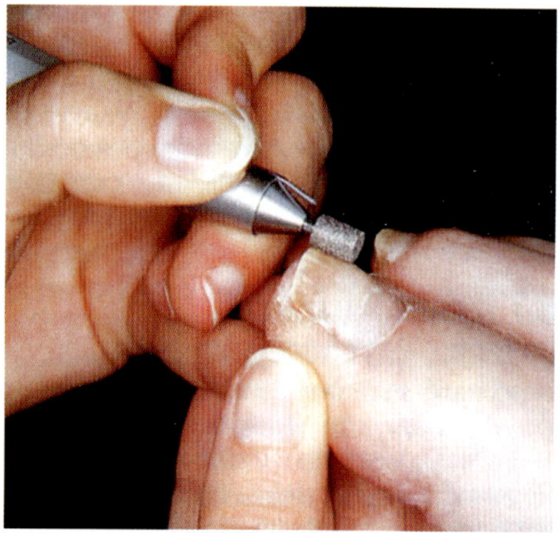

Abb. 8.10: Parallele Haltung des Handstücks mit Diamantschleifer.

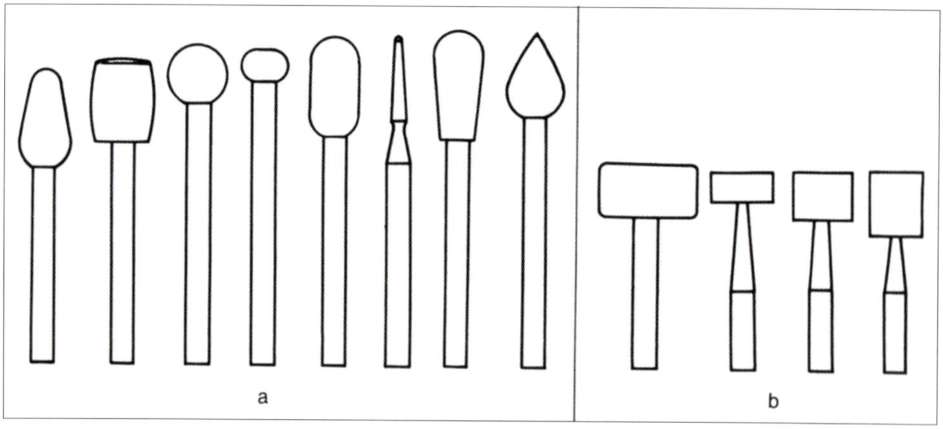

Abb. 8.9: Grundformen der Nagelfräser: a) gerundete Fräsflächen, b) gerade Fräsflächen.

gemeinen Nageldicke anzugleichen. Die Verletzungsgefahr der Zehenkuppe bei zylinderförmigen Fräsern ist jedoch gegenüber abgerundeten Körpern, z. B. bei birnenförmigen Fräsern, höher.

8.2 Die Behandlung der Nagelerkrankungen

8.2.1 Onychia (Onychie)

Die Behandlung beginnt mit dem Freilegen des Entzündungsherds durch Einschneiden oder Ausfräsen des betreffenden Bereichs der Nagelplatte. Das Ausfräsen geschieht immer dann, wenn die Ursache der Onychia zu weit vom freien Nagelrand *(Margo liber)* entfernt liegt oder die Ablösung des Nagels vom Nagelbett nicht tief genug reicht. Eine eventuell auftretende Caro luxurians muss durch Ätzung z. B. mit Albothyl® oder auch Fulguration mittels Hochfrequenz zerstört werden. Diese Maßnahme leitet bei normaler Reparaturfähigkeit des Gewebes eine sehr viel schnellere Abheilung ein, als die Behandlung mit entzündungswidrigen Medikamenten allein. Einen entzündeten Clavus unter der Nagelplatte entfernt man mit den dafür üblichen Instrumenten, z. B. dem Rosenfräser/-schleifer und Skalpell. Die durch die Entzündungsreaktion eines Clavus immer vorhandene seröse Flüssigkeit wird – eventuell durch Ausdrücken – entfernt, bevor man die Wunde versorgt. Die Weiterbehandlung in den beschriebenen Fällen geschieht mit desinfizierenden Salben oder Tinkturen, um Infektionen zu verhüten. In manchen Fällen ist bei noch nicht vollständig beseitigter Caro luxurians die Ätzung oder Fulguration zu wiederholen. Besonders am Fuß ist durch das ständig feucht-warme Milieu im Schuh zur Abdeckung des Wundgebiets eine luftdurchlässige Verbandmullauflage und -fixierung notwendig. Der Patient wird nach 24 – 48 Stunden zur Kontrolle der Behandlung wiederbestellt. Für die mögliche notwendige zwischenzeitliche Wundversorgung zu Hause können die gleichen Salben wie in der Praxis oder auch mit der benutzten Salbengrundlage verträgliche andere Medikamente eingesetzt werden. Hierauf zu achten ist wichtig, weil immer damit gerechnet werden muss, dass Restbestände des zuvor benutzten Medikaments auf der Haut verbleiben oder in tiefere Hautschichten eingedrungen sind.

Die Behebung der Ursache einer Onychia ist allerdings Voraussetzung für den Heilungserfolg.

8.2.2 Onycholyse

Bei bestimmten Nagelerkrankungen müssen abgelöste Nagelflächen, wie z. B. bei der Onychomykose und der Onychia, abgetragen werden, um die Abheilung einer Infektion oder eines Hautdefekts zu ermöglichen. Bei der Onycholysis über einem subungualen Clavus ist ebenfalls die Entfernung eines Teils der Nagelplatte notwendig, um die Verhornung beseitigen zu können. In diesen Fällen ist die Ursache klar erkennbar und der Zeitraum für die Abheilung der Onycholysis meist kurz, sodass im Allgemeinen keine Nagelbettdeformitäten entstehen. Sind bestimmte Nagelerkrankungen mit begleitender Onycholysis, wie z. B. Onychomykose, durch eine geschwächte Abwehrlage des Körpers und verzögertem Nagelwachstum nicht zu beseitigen, ist in diesem Fall eine Deformierung des Nagelbetts zu erwarten. Korrigierende Maßnahmen für das Nagelbett, wie künstliche Nägel, haben in einigen Fällen eine Infektion der Nagelplatte bei entsprechender Disposition des Körpers verschlimmert. Die Beseitigung oder zumindest Eingrenzung der Infektion hat in jedem Fall Vorrang vor den Folgeschäden.

8.2.3 Onychauxis

Als Behandlung kommt nur gleichmäßiges Verdünnen der Nagelplatte durch Fräsen/Schleifen in Betracht, damit der Kompromiss mit dem Schuh hergestellt werden kann. Weitere Behandlungen sind nicht möglich, da das Dickenwachstum sich weder durch medikamentöse noch operative Maßnahmen beeinflussen lässt.

8.2.4 Onychogryposis

Zur Behandlung wird der über den Zehenrand hinauswachsende Nagelteil zuerst mit dem Fräser in Höhe des neu festzulegenden freien Nagelrands in der ganzen Breite der Nagelplatte angefräst und erst dann mit der Nagelzange abgeschnitten. Dies hat sich als für den Patienten erträglichste Entfernung des meist sehr dicken Nagels herausgestellt. Falls sich hypertrophierte Papillen unter dem Nagel vorgeschoben haben, führt das auf diese Weise mögliche vorsichtige Abtragen der Nagelplatte zu keinen Verletzungen. Die Hyperkeratose des Nagelbetts wird erst nach dem Weichen entfernt. Wegen der immer vorhandenen Prädisposition ist eine vorbeugende Behandlung gegen eine Nagelmykose empfehlenswert.

8.2.5 Onychorrhexis

Die Behandlung besteht aus dem Glätten der Nageloberfläche, indem der Fräser so gehalten wird, dass die Nagelplatte nicht weiter aufreißen kann. Es empfiehlt sich, den freien Nagelrand *(Margo liber)* nur mit einer Nagelfeile zu feilen, um das Hängenbleiben an Strümpfen zu vermeiden. In manchen Fällen ist es gelungen, dem Nagel mit Tinkturen oder Cremes, die für die Unterstützung des gesunden Nagelwachstums angeboten werden, eine glattere Oberfläche zu verleihen.

8.2.6 Onychoschisis

Eine Linderung der Auswirkungen einer Onychoschisis erzielt man durch Feilen oder leichtes Fräsen mit einem Diamantfräser oder Korundsteinschleifer.

8.2.7 Unguis incarnatus

Grundsätzlich ist zur Behandlung des Unguis incarnatus (griech.: *Onychocryptosis*) der im Falz liegende Nagelrand zu begradigen bzw. die in die Haut stechende Nagelspitze zu entfernen. Dazu wird der Nagelfalzbereich zuerst mit einer Sonde, einem Doppelinstrument oder dem dafür präparierten stumpfen Nagelmesser nach Unebenheiten des Nagelrands untersucht. Leichte Unebenheiten können mit einer Eckenfeile begradigt werden. Die Nagelspitze wird oberhalb der ertasteten Stelle von distal nach proximal schneidend entfernt, wobei die verwendeten Instrumente leicht von der Nagelmitte weg nach außen gehalten werden. Hierzu kann man eine Eckenzange, einen Hohlmeißel oder einen mit Turbinenmotor angetriebenen Diamant-Fissurenschleifer einsetzen. Die hohe Umdrehungsleistung des Schleifers schließt zu 99 % Schmerzen bei der Entfernung des Nagelteils aus. Nachteil dieser Methode ist, dass mehr Substanz des Nagels verlorengeht, als mit dem genannten üblichen Instrumentarium (Hohlmeißel, Eckenzange).

Anschließend wird noch einmal geprüft, ob Nagelreste verblieben sind, die eine erneute Verletzung des Nagelfalzes hervorrufen könnten.

Die Wundversorgung beginnt mit der Desinfektion des zu behandelnden Hautbezirks. Hierzu wird Wasserstoffperoxid (H_2O_2) 3 %ig oder Isopropanol 70 %ig benutzt. Zur Blutstillung eignet sich Albothyl®-flüssig, was man zur besseren Wirksamkeit als Touchet anwendet. Das Touchet besteht aus einem mit Albothyl getränkten Gaze-, Vlies- oder Zellstoffstreifchen, welches in den Falz für etwa drei Minuten eingelegt und danach wieder entfernt wird. Wird ein Medikament mitverwendet, das sich mit den Wirkstoffen des Albothyls® verträgt, kann die erneute Wundversorgung nach ein bis zwei Tagen erfolgen. Außerdem eignen sich zur Blutstillung Clauden®-Gaze, die man nur allein, ohne zusätzliche Wundbehandlungsmittel in den Falz einlegt und mit luftdurchlässigem Verband abdeckt. Silbernitrat in Form von Lösungen oder als Stift (Höllensteinstift) gehört heute nicht mehr zu den bevorzugten blutstillenden Mitteln. Es wurde von besseren, das Wundgebiet nicht mehr verfärbenden, Mitteln abgelöst.

Hat der eingewachsene Nagel keine wuchernde Granulation verursacht, kann gleich nach der immer voranzustellenden Wunddesinfektion eine geeignete Salbe aufgetragen werden. Vorher muss allerdings die desinfizierende Lösung im Wundbereich getrocknet sein. Diese Maßnahme verhindert allzu große Feuchtigkeit unter dem Verband, die in Verbindung mit der besonderen Situation des Fußes, der eventuell vorhandenen serösen Absonderung und dem Wassergehalt der Salbe die Wundsituation verschlimmern kann. Sehr oft entstehen dadurch Mazerationen im Wundgebiet, die die Abheilung unnötig verzögern. Als Grundsatz für die Anwendung einer Arzneizubereitung gilt:

- Puder bei nicht tiefreichenden, breitflächigen Läsionen (Verletzung),
- Salben/Cremes bei tiefergehenden Verletzungen.

Der Wundbereich muss nach der Wundpflege immer durch einen Verbandstoff, der für die feucht-warme Situation des Fußes am besten aus 100 % Baumwolle bestehen soll, abgedeckt sein.

Zur Hausbehandlung kommen in Frage:

- Kaliumpermanganat-Bäder (0,05 %ig, das sind ca. eine Messerspitze auf vier Liter Wasser), Badtemperatur: 37 – 38 °C,
- Alkoholumschläge mit 28 %iger Isopropanol-Lösung.

Die Weiterbehandlung geschieht mit dem bereits angewandten Medikament.

Die entzündungswidrigen Maßnahmen müssen solange fortgesetzt werden, bis die Wunde eine gesunde Epithelisation zeigt. Der eingerollte Nagel *(Unguis convolutus)*, der immer wieder zum seitlichen Einschneiden der Nagelränder verleitet, sollte korrigiert werden. Hierzu stehen dem medizinischen Fußpfleger eine Vielzahl geeigneter Maßnahmen, wie die Korrekturspange nach Fraser, BS-Spangen, Guttapercha- und Roduit-Kunstharzschienen zur Verfügung.

Wo eine konservative Behandlung des Unguis incarnatus nicht mehr gelingt, ist die operative Maßnahme nicht zu umgehen. Das betrifft Fälle, bei denen die Nagelecke mit den für die konservative Behandlung zur Verfügung stehenden Instrumenten nicht mehr abgetrennt werden kann, so z. B. wenn der eingewachsene Teil des Nagels zu weit proximal im Bereich des Nagelwalls liegt. Eine relativ erfolgreiche Operationsmethode besteht in der Keilexzision des Nagels nach Emmert, wobei weite Teile des Nagelbetts, der -matrix und gleichzeitig das granulierte Gewebe unter örtlicher Betäubung entfernt werden. Das tiefe, keilförmige Wegschneiden der an der Nagelbildung beteiligten Zonen ist notwendig, um die Neubildung des Nagels in diesem Bereich des Zehs zu verhindern. Sie würde dazu führen, dass sich Nagelfragmente bilden, die senkrecht nach oben stehen oder als selbständiger Nagelteil neben dem noch vorhandenen Nagel unkontrolliert vorwachsen. Den betroffenen Patienten stört dabei nicht allein das ästhetische Bild. Mit den nachwachsenden Nagelteilen bleibt er an Stoffen hängen oder zerreißt dünne Strümpfe. Unter Umständen können im Nagelfalz nachwachsende Nagelteile wieder zu einem Unguis incarnatus führen. Dass die Nagelplatte und das Nagelbett schmaler geworden sind, wird nicht unbedingt als störend empfunden. Die Operationsnarbe ist meist nicht ohne Weiteres zu erkennen.

Ein ebenfalls bekanntes, leider immer noch ausgeübtes Operationsverfahren, unter anderem auch gegen den eingewachsenen Nagel, ist die Nagelextraktion. Hierbei wird unter örtlicher Betäubung die gesamte Nagelplatte herausgezogen. Es werden sehr häufig Nagelbett und -matrix so verletzt, dass der Nagel nicht mehr normal vorwächst. Oft sieht man nach einer Nagelextraktion, dass sich der Nagel in seiner Form verändert oder auch verdickt und nur noch sehr langsam vorwächst. Daraus ergeben sich zwangsläufig Veränderungen des Nagelbetts, die zu schmerzhaften Verhornungen führen.

Nach Möglichkeit ist eine operative Maßnahme zur Behebung des eingewachsenen Nagels zu umgehen, wenn konventionelle Methoden ausreichen. Es kann oft nicht mit Sicherheit vorausgesagt werden, wie das Operationsergebnis aussehen wird.

8.2.8 Onychomykose

Die Behandlung der Onychomykose (lat.: *Tinea unguium*) kann sich oft als langwierig herausstellen, weil für den Heilungsprozess nicht nur äußerliche, sondern auch innerliche Faktoren maßgebend sind.

Als erste Maßnahme werden, nach der ärztlichen Diagnose, die mykotisch befallenen Stellen des Nagels, die zersetzte, brüchige Substanz herausgefräst oder -geschnitten. Die Entfernung pilzbefallener Teile des Nagels ist notwendig, damit Medikamente am Infektionsherd besser einwirken können und die pilzzerstörte Nagelsubstanz nicht die Infektion erhält. Unter der meist intakten dorsalen Nagelschicht bilden sich leicht feucht-warme Räume, die ein ideales Klima für die Ausbreitung des Pilzes darstellen können. Falls sich erkrankte Nagelteile nicht schmerzlos ohne Verletzung herausfräsen lassen, legt man für drei Tage einen luftdichten Verband (Okklusivverband) mit einer fungiziden (pilzabtötenden) Salbe oder Creme an. Hierzu eignen sich:

- 20 %ige Ichtholan®-Salbe,
- Desinfekter®-Creme (Yavatox),
- Sixtan® (Sixtus).

Danach sind verbliebene mykotische Reste leicht zu entfernen. Anschließend muss der Patient selbst mit einer fungiziden Tinktur, Salbe oder Creme weiterbehandeln.

Man kann dabei von der persönlichen Einschätzung ausgehen, welcher Behandlungsform (Salbe oder Tinktur) der Vorzug gegeben wird. In der Wirksamkeit sind keine Unterschiede feststellbar, obwohl ich der Tinktur wegen der schnelleren Eindringfähigkeit den Vorzug geben würde. Die schnelle Eindringfähigkeit ist aber nicht ausschlaggebend für den zeitlichen Erfolg der Behandlung. Eine Verbesserung der Heilungschance kann auch eine leichte Massage mit dem Daumen vom Nagelwall zum Körper hin *(proximal)* schaffen, die der Patient täglich ausführen soll. Wenn auch nur in geringem Maß damit eine Steigerung der Durchblutung möglich ist, so brachten die dahingehenden Empfehlungen in den überwiegenden Fällen eine entscheidende

Wende für die schnellere Abheilung. In der Praxis haben sich mit gleichem Effekt zur Unterstützung der Therapie die Ozonbedampfung, die Silberhexamikronbestrahlung und der Hochfrequenzstab (HF-Stab) bewährt. Nur in wenigen Fällen des betroffenen Patientenkreises ist das Nagelwachstum so ausgeprägt, dass es keiner Heilungsunterstützung bedarf.

Salben, Cremes oder Tinkturen über 5 % Salicylsäuregehalt sollten nicht zur Dauertherapie einer Nagelmykose eingesetzt werden. Sie mazerieren Nagelplatte, Nagelwall und Nagelbett. Die andauernde Erweichung zerstört die Schutz- und Barrierefunktion der Nagelbereiche und ist deshalb einer Verletzung gleichzusetzen. Die Absicht, die Infektion mit einer zusätzlichen Verletzung zu heilen, widerspricht jedoch allen Regeln medizinischer Erkenntnisse.

Dass diese Therapieform dennoch von Firmen angeboten wird, mag wohl der Vorstellung einiger Patienten entsprechen, die in der Aggressivität des Mittels Vorzüge der Wirksamkeit erkennen wollen. Der eigentlichen Bestimmung des Medikaments werden sie damit in den seltensten Fällen gerecht. Die Erweichung soll dazu dienen, in Eigenbehandlung die mykotisch infizierten Teile des Nagels zu entfernen. Da die betroffenen Patienten jedoch meist in ihrer Bewegung und Sehfähigkeit eingeschränkt sind, werden diese Medikamente oft zu reichhaltig aufgetragen und die anschließende Entfernung der losgelösten Nagelteile nicht sorgfältig genug vorgenommen. In der Vergangenheit wurden hohe Salicylsäurekonzentrationen als Penetrationshilfsmittel (Mittel, das die Eindringfähigkeit unterstützen soll) und schwaches Desinfiziens Tinkturen und Salben zugesetzt. Heute allerdings stehen neue chemische Substanzen zur Verfügung, die von sich aus leicht in die Haut eindringen *(penetrieren)* und auf das Hilfsmittel Salicylsäure verzichten können.

Neben der Anwendung eines geeigneten Antimykotikums, eines pilztötenden Mittels, können zur Hausbehandlung des Patienten auch sehr wirksame Bäder mit Kaliumpermanganat ($KMnO_4$), 0,05 %ig empfohlen werden. Hierdurch färben sich allerdings die Haut und das Badegefäß braun. Die Braunfärbung der Haut verliert sich nach wenigen Tagen von selbst.

Als antimykotische Substanzen gelten:

- Isopropanol 70 %ig,
- Propolis,
- Quaternäre Ammoniumverbindungen wie z. B. Dequaliniumchlorid, Cetyltrimethylammoniumbromid,
- Imidazolverbindungen (Clotrimazol etc.),
- Undecylensäure und ihre Verbindungen,
- Thymianöl,
- Formalinlösungen,
- Antibiotika mit ausschließlich fungizider Wirkung wie Griseofulvin, Nystatin, Amphotericin-B. Antibiotika sind verschreibungspflichtig. Speziell die wenigen fungiziden Antibiotika erfordern einen Pilznachweis und sind ohne durch den Arzt abgesicherte Diagnose nicht zu verwenden. Die anderen Antibiotika mit ausschließlich bakterizider bzw. bakteriostatischer Wirkung können Pilzinfektionen sogar fördern.

Selbstinfektionen des Therapeuten, die sich sowohl auf Nagel-, Haut- sowie Organmykosen beziehen, sind mir durch die Fräsbehandlung von Nagelmykosen nicht bekannt geworden. Wenn allerdings Krankheiten vorliegen, die die bereits genannten auslösenden Faktoren für eine Mykose begünstigen, kann eine Infektion nicht ausgeschlossen werden.

Eine Nagelextraktion, die vollständige Entfernung der Nagelplatte durch Herausreißen, ist durch die ausgereiften Behandlungsmethoden der medizinischen Fußpflege überflüssig geworden. Die Extraktion des Nagels stellt außerdem keine überzeugende Maßnahme dar, die Ursache der Infektion zu beseitigen. Vielfach ergeben Nagelextraktionen Wachstumsverzögerungen des Nagels und nicht rückgängig zu machende Matrixschädigungen. Die Zusammenarbeit mit dem Dermatologen ist deshalb unbedingt erforderlich.

Eine oft empfohlene Maßnahme, mit Desinfektionssprays die Umgebung des infizierten Nagels, Schuhe und Strümpfe einzusprühen, ist nach meinen Beobachtungen für die Abheilung wenig ausschlaggebend. Nach den bis heute vorliegenden Untersuchungen ist nach einer Sprühdesinfektion der Haut nach etwa einer halben bis ganzen Stunde die ursprüngliche Hautflora wieder angesiedelt. Der Zeitraum dieser mikrobiellen Regeneration richtet sich nach den chemischen Bestandteilen des Desinfektionsmittels.

Antimykotisch wirksame Puder eignen sich nicht zur Onychomykosebehandlung. Ihre Wirkung ist nur auf die Oberfläche beschränkt, wodurch ein tieferes Eindringen in die Nagelsubstanz nicht gewährleistet ist.

Dem Arzt stehen auch Präparate zur Verfügung, die als Nagellack (z. B. Nagel Batrafen®, Loceryl®) auf die befallenen Stellen aufgetragen werden.

Nagel Batrafen®, mit dem Wirkstoff Ciclopirox, einem Pyridonderivat, ist für mindestens vier Wochen nach Gebrauchsanleitung auf den Nagel dünn aufzutragen. In diesem Zeitraum ist eine Sättigungsphase der Nagelplatte mit dem Wirkstoff erreicht. Danach ist die Compliance des Patienten, die Bereitschaft zur Mitarbeit, meist erschöpft und eine regelmäßige Anwendung des Therapeutikums nicht mehr zu erwarten. Für die Gesamtdauer der Behandlung werden, einer Pilotstudie zufolge, sechs Monate angegeben (Cassella-Riedel Pharma 1993). Der Lack kann auch auf das Nagelbett aufgetragen werden, wenn mykotisch infizierte Teile der Nagelplatte, zur Unterstützung der Therapie, mechanisch entfernt wurden. Nagel Batrafen® ist gegen Dermatophyten sowie Hefen, die den Nagel befallen, wirksam und ist nicht verschreibungspflichtig.

Ciclopirox hemmt die Aufnahme wichtiger Synthesebausteine, wie Aminosäuren, Kaliumionen und Phosphate, der Pilzzelle. Dadurch tritt eine deutliche Schädigung ihrer Zellmembran ein, die zum Austritt der in der Pilzzelle vorhandenen Aminosäuren und Kaliumionen führen kann. Im Gegensatz zu den meisten anderen Antimykotika greift die Substanz nicht direkt in die Biosynthese der Zellwand ein.

Bei dem Nagellack Loceryl®, mit dem Wirkstoff Amorolfinhydrochlorid, handelt es sich um ein Präparat, das trotz Lackgrundlage gut in die Nagelsubstanz eindringt. Bereits 24 Stunden nach dem Auftrag ist der Wirkstoff Amorolfinhydrochlorid in den untersten Schichten des Nagels nachweisbar. Loceryl® ist nur einbis zweimal wöchentlich auf die infizierte Nagelplatte aufzutragen. Ein Abfräsen der Nagelplatte kann entfallen. Bei Bedarf kann vor weiterer Anwendung die Nageloberfläche mit einer Feile angeraut werden. Der Wirkstoff greift, ähnlich den Imidazol-, Allylaminverbindungen, in die Biosynthese der Zellmembran des Pilzes ein.

Die Gefahr der Resistenzbildung ist gemindert, weil das Präparat in zwei Enzymsysteme des Pilzes eingreift. Es ist gegen Dermatophyten und Hefen, die den Nagel befallen, wirksam.

Obwohl beide Nagellackpräparate mit kosmetischen Farblacken überstreichbar sind, ist eine Entfernung dieser Lacke vorzunehmen, bevor Nagel Batrafen® oder Loceryl® angewendet werden.

Einer lokalen Therapie sind meist Grenzen gesetzt, wenn es sich um schwere Onychomykosen handelt, bei denen mehr als 60 % der Nagelsubstanz zerstört und alle Nagelplatten befallen sind. Wegen der meist vorhandenen Therapieresistenz dieser Nagelmykosen werden orale Antimykotika eingesetzt. Dazu gehö - ren u. a.:

- Fluconazol®,
- Likuden®,
- Sempera®,
- Lamisil®.

Lamisil® enthält den Wirkstoff Terbinafin (Allylamin) und ist wie alle oralen Antimykotika verschreibungspflichtig. Es ist gegen Dermatophyten und Hefen wirksam. Die durchschnittliche Behandlungszeit beträgt für Zehennagelinfektionen 27, für Fingernagelinfektionen 12,5 Wochen. Vom Zeitpunkt der Einnahme gerechnet ist Lamisil® nach einer Woche in Nagelmatrix und Nagelbett nachweisbar. Der Wirkstoff diffundiert von dort in die Nagelplatte. Eine Reinfektion tritt deutlich weniger auf als bei topisch wirksamen Mitteln, da die Substanz noch 30 Wochen nach Therapieende in der distalen Nagelplatte nachweisbar ist. Zur Anwendung des Präparats wird täglich eine Tablette empfohlen. Eine korrekte Dosisanpassung muss durch den Arzt erfolgen, weil Lamisil® nicht ganz ohne Nebenwirkungen ist.

8.2.9 Paronychie

Für einen schnellen Behandlungserfolg ist es wichtig, zuerst die Ursache, z. B. übermäßiges Schneiden der Cuticula, Reibung einer Schuhnaht, schlecht eingestellter Blutzucker bei einem Diabetiker, zu beheben. Zur Behandlung der Paronychie (lat.: *Panaritium*) sind Ozondampfbestrahlungen oder der HF-Stab und desinfizierend wirkende Salben einzusetzen. Für die Hausbehandlung kommen Arnikatinktur, Alkoholumschläge oder 37 – 38 °C warme Kaliumpermanganat-Bäder 0,05 %ig infrage. Die genannte Konzentration an Kaliumpermanganat entspricht einer Messerspitze auf vier Liter Wasser.

Eine mögliche Pilzinfektion am bereits geschädigten Nagelwall ist durch den Arzt abzugrenzen.

8.2.10 Subunguale Hyperkeratose

Zur Behandlung werden die erreichbaren Stellen unter dem Nagel – nachdem geweicht wurde – vorsichtig entfernt. Verbleibende Hyperkeratosen begünstigen durch ihre Wasseraufnahmefähigkeit das feuchte Milieu unter dem Nagel, was in Verbindung mit der konstanten Wärme des Fußes im Schuh leicht zu einer Onychomykose führen kann. Eine regelmäßige Kontrolle des Nagels auf solche Symptome ist deshalb notwendig und von anderen Veränderungen zu unterscheiden. Bei einer Onychomykose ist die im dortigen Abschnitt beschriebene Behandlung angezeigt. Für die Entfernung des Clavus unter der Nagelplatte muss dieser Bereich des Nagels entweder mit einem Bohrer aufgefräst oder mit einer Zange weggeschnitten werden. Für eine Entlastung der Stelle nach Entfernung des Hornhautkerns ist zu sorgen (siehe dazu Kapitel 8.2.12).

8.2.11 Subunguales wucherndes Granulationsgewebe (Caro luxurians/*wildes Fleisch*)

Zur Behandlung ist die Entfernung der Nagelplatte, bis zum durch die Onycholyse abgegrenzten Wundbereich, notwendig. Der Heilungsverlauf wird, neben der medikamentösen Versorgung der Caro luxurians, durch Mitverwendung physikalischer Therapien wesentlich beschleunigt. Hierzu gehören die Ozondampfbestrahlung, der Hochfrequenzstab und die Fulguration. Als medikamentöse Behandlung kommen hauptsächlich austrocknend wirkende Mittel oder auch schwache Ätzmittel in Frage, wie Albothyl®-flüssig (Ätzmittel). Wenn es die Behandlung erfordert, erfolgt die anschließende Versorgung des wuchernden Granulationsgewebes mit entsprechender desinfizierend wirkender Salbe und in jedem Fall mit einem luftdurchlässigen Verband, z. B. Verbandmull (100 % Baumwolle) und Schlauchverband als Fixierung.

Von einem eingewachsenen Nagel *(Unguis incarnatus)*, durch den auch subunguale Caro luxurians entstehen kann, muss der betreffende seitliche Nagelrand abgetrennt werden. Der zu diesem Zweck von distal nach proximal geführte Schnitt wird, von der gedachten Mittellinie des Nagels ausgehend, jeweils nach außen, zum Nagelfalz hin, geführt.

Der Wundbereich muss in gleicher Weise, wie bereits erwähnt, versorgt werden.

8.2.12 Subunguales Clavus

Die Behandlung eines subungualen Clavus besteht darin, dass das hyperkeratotische Gebiet entweder durch Ausfräsen oder am freien Nagelrand durch Herausschneiden des Nagels freigelegt wird. Nach der Entfernung des Hühneraugenkerns haben sich zur Therapie schwach ätzende Tinkturen in Verbindung mit einem Reibungsschutz für den Zeh bewährt. Zur Behebung der Ursache sind entweder längere und weitere Schuhe zu tragen oder protektiv (schützend) wirkende Orthesen zu empfehlen. In manchen Fällen wird zur Lagekorrektur des Zehs eine Operation nicht zu umgehen sein. Allerdings helfen prophylaktische Maßnahmen, z. B. spezielle Fußgymnastik in Verbindung mit Orthosen, schon im Vorstadium kostspielige Behandlungen zu vermeiden.

8.2.13 Pachyonychie

Für die Behandlung kann der Nagel leicht dünner gefräst werden, um den Kompromiss mit dem Schuh zu ermöglichen. Besonders am Großzeh drückt der Nagel sonst unangenehm gegen das Oberleder des Schuhs. Die beim Abschleifen des Nagels entstehende Reibungshitze kann zu Schmerzen führen, wenn die Nagelplatte zu dünn geschliffen wird. Haben sich die Papillen des Nagelbetts zu weit unter die Nagelplatte geschoben, müssen sie durch geeignete Ätzstoffe oder Fulguration auf das Niveau des freien Nagelrands zurückgedrängt werden. Eine weitergehende Behandlung ist nicht möglich.

8.2.14 Psoriatische Nägel

Von psoriatischen Veränderungen können nur ein einzelner Nagel oder auch alle Nägel befallen sein. Der Nagelbefund bessert sich spontan, fast gleichzeitig mit der symptomatischen Abheilung der Psoriasis. Allerdings dauert die Erneuerung des Nagels länger als die der Haut, denn der Nagel muss die befallenen Teile erst zum freien Nagelrand herausschieben. Für etwa 2 – 5 mm Wachstum benötigt er 28 Tage. Die Haut hat sich in dieser Zeit vollständig erneuert.

Meist genügt leichtes Feilen oder Fräsen der Nageloberfläche, um ein Hängenbleiben an Kleidungsstücken durch die sich schuppig abhebende dorsale Nagelschicht zu vermeiden.

8.2.15 Onychophosis

Die Behandlungsaussicht für den Patienten, von den Schmerzen befreit zu werden, ist mit den zur Zeit zur Verfügung stehenden Mitteln befriedigend. Zunächst müssen die regelmäßig benutzten keratolytischen Präparate zum Weichhalten des Nagelfalzes abgesetzt werden. Dabei ist es gleichgültig, ob dieses Mittel als Salbe oder Tinktur angewendet wurde. Ausgenommen hiervon ist die einmalige Anwendung einer keratolytischen Packung (Okklusivverband mit hornhautablösenden Stoffen), um eine Basis für die anschließende Therapie zu schaffen und das Eindringen der Medikamente in die Haut zu erleichtern.

Nachdem der Nagelfalz von Verhornungen befreit ist, kann fulguriert werden, um eine schnellere Schmerzfreiheit zu erreichen. Anschließend legt man in den Nagelfalz einen Tamponadestreifen mit Unguentacid®-Salbe ein, die als Bestandteile Vitamin A, E und Linolsäuretriglycerid enthält. Bei weniger ausgeprägten Verhornungen genügen Zubereitungen, die quaternäre Ammoniumverbindungen (Quats) enthalten, wie z. B. Evazol®-Creme. Die Behandlung mit den genannten Externa muss in 14 Tagen, spätestens drei Wochen, wiederholt werden. Dazu gehört auch die Entfernung der Verhornung mit Instrumenten, nicht mit keratolytischen Mitteln. Die Onychophosis begünstigende Faktoren, wie z. B. feucht-warmes Milieu, sind gleichzeitig mit der medikamentösen Behandlung weitestgehend auszuschließen.

Mehrmaliger Salbenauftrag zwischen den Wiederbestellzeiten durch den Patienten bringt wahrscheinlich deshalb keinen besseren Behandlungserfolg, weil die schnell wieder einsetzende Verhornung das Eindringen der Wirkstoffe erschwert.

Die Wiederbestellzeit für den Patienten kann sich durch die Unguentacid®-Therapie zunehmend verlängern. Eine Beschwerdefreiheit ist auch bei schweren Formen bis zu vier Wochen und länger möglich. Innerhalb eines halben bis drei viertel Jahres ist bei den meisten Patienten eine vollständige Heilung eingetreten. Trotzdem ist es empfehlenswert, den Nagelfalzbereich regelmäßig zu kontrollieren.

In gleicher Weise kann auch eine Propolis-Lösung erfolgreich zur Therapie angewendet werden.

8.2.16 Unguis convolutus

Die ursprüngliche Nagelform lässt sich unter Beachtung der Kontraindikationen mit Nagelkorrekturmaßnahmen, wie der Orthonyxiespange nach Fraser, BS-Spange, wiederherstellen. In leichteren Fällen kann durch Guttaperchakeile bzw. Roduitschienen eine ausreichende Korrektur des Nagels erzielt werden.

8.2.17 Pterygium

Zur Einschränkung des übermäßigen Wachstums empfiehlt es sich, nur insoweit eine Korrektur vorzunehmen, dass die Haut über dem Nagel nicht einreißen kann. Möglichst zu unterlassen ist das Abschleifen der gesamten Nagelhaut.

8.2.18 Unguis inflexus

Der Nagel sollte in der Länge möglichst kurz gehalten werden. Es ist abzuklären, ob zu kleine Schuhe die Richtungsänderung des Wachstums bewirkt haben.

Wenn sich durch das verzögerte Nagelwachstum die Zehenkuppe vor den freien Nagelrand wölbt und Verhornungen entstanden sind, muss oft der in den distalen

Nagelwall wachsende Nagel kürzer geschnitten werden. Zur Verhinderung von Folgeschäden nach dieser Maßnahme gehört auch eine Nagelprothetik, um der Nagelplatte zu ermöglichen, über die Zehenkuppe hinauszuwachsen. Ohne diese Maßnahme kann keine Beschwerdefreiheit auf Dauer garantiert werden.

8.2.19 Unguis retroflexus

Der Unguis retroflexus ist nur symptomatisch zu behandeln. Im Gegensatz zum Unguis inflexus bereitet der Unguis retroflexus fast nie Beschwerden. Infolgedessen wird der Nagel lediglich kurz gehalten, damit die Verformung nicht weiter fortschreiten kann. Eine Nagelprothetik kann die Haftung mit dem Nagelbett wegen der meist vorhandenen Onycholyse nicht wieder herstellen. (Die Onycholyse ist durch äußere Maßnahmen nicht zu beeinflussen). Lockere Hornhautteile unter dem Nagel müssen entfernt werden.

Literatur

- Roche Information: Loceryl, (November 1992)
- Produkt Monographie Lamisil, Sandoz (Januar 1993)
- Informationsbroschüre Cassella Riedel Pharma 1993
- S. Nolting/C. Seebacher: Ciclopiroxolamin, Wegweiser topischer Mykosetherapie, Universitätsverlag, Jena GmbH (1993)

9

Nagelfalztamponaden

9.1 Die Tamponaden

9.1.1 Die Anwendungsgebiete

Tamponademittel für den Nagelfalz bestehen aus Stoffen, die als Reibungsschutz geeignet sind. Sie sollen den Nagelfalz gegen den seitlichen freien Nagelrand, besonders bei dem eingerollten Nagel *(Unguis convolutus)* schützen. Ein Reibungsschutz verhindert nicht die Intensität der Druckbelastung.

In einigen Fällen ist es notwendig, auch den distalen (vorderen) Bereich des Nagelbetts zu tamponieren, wenn das Nagelwachstum stark verzögert ist. Das Nagelbett wölbt sich dabei so weit über den distalen Nagelrand, dass durch die Gehabwicklung in diesem Gebiet starke Verhornungen entstehen **(Abb. 9.1)**.

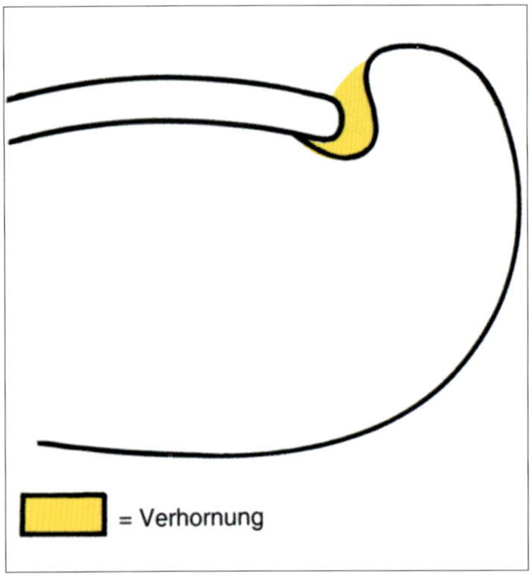

Abb. 9.1: Wölbung des Nagelbetts mit Verhornung (Längsschnitt durch die Zehenbeere).

Ein Reibungsschutz vermeidet den Kontakt des freien Nagelrands mit dem vorgewölbten Nagelbett und sorgt für eine Milderung des Reizes.

Tamponadestreifen aus Vlies verhindern bei der Nagelprothetik (Ergänzung fehlender Nagelbereiche) eine unkontrollierte Formung des Kunststoffs in unübersichtlichen Gebieten des Nagelfalzes bzw. distalen Nagelbetts.

Als Materialien zur Nagelfalztamponade eignen sich:

- Mullbinde zur Tamponade, Breite 1 cm (Lohmann),
- Vliesmaterialien, Breite 1 cm, 2 cm, 3 cm, 5 cm,
- Guttapercha,
- Smig®,
- Sulciprotector,
- mit Wirkstoffen getränkte Gazen/Kompressen,
- Baumschwamm.

9.1.2 Die Anwendung

Alle Materialien werden entsprechend der Länge des seitlichen freien Nagelrands zugeschnitten.

Bei der Mullbinde zur Tamponade ist die Breite bereits vorgegeben. Die Vliesstreifen schneidet man in der Regel 2 – 3 mm breit, soweit keine andere Indikation mehr Vliesmaterial erfordert, wie z. B. bei der Nagelprothetik. Wenn zusätzliche Externa mitverwendet werden sollen, wie z. B. eine Salbe, Tinktur oder Puder, kann man diese vorher auftragen und mit dem Einlegen der Tamponade tiefer in den Falz einbringen.

9.2 Die Materialien

9.2.1 Guttapercha

Die Guttaperchamasse ist u. a. in 1 mm starken Platten erhältlich. Zur Verwendung als Tamponademittel schneidet man mit der Schere schmale keilförmige Stücke aus der Platte aus **(Abb. 9.2)**.

Länge und Breite müssen dem Nagelfalz angepasst sein.

Das ausgeschnittene Stück Guttapercha wird mit der Pinzette für ca. zwölf Sekunden (s) zum Erweichen in Chloroform getaucht und anschließend sofort in den

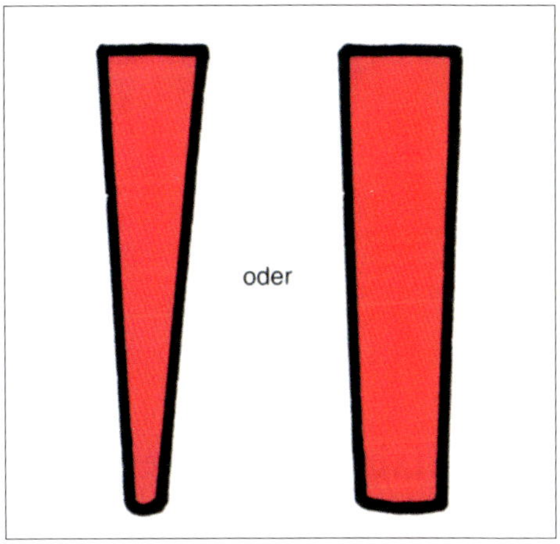

Abb. 9.2: Formen des Guttaperchakeils (vergrößert).

Nagelfalz geschoben **(Abb. 9.3 und 9.4)**. Zum besseren Anmodellieren an den Nagel empfiehlt es sich, den Guttaperchakeil immer wieder mit Chloroform zu bestreichen.

Am besten geschieht dies mit einem schmalen Metallspatel oder dem Nagelmesser. Nachdem das Lösungsmittel verdunstet ist, bleibt Guttapercha durch die Körpertemperatur bedingt elastisch. Es eignet sich deshalb auch zur Vorkorrektur des eingerollten Nagels.

In der Regel verbleibt der Guttaperchakeil bis zur nächsten Fußbehandlung im Nagelfalz. Wenn sich keine Reizungen bemerkbar machen, ist eine Verweildauer von acht Wochen möglich. Reizungen können bei Guttapercha dadurch entstehen, dass die Masse im Nagelfalzbereich nicht glatt genug ausgeformt war.

Guttaperchastäbchen

Guttaperchastäbchen, die in der Dentalmedizin zu Wurzelfüllungen verwendet werden, eignen sich wegen der geringen Masse (ø ca. 0,3 mm) weniger gut zur Tamponade des Nagelfalzes.

Herkunft und Eigenschaften des Guttapercha.
Die Herstellung des Guttapercha geschieht durch Eintrocknen des Milchsafts tropischer Palagiumarten (Sukkulenten). Es ist dem Naturkautschuk ähnlich und besitzt dessen chemische Molekularformel. Man spricht in diesem Fall von Strukturisomerie des Guttapercha mit dem Naturkautschuk. Beide Verbindungen besitzen die gleiche Molekularformel, allerdings mit dem Unterschied, dass die Atomanordnung bei Guttapercha verändert ist. Dadurch sind seine chemischen und physikalischen Eigenschaften nicht mit dem Naturkautschuk identisch.

Für die Aufbewahrung des Guttapercha gelten allerdings die gleichen Bedingungen wie für Naturkautschuk. Es sollte möglichst in geschlossenen Kunststoffdosen aufbewahrt werden. Guttapercha trocknet leicht aus und ist UV-Licht-empfindlich. Einflüsse wie Hitze und Kälte sind während der Aufbewahrungszeit ebenfalls zu vermeiden. Sie machen das Material spröde.

Die Löslichkeit des Guttapercha ist in Chloroform am besten. Es konnte bisher kein anderer Ersatz für dieses Lösungsmittel gefunden werden (siehe **Tab. 9.1**).

Guttapercha lässt sich auch durch Wärme erweichen. Hierzu ist eine Temperatur von 50 – 80 °C notwendig. Dieser hohe Temperaturbereich ist aber für einen Nagelfalz, bei dem die Verhornung entfernt wurde, nicht mehr anzuwenden.

9.2.2 Smig

Smig ist ein elastisches Kunststoffmaterial, was gewöhnlich als Haftkissen für Zahnprothesen Verwendung findet, sich aber auch als Reibungsschutz für den Nagelfalz hervorragend eignet. Es besteht aus einem Gemisch von Polybutylmetacrylat und Propylenglycolmonolaurat sowie Lebensmittelfarbstoffen (E171,

	Toluol	Aceton	Ether	CH_2Cl_2	$CHCl_3$	THF	Ethylacetat	Hexan
Guttapercha	●	✖	✖	●	✔	●	✖	✖
Smig	●	✔	✔	✔	✔	●	✖	✖

● = nicht spontan löslich
✔ = gut löslich
✖ = nicht löslich
(H. Tronnier, 1991/Beiersdorf AG, 1993)

Ch_2Cl_2 = Dichlormethan
$CHCl_3$ = Trichlormethan (Chloroform)
THF = Tetrahydrofuran

Tab. 9.1: Löslichkeitstabelle für Smig und Guttapercha.

E172). Man verarbeitet dieses Material in gleicher Weise wie Guttapercha. Zur Anlösung der Masse eignet sich sehr gut Dichlormethan. Nach Verdunstung des Lösungsmittels bleibt eine elastische, weiche Tamponade zurück, die sich allerdings nicht zur Vorkorrektur des eingerollten Nagels eignet. In der Regel verbleibt der Smig-Keil für vier Wochen im Nagelfalz. Wenn sich keine Reizungen bemerkbar machen, ist eine Verweildauer von acht Wochen möglich.

Die auf dem Smig-Material haftenden Folien (Abb. 9.5) müssen vor der Verwendung entfernt werden!

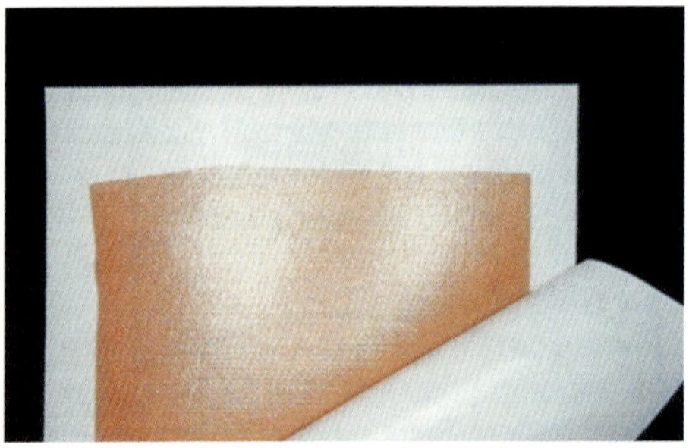

Abb. 9.5: Smig-Platte (ein Teil der oberen Schutzfolie wurde entfernt).

Für die Anlösung von Guttapercha und Smig wurde eine Reihe von Lösungsmitteln getestet, um die Verwendung des nicht ganz unbedenklichen Chloroforms zu vermeiden. Das Resultat ist in **Tabelle 9.1** zusammengefasst.

Beide Substanzen sind außerdem nicht löslich in Dioxan, Dimethylsulfoxid (DMSO) und Pyridin.

Daten der in der Tabelle 9.1 genannten chemischen Verbindungen

Tetrahydrofuran (Diethylenoxid)
Summenformel: C_4H_8O
Verwendung: Nur bedingt einsetzbares Lösungsmittel für Guttapercha. Lösungsmittel für Polymere (Kunststoffe).
Eigenschaften: Leicht entzündlich. Reizt Augen und Atmungsorgane.
Wasserlöslichkeit: löslich.

Toluol (Methylbenzol)
Summen-Formel: C_6H_5-CH_3
Verwendung: Nur bedingt einsetzbares Lösungsmittel für Guttapercha und Smig.
Eigenschaften: Leicht entzündlich. Reizt Augen und Atmungsorgane.
Längeres Einatmen kann Blutbild, Leber und Nieren schädigen. Bei Schwangeren wird eine Schädigung des Fötus nicht ausgeschlossen.
Dämpfe sind schwerer als Luft. Explosionsgefahr bei Reaktion mit Salpetersäure.
Wasserlöslichkeit: unlöslich.

Ether (Diethylether)
Summenformel: C_2H_5–O–C_2H_5

Verwendung: Lösungsmittel für Smig.
Eigenschaften: Sehr leicht entzündbar. An der Luft und durch Einwirkung von Licht kann es zur Bildung von explosiblen Peroxiden kommen. Hygroskopisch (wasseranziehend).
Wenn zu viel Dämpfe eingeatmet werden, kann es zu reflektorischem Atemstillstand kommen.
Wasserlöslichkeit: eingeschränkt mischbar.

Hexan
Summenformel: C_6H_{14}
Es gehört zu den benzolähnlichen Stoffen. Farblose Flüssigkeit. Hexan ist Bestandteil des Steinkohlenteers und Erdöls.
Eigenschaften: Lösungsmittel, das durch längeres Einatmen zu Erbrechen, Schwindel und Bewusstlosigkeit führen kann.
Wasserlöslichkeit: unlöslich.

Chloroform (Trichlormethan)
Summenformel: $CHCl_3$
Sehr gutes Lösungsmittel für Guttapercha und Smig.
Eigenschaften: Wenn sehr hohe Konzentrationen von Chloroformdämpfen eingeatmet werden, kann es zur Atemlähmung kommen. Längere Einwirkung führt zu Herzmuskelschäden und Leberzellnekrosen. Chloroform gilt als karzinogenverdächtig.
In der kurzen Anwendungsphase beim Anlösen des Guttapercha ist die Konzentration der Chloroformdämpfe, im Hinblick auf die kleine Behandlungsfläche und Häufigkeit der Behandlung, sehr gering. Es ist deshalb keine Schädigung zu erwarten.
Wasserlöslichkeit: wenig löslich.

Dichlormethan (Methylenchlorid)
Summenformel: CH_2CI_2
Verwendung: Lösungsmittel für Smig. (Technisch wird es als Fleckenentfernungsmittel bzw. als Lösungsmittel für Klebstoffe und Lacke benutzt).
Eigenschaften: Farblose, schwach nach Chloroform riechende Flüssigkeit, die früher auch als Inhalationsanästhetikum gebräuchlich war. Wie alle Halogenkohlenwasserstoffe (zu denen auch Chloroform gehört) besteht eine toxische Wirkung auf Leber, Nieren und dem Zentralnervensystem (ZNS), wenn die Dämpfe über längere Zeit eingeatmet werden.
Wasserlöslichkeit: wenig löslich.

Essigsäureethylester (Ethylacetat)
Summenformel: $CH_3–CO–O–C_2H_5$
Lösungsmittel, das zur Anlösung von Guttapercha und Smig ungeeignet ist. Es löst jedoch Klebstoffe (Uhu®).
Eigenschaften: fruchtig riechende, leicht entzündliche Flüssigkeit.
Wasserlöslichkeit: wenig löslich.

Aceton
Summen-Formel: CH_3COCH_3
Verwendung: Lösungsmittel für Nagellack, Entfettungsmittel zur Vorbereitung des Nagels für die Nagelprothetik, Lösungsmittel für einige Kunstharze, Entfettungsmittel für die Haut.
Eigenschaften: Leicht entzündlich. Nach Einatmen von Dämpfen entstehen Schleimhautreizungen. In hohen Dosen verursacht Aceton Kopfschmerzen, Übelkeit und Schwindel. Es reizt Augen und Atmungsorgane.
Nach Augenkontakt besteht Gefahr der Hornhauttrübung.
Bei sachgemäßer Handhabung des Stoffes sind keine Schädigungen zu erwarten.
Gefährliche Reaktionen mit Alkalihydroxiden (Natronlauge etc.) und Oxidationsmitteln (Salpetersäure etc).
Wasserlöslichkeit: löslich.

9.2.3 Sulciprotectoren

Sie bestehen aus einseitig aufgeschlitzten Kunststoffröhrchen, welche unsortiert in verschiedenen Längen erhältlich sind (Baehr). Der passende Sulciprotector, der der Länge des seitlichen freien Nagelrands entspricht, wird mittels Pinzette oder einem besonders dafür konstruierten Applikator (Greppmayr) auf den seitlichen freien Nagelrand von distal nach proximal aufgeschoben **(Abb. 9.6 bis 9.8)**. Vor dem Aufsetzen ist es empfehlenswert, die Spitze des Sulciprotectors abzurunden. Der sichtbare, auf der Nagelplatte liegende Teil des Protectors muss mit Nagelmasse Gerlach, Unguisan oder Sekundenkleber fixiert werden.

Im Allgemeinen verbleibt der Sulciprotector für vier Wochen im Nagelfalz. Wenn sich keine Reizungen bemerkbar machen, ist eine Verweildauer von acht Wochen möglich. hierbei muss jedoch nach vier Wochen neu fixiert werden.

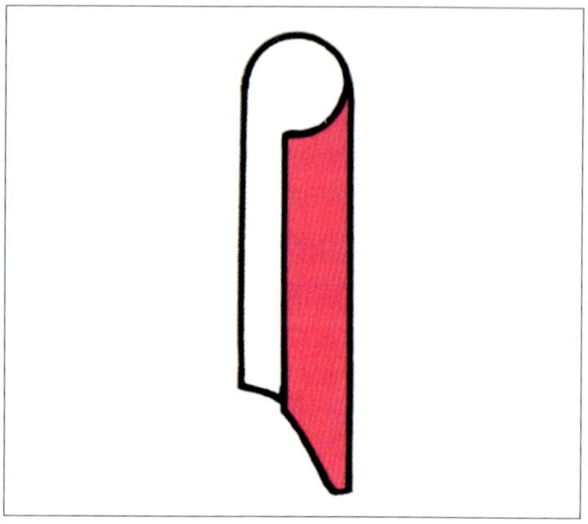

Abb. 9.6: Form des Sulciprotectors.

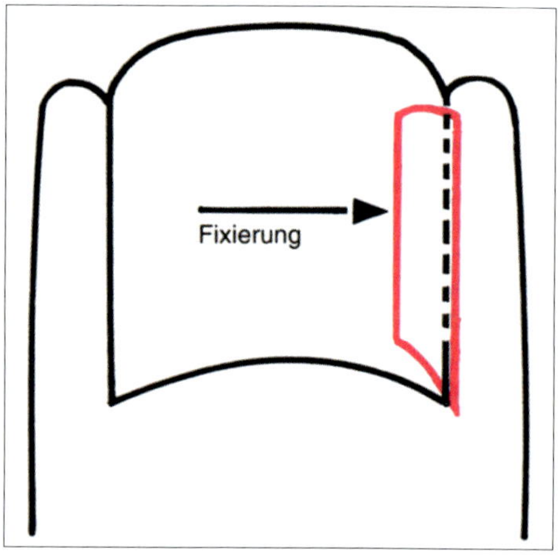

Abb. 9.7: Sulciprotector über dem seitlichen freien Nagelrand.

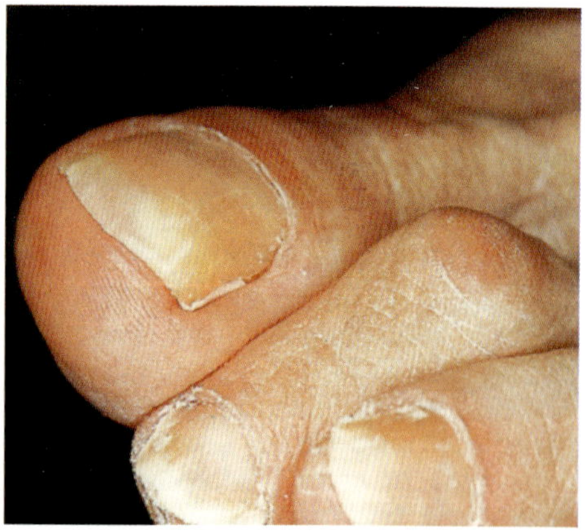

Abb. 9.8: Lage des Sulciprotectors im Nagelfalz.

9.2.4 Mit Wirkstoffen getränkte Gazen/Kompressen

Es sind fertige, einlagige Mullgazen, die in den meisten Fällen mit desinfizierend wirkenden Salben dünn bestrichen sind. Sie werden u. a. bei Verletzungen des Nagelfalzes verwendet. Der Vorteil dieser Tamponaden liegt in der hygienisch einwandfreien Verfügbarkeit. Die Gaze liegt zwischen zwei Folien und kann in jeder gewünschten Größe zugeschnitten werden. Um die Gaze freizulegen, schiebt man beide Folien mit den Fingern gegeneinander. Der salbengetränkte Mullstreifen kann so mit einer sterilen/desinfizierten Pinzette entnommen und als Tamponade mit einem geeigneten Instrument in den Nagelfalz eingelegt werden.

Wirkstoffhaltige Gazen sind u. a.:

- Betaisodona®-Wundgaze,
- Nebacetin®-Gaze (verschreibungspflichtig) (obsolet),
- Vindex®-Kompressen.

9.2.5 Baumschwamm

Baumschwamm wird entsprechend der Länge des Nagelfalzes zugeschnitten. Die Breite und Form entspricht der Guttapercha- bzw. Smig-Tamponade.

Herkunft und Eigenschaften des Baumschwamms

Synonym: Amadou oder unechter Feuerschwamm.

Der Baumschwamm wird aus dem Pilz Polyporus fomentarius gewonnen. Dessen Fruchtkörper ergibt durch Behandlung mit Salpetersäure (HNO_3) und Alkalien ein Tamponadematerial für den Nagelfalz. Die hellbraunen, lederartigen Stückchen haben ebenfalls hämostiptische (blutstillende) Wirkung. Leider ist Baumschwamm, der früher häufig mit Erfolg benutzt wurde, heute nahezu nicht mehr erhältlich.

Literatur

- J. N. Le Rossignol, C.B. Holliday: A Pharmacopoeia for Chiropodists, Faber and Faber LTD, London (1971)
- Hunnius: Pharmazeutisches Wörterbuch, 7. Auflage, W. de Gruyter Verlag (1993)
- H. Beyer: Lehrbuch der Organischen Chemie, S. Hirzel Verlag, Leipzig (1967)

10

Die Skalpellbehandlung

10.1 Das Skalpell

Das Skalpell gehört zu den ältesten und auch heute noch unentbehrlichen Instrumenten, mit denen Hautschichten geschnitten oder abgetrennt werden können.

Schneiden ist die Bezeichnung für eine Tätigkeit, durch die man Material mit einem dafür geeigneten Instrument trennen kann. Die Beschaffenheit des Instruments ist je nach Material, das zu schneiden ist, verschieden.

Die Form eines Messers, mit dem Brot geschnitten werden soll, ist anders als die, mit dem Weichkäse geschnitten wird. Die unterschiedliche Bewegung der Messer trennt die Materialien jeweils auf andere Weise.

Ein Unterschied findet sich beim Schneiden eines Barthaars und einer Hornhautschwiele. Zum Abtrennen eines Barthaars wird das Rasiermesser lotrecht (vertikal) geführt und schabt im flachen Winkel über die Haut. Das vorstehende Haar wird dadurch abgetrennt.

Beim Schneiden einer Schwiele mit ausschließlich vertikaler Führung des Messers entstehen wegen der meist größeren Fläche einer Verhornung Spannungen im Gewebe, weil das Messer in das Gewebe hineingedrückt werden muss. Die Kraft, um die Trennung der Schwiele von der darunterliegenden Haut zu ermöglichen, nimmt zu. Dagegen ist beim Schaben der Widerstand des Messers am Ansatz eines Barthaars wegen der extrem kleinen Fläche gering.

Um Spannung und Kraft mit dem Skalpell zu verringern, ist es notwendig, den vertikalen Schneidweg gleichzeitig um eine horizontale (seitliche) Bewegung zu verlängern **(Abb. 10.1)**.

Durch die Verlängerung des Wegs, den ein beliebig festgelegter Punkt auf der Schneidfläche des Instruments zurücklegt, verringert sich die Kraft und die Spannung im Gewebe. Bei schmerzhaften Behandlungsfällen ist es unumgänglich, Spannungen im Gewebe zu vermeiden. Dies trifft besonders für jene verhornten Hautbereiche zu, die bereits ohne Belastung Schmerzen aufweisen können, so z. B. beim:

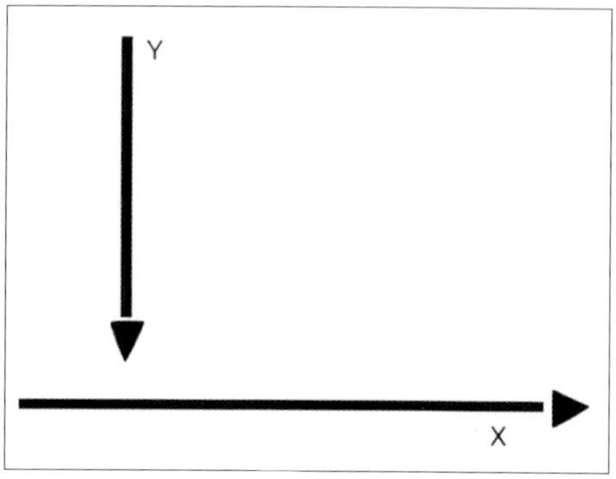

Abb. 10.1: Vertikale und horizontale Schneidbewegung zur Verminderung der Spannung im Gewebe.

- Clavus neurovascularis,
- Clavus neurofibrosus,
- Clavus mollis neurofibrosus,
- Clavus papillaris,
- Clavus mollis papillaris.

Eine große Kraftaufwendung beim Schneiden vergrößert die Möglichkeit der Verletzung des Gewebes, weil die Schneidbewegung des Skalpells nicht mehr rechtzeitig gestoppt werden kann. Für Risikopatienten mit beeinträchtigter Blutgerinnung oder mit Heilungsverzögerungen entstehen dadurch besondere Gefährdungen.

Durch das Erlernen der Methode, mit dem Skalpell ohne nennenswerte Kraftaufwendung zu schneiden, wird eine Verletzung nahezu ausgeschlossen, aber nicht unmöglich.

10.1.1 Die Schneidflächen der Skalpellklingen

Von dem relativ großen Sortiment an Klingenformen für feststehende Skalpelle und Skalpelle mit Wechselklinge beziehen sich die hier genannten Formen ausschließlich auf die am häufigsten in der Praxis benutzten Wechselklingen. Die feststehenden Skalpelle sind in der Fußbehandlung wegen der hohen Kosten für das Schärfen fast nicht mehr anzutreffen.

Anders als bei den außerdem gebräuchlichen Schneidinstrumenten, wie Hobel und spezielle rotierende Instrumente, bestehen die vorgestellten Skalpellklingen der Figur 00 und Figur 0 aus jeweils drei Schneidflächen **(Abb. 10.2 und 10.3)**.

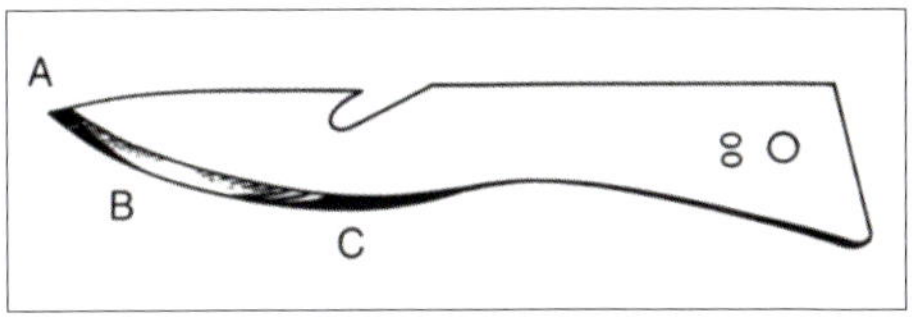

Abb. 10.2: Einteilung der Flächen einer schmalen Skalpellklinge (Figur 00)
- Bereich A (scharfe Spitze)
- Bereich B (mäßig gerundete Schneidfläche)
- Bereich B C (allgemeine Schneidfläche)

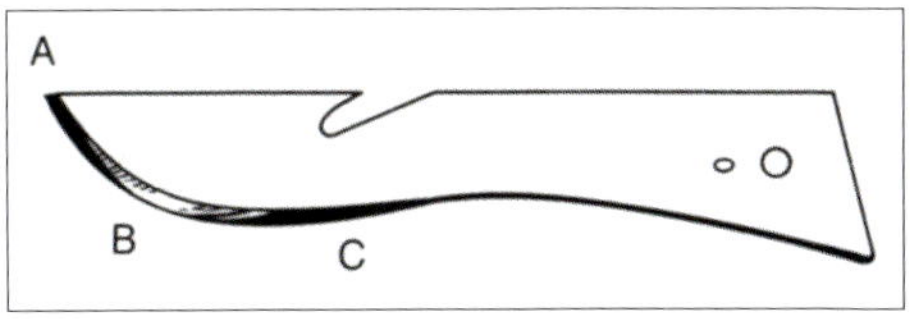

Abb. 10.3: Einteilung der Flächen einer breiten Skalpellklinge (Figur 0)
- Bereich A (abgerundete scharfe Spitze)
- Bereich B (gerundete Schneidfläche)
- Bereich B C (gerade Schneidfläche)

Die Skalpellklinge eignet sich zum Abtragen kleinerer sowie großer Hornhautflächen. Selbst tiefere, unter dem Hautniveau liegende Bereiche lassen sich damit herausschneiden.

Da man die Klingenflächen jeweils der Hautstruktur anpassen kann, wird das Skalpell in seiner Vielseitigkeit nur unvollkommen von anderen Instrumenten ersetzt.

Der Einsatz der Schneidflächen einer Skalpellklinge

Je größer die Fläche einer abzutragenden Hornhaut ist, desto größer muss die Fläche der Klinge sein. Umgekehrt gilt die gleiche Beziehung: je kleiner der abzutragende Hornhautbereich, desto kleiner die Klingenfläche.

Beispiele für den Einsatz der Skalpellflächen für konvexe (nach außen gewölbte) **(Abb. 10.4)** und bikonvexe (nach außen und innen gewölbte) **(Abb. 10.5)** Schwielenformen zeigen die Übersichten der **Tabellen 10.1 bis 10.3**.

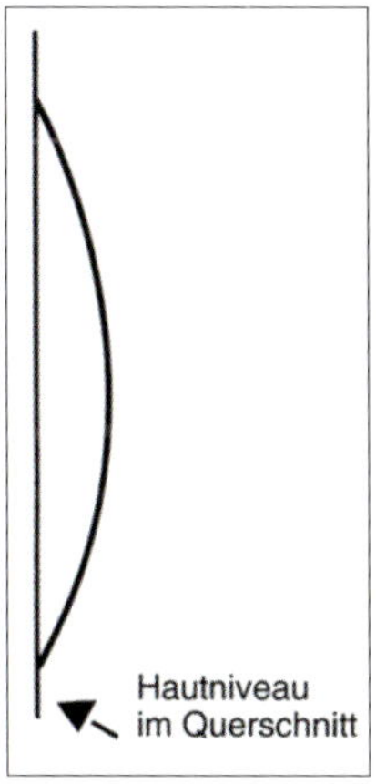

Abb. 10.4: Konvexe Schwielenform.

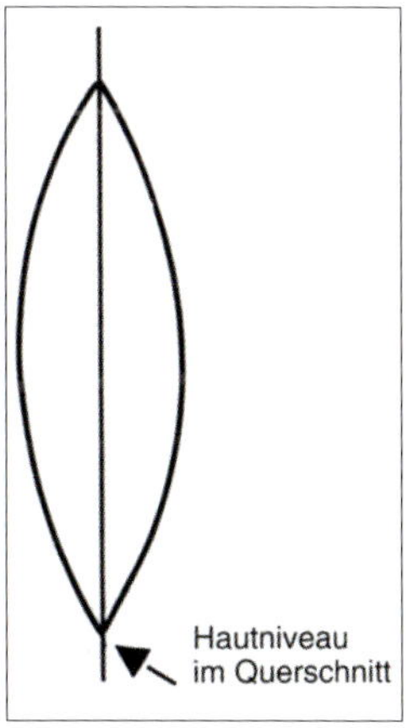

Abb. 10.5: Bikonvexe Schwielenform.

Der Einsatz der Schneidflächen eines Skalpells richtet sich nicht allein nach der abzutragenden Hornhautfläche, sondern auch nach der Richtungsstabilität der Klinge im Gewebe. Mit einer großen Klingenfläche lässt sich beim Schneiden nicht schnell genug die Richtung im Gewebe verändern. Die großflächige Klinge eignet sich deshalb nur für großflächige

Schwielenform	Art des Skalpells und Skalpellfläche
großflächige Schwiele	Figur 0 / Bereich B C
mittlere Schwiele	Figur 0 / Bereich B C und B
kleine Schwiele	Figur 00 / Bereich B C und A B

Tab. 10.1: Beispiele zur Verwendung der vorgestellten Skalpellflächen, Figur 00 und 0, bei einer konvexen Schwielenform.

Schwielenform	Art des Skalpells und Skalpellfläche
großflächige Schwiele	Figur 0 / Bereich B C und A B
mittlere Schwiele	Figur 0 / Bereich B C und B
kleine Schwiele	Figur 0 / Bereich B und A B (plantar) Figur 00 / Bereich B C und A B

Tab. 10.2: Beispiele zur Verwendung der vorgestellten Skalpellflächen, Figur 00 und 0, bei einer bikonvexen Schwielenform.

Schwielenform	Art des Skalpells und Skalpellfläche
großflächige Schwiele mit Kern (Clavus)	Figur 0 / Bereich B C und A B Figur 00 / Bereich A zur Entfernung des Clavus
großflächige Schwiele mit neurovaskulärem Clavus	Figur 0 / Bereich B C und A B Figur 00 / Bereich A zur Entfernung des Clavus
mittlere Schwiele mit Kern (Clavus)	Figur 0 / Bereich B C und B Figur 00 / Bereich A zur Entfernung des Clavus
mittlere Schwiele mit neurovaskulärem Clavus	Figur 0 / Bereich B C und B Figur 00 / Bereich A zur Entfernung des Clavus
kleine Schwiele mit Kern (Clavus)	Figur 00 / Bereich A B oder B C Figur 00 / Bereich A zur Entfernung des Clavus
kleine Schwiele mit neurovaskulärem Clavus	Figur 00 / Bereich A B oder B C Figur 00 / Bereich A zur Entfernung des Clavus

Tab. 10.3: Beispiele für den Einsatz der vorgestellten Skalpellflächen, Figur 00 und 0, für bikonvexe Schwielenformen mit Clavus-Bildung.

Verhornungen. Kleine Klingenflächen dagegen besitzen weitaus mehr Bewegungsspielraum, um die Schneidrichtung des Skalpells zu ändern, die für kleine Flächen notwendig ist.

Mit der Stabilität einer Schneidrichtung im Gewebe wird die für das Abtragen einer Schwiele notwendige Schnittsicherheit und Schnelligkeit erreicht. Damit erfasst eine großflächige Skalpellklinge nicht nur mehr Hornhautfläche, sondern erlaubt gleichzeitig auch eine schnellere Arbeit mit dem Skalpell. Für die kleine Schwiele reicht die kleinere

Skalpellklinge aus, weil die Fläche eine geringere Richtungsstabilität benötigt.

Durch die falsche Auswahl der Skalpellklinge wird die Verletzungsgefahr erhöht!

Grundsätzlich sollten deshalb die Schneidflächen der Figur 00 nicht zum Abtragen großflächiger Verhornungen benutzt werden.

10.1.2 Das Schneiden mit dem Skalpell

Eine ausgeglichene vertikale und horizontale Bewegung des Skalpells erzeugt fast keine Spannung im Gewebe. Diese Ausgeglichenheit ist nicht in Werten auszudrücken. Sie besteht aus Gefühl und Muskelbeherrschung, die man sich zu einem großen Teil anerziehen kann. Das Schema, wie eine Schwiele geschnitten werden kann, verdeutlicht **Abbildung 10.6**.

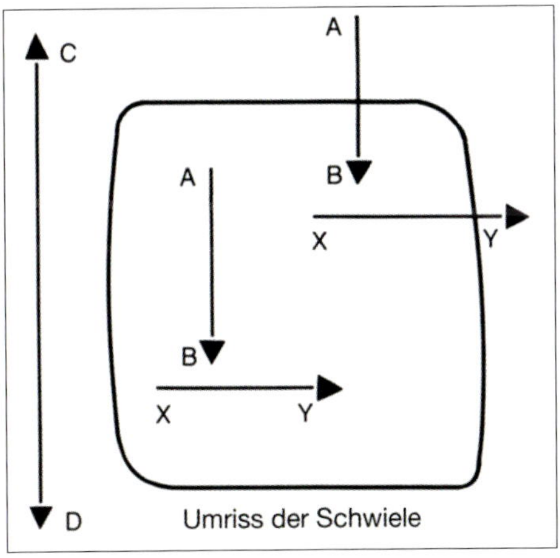

Abb. 10.6: Schema für das Schneiden der Schwiele
AB = Arbeitsrichtung
XY = Schneidrichtung
CD = Spannung der Haut

Die Haut besitzt eine Eigenspannung. Diese Spannung reicht in den meisten Fällen nicht aus, um die Schwiele ohne Verletzung der umliegenden Hautbereiche abtragen zu können. Der Therapeut muss die Haut zusätzlich spannen, um die notwendige Stabilität und Position der Schwiele festzulegen. Dies erleichtert auch das Abtrennen tieferliegender Verhornungen. In die Haut gedrückte Verhornungen können auf diese Weise für das Skalpell erreichbar werden, ohne auf ein anderes Instrument wechseln zu müssen.

Für den Rechtshänder liegt das Skalpell zum Schneiden der Hornhaut in der rechten Hand, während Daumen und Zeigefinger der linken Hand die Haut spannen.

Grundsätzlich müssen nicht immer beide Finger die Haut spannen.

Der Linkshänder hält das Skalpell in der linken Hand, sodass Daumen und Zeigefinger der rechten Hand die Haut spannen können.

Es ist ratsam, immer vom äußeren Rand der Verhornung mit dem Schneiden zu beginnen und von links nach rechts zu schneiden. Der Linkshänder schneidet von rechts nach links.

Vom Schwielenrand zur Mitte zu schneiden erfordert weniger Konzentration, weil nicht von einer dünn geschnittenen Mitte der Verhornung kreisförmig zur Randverhornung hin gearbeitet werden muss. Andererseits verringert sich die Verletzungsgefahr für den Patienten, wenn man am äußeren Rand der Verhornung mit dem Schneiden beginnt. Diese Methode erleichtert auch die Führung des Skalpells, weil von der oberen harten Schicht der Verhornung mit geringerem Kraftaufwand in die tiefere weiche Schicht geschnitten wird.

Im Querschnitt gesehen verläuft die Schnittrichtung des Skalpells zu Beginn in die Schwiele hinein und gleich daran anschließend in einer leicht gekrümmten Linie nach außen **(Abb. 10.7)**. Diese Führung des Skalpells ist notwendig, um die Schnitttiefe leichter kontrollieren zu können. Die Schwiele wird nie im Gan-

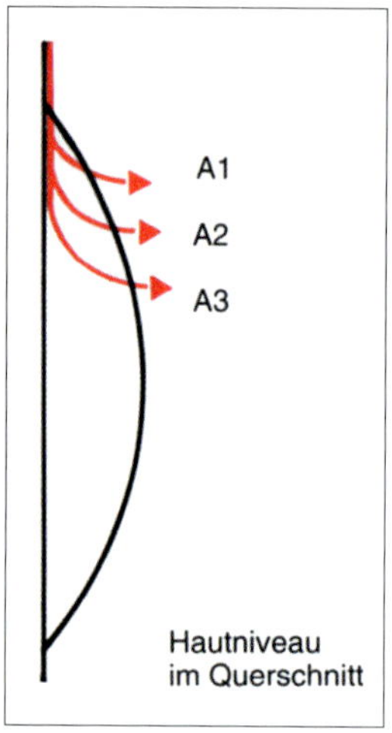

Abb. 10.7: Schnittrichtung des Skalpells zum Abtragen einer Schwiele

zen auf einmal abgetragen, sondern immer in kleinen Abschnitten. Folglich ist auch der Schneidweg relativ kurz.

Um sehr tiefliegende plantare Schwielen abtragen zu können, ist das Skalpell nach dem Einschnitt in die Verhornung nach vorn, in Richtung des Therapeuten, zu ziehen. Danach kann die angelöste Verhornung mit der Klingenfläche B der Figur 0 durch Drehen des Skalpells um 90° abgeschnitten werden. Diese Methode setzt eine intensive Spannung der Haut voraus. Auf gleiche Weise werden auch Verhornungen über Rhagaden (Hauteinrisse) oder Hornhautschuppen abgetrennt. Die Klingenfläche sollte dabei grundsätzlich im rechten Winkel (90°) zum Einriss der Haut stehen, um tiefere Einschnitte zu vermeiden.

Falls die Verhornung nicht zu feucht ist, bleiben abgetrennte Hornteile nicht am Skalpell hängen. Sie werden gleichzeitig mit der schneidenden Bewegung vom Skalpell abgestreift, was gleichzeitig weniger Aufwand zur Reinigung, wie z. B. beim Hornhauthobel, erfordert.

Skalpellhaltungen

Handhaltung bei plantaren Schwielen

Das Skalpell liegt quer zur Handfläche, sodass der Daumen (D/1) auf die dem Therapeuten zugekehrten Seite des Skalpells, der Zeigefinger (Z/2) auf die gegenüberliegende Seite im Bereich des Klingenendes drückt. Mittelfinger und Ringfinger können bei plantaren Schwielen zur Abstützung dienen.

Das Skalpellhalterende liegt zwischen dem Grundglied (Basisphalanx) des Ringfingers (R/4) und dem Grundglied des kleinen Fingers (F5). Das Grundglied des kleinen Fingers darf nicht nach unten (plantar) abgeknickt sein. Um das Skalpell fest in der Hand zu halten und eine Stabilität in der Schnittrichtung zu haben, sollten Mittel-, Ring- und kleiner Finger während des Schneidens ungefähr parallel liegen. Wird das Grundgelenk des kleinen Fingers sehr abgeknickt, rutscht das Skalpell weg.

Nach dieser Methode des Schneidens wird das Skalpell an drei Punkten gehalten. So ist eine leichte Führung mit schneller Richtungsänderung möglich **(Abb. 10.8 und 10.9)**.

Der Daumen übernimmt an der bezeichneten Stelle (D/1) auch die Funktion einer Schnittkontrolle. Der unmittelbare Kontakt zur Haut vermittelt eine schnellere Reaktion dafür, den Schnitt des Skalpells zu unterbrechen oder die Schnittrichtung zu ändern.

Würde diese Reaktion allein durch den Blickkontakt gesteuert, käme eine eventuell notwendige Gegenmaßnahme zu spät.

Um mit dem Skalpell verschiedene Schwielenformen und schwer zugängliche Verhornungen im plantaren Vorfußbereich schneiden zu können, muss der Zeigefinger seine Position verändern. Er liegt dem Daumen direkt gegenüber, wenn außen (medial oder lateral) liegende Verhornungen geschnitten werden. Im distalen, direkt unter den Zehen liegenden Bereich würde der Zeigefinger, ohne den Halt zu verändern, das Schneiden be-

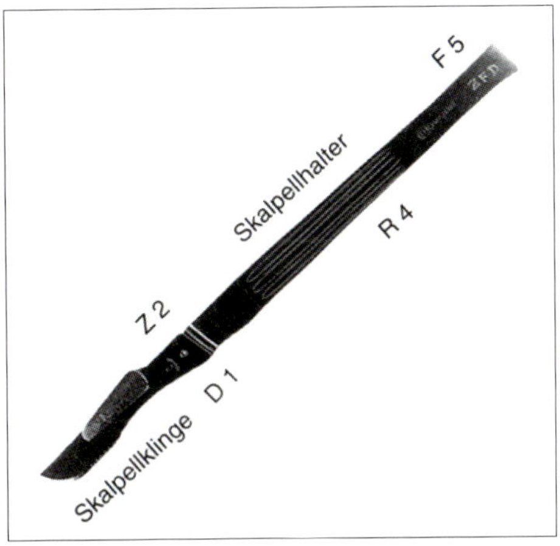

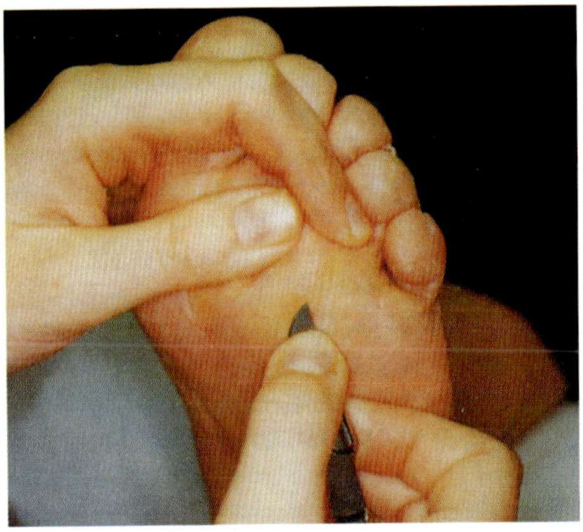

Abb. 10.8 und 10.9:
Handhaltung des Skalpells bei plantaren Schwielen.

hindern. Um das Skalpell auch in diesen Problembereichen ohne Behinderung führen zu können, muss man den Zeigefinger, soweit es die Situation erfordert, nach hinten versetzen. Der Daumen bleibt in seiner Position **(Abb. 10.10)**.

Es ist bei dieser Haltung gleichgültig, ob die Schneidbewegung horizontal oder vertikal beginnt. Wichtig ist, dass die Skalpellklinge flach aufliegen kann, ohne dass der Zeigefinger die Haut berührt und die Schneidbewegung behindert.

An den Bewegungen des Skalpells sind entweder nur die Gelenke des Daumens und Zeigefingers oder das Schultergelenk beteiligt, was den Unterarm bewegt. Wird das Handgelenk in die Bewegung einbezogen, kippt das Skalpell nach vorn. Die ursprüngliche Schneidrichtung verlagert sich damit in die Spitze des Skalpells und somit an eine Hautstelle, die oftmals nicht abzutragen war. Hierdurch entstehen die häufigsten Verletzungen.

Ein ruhig gehaltenes Handgelenk beugt ebenfalls einer Sehnenscheidenentzündung vor, wenn dafür eine Prädisposition besteht.

Handhaltung bei dorsalen Schwielen

Das Skalpell wird bei der Behandlung dorsaler Schwielen ohne Abstützung geführt.

Es liegt quer zur Handfläche, sodass der Daumen (D/1) auf den Rücken des Skalpells (meist in einer dafür vorgesehenen Aussparung), der Zeigefinger (Z/2) auf die gegenüberliegende Seite der Klinge drücken. Mittelfinger (M/3) und Ringfinger (R/4) umfassen leicht den Skalpellgriff.

Das Skalpellhalterende liegt zwischen dem Grundglied (Basisphalanx) des Ringfingers (R/4) und dem kleinen Finger (F5) **(Abb. 10.11 und 10.12)**.

Das Skalpell lässt sich mit dieser Fingerhaltung leichter aus der Verhornung herausführen.

Gegenüber anderen Haltungen verringert sich hier das Verletzungsrisiko.

Die Bewegung des Skalpells bei der Entfernung dorsaler Schwielen geschieht ebenfalls aus dem Schultergelenk heraus. Durch Kippen des Skalpells mit Daumen und Zeigefinger nach außen (aus der Schwiele heraus) wird ein verletzungsfreies Abtragen der Hornhaut erreicht.

Der Unterarm kann während des Schneidens am Körper abgestützt werden.

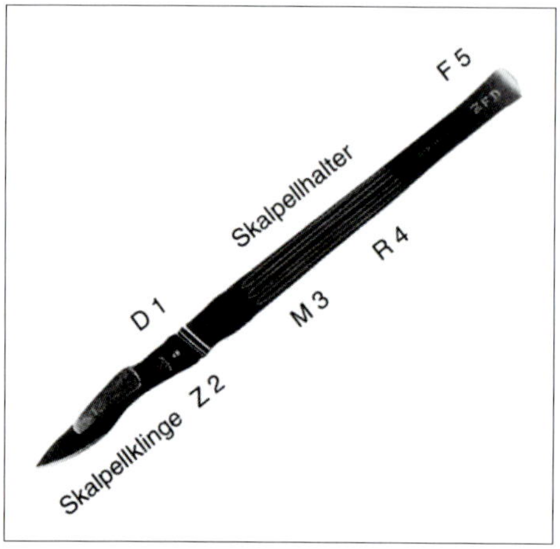

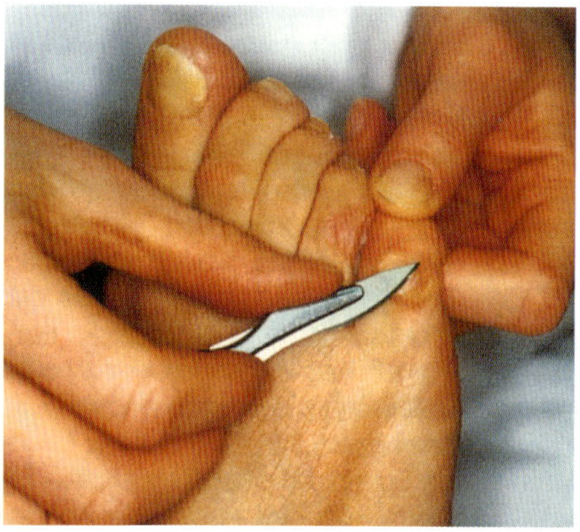

Abb. 10.11 und 10.12:
Handhaltung des Skalpells bei dorsalen Schwielen.

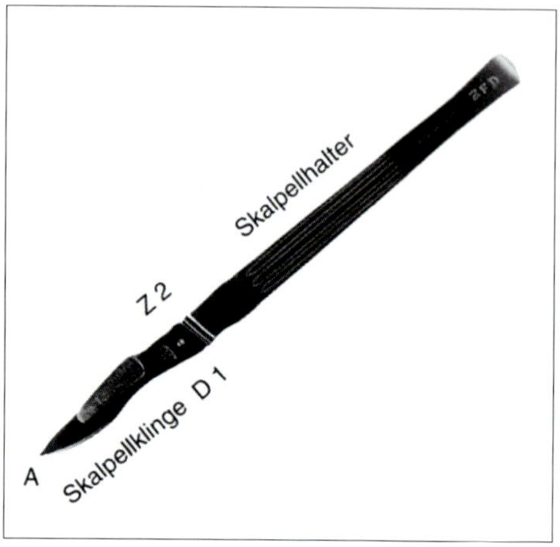

Abb. 10.13: Haltung des Skalpells im Federhaltergriff.

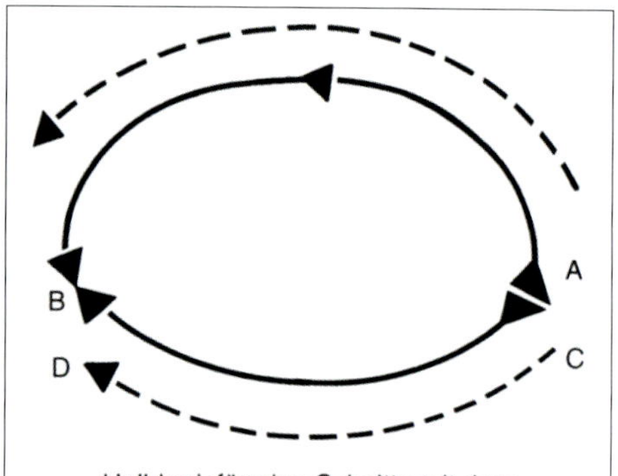

Abb. 10.14: Richtungen der Schneidbewegungen mit dem Federhaltergriff.

Der Federhaltergriff

Das Skalpell liegt steil wie ein Federhalter in der Hand.

Daumen (D/1) und Zeigefinger (Z/2) liegen sich gegenüber und führen das Instrument im Bereich A. Der Schaft des Skalpellhalters liegt in der Hautfalte im Bereich der Grundgelenke des Daumens und Zeigefingers **(Abb. 10.13)**.

Ein oder mehrere Finger sollten sich dabei auf dem Fuß abstützen, um eine bessere Führung zu ermöglichen. Da diese Haltung des Skalpells nur einen halbkreisförmigen Schnitt erlaubt **(Abb. 10.14 A – B)**, ist für eine ganze Kreisbewegung das Skalpell in der Hand zu drehen und in entgegengesetzter Richtung zu führen **(Abb. 10.14 – gestrichelte Linie C – D)**. Der Federhaltergriff eignet sich für beide Schnittrichtungen.

Die Bewegungen des Skalpells werden ausschließlich durch Daumen und Zeigefinger ausgeführt.

Für den Federhaltergriff eignen sich Skalpellklingen mit spitzer Schneide oder kleine Klingenformen, die speziell zur Entfernung kleinflächiger Verhornungen, z. B. zwischen den Zehen, einsetzbar sind. Mit der Spitze des Skalpells können durch diese Haltung Bewegungen nach allen Richtungen ausgeführt werden **(Abb. 10.14)**. Durch Auflegen der Finger und Drehen des Unterarms wird der Winkel festgelegt, mit dem das Skalpell in der Verhornung geführt werden soll.

Diese Skalpellhaltung eignet sich zur Entfernung der Clavi oder zum Anschneiden tiefliegender Verhornungen, die anschließend mit der Hautzange abgenommen werden können. Für die Arbeit mit dem Skalpell ist es wichtig, genügend Bewegungsfreiheit zu haben. Die Behandlungsposition richtet sich nach dem Arbeitsgebiet am Fuß und auch nach der möglichen Behinderung des Patienten. Folglich sitzt der Therapeut dem Patienten nicht immer direkt gegenüber, sondern auch gegebenenfalls seitlich von ihm. Voraussetzung hoher Beweglichkeit während der Arbeit ist ein ausreichend großer Behandlungsraum. Der Arbeitsplatz sollte zur leichteren Positionsveränderung des Therapeuten mit einem rollbaren Arbeitsstuhl ausgestattet sein, bei dem auch die Rückenlehne verstellbar ist. Für Patienten sowie für den Therapeuten ist es ideal, wenn beide Stühle (Arbeits- und Patientenstuhl) höhenverstellbar sind. Der höhenverstellbare Stuhl ist nicht nur für Patienten empfehlenswert, sondern auch für den Therapeuten. Er macht eine bessere Körperhaltung während des Arbeitens am Fuß möglich.

Der Therapeut sollte bei jeder Arbeitshaltung versuchen, gerade zu sitzen.

Diese Haltung beugt Rückenbeschwerden vor.

10.1.3 Die Erhaltung der Schärfe des Skalpells

Um die Schärfe des Skalpells zu erhalten sollte die Schneide immer so abgelegt werden, dass sie frei liegt und nicht auf eine Unterlage stößt. Hierfür gibt es spezielle Ablageschalen (Instrumentenablage - schalen aus Opalglas) oder Messerbänkchen, die auf den Tisch gestellt werden können (siehe Kapitel 5.2). Einige Behandlungstische besitzen eingebaute Vorrichtungen für die Ablage. Sie verhindern das Beschädigen der Schneidfläche und das Verkratzen des Tischs.

Falls während der Arbeit mit dem Skalpell Hornhaut an der Klinge haften bleiben sollte, kann man sie mit einem Zellstofftupfer abstreifen. Der Tupfer wird dazu gefaltet und nach außen leicht aufgeklappt zwischen zwei Fingern gehalten. Die Skalpellklinge kann dann – mit der Schneide ebenfalls nach außen gekehrt – durch den Zellstofftupfer abgestrichen werden.

Um die fein ausgezogenen Zähnchen an der Schneidfläche des Skalpells nicht umzuknicken, ist die schneidende Führung des Skalpells – horizontale und vertikale Bewegung – notwendig (siehe dazu Kapitel 7). Das sogenannte *Schaben* biegt die Zähnchen der Klinge um und macht die Klinge schneller unbrauchbar.

Auch die Sterilisation schädigt die Klinge.

Eine angefeuchtete Hornhautfläche ist weicher und lässt sich deshalb leichter schneiden als eine trockene. Zum Weichen können Seifenlösungen, Bäder oder konfektionierte Weicher verwendet werden. Der Feuchtigkeitsgehalt wird mit 3 %iger Wasserstoffperoxid-Lösung (H_2O_2-Lösung) reguliert. Wenn man eine Seifenlösung verwendet, sollte die Haut damit nur einmal benetzt werden. Mehrmaliges Auftragen der Lösung würde die Hornhautfläche zu glatt und zum Schneiden ungeeignet machen.

Die Feuchtigkeit der Hornhaut trägt neben der schneidenden Bewegung des Skalpells dazu bei, dass weniger Kraft zum Schneiden benötigt wird. Dadurch bleibt auch die Schärfe des Skalpells länger erhalten.

Um Verhornungen abzutragen, sind ebenfalls Instrumente geeignet, die nach anderen Prinzipien arbeiten. Welche Methode bevorzugt wird, entscheidet letztendlich die erlernte Arbeitsweise, die Geschicklichkeit und die Vertrautheit mit dem Instrument.

10.2 Der Hornhauthobel

Der Hornhauthobel ist in unterschiedlichen Ausführungen erhältlich:

1. Hornhauthobel (Credo) mit unterer Schnittfläche **(Abb. 10.15)**.
2. Hornhauthobel (Pedi, Merkur, Pathos) mit seitlicher Schnittfläche **(Abb. 10.16)**.

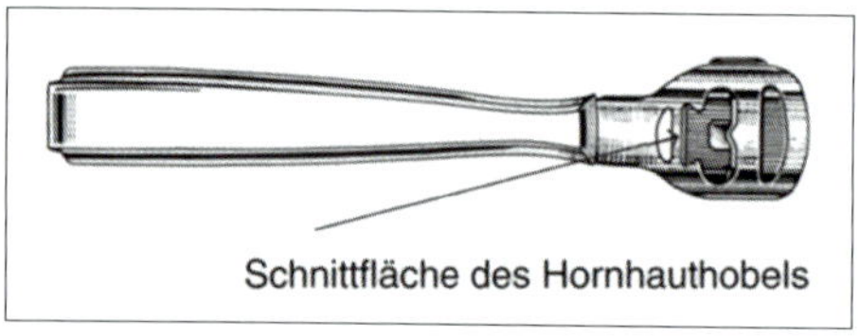

Abb. 10.15: Hornhauthobel mit unterer Schnittfläche.

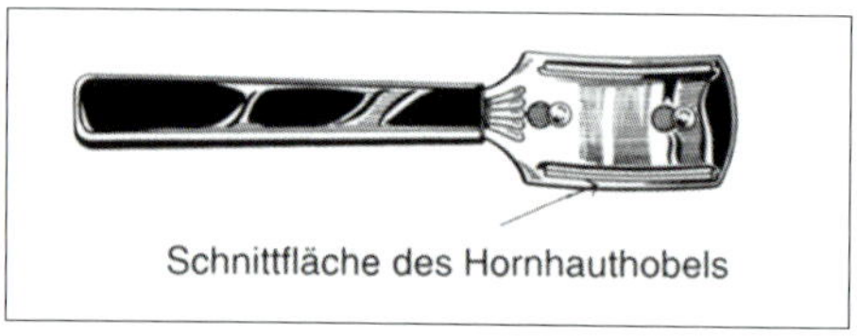

Abb. 10.16: Hornhauthobel mit seitlicher Schnittfläche.

Für alle Modelle gibt es jeweils nur eine Klingengröße. Sie ist nicht in systemfremden Klingenhalterungen zu verwenden.

Zur Sterilisation des Instruments muss der Griff des Hobels aus Metall bestehen.

Die Führung der unter 1. und 2. genannten Hornhauthobel geschieht überwiegend vertikal. Die Klingen erhalten durch das Einspannen in die Halterung eine leichte konvexe Biegung. Der Arbeitsbereich ist dadurch im Verhältnis zur Klingengröße eingeschränkt. Durch den Umfang des Hobels ist die individuelle Anpassungsmöglichkeit auf unterschiedliche Hornhautstrukturen gering.

Am besten lässt sich der Hobel für großflächige Verhornungen einsetzen. Bei tieferliegenden Randverhornungen oder Clavi müssen die Stellen mit anderen Instrumenten nachgearbeitet werden.

Die am häufigsten gesehene Arbeitsrichtung des Hobels ist die schabende Bewegung. Dadurch setzt sich die Klinge in der Halterung sehr schnell zu und muss dann zum Reinigen herausgenommen werden. Wenn es um die Schnelligkeit der Arbeit geht, ist dies der häufigste Grund, warum die Arbeit mit dem Hornhauthobel länger dauert als mit dem Skalpell. Um diesen Vergleich anstellen zu können, muss die Voraussetzung gegeben sein, dass die Geschicklichkeit für den Umgang mit dem Skalpell vorhanden ist.

Die schabende Bewegung des Hobels ist besonders für die Behandlung empfindlicher Clavi-Arten wie:

- Clavus neurovascularis,
- Clavus papillaris,
- Clavus neurofibrosus

mit mehr Schmerzen verbunden als mit anderen Methoden. Der Widerstand im Gewebe nimmt zu, wenn nur in vertikaler Schneidrichtung gearbeitet wird.

Der Umgang mit dem Hornhauthobel ist leicht zu erlernen. Dieser Vorteil wird für kleine Hornhautflächen durch ein unübersichtliches Arbeitsfeld wegen des Umfangs der Klingenhalterung eingeschränkt.

In **Tabelle 10.4** sind die Eigenschaften des Skalpells und Hornhauthobels gegenübergestellt.

Skalpell	Hornhauthobel
selbstreinigend bei schneidender Führung des Skalpells	nicht selbstreinigend
schnelles Säubern der Klinge durch Abstreifen	zum Säubern muss die Klinge aus der Halterung genommen werden
geringer Widerstand im Gewebe durch schneidende Bewegung des Skalpells	großer Widerstand im Gewebe durch schabende Bewegung
geringe Verletzungsgefahr durch geringeren Kraftaufwand während des Schneidens	hohe Verletzungsgefahr durch hohen Kraftaufwand zum Abtrennen der Verhornung
übersichtliches Arbeitsfeld durch grundsätzlich offenliegende Klinge	unübersichtliches Arbeitsfeld durch meist verdecktliegende Klinge
drei Schneidezonen mit individueller Anpassungsmöglichkeit auf die Hautstruktur	eine Schneidezone mit geringer Anpassungsmöglichkeit auf die Hautstruktur
Schneidflächen des Skalpells sind voll ausnutzbar	nur der gebogene Teil der Klingenfläche arbeitet
während des Abtragens der Verhornung bei Clavi mit hyptertrophierten Papillen oder dem Clavus papillaris wenig Schmerzentwicklung, da während des Schneidens wenig Druck auf das Gewebe entsteht	während des Abtragens der Verhornung bei Clavi mit hyptertrophierten Papillen oder dem Clavus papillaris Schmerzen, da während des Arbeitens Druck auf das Gewebe entsteht
Methode is schwierig zu erlernen	Methode is leicht zu erlernen
Schärfe der Klinge bleibt durch schneidende Bewegung lange erhalten	Schärfe der Klinge leidet unter schabender Bewegung
Abtragen der Randverhornungen leicht möglich	Abtragen der Randverhornungen schwierig, da Arbeitsbereich unübersichtlich ist
Entfernung des Hornhautkerns bei einem Clavus durus möglich	Entfernung des Hornhautkerns bei einem Clavus durus nicht möglich
Instrument ist mit Heißluft sterilisierbar (nur für den kosmetischen Bereich zulässig)	nur Instrumente mit Metallgriff sind mit Heißluft sterilisierbar

Tab. 10.4: Gegenüberstellung der Eigenschaften von Skalpell und Hornhauthobel.

10.3 Der Hohlmeißel/ Das Hohlmesser

Der Hohlmeißel (Hohlmesser) wurde ursprünglich nur mit flachem Heft (Griff) und feststehenden schmalen Schneiden in vier Größen angeboten.

Neuere Ausführungen besitzen weitaus besser zu führende, runde bzw. achteckig geformte Griffe. Die Klingen sind in unterschiedlichen Breiten erhältlich und auswechselbar **(Abb. 10.17)**.

Wie beim Skalpell ist eine schneidende Bewegung (horizontal und vertikal) not-

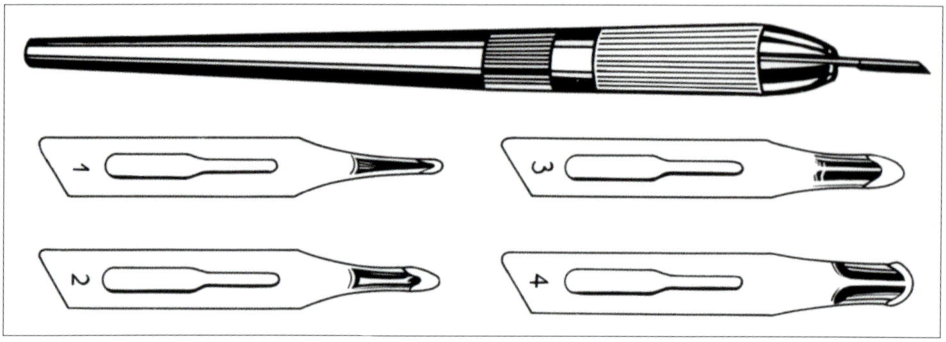

Abb. 10.17: Hohlmeißel mit rundem Griff und verschiedenen Klingenformen.

wendig, um nahezu schmerzfrei mit dem Instrument arbeiten zu können.

Mit den breiten Klingen lassen sich größere Hornhautflächen abtragen. Die kleineren Klingen benutzt man zum Entkernen eines Clavus durus, zum Abtragen der Callositas an den Zehen oder im Nagelfalz. Zur Führung des Instruments kann der *Federhaltergriff* von der Skalpellarbeit übernommen werden. Es wird dabei ein wenig zwischen Daumen und Zeigefinger gedreht, um den Schneideweg zu verlängern.

Die schneidende Führung des Hohlmeißels/Hohlmessers ist sehr viel leichter als beim Skalpell zu erlernen. Durch die unterschiedlichen Klingenformen sind nahezu alle Verhornungsarten mit diesem Instrument zu entfernen. Beim Abtragen großflächiger Verhornungen bleibt allerdings abzuwarten, ob der gewohnte zeitliche Vorteil bei Benutzung des Skalpells oder Hornhauthobels von dem Hohlmeißel/Hohlmesser mit vergleichbar kleinerer Klingenfläche zu erzielen ist.

Für die Sterilisation ist der Hohlmeißel/das Hohlmesser auch in rostfreier Ausführung erhältlich.

10.4 Rotierende Instrumente

10.4.1 Das Hohllochmesser

Das Hohllochmesser besitzt einen für die üblichen Handstücke genormten Fräserschaft, an dessen Ende ein hohler Zylinder ausgeformt worden ist. Der obere, dünnwandige Rand besitzt eine glatte Schneide **(Abb. 10.18)**. Das Hohllochmesser arbeitet nur in Verbindung mit der Umdrehungsleistung eines Motors. Mit wenig Druckausübung auf das Gewebe lassen sich bereits mit niedrigen Umdrehungen tiefliegende Verhornungen entfernen. Die abgetrennten Hornschichten treten durch zwei seitliche Öffnungen aus.

Durch Form und Durchmesser des Instruments kann man bei einem Clavus durus den unteren Bereich der Verhornung oft nicht gründlich genug entfernen. Es muss mit dem Skalpell oder einem kleinen Rosenfräser (Ø ca. 1 mm) nachgearbeitet werden, wenn es sich um tiefliegende Verhornungen mit niedrigem Querschnitt handelt.

10.4.2 Der Hohllochfräser

Für das Instrument gilt die gleiche Verwendung wie beim Hohllochmesser. Die Auswirkung ist allerdings abrasiver, da der Messerrand gezackt ist.

10.4.3 Der Bonotrimmer

Er wird zur Entfernung von Fersenrandverhornungen und großen Hornhautflächen eingesetzt. In ungeübter Hand führt der Fräser leicht zu Verletzungen **(Abb. 10.19)**.

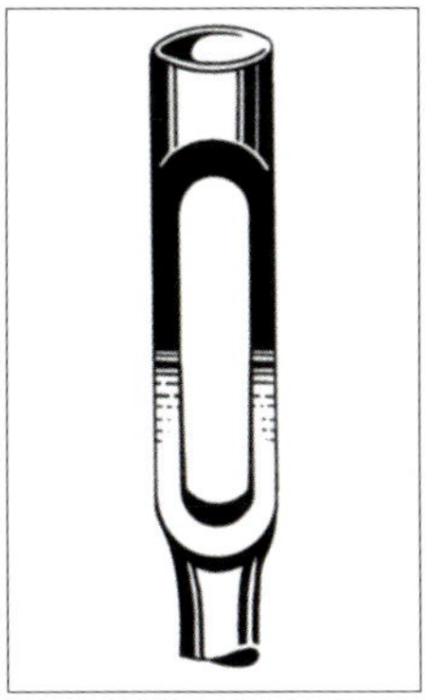

Abb. 10.18: Kopf des Hohllochmessers/Schaftdurchmesser 2,35 mm.

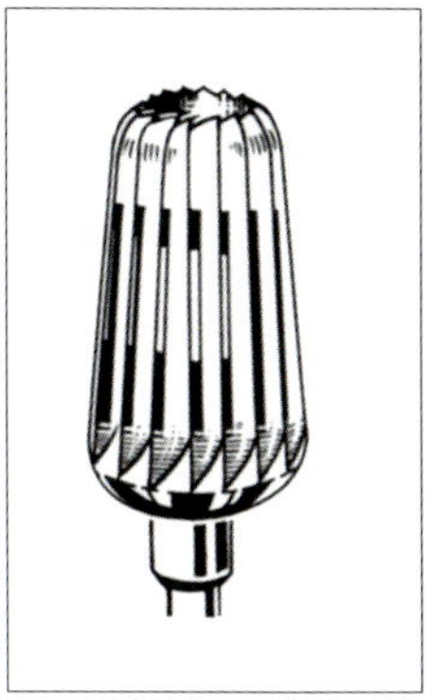

Abb. 10.19: Kopf des Bonotrimmers/Schaftdurchmesser 2,35 mm.

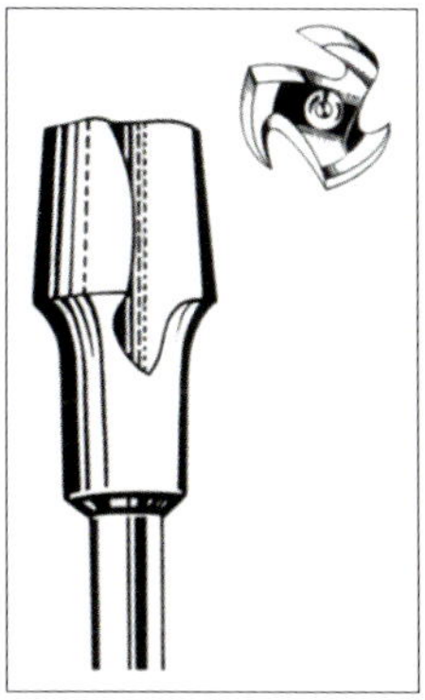

Abb. 10.20: Kopf des Tulpenfräsers/Schaftdurchmesser 2,35 mm.

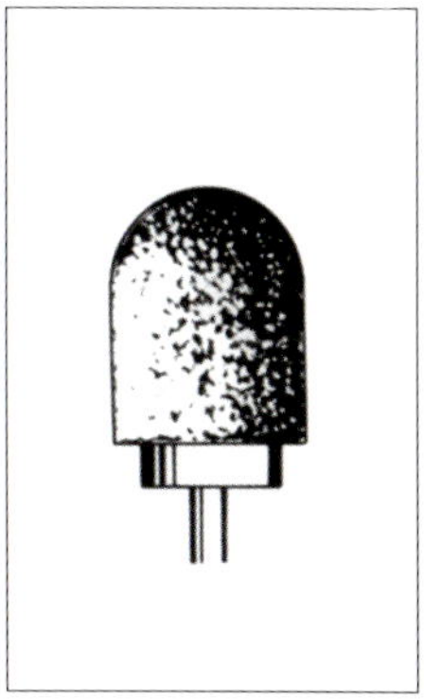

Abb. 10.21: Kopf des Kappenschleifers/Schaftdurchmesser 2,35 mm.

10.4.4 Der Tulpenfräser

Das Instrument besteht aus drei kleinen Messern, die in einen Fräserkopf eingearbeitet sind **(Abb. 10.20)**. Der Tulpenfräser dient zum Entfernen großflächiger Verhornungen und Rhagaden. In ungeübter Hand führt der Fräser leicht zu Verletzungen.

10.4.5 Der Kappenschleifer

Er ist einsetzbar zum Glätten sehr trockener, schuppender Haut und zum Angleichen geringfügiger Randverhornungen an das umliegende Gewebe **(Abb. 10.21)**.

Die Hitzeentwicklung des Schleifers kann für den Patienten schmerzhaft werden, wenn zu viel Hornhaut mit dem Schleifer nachgearbeitet werden muss.

Literatur

- Robert A. van Lith: Skript über Snijtechniek zum Podotherapie-Lehrstoff an der Hooge - school, Abt. Podotherapie, Eindhoven

11

Callositas und Clavi-Arten

11.1 Clavi (Hühneraugen)

11.1.1 Die Herkunft des Begriffs

Bereits vor über 2000 Jahren hat Marcellus Empiricus, ein kaiserlicher Beamter Roms, in seinen Aufzeichnungen Hühneraugen erwähnt. Er wurde im Jahr 379 unserer Zeitrechnung geboren und gab damals schon Ratschläge zur ihrer Behandlung. Er schrieb, dass das beste Mittel, um die durch Reiben der Schuhe verursachten Hühneraugen zu heilen, die mit Öl vermischte Asche des verbrannten Schuhs sei, die man auf diese Stelle legen solle.

Über 1000 Jahre später schreibt der niederländische Anatom Peter Camper in seinem 1784 in Leipzig erschienenen Buch: *Das Hühnerauge ist das gemeinste und schmerzhafteste Übel.*

Das Hühnerauge hat die Menschen folglich nicht nur in unserer Zeit gequält. Entsprechend vielgestaltig sind die Bezeichnungen für die Ursachen dieses alten Leidens. Der Name *Jammerknötchen*, den Johannes Fuchs* 1686 gebrauchte, weist darauf hin, wie sehr diese Verhornung *beim Wechsel der Witterung tobt, wütet und im Kopf und in den Füßen zur wahren Folter wird* (*Fuchs, Johannes Reinhardus: *Dissertatio Medica de Clavo pedis*, Jena).

Aus der Bader-Zeit (13. bis 18. Jahrhundert) stammen Ausdrücke für das Hühnerauge, die man ebenfalls mit ähnlichen, überwiegend aus dem Tierreich stammenden Begriffen umschrieb. Hautveränderungen konnten in damaliger Zeit nur nach dem äußeren Bild beurteilt werden.

Es gab für das Hühnerauge andere, noch heute zu hörende Benennungen wie: das Krähenauge, das Elsterauge, oder die Wörter Dornschwiele und Leichdorn. Die Bezeichnung: *Leichdorn* kommt aus dem Mittelhochdeutschen und hat die Bedeutung von Leibesdorn. Im Althochdeutschen wurde der Leichdorn Likdorn genannt.

Bereits im Papyros Ebers (ca. 1500 v. Chr.) wird das ägyptische Wort *äb* genannt, welches mit *Horn* zu übersetzen ist.

Der aus altgriechischen Wörtern zusammengesetzte Begriff *Heloma* für das *Hühnerauge* findet sich heute noch zum Teil in der englischen, französischen, deutschen und amerikanischen Fachliteratur wieder.

Er stammt aus der Zeit der Ausbreitung des *Zahnkünstler- und Fußpflegeberufes vom 18. bis 19. Jahrhundert*. Damals war der Zahnkünstler zuständig für Beschwerden der Zähne und Hühneraugen (aus: Geschichte der Fußpflege, Prof. Dr. Bruno Valentin, S. 37). In dieser Zeit wurden bereits einige Hühneraugenarten unterschieden.

Die Bezeichnung *Heloma* (Plural: *Helomata*) wird von *Ho Halos* (altgriechisch: Keil) abgeleitet und in freier Übersetzung mit der Bedeutung von bedrängend, plagend oder peinigend angegeben. Um die Unterscheidungen der Hühneraugenarten deutlich zu machen, wurden lateinische Bezeichnungen angehängt, so z. B. *Heloma durus* = hartes Hühnerauge.

Die aus der Geschichte des Berufs überlieferten Fachausdrücke für die Hühneraugenarten stimmen nicht immer mit den heute bekannten histologischen Veränderungen der Haut überein. Da diese überlieferten Bezeichnungen besonders in der europäischen Fachliteratur seit langer Zeit verwendet werden, wären für eine noch zu erwartende internationale Namensänderung die histologischen Untersuchungen heranzuziehen.

---

* Es handelt sich um die deutsche Übersetzung des Buches von J. F. Herbell: *Herrn Pieter Campers sämmtliche kleinere Schriften die Arzney - Wundarzneykunst und Naturgeschichte - betreffend.* Camper wurde am 11. 05. 1722 in Leiden geboren und wirkte in Groningen.

In der Literatur werden folgende Bezeichnungen sinnverwandt für das Hühnerauge benutzt:

- Frankreich: Cor,
- England: *corn* (Plural *corns*),
  beide Begriffe abgeleitet vom lateinischen *cornu* = das Horn,
- Niederlande: Keratom (Plural: Keratoma). Der Begriff ist aus der griechischen Sprache entlehnt.

Die Schwiele, welche das Hühnerauge umgibt, wird in Deutschland lateinisch benannt mit *Callositas* (abgeleitet von *Callus* = harte Haut). Der gleiche Begriff in griechischer Sprache lautet: *Tyloma* = Schwiele.

Der *Clavus* hat sich als allgemeine lateinische Bezeichnung für das Hühnerauge durchgesetzt. *Clavus* bedeutet übersetzt: Nagel, Pflock.

Unter Berücksichtigung des internationalen Nomenklaturausschusses, der eine einheitliche lateinische Benennung in der medizinischen Fachsprache vorschreibt, sind in diesem Buch nur noch die lateinischen Bezeichnungen aufgeführt.

11.2 Entstehungsursachen

Die Ursachen, welche zur Bildung von Verhornungen (Schwielen und Clavi) führen, kann man in drei Gruppen unterteilen:

11.2.1 Physikalische Kräfte

Der Fuß trägt das Gewicht des Körpers und dient der Fortbewegung. Die Kräfte, die dadurch auf die Haut des Fußes einwirken, setzen sich zusammen aus Druck und Reibung (Friktion).

Auswirkungen des Drucks

Druck, der sich gleichmäßig nach allen Richtungen auf der Körperoberfläche verteilt, bestimmt die Intensität der Reibung. Je höher dieser Wert ist, desto stärker wirkt sich die Reibung aus. Steter Druck besitzt verformende Kräfte **(Abb. 11.1)**.

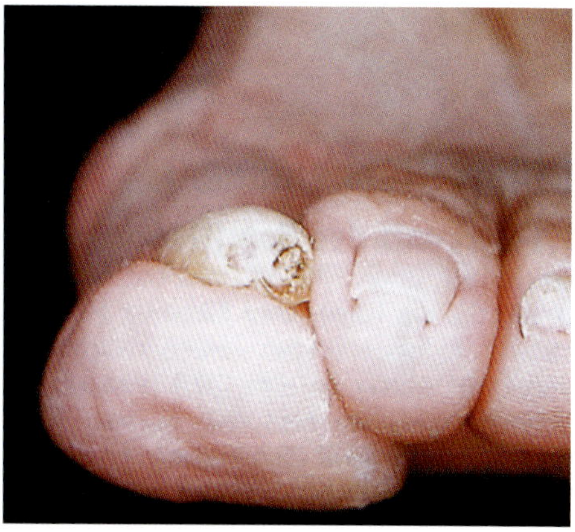

Abb. 11.1: Durch zu enge Schuhe (stetige Druckeinwirkung) verformte Großzehe.

Über das Hautniveau hinausragende Hornmassen werden durch Druck in die Haut gepresst.

Sind bestimmte Grundleiden (z. B. Angiopathie, Neuropathie) vorhanden, ist eine nahezu konstante, stetige Druckeinwirkung in der Lage, Geschwürbildungen der Haut, wie z. B. Decubitus oder Malum perforans, zu verursachen.

Druck allein verursacht keine Verhornung. Nur in Verbindung mit der Reibung kommt es zur Clavus-Bildung.

Auswirkungen der Reibung (Friktion)

Die Fortbewegung eines Körpers ist ohne Reibung nicht möglich. Je nach Intensität der Reibung entsteht Wärme bzw. Hitze. Um diese Hitze zu kompensieren, wird die Hautdurchblutung gesteigert (Rötung der Haut) und die Zellteilungsrate der Oberhaut erhöht. Wenn die Abwehrreaktion auf die Reibungshitze nicht ausreicht, entstehen entzündliche Prozesse, bei denen seröse Flüssigkeit aus den Gefäßen austritt und eine Hautblase gebildet wird.

Die Reibung besitzt den größten Einfluss auf die Bildung von Schwielen *(Callositas)* und Hühneraugen *(Clavi)*.

Zum besseren Verständnis der Kräfteauswirkung kann die Reibung unterteilt werden in die statische und dynamische Reibung.

Statische Reibung
Darunter versteht man die Kraft, die auf einen Körper einwirkt, bevor eine Bewegung stattfindet. Für einen Gegenstand, der sich in Ruhe befindet, benötigt man zur Fortbewegung anfangs mehr Kraft, als wenn die Bewegung nur erhalten werden müsste (Haftreibung).

Dynamische Reibung (auch: kinetische Reibung)
Sie entsteht durch die Bewegung. Bei einem in Bewegung befindlichen Körper ist eine geringere Kraftaufwendung nötig, um ihn in Bewegung zu halten (Gleitreibung).

Dieses Kräfteverhältnis zwischen Haftreibung und Gleitreibung zeigt am deutlichsten die Federwaage.

Am Anfang jeder Bewegung steht die statische Reibung, die anschließend in die dynamische (kinetische) übergeht **(Abb. 11.2)**.

Werden beide Oberflächen gegeneinander verschoben, so ist kurz vor Beginn der Bewegung die Reibungskraft größer als während der Bewegung.

Um die Bewegung zu ermöglichen, muss der Körper über die Unebenheiten seiner Oberfläche hinweggeschoben, d. h., die Haftung der aneinanderliegenden Flächen überwunden werden. Beim Gleiten des Körpers können die Verzahnungen der Oberflächen, die das Aneinanderhaften bewirken, durch die Beschleunigungskräfte nicht mehr ausreichend ineinander greifen. Dadurch ist die Kraftwirkung der Gleitreibung sehr viel geringer als die der Haftreibung.

Aus diesem Zusammenhang lässt sich folgern, dass die Kraft, die einen Körper in Bewegung setzt, größer sein muss als jene, die den Körper in Bewegung hält.

Je rauer die Flächen eines Körpers sind, desto größer ist die Reibungskraft. Die

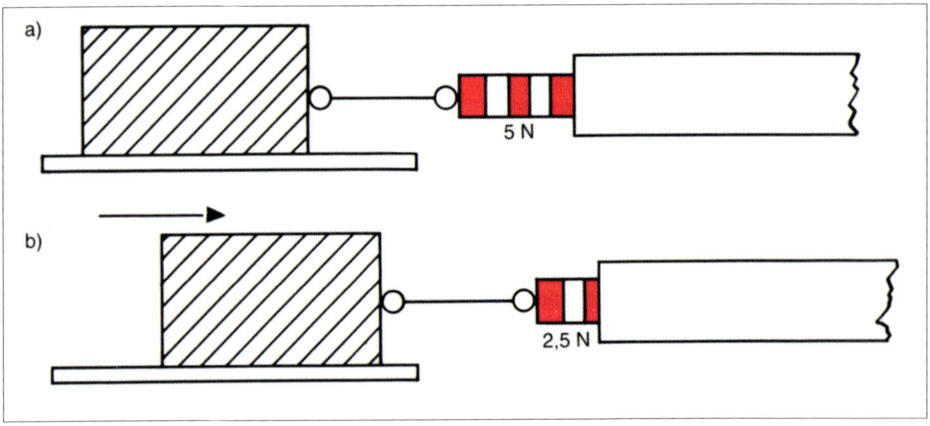

Abb. 11.2: Darstellung der Kräftewirkung an einem festen Körper durch statische und dynamische Reibung unter Benutzung der Federwaage.
a) Kraftmessung vor Beginn der Bewegung (Haftreibung).
b) Kraftmessung während der Bewegung (Gleitreibung).

Beschaffenheit der Berührungsflächen hat großen Einfluss auf die Auswirkung der Reibung auf die Haut.

Diese Beispiele über die Kräfteauswirkung der Reibung gelten auch für die Verhältnisse am Fuß und seiner Situation im Schuh. Bei der Belastung des Fußes bleibt die Ferse fest stehen. Der Vorfuß bewegt sich, durch die Gewölbekonstruktion des Fußes bedingt, nach vorn *(distal)* zur Schuhspitze hin. Auf der Fußsohle und im Bereich der Zehen findet durch Bewegung Reibung statt: statische Reibung mit hoher Krafteinwirkung, kurz bevor sich der Fuß nach vorne *(distal)* bewegt; dynamische Reibung mit geringerer Krafteinwirkung, wenn der Fuß bereits in Bewegung ist.

Die Stärke der Reibung ist unabhängig von der Größe des Hautgebiets. Auf einem Hühnerauge entsteht die gleiche Reibungshitze wie auf einer großflächigen Schwiele.

Diese mechanischen Einflüsse auf die Haut sind nicht gleichförmig, sondern durch Ruhephasen unterbrochen (lat.: *intermittiert*).

Deswegen können intermittierend auf die Haut einwirkende Reize allmählich durch Bildung einer dickeren Hornschicht physiologisch beantwortet werden.

Stressfaktoren, wie sie Druck und Reibung darstellen, unterliegen zwangsläufig der Zeitmessung. Wenn die Reizung ununterbrochen oder in zu kurzen Zeitabständen auf die Haut einwirkt, entsteht eine Blase. Erst nach dem Abheilen der Blase bildet sich eine dickere Hornschicht an der Reizstelle aus. Eine Schwiele *(Callositas)* zeigt, dass die Haut auf Stressfaktoren reagiert hat. Hornhautbildung bedeutet jedoch nicht grundsätzlich, dass eine Anpassung an die Stresssituation gelungen ist.

11.2.2 Prädispositionen, die einen Hautreiz begünstigen oder ermöglichen

Damit sich ein Clavus bilden kann, reichen die zuvor genannten Reize allein nicht aus. Sie sind nur Vorbedingung für ihre Entstehung. Clavi bilden sich, von Ausnahmen (z. B. Clavi miliares) abgesehen, immer an bevorzugten Stellen. Es sind Gelenkversteifungen, Knochenexostosen, Bewegungseinschränkungen (Mobilitätseinschränkungen), Fehlstellungen der Zehen wie z. B. Luxationen, Hammerzehen und die Folgen nach Amputationen und Narben. Es sind Prädispositionen, die den Weg zum *Jammerknötchen* ebnen. Dem Patienten wird diese Voraussetzung für eine Clavus-Entstehung selten bewusst. Er wird letztlich immer über das Hühnerauge, aber nicht über die Hammerzehe klagen.

Prädispositionen schaffen eine gewölbte Oberfläche, deren Reizpunkt auf der Haut zentriert ist. Bei der Auflagefläche einer Kugel ist dieser Zusammenhang ähnlich **(Abb. 11.3)**. Im Zentrum der Auflagefläche entsteht durch größere Reibungshitze eine noch höhere Zellteilungsrate *(Zellproliferation)* als bei der Schwiele *(Callositas)*. Es bildet sich ein Clavus inmitten dieser Callositas.

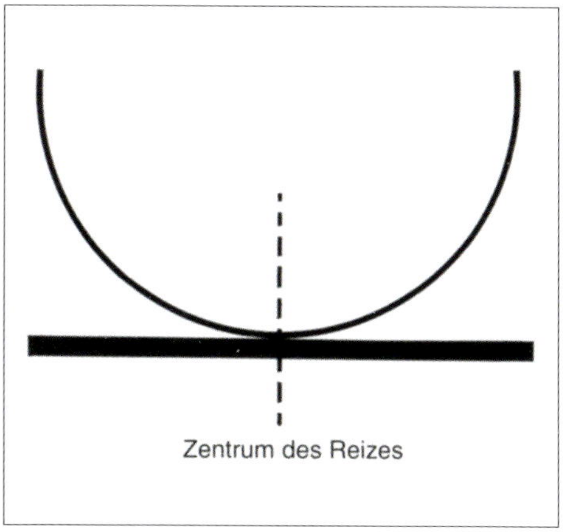

Abb. 11.3: Auflagefläche einer Kugel.

Diesen Vorgang kann man auch grafisch darstellen, indem der Druck als senkrechte und die Reibung als Folge der Bewegung in waagerechter Linie gezeichnet wird.

Der Schnittpunkt beider Linien liegt über der Prädisposition, dem Zentrum des Reizes, in dem sich ein Clavus bildet **(Abb. 11.4)**.

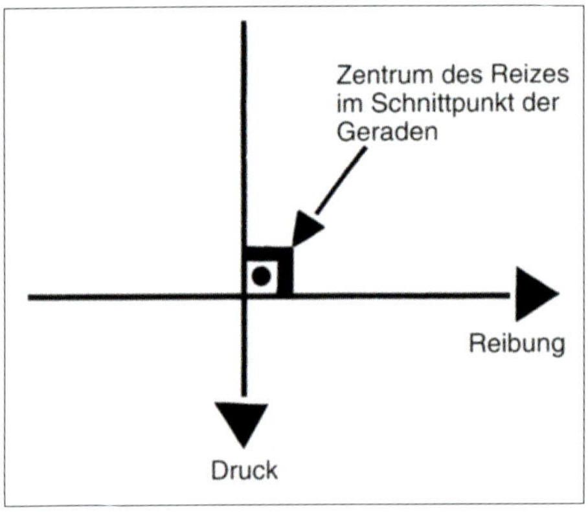

Abb. 11.4: Koordinaten der Kraftlinien.

Die Zellproliferation der Oberhaut geschieht immer in Richtung der Papillenachse. Da die Papillenachse senkrecht zur Oberhaut steht, wird das Verhornungprodukt zur Hautoberfläche hingeschoben. Erst durch äußere Einwirkung (z. B. Oberleder des Schuhs) drücken sich die Hornschichten in die Haut **(Abb. 11.5)**.

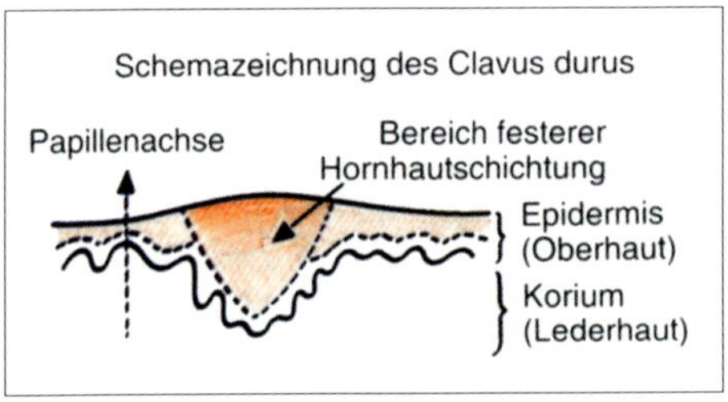

Abb. 11.5: Schemazeichnung des Clavus durus, dessen Hornschichten in die Haut gedrückt sind.

Würde die Kraft des Drucks von außen nicht vorhanden sein, bildet sich ein recht erhabenes Horngebilde auf der Haut aus **(Abb. 11.6)**.

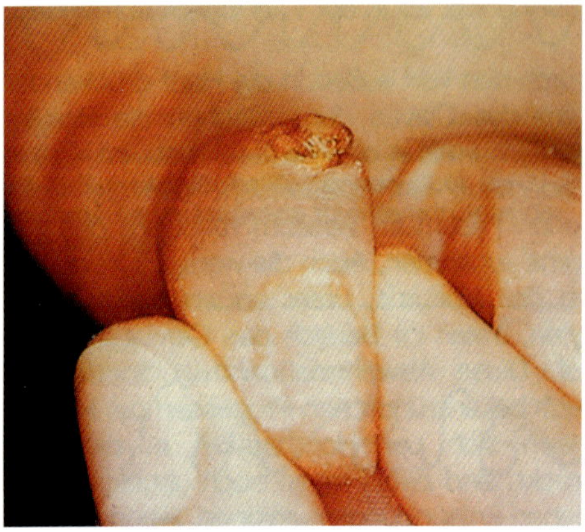

Abb. 11.6: Clavus durus, das durch Bettlägerigkeit bedingt nicht mehr in die Haut drückt. Es ist zu erkennen, dass die Hornschicht keilförmig nach außen abgestoßen wird.

11.2.3 Physiologische Auswirkungen von außen einwirkender Reize auf die Haut

Nach Untersuchungen der amerikanischen Wissenschaftler Bowden (1947) und Beilby (1921) können durch Reibung zweier Flächen aufeinander kurzzeitig bis zu 1000 °C entstehen (B. Dalton: *Friction, intermittend or otherwise, the exciting cause of corns and callous*, The Chiropodist, 11/1982, S. 372). Diese außerordentlich hohe Temperatur bezieht sich auf den Augenblick des Flächenkontakts und ist nur auf eine extrem dünne Hautschicht begrenzt.

Beilby hat seine Untersuchungen weitergeführt und festgestellt, dass polierte Oberflächen ihre kristallartige Struktur bis zu einer Tiefe von 15 – 20 µm (= 0,015 – 0,02 mm) verlieren. Da diese Veränderungen für Materialien ebenso für die Haut gelten, nennt man diese Schicht allgemein Beilby-Schicht. Die Hornzellen der Haut verkleben unter Einwirkung der

Reibungshitze und neigen zum Koalisieren (Zusammenbacken). Hierdurch sieht man eine harte glänzende Oberfläche mit höherer Dichte und niedrigerer Temperaturleitfähigkeit. In tieferliegenden Hautstrukturen entstehen aufgrund der Beilby-Schicht weniger Schäden durch Reibung.

Würde diese Hitze tiefer in die Haut eindringen, entstünden schwere Verbrennungen. Schon bei einer Temperatur von 90 °C beginnt Eiweiß zu koagulieren (gerinnen) und ist dann nicht mehr als Baustein der Zellen verwertbar.

Die Schutzmechanismen der Haut sind mit der Bildung einer stärkeren Hornschicht noch nicht erschöpft. Von entscheidender Bedeutung ist die Ableitung der Wärme durch weitere Funktionen der Haut.

Nässe kann einen großen Anteil Hitze durch Verdunstungskälte absorbieren (aufnehmen). Feuchtigkeit der Haut leitet Wärme zehnmal schneller ab, als es das Keratin der Hornschicht vermag. Dort, wo die größte Reibung durch Bewegung entsteht, an Fußsohle und Handteller, findet man etwa sechsmal mehr Schweißdrüsen in der unteren Schicht des Koriums *(Stratum reticulare)*, als an den übrigen Körperflächen. Trockene Haut ist daher für eine Clavus-Bildung anfälliger.

Die Quantität der Reibungsabsorption ist bei jedem Menschen verschieden und abhängig von der unterschiedlichen Temperaturleitfähigkeit der Haut. Je niedriger der Wert für die thermische Leitfähigkeit liegt, desto geringer ist die Auswirkung der Reibung.

Die Durchblutung der Haut wird durch Reibung sichtbar erhöht. Die Mehrdurchblutung, als Folge des Reizes, steuert das autonome (vegetative) Nervensystem direkt am Reizpunkt. An der vasomotorischen Steuerung (Weitung/Verengung) der Gefäße sind überwiegend sympathische (weniger parasympathische) Anteile des autonomen Nervensystems beteiligt.

Der vermehrte, wenn auch nur auf ein kleines Gebiet beschränkte Bluttransport leitet entstehende Reibungshitze in tieferliegende Hautschichten ab, der Zellstoffwechsel wird aktiviert, d. h. die Zellproliferation des umschriebenen Gebiets wird erhöht. Die Hornschicht kann sich verdicken, weil seine Abschuppung nicht mit den neuproduzierten Hornzellen Schritt hält. Es werden mehr Zellen gebildet als abgestoßen.

Die stetigen, äußerlich einwirkenden Reizfaktoren schaffen zusammen mit den Pädispositonen – beide müssen vorhanden sein – Veränderungen im histologischen Bild der Haut. Nach neueren Untersuchungen der Cutis (Epidermis und Korium) tritt bei bestimmten Clavi-Arten eine Vermehrung der Kapillargefäße (Kapillarsprossung) unterhalb der Basalzellschicht eines Clavus ein. So können sich, nach noch nicht gesicherter Anschauung, einige dieser Kapillaren in die Oberhaut einschieben, wo sie jedoch schnell verkümmern. Sie bleiben als feine dunkelbraune Punkte oder Streifen in der Hornschicht sichtbar. Eine andere, noch diskutierte, Ursache für diese Einlagerungen können Mikrotraumen sein.

Die Auswirkung der Mehrdurchblutung der Haut führt bei einem Clavus zur verdickten Hornschicht, die im Zentrum der Reizstelle fester geschichtet und meist keilartig ausgebildet ist. Für die Entstehung eines Hornhautkeils vertrete ich die Ansicht, dass sich im Zentrum des Reizes durch die höhere Zellproliferation das Zellmaterial vermehrt. Unter Mitrechnung der Duplikation jeder Zelle kann sich eine keilförmig abgegrenzte Struktur einer Hyperkeratose herausbilden **(Abb. 11.7)**.

Der Rhythmus der Zellteilung ist grundsätzlich nicht für alle Epidermiszel-

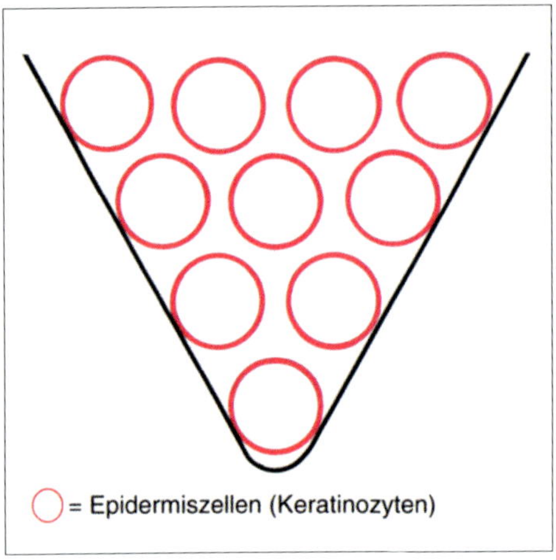

Abb. 11.7: Schematische Darstellung der keilförmigen Ausbildung der Verhornung (Hyperkeratose) durch überhöhte Zellproliferation im Zentrum des Reizes.

len gleich, sodass sich keine mathematische Reihe einer Zellteilungsrate aufstellen lässt. Deshalb spreitet die Keilform der schematischen Darstellung weiter auseinander als in der Wirklichkeit vorhanden.

Durch den von außen in die Haut drückenden Kern des Clavus durus flachen die Papillen der Epidermis in diesem Gebiet ab. Im Korium (Lederhaut) ist festzustellen, dass die kollagenen Fasern im Stratum reticulare des Koriums zunehmen. Auch die wenigen freien Zellen des Koriums, unter anderem die Histiozyten, treten im Bereich des Clavus vermehrt auf. Diese Abwehrmaßnahmen finden sich auch bei entzündlichen Prozessen der Haut.

Wenn sich der Hornhautkeil in die Haut drückt, sind zwei Fragen noch ungeklärt. Entstehen Entzündungsreaktionen, wenn die Verhornung als Fremdkörper in die Haut drückt? Oder ist der Schmerz, den die Verhornung durch Druck auf die Nervenendigungen verursacht, Auslöser der Entzündungsreaktion?

Nachdem man die feingeweblichen Untersuchungsmethoden verbessern konnte, wurde auch die Papillenstruktur der Epidermis unterhalb eines Clavus besser erforscht. Je länger der Stress auf das umschriebene Gebiet der Haut einwirken kann, desto mehr werden die Papillen zur Hypertrophie (zum übersteigerten Wachstum) angeregt. Sie ist als Reaktion der Haut zu verstehen, um durch Oberflächenvergrößerung der blutführenden Hautschicht mehr Reibungshitze ableiten zu können. Grafisch dargestellt (nicht wie in der Natur wirklich vorhanden) würde die Papillenlinie einer normalen Haut mehr oder weniger gleichmäßig verlaufen **(Abb. 11.8)**. Durch den anhaltenden intermittierenden Reiz können die Papillen derart hypertrophieren, dass ihre fingerähnlichen Fortsätze weit in die Epidermis hineinragen. Das obere Drittel der Papillenachse verläuft meist nicht mehr senkrecht, sondern fast waagerecht **(Abb. 11.9)**.

Die Verhornungszone der Epidermis reicht nur bis zum oberen, verhornenden Bereich des Stratum granulosum. In den tieferen, bis zum Stratum basale reichenden Zellschichten ist keine Verhornung möglich.

Im Vergleich zu anderen Hautveränderungen und -erkrankungen (Narben, Psoriasis, Pemphigus vulgaris etc.) sind diese Hypertrophien der Papillen für den Clavus spezifisch, welcher einem anhaltenden Reiz durch Reibung ausgesetzt ist. Die Veränderung der Papillenstruktur kann als eindeutiger histologischer Befund für neurovaskuläre Clavi (z. B. Clavus neurovascularis, Clavus neurofibrosus) herangezogen werden. Übermäßig ausgebildete Papillen sind für das Auge als runde bis ovale helle Punkte oder Streifen unterhalb der verdickten Hornschicht sichtbar. Sie sorgen durch ihre uneinheitlich tiefe Verhornung für leich-

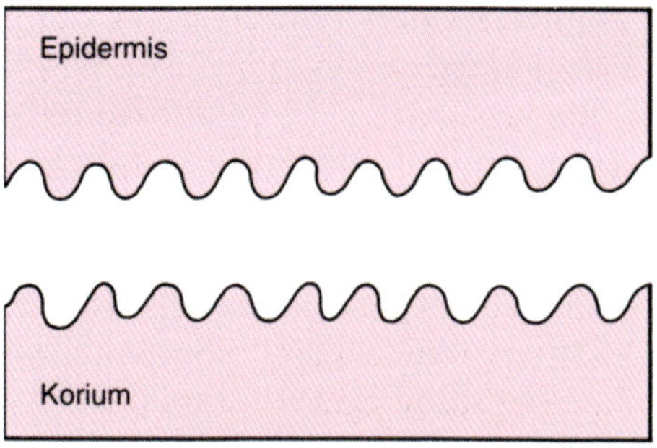

Abb. 11.8: Schematische Zeichnung über die gleichmäßig verlaufende Papillenstruktur der normalen Haut.

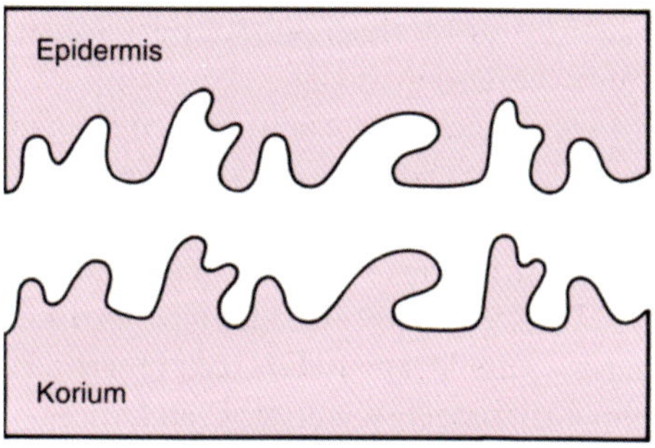

Abb. 11.9: Schematische Zeichnung der hypertrophierten Papillen bei stressbelasteter Haut.

te Verletzbarkeit, da die Papillen gefäßführend sind. Die nach diesen histologischen Veränderungen der Haut noch zu benennenden Clavi-Arten schmerzen ausschließlich durch Seitendruck.

Bei amerikanischen Untersuchungen an Patienten mit stark schmerzenden Clavi sind weitere Erkenntnissen hinzugekommen.

Im Korium *(Stratum papillare)* fand man regelmäßig unter der veränderten Papillenstruktur eines Clavus vernarbtes Bindegewebe der Nervenfäserchen (perineurale Vernarbung) vor. Diese wichtige Entdeckung mag die chronischen Schmerzen mancher Clavi erklären, die sich auch durch eine geeignete Druckentlastung nur allmählich beruhigen lassen. Hier kann eine richtig angewendete medikamentöse Therapie die erwartete Linderung bringen oder den erwünschten Heilerfolg beschleunigen.

11.2.4 Andere Einflüsse auf die Zellproliferation der Oberhaut

Es sind nicht nur mechanische Reize in der Lage, die Hornhautbildung anzuregen. Neben genetischer Veranlagung und der Einwirkung von UV-Strahlen auf die Haut können auch chemische und biologische Stoffe die Zellproliferation der Oberhaut steigern.

Die Auswirkung chemischer Reize

Starke Säuren vermehren bei gesunder Haut nach dem anfänglichen Zerstörungsprozess die Hornzellbildung. Wenn die Konzentration der Säure hoch liegt, beginnt die gesteigerte Zellproliferation nach der Phase der Hyperämisierung der Haut. Sie ist als Abwehrreaktion gegen die Einwirkung der Säure zu verstehen.

Untersuchungen belegen, dass zerstörte Hautzellen Histamine im Gewebe freisetzen. Die Vermutung liegt nahe, dass diese Substanz auch eine Ursache für die Überproduktion von Keratin (Hornsubstanz) sein könnte (Lewis/Bainbridge/Menzies).

Ähnliche Bedingungen finden sich bei hypertrophierten Papillen, wenn zu schwache Konzentrationen starker Säuren verwendet werden. Durch den milden Reiz der Säure wird die ohnehin gesteigerte Hornhautbildung noch mehr angeregt.

Die Auswirkung biologischer Reize

Virusinfektionen, hier speziell Humane-Papilloma-Viren (HPV), verursachen Hyperkeratosen der Haut. Die übermäßige Verhornung entsteht durch Vergrößerung der Hautpapillenstruktur. Der Infektionsort liegt im Stratum spinosum der Oberhaut. Wahrscheinlich wird der Reiz auf die dermo-epidermale Grenzschicht durch die Infektion dieser Oberhautzellen ausgelöst **(Abb. 11.10)**. Untersuchungen über papilläre Clavi (Clavus papillaris, Clavus mollis papillaris) stehen noch aus. Es ist anzunehmen, dass hier eine ähnliche Virusart die Hyperkeratose verursacht.

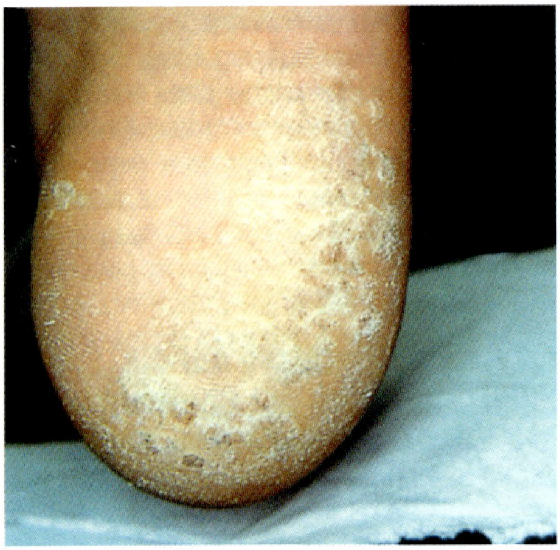

Abb. 11.10: Entstehung einer Hyperkeratose durch eine Virusinfektion an der Ferse.

11.3 Der Cholesteringehalt der Hornsubstanz (Keratin)

In den verhornten Zellen finden sich Bestandteile des Bluts wieder, die die Basalzelle aufgenommen, aber nicht verwertet hat. Zu diesen Stoffen zählt das Cholesterin. Dem Cholesterin ähnlich ist das epidermogene Fett der Oberhaut, das aus den Hornzellen freigesetzt wird.

Die ersten Untersuchungen über den Cholesteringehalt der Hornzellen gehen auf das Jahr 1935 (N. C. Lake) zurück.

In den Proben wurde durch Fotospektrometrie und Chromatografie festgestellt, dass die untersuchten Clavi einen geringfügig höheren Prozentgehalt an Cholesterin aufwiesen als normale Haut mit nicht pathologischer Hornschicht.

Die Substanz liegt, entgegen früherer Veröffentlichungen, nicht in kristalliner Form vor.

Untersucht wurde der Cholesteringehalt von Clavi duri und Clavi miliares **(Tab. 11.1)**.

Das Gewicht der Clavi-Proben ebenso wie die Vergleichsproben der Haut betrugen jeweils 5 mg.

Die geringfügig höherliegenden Cholesterinwerte der Hühneraugen wurden damit begründet, dass die Hornzellschichtungen dieser Hautveränderungen dichter sind als bei normaler Haut.

11.4 Verhornungsarten der Oberhaut

11.4.1 Großflächige Hornhautverdickungen (Schwielen)

Durch Reizung entstandene, flächige Verhornungen entstehen grundsätzlich an allen stressbelasteten Stellen der Haut. Sie können sich solange nicht selbst regenerieren, wie Stresseinwirkungen vorhanden sind. Die Fläche der Verhornung

Hautprobe	Cholesteringehalt in%/Ø-Wert	Cholesterinestergehalt in%/Ø-Wert
Clavus miliaris	0,43	0,76
Clavus durus	0,47	0,76
Haut	0,42	0,80

Tab. 11.1

richtet sich nach dem Umfang der mitbeteiligten Prädisposition. Über einem großen Gelenk sind immer großflächige Verhornungen zu finden.

Die Farbe der Schwiele ist glasig gelb. Mazerierte Verhornungen sind milchiggelb. Die Transparenz in diesem Bereich lässt dadurch deutlich nach. Die Schwielenbildung wird erst dann pathologisch, wenn die Schichtdicke normale physiologische Grenzen überschreitet. Es werden dabei zwei Stadien unterschieden:

I. Der Patient hat wenig oder keine Schmerzen. Allein die Dicke der Schwiele wird durch die fehlende Elastizität der Haut als unangenehm empfunden.
II. Die Schwiele verursacht durch die beeinträchtigte Schweißabdunstung Brennen auf der Haut, was in Ruhephasen nachlässt.

Schmerzen entstehen, wenn sich die Schwiele in die Haut eindrückt.

Übermäßige Hornhautbildungen *(Hyperkeratosen)* verursachen sehr oft Beschwerden und dürften der hauptsächliche Grund sein, eine Praxis für Fußbehandlungen aufzusuchen. Obwohl diese Veränderung der Haut unbedeutend scheinen mag, kann sie für ältere Leute zur sozialen Isolation führen. Sie haben durch die Beschwerden Schwierigkeiten zu gehen oder Treppen zu benutzen. In einigen Veröffentlichungen werden schmerzende Füße auch in Verbindung mit einem erhöhten Risiko für Stürze älterer Menschen gebracht.

Es wird im Allgemeinen geschätzt, dass bei 75 – 80 % der Menschen über 65 Jahre Callositas oder Clavi an den Füßen vorkommen.

Von der Callositas (Schwiele) hauptsächlich betroffen sind der plantare (untere) Vorfuß. Überwiegend sind dies die Bereiche unter dem II. Metatarsalköpfchen (Ø 33 %), dem I. Metatarsalköpfchen (Ø 24 %) und dem V. Metatarsalköpfchen (Ø 12 %). Hierbei ist festzustellen, dass Männer unter dem I. und V. Metatarsalköpfchen und Frauen unter dem II. Metatarsalköpfchen meist mehr Verhornungen aufweisen. Ähnlich wie bei rechts- bzw. linkshändigen Menschen gibt es die gleiche Situation auch beim Fuß. Das bevorzugte (aktive) Bein wird am häufigsten zu Beginn einer Bewegung eingesetzt, während das weniger bevorzugte (passive) Bein eine eher stabilisierende Aufgabe hat. Dies wird z. B. beim Fußballspiel deutlich, bei dem das bevorzugte Bein den Ball bewegt und das weniger bevorzugte für das stabile Gleichgewicht des Körpers sorgt. Es bestehen unterschiedliche Grade dieser *Füßigkeit*, welche natürlich von dem Individuum selbst und von der jeweiligen Aufgabe des Beins abhängt. In der Regel wird aber ein Fuß immer mehr belastet und dadurch einen höheren Verhornungsgrad aufweisen, als der weniger belastete Fuß.

Die Bildung von Hyperkeratosen (Callositas)

Wie teils bereits beschrieben, besteht unter normalen Umständen eine physiologische Balance zwischen den neugebildeten Zellen in der Basalschicht und ihrer Abschuppung in der Hornschicht *(Stratum corneum)*. Bei der Schwielenbildung *(Hyperkeratose)* ist dieser Balanceprozess unterbrochen. Die Zellproliferation in der Basalschicht nimmt in diesem Fall bis zum 3-fachen zu, ohne eine Kompensation durch vermehrte Abschuppung im Stratum corneum der Hautoberfläche zu erreichen. Indem die Keratinozyten schneller in die obere Hautschicht *(S. corneum)* gelangen, besitzen die Zellen durch ihre noch nicht vollständig abgeschlossene Verhornung noch Desmosomen. Desmosomen sind Haftplatten, welche die Epidermiszellen während ihrer Passage von der Basalschicht *(Stratum basale)* bis zur Körnerschicht *(Stratum granulosum)* untereinander verbinden. Desmosomen verzögern in diesem Fall im Stratum corneum durch Kohäsion (Aneinanderhaftung) die reguläre Abschuppung, wodurch sie die Hornschicht verdicken. Die Callositas selbst verursacht die Freisetzung von Zytokinen (interzelluläre Wirkstoffe zur Aktivierung von Zellen) und epidermalen Wachstumsfaktoren, die dadurch wiederum den Zyklus der Hornhautbildung erhalten.

Wegen der Hornschichtdicke und dem damit auch verbundenen höheren Linolsäuregehalt (Gehalt an ungesättigten Fettsäuren), welche die Barrierefunktion des S. corneum unterhält, vermindert sich die Durchlässigkeit der Haut für Feuchtigkeit und erzeugt eine verhärtete Hautstruktur. Während des Gehens kann sich die unter der Callositas liegende Haut durch die erhöhte Druckbelastung entzünden.

Der Einfluss von Druck auf den Fuß

Einige Studien haben herausgefunden, dass durch die Hornhautentfernung bis zu 26 %, 32 % bzw. 58 % der Druckbelastung unter dem Fuß reduziert werden konnten.

Der Druck auf das Gewebe ist neben anderen prädisponierenden Faktoren bei diabetischen Patienten verantwortlich für Druckgeschwüre. Nicht entfernte Verhornung erhöht das Risiko einer autolytischen Gewebsreaktion unter der Schwiele. Durch die Entzündungsreaktion staut sich seröse Flüssigkeit unter der verhornten Schicht, die hier eine *Deckelfunktion* einnimmt. Die Vergrößerung des Gewebsdefekts nimmt zu, solange die Schwiele bestehen bleibt.

Das Bild der Druckbeeinflussung durch eine Schwiele ändert sich bei Patienten mit rheumatischer Arthritis. Als Folge der Erkrankung bildet sich das Fettpolster der Fußsohle zurück, wodurch die Metatarsalköpfchen mehr hervortreten. Zwei Untersuchungen haben sich mit den Auswirkungen der Hornhautentfernung bei rheumatisch veränderten Füßen beschäftigt. Im Gegensatz zum diabetischen Fuß konnten beim rheumatischen Fuß nach der Hornhautabtragung keine auffälligen Veränderungen in den Druckverhältnissen unter der Fußsohle festgestellt werden.

Die Untersuchungen der Druckverhältnisse unter der Fußsohle haben immer nur die vertikale Einwirkung des Drucks messen können. Zweifellos sind aber auch Scheerkräfte an der Entstehung der Hornhaut beteiligt. Es ist zur Zeit noch kein Messsystem erhältlich, was diese Scheerkräfte messen kann.

Die Behandlung der Schwielen

Grundsätzlich sollten Schwielen entfernt werden. Dies trifft besonders auf durchblutungsgestörte Extremitäten zu, wenn sich die Verhornungen in die Haut drücken und langwierige Entzündungsreaktionen verursachen können (Stadium II). An besonders durch Zugkräfte beanspruchten Stellen neigen starke Verhornungen bei trockener Haut zum Einreißen.

Die Entfernung großflächiger Schwielen durch dafür geeignete Instrumente, (z. B. Skalpell, Hornhauthobel etc.) darf nur so weit geschehen, bis die Elastizität der umliegenden Hautschichten erreicht ist. Wird die Verhornung zu weit abgetragen, kann es danach zu brennenden Schmerzen kommen. Die Haut beantwortet den Reiz durch eine stärkere Zellproliferation als zuvor. Es entstehen in einem kürzeren Zeitraum neue Schwielen, wenn keine Maßnahmen zum Reibungsschutz getroffen werden.

Randverhornungen (Scharten), die nicht entfernt werden, drücken sich durch die Belastung des Fußes tiefer in die Haut und können die gleichen Schmerzen wie ein Clavus verursachen **(Abb. 11.11)**.

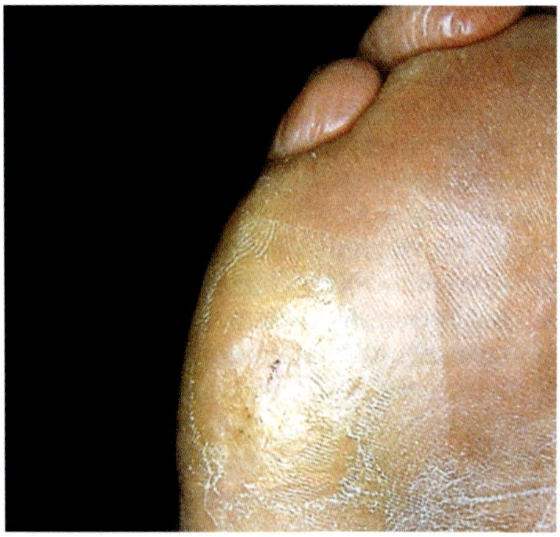

Abb. 11.11: Randverhornung (Scharte) im proximalen Bereich der zum Teil abgetragenen Verhornung.

Bei Risikopatienten, z. B Diabetikern mit Spätkomplikationen oder Patienten mit arteriellen Durchblutungsstörungen, fördern Randverhornungen die Mazeration der Wundränder. Die Verhornungen müssen bei diesem Patientenkreis besonders sorgfältig und ohne Verletzung entfernt werden. Als medikamentöse Therapie für nicht entzündete Schwielen sind leinölhaltige Zubereitungen empfehlenswert.

Eine dauernde Erweichung der Schwiele durch hornhautablösende Präparate, die z. B. Salicylsäure oder Harnstoff enthalten, ist wegen der Verletzungsmöglichkeit der Haut zu vermeiden.

Da Verhornungen immer als eine Reaktion auf Stresssituationen der Haut anzusehen sind, ist die Normalisierung der Hautbildung durch Entlastung der betroffenen Stelle möglich. Sie kann durch einen Reibungsschutz, Druckentlastungen, Einlagen oder Plantarorthosen geschaffen werden.

11.4.2 Kleinflächige Verhornungen

Die Verhornung des Nagelfalzes

Im Nagelfalz können Verhornungen entstehen, wenn der Nagel nicht mehr seine natürliche Wölbung besitzt und eingerollt ist. Die meist tiefe seitliche Führung des Nagelfalzes schränkt ein seitliches Ausweichen der Nagelplatte ein **(Abb. 11.12)**. Folglich werden die Reize des Bewegungsablaufs vollständig durch die senkrecht im Falz stehenden freien Nagelränder auf die Haut übertragen. Außer Clavi können sich dadurch Verhornungen unterschiedlicher Entstehungsursache (Genese) bilden. Im Vergleich dazu würden bei einer natürlichen Nagelwölbung vertikal auf die Mitte der Nagelplatte einwirkende Kräfte nach außen abgeleitet **(Abb. 11.13)**.

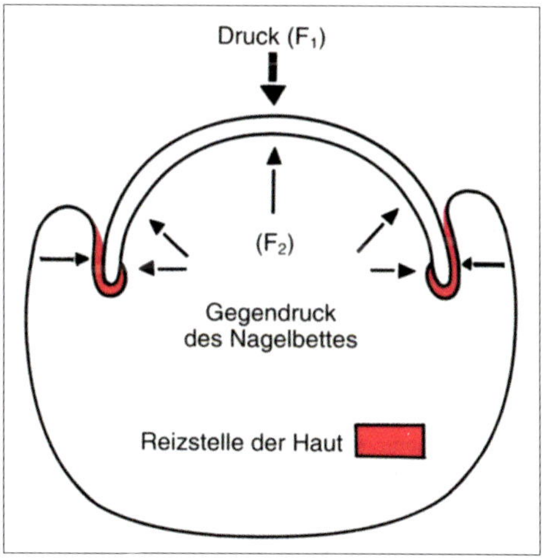

Abb. 11.12: Eingerollter Nagel (Keine Kompensation des Reizes möglich).

Die Verhornung üblicher Struktur muss im Nagelfalz von einer Hyperkeratose anderer Art, der Onychophosis, unterschieden werden.

Die Onychophosis ist in dem gesamten Nagelfalz ausgebreitet. Der betreffende Nagelwall ist meist verhärtet. Im Vergleich zu üblichen Hornhautstrukturen im Nagelfalz stellt sich die Onychophosis

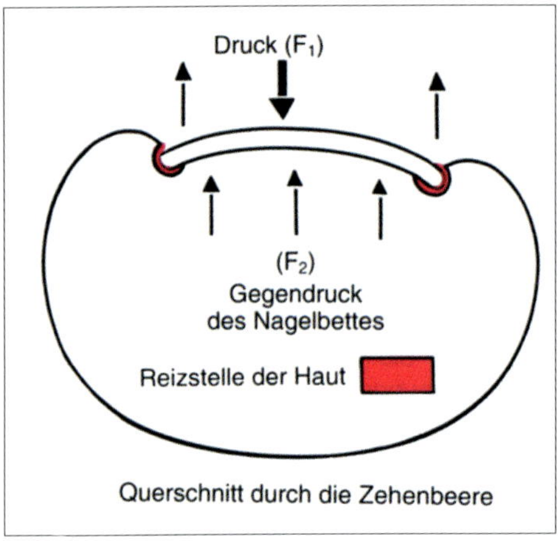

Abb. 11.13: Natürliche Nagelwölbung (Kompensation des Reizes möglich).

glasig-glänzend dar. Schon kurze Zeit nach der Entfernung der schwer zu erweichenden Verhornung klagt der Patient wieder über Schmerzen und Rezidiv. Die Seitendruckempfindlichkeit des Nagelfalzes ist permanent vorhanden. Wegen der langwierigen Therapie der Onychophosis liegt der Verdacht nahe, dass die Ursache dieser Verhornung nicht allein an der Stresseinwirkung liegt. Es ist möglich, dass die Hyperkeratose durch eine Virusinfektion entsteht. Diese Vermutung kann jedoch nur eine eindeutige his - tologische/molekular-biologische Untersuchung klären.

Die Behandlung der Nagelfalzverhornungen

Als Instrument eignet sich ein stumpfes, an der Spitze abgerundetes Skalpell, das Doppelinstrument oder ein stumpfer Fissuren- oder Rosenfräser. Die stumpfen Fräser erreichen bei hohen Umdrehungsgeschwindigkeiten (40.000 U/min) eine ausreichende Abrasivität, um die Hornhaut zu entfernen, ohne die Nagelsubstanz anzugreifen (Methode Robert A. van Lith). Werden Teile des seitlichen Nagelrands entfernt, ist die Nagelplatte in ihrer Statik beeinträchtigt, wodurch das Einrollen des Nagels begünstigt wird. Der Nagelfalz füllt die entstandene Lücke des seitlich abgeschnittenen Nagels grundsätzlich aus und verengt auf diese Weise das Nagelbett. Wer bei einer Verhornung lediglich darauf abzielt, durch Wegschneiden der seitlichen Nagelränder die Schmerzen zu lindern, betreibt keine Therapie, sondern die Pflege der Beschwerden.

Bei Onychophosis führt auch die regelmäßige Anwendung keratolytischer Präparate nicht zum Erfolg, sondern eher zu einer hinhaltenden Beschwerdefreiheit. Die zurzeit zur Verfügung stehenden Präparate zur Behandlung sind zufriedenstellend. Die dafür geeigneten Mittel enthalten entweder Linolsäure, quaternäre Ammoniumverbindungen oder Propolis-Lösungen. Der Behandlungszeitraum erstreckt sich auf mehrere Monate und man erreicht nach anfänglich kürzeren Behandlungsintervallen von zwei bis drei Wochen für mindestens vier Wochen Schmerzfreiheit.

Das wuchernde Oberhäutchen (Nagelpterygium)

Durch ständiges Schneiden oder Abfräsen des Nageloberhäutchens kann das Wachstum übermäßig gesteigert sein. Die Wucherung einzudämmen, erweist sich als sehr schwierig. Die Patienten beklagen zum einen den nachteiligen kosmetischen Effekt für den Nagel, wenn das wuchernde Häutchen nicht entfernt wird, zum anderen neigt die Haut zum Einreißen, wenn sie bei entsprechender Prädisposition zum Austrocknen neigt und an Volumen stark zugenommen hat.

Die Behandlung

Zur Behandlung empfiehlt sich der Kompromiss, das wuchernde Nageloberhäutchen bis zu einen mm von der Cuticulagrenze entfernt mit der Hautzange oder dem gewohnten Nagelfräser abzutrennen. In manchen Fällen ist dadurch eine Normalisierung des Wachstums festzustellen. Ständiges Eincremen ist zu empfehlen, damit das Oberhäutchen geschmeidig gehalten wird.

Die periunguale Verhornung

Sie findet sich in den überwiegenden Fällen an dem lateralen Nagelwall der fünften Zehe. Bei der Großzehe liegt die Verhornung meist in einer taschenähnlichen Vertiefung unterhalb des proximalen Nagelwalls.

An der fünften Zehe ist die Verhornung schlecht zu sondieren. In manchen Fällen kann sie von der Nagelsubstanz kaum unterschieden werden **(Abb. 11.14)**. Eine Clavus-Bildung muss nicht immer mit vorhanden sein. Die Verhornung stellt sich im Anfangsstadium relativ flach dar. Der Patient klagt über erhebliche Schmerzen in diesem Bereich. Seitendruckempfindlichkeit der Stelle ist auch nach Entfernung der Verhornung vorhanden.

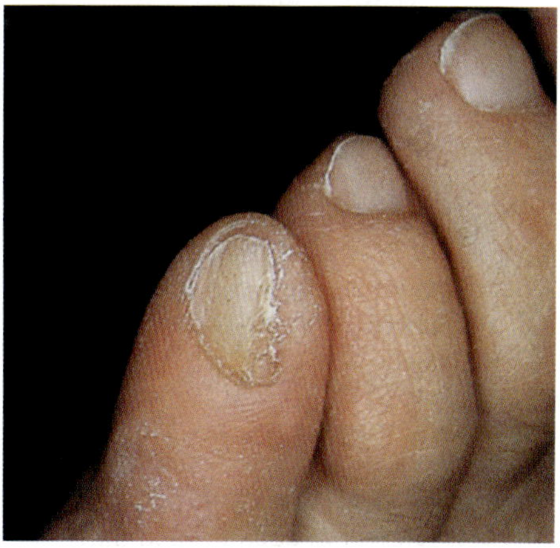

Abb. 11.14: Periunguale Verhornung der fünften Zehe.

An der Großzehe entstehen die periungualen Verhornungen durch Ablösung des proximalen Nagelwalls. Es kann vermutet werden, dass die Taschenbildung durch unsachgemäße Pediküre entstanden ist. Das Instrument zur Behandlung des Nagelfalzes wird sehr häufig auch unter diesen Bereich des Oberhäutchens gezogen, wodurch es abgelöst wird **(Abb. 11.15)**. Bei schlecht durchbluteten Extremitäten reicht die Zeit zwischen den Behandlungsintervallen nicht aus, um das Häutchen wieder an die Nagelplatte anwachsen zu lassen. Der Hohlraum bleibt dadurch bestehen und verhornt an der zur Nagelplatte zugekehrten Fläche.

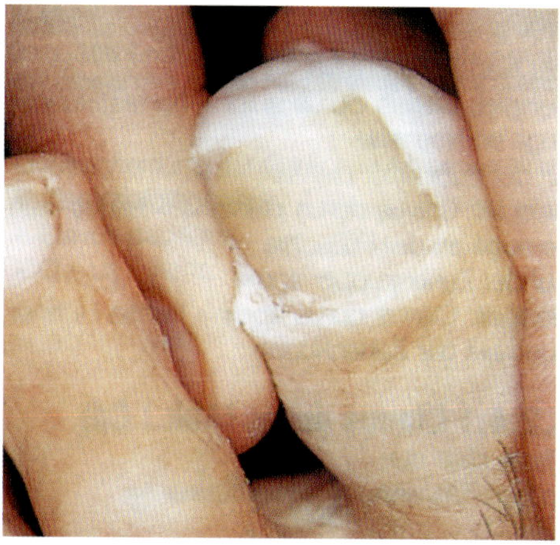

Abb. 11.15: Periunguale Verhornung an der Großzehe.

Die Behandlung

An der fünften Zehe kann die Verhornung durch Ätzungen mit Silbernitrat in einer Konzentration von 20 – 30 % allmählich zurückgedrängt werden (Wiederbestellzeit beachten!). Zur Entlastung empfehlen sich die üblichen Materialien zum Reibungsschutz.

Der proximale Nagelwall der Großzehe erhält zwar in den seltensten Fällen wieder Kontakt mit dem Nagel, die Verhornung und die damit verbundenen Beschwerden können aber durch eine schmale Vliestamponade und dünnem Auftrag von 10 %iger Zinkoxidsalbe oder Salben mit Pflanzenauszügen aus Calendula, Echinacea oder Inhaltsstoffen wie Linolsäure und Vitamin E (Unguentacid®) erfolgreich gelindert werden. Die Vliestamponade dient als Reibungsschutz zwischen Nagelfalz und Nagelplatte.

Hühneraugenarten (Clavi)

Ein Clavus, gleich welcher Art, ist immer von einer Verhornung (Schwiele) umgeben. Einige Clavi-Arten weisen keinen, den aus der Deutung des Begriffs zu entnehmenden, typischen Kern auf. In nahezu allen Fällen ist der Clavus das Ergebnis einer Fehlbelastung des Fußes. Deshalb sind Hühneraugen kaum an der Ferse, wohl aber im Vorfußbereich zu finden.

Für alle Clavi-Arten gelten die gleichen lateinische Lagebezeichnungen:

- Unter der Nagelplatte liegend: **subungual**.
  Beispiel: Clavus durus subungualis = hartes Hühnerauge unter der Nagelplatte.
- Der Nagelfalz: **Sulcus**.
  Beispiel: Clavus durus sulci = hartes Hühnerauge im Nagelfalz.
- An der Fußsohle: **plantar**.
  Beispiel: Clavus durus plantaris = hartes Hühnerauge an der Fußsohle.
- Auf der Zehenkuppe: **apex**.
  Beispiel: Clavus durus apex = hartes Hühnerauge auf der Zehenkuppe.

Clavus durus (Abk.: Cd)

Plural: *clavi duri*
Frühere Benennung: *Heloma durum*

Die lateinische Bezeichnung *durus* bedeutet hart, im Wortzusammenhang demnach: harter Keil, Pflock oder in freier Übersetzung: hartes Hühnerauge. Es zählt wie alle Hornhautverdickungen zu den Hyperkeratosen der Haut, die volkstümlich auch als *Hühneraugen* bezeichnet werden.

Der Clavus durus ist ein gewöhnliches *Hühnerauge* mit rundem bis ovalem hartem Kern. Die Hornsubstanz ist verdichtet und stellt sich dunkler, zum Teil glasig dar. Wenn die Schwiele mit dem Skalpell abgetragen ist, zeichnet sich der Clavus weiß ab. Die oft gehörte Auffassung, dass der Clavus durus eine Wurzel besitzt, ist nicht haltbar. Der Kern des Clavus stellt eine Hyperkeratose dar, welche durch überhöhte Zellproliferation der Epidermis entstanden ist **(Abb. 11.16)**. Ohne Belastung würde sich der Clavus erhaben auf der Haut darstellen. Erst durch die Belastung des Fußes drückt sich der Kern in die Haut ein.

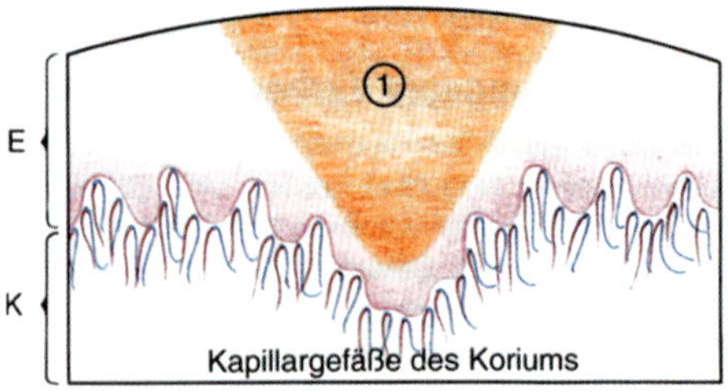

① = Verhornung (obere Lage ist immer fester geschichtet)

Abb. 11.16: Querschnitt des Clavus durus. Erklärung zu den schematischen Zeichnungen: Die rötliche Schraffierung über den Papillen kennzeichnet den Bereich der Epidermis (Stratum basale, Stratum spinosum, Stratum granulosum), in dem sich keine verhornten Zellen befinden.

Nach der Entfernung des Clavus erscheint eine rötliche Abgrenzung derjenigen Schicht der Oberhaut, die nicht verhornen kann. Sie ist bekannt als *rotes Häutchen* und immer sichtbar, wenn der Kern des Hühnerauges vollständig entfernt wurde.

Ein subungualer Clavus entsteht ausschließlich durch statische Reibung, der Prädisposition durch die gewölbte Nageloberfläche und Druck. Der geringe Feuchtigkeitsgehalt der Nagelplatte kann die Reibungshitze nicht kompensieren (ausgleichen) und gibt sie an das darunter liegende Gewebe ab.

Der Schmerz des Clavus durus entsteht durch vertikalen Druck.

Vorkommen des Clavus:

- dorsale Seite der Zehengelenke (Abb. **11.17**),
- unter der Fußsohle (plantar) im Bereich der Metatarsalköpfchen,
- unter dem Nagel (subungual) **(Abb. 11.18 und Abb. 11.19 und 11.20),**
- im Nagelfalz (Sulcus),
- auf der Zehenkuppe (apex),
- über der Exostose des Hallux valgus,
- über der Exostose des Quintus varus.

Unterscheidung zu ähnlichen Hyperkeratosen (Differentialdiagnose):

- Clavus papillaris,
- Clavus miliaris.

Clavus mollis (Abk.: Cm)

Plural: *Clavi molles*

Frühere Benennung: *Heloma molle*

Dies ist ein *Hühnerauge* zwischen den Zehen mit erweichtem Kern.

Der Clavus mollis, abgeleitet von dem lateinische Wort: *molle* = weich, ist seiner Art nach ein Clavus durus, jedoch mit flacherem Querschnitt **(Abb. 11.21)**. Es befindet sich grundsätzlich zwischen den Zehen, oft beidseitig an den einander zugewandten Flächen der Zehen 1 – 5 **(Abb. 11.22)**.

Sein flacher Kern kann durch mangelnde Abdunstungsmöglichkeit der Haut erweicht (mazeriert) sein. Hierdurch ist ei-

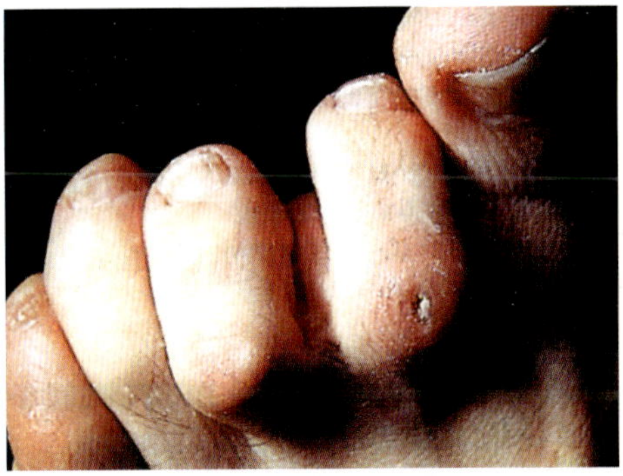

Abb. 11.17: Clavus durus über dem phalangealen Gelenk der zweiten Zehe.

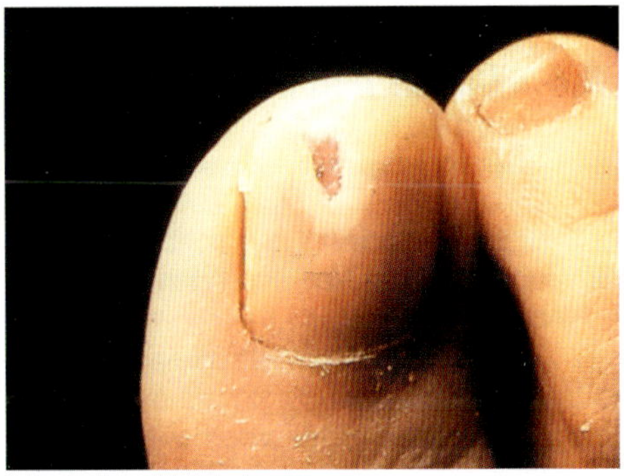

Abb. 11.19: Entferntes Clavus durus subungualis der Großzehe.

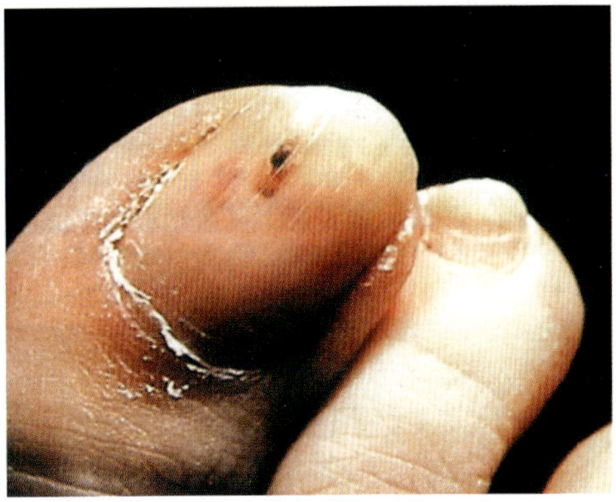

Abb. 11.18: Clavus durus subungualis der Großzehe.

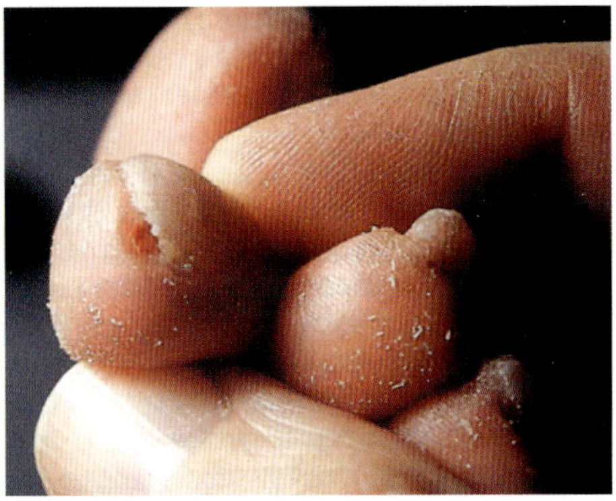

Abb. 11.20: Entferntes Clavus durus subungualis unterhalb des freien Nagelrands der zweiten Zehe.

ne schlechte Wärmeableitung und eine weitere Prädisposition für den Clavus gegeben.

Die durch die Erweichung bedingte schlechtere Abgrenzung der dichter gelagerten Hornschichten lässt bei ungeübter Entfernung dieses Clavus leicht Verletzungen entstehen.

Auch wenn die Verhornung des Clavus mollis verhärtet ist, weil die Abdunstung des Zehenzwischenraums möglich war, bleibt die Benennung bestehen.

Unterscheidung zu ähnlichen Hautveränderungen (Differentialdiagnose): Mazerationen der Zehenzwischenräume unterschiedlicher Herkunft (Genese).

- **Clavus mollis neurovascularis (Abk.: Cmnv)** (siehe: neurovaskuläre Clavi)
- **Clavus mollis papillaris** (Abk.: Cmp) (siehe: papilläre Clavi)

Clavus miliaris (Abk.: Cmil)
Plural: *Clavi miliares*
Frühere Benennung: *Heloma miliaris*

Der Volksmund nennt diese nicht tiefreichenden, punktförmigen Verhornungen *Hirsekörner* **(Abb. 11.23)**.

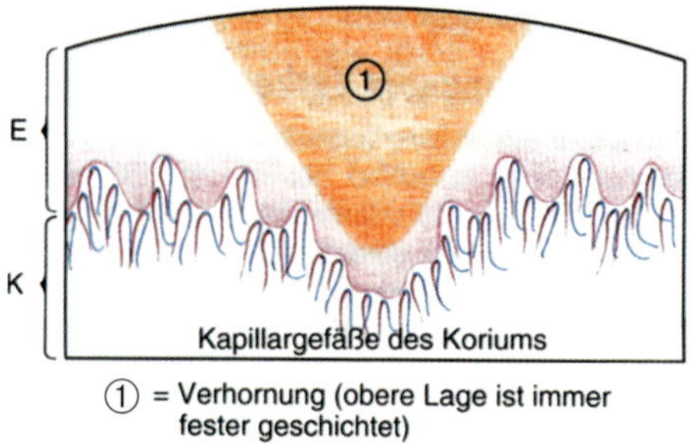

Abb. 11.23: Querschnitt des Clavus mollis.

Ein Clavus miliaris, abgeleitet von dem lateinischen Wort: *milium* = Hirsekorn, hat mit den Entstehungsursachen des *gewöhnlichen* Clavus nichts gemein. Es kommt oft an Stellen des Fußes vor, die keine Prädisposition aufweisen und deshalb weniger einer Stressbelastung der Haut ausgesetzt sind. Falls Kinderfüße ein Clavus aufweisen, was sehr selten vorkommt, kann ein Clavus miliaris vorliegen.

Beim Fuß des Erwachsenen sind meistens die Innenseite (medialen Seite) oder die Ferse *(Calcaneus)* betroffen. An belasteten Stellen kommt dieser Clavus im Vorfußbereich entweder vereinzelt oder in größerer Anzahl vor **(Abb. 11.24)**. Es sind die einzigen Hühneraugen, die selten schmerzen. Einzelne, tieferreichende Clavi miliares können sich auch im Bereich des Längsgewölbes, am distalen Rand der Ferse oder an der Außenkante des Fußes befinden. Ein Clavus miliaris ruft leichte Beschwerden hervor, wenn die Verhornung Spannungen im Gewebe verursacht.

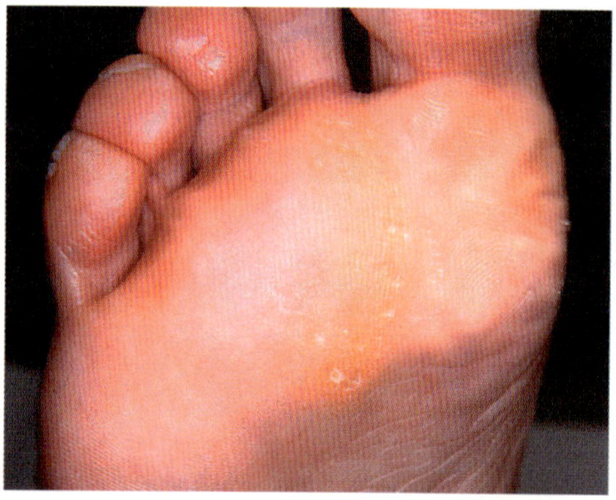

Abb. 11.24: Clavi miliares im Vorfußbereich.

Es wird vermutet, dass eine stoffwechselbedingte Fehlverhornung die Ursache für die Bildung dieser Hühneraugenart ist.

Unterscheidung zu ähnlichen Krankheitsbildern (Differentialdiagnose):

- Clavus durus,
- Clavus papillaris.

Clavus vascularis (Abk.: Cv)
Plural: *Clavi vasculares*
Frühere Benennung: *Heloma vasculare*

Es ist ein *Hühnerauge*, in das Kapillargefäße eingedrungen sind **(Abb. 11.25)**.

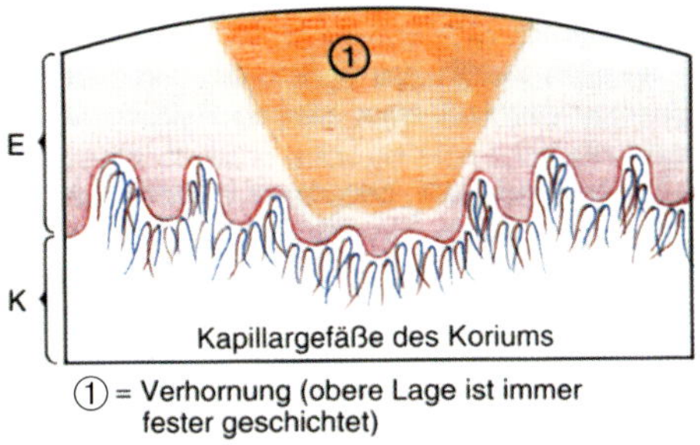

Abb. 11.25: Querschnitt des Clavus vascularis.

Der Clavus vascularis, abgeleitet von dem lateinischen Wort: *vasculus* = gefäßhaltig, entsteht grundsätzlich durch extreme Stresseinwirkung. Die vermutlich durch Kapillarsprossung in die Hornschicht eingedrungenen Kapillargefäße stellen sich entweder als feiner roter Punkt oder als feine rote Streifen dar **(Abb. 11.26)**. Da die Epidermis (Oberhaut) gefäßlos ist, sind diese Kapillaren auch nicht mehr blutführend. Sie sind abgestorben und das darin befindliche Blut geronnen.

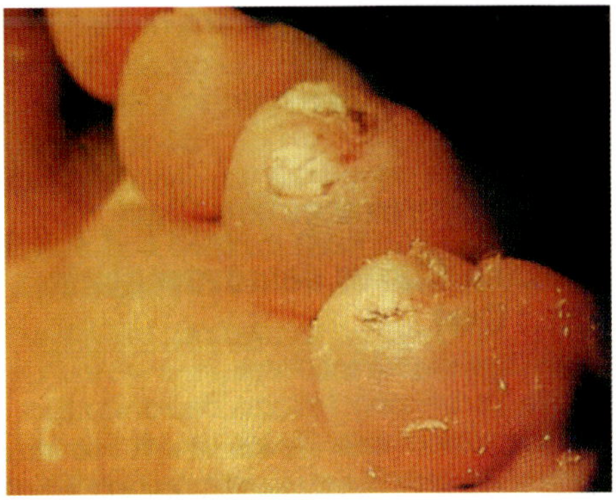

Abb. 11.26: Clavus vascularis apex an der vierten und fünften Zehe.

Ob es wirklich kleine Blutgefäße sind, wie der Name es beschreibt oder Mikrotraumen, müssen genauere histologische Untersuchungen abklären.

Durch die bereits beschriebene vermehrte Bildung der Kapillaren unter den belasteten Hornhautstellen liegt nach meiner Ansicht die Vermutung näher, dass es sich um eingeschobene kleine Gefäße handeln könnte. Hypertrophierte Papillen sind bei dieser Clavus-Art manchmal ebenfalls anzutreffen. Die Benennung des Clavus liegt an der Einschätzung des Therapeuten, welche Hautveränderung (vasculäre oder neurovasculäre) überwiegt.

Der Clavus vascularis schmerzt durch seitlichen Druck. Diese Empfindlichkeit lässt nach der Entfernung des Clavus nur wenig nach. Es tritt auch in Begleitung des Clavus neurovascularis und des Clavus neurofibrosus auf.

Vorkommen: An allen Stellen des Fußes, die durch den Bewegungsablauf einer starken Reizung unterliegen.

Unterscheidung zu ähnlichen Krankheitsbildern (Differentialdiagnose):

- Clavus neurovascularis mit bräunlichen Einlagerungen,
- Clavus neurofibrosus mit bräunlichen Einlagerungen,
- Bluterguss unter der Hornschicht des Clavus.

Neurovaskuläre Clavi

- **Clavus neurovascularis (Abk.: Cnv)**

  Plural: *Clavi neurovasculares*

  Frühere Benennung: *Heloma neurovasculare*

  Die Hornschicht des Clavus ist mit hypertrophierten (übermäßig ausgewachsenen) Papillen durchzogen **(Abb. 11.27)**. Daraus entstehen uneinheitlich tiefe Verhornungen, die in der Regel keine harten Hornhautkerne, wie beim Clavus durus, aufweisen **(Abb. 11.28)**. Der Clavus durus kann aber in Gemeinschaft mit dem Cnv auftreten.

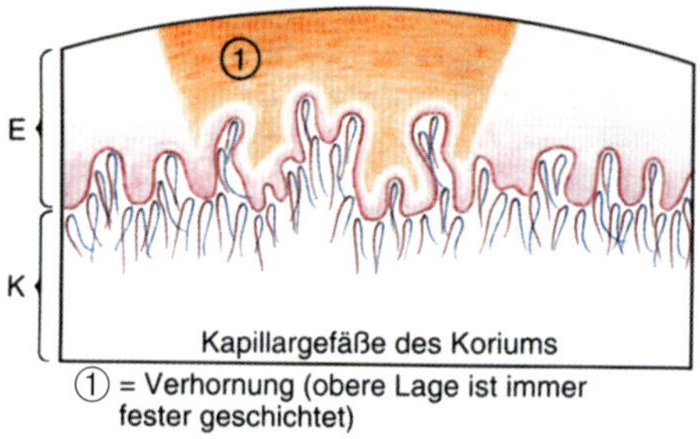

Abb. 11.27: Querschnitt des Clavus neurovascularis.

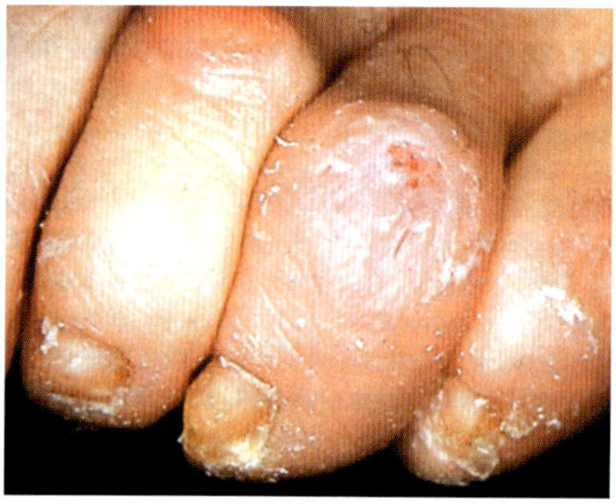

Abb. 11.28: Clavus neurovascularis über dem phalangealen Gelenk der vierten Zehe.

Das Wort *neurovascularis* kann aus den lateinischen Wörtern: *neuro* = Nerven; *vasculus* = gefäßhaltig abgeleitet werden. Die nicht immer tiefreichenden Verhornungen liegen zwischen den als weißliche Punkte oder Strukturen erscheinenden hypertrophierten Papillen.

Der Cnv kann überaus schmerzhaft sein. Für die Behandlung ist es wichtig, die beschleunigte Hornhautproduktion des Cnv zu verringern und seine Seitendruckempfindlichkeit herabzusetzen.

Oft klagen Patienten nach kurzer Zeit wieder über Beschwerden, wenn die Verhornungen nur oberflächlich abgetragen wurden. Die Überempfindlichkeit des Clavus kann vom erfahrenen Fußtherapeuten mit medikamentöser Therapie schneller gemildert werden, als mit einer Entlastung allein. Verfahren zur Entlastung oder zum Reibungsschutz sind jedoch immer als Therapiemaßnahme mit anzuwenden.

Als Gegenüberstellung zum Clavus neurofibrosus, welches die gleiche Struktur wie der Cnv aufweist, kommt der zuletzt genannte nur an den Zehen bzw. Zehenkuppen *(apex)* vor. Beide Clavi können vaskuläre Einlagerungen zeigen **(Abb. 11.29)**. Welche Benennung das Hühnerauge in solchen Fällen erhält, liegt an der Priorität der schmerzverursachenden Hautveränderung.

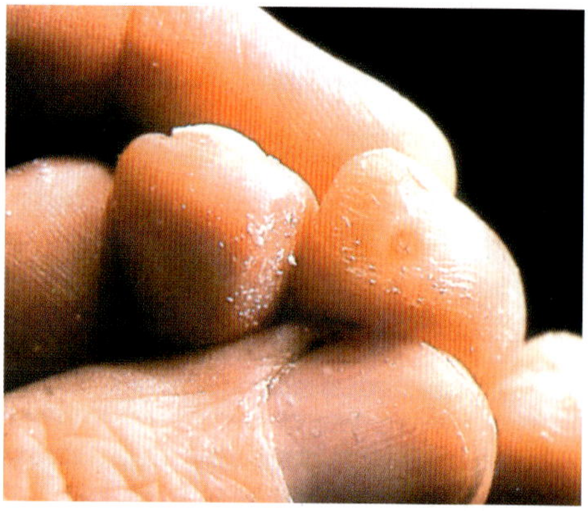

Abb. 11.29: Clavus neurovascularis apex der dritten Zehe mit vaskulärer Einlagerung.

Unterscheidung zu ähnlichen Hyperkeratosen (Differentialdiagnose):

- Clavus neurofibrosus,
- Verrucae (Warzen).

Clavus mollis neurovascularis (Abk.: Cmnv)

Plural: *Clavi molles neurovasculares*
Frühere Benennung: keine dokumentierte Unterscheidung bekannt.

Das weiche Hühnerauge zwischen den Zehen kann mehr oder minder deutlich hypertrophierte Papillen aufweisen, wenn der verursachende Reiz auf die Haut über einen längeren Zeitraum einwirkte **(Abb. 11.30)**. Die Unterscheidung zu einem

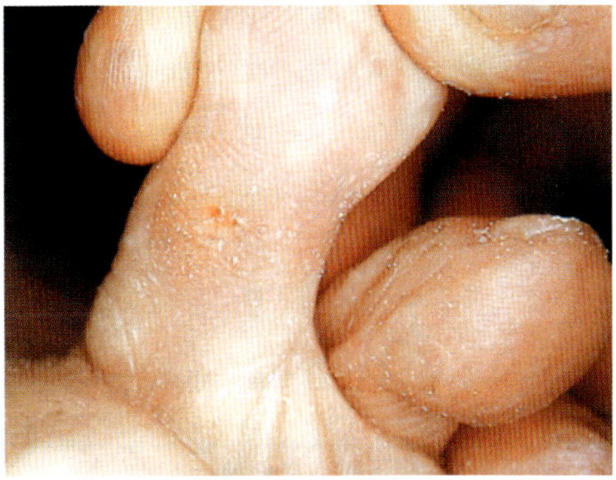

Abb. 11.30: Clavus mollis neurovascularis.

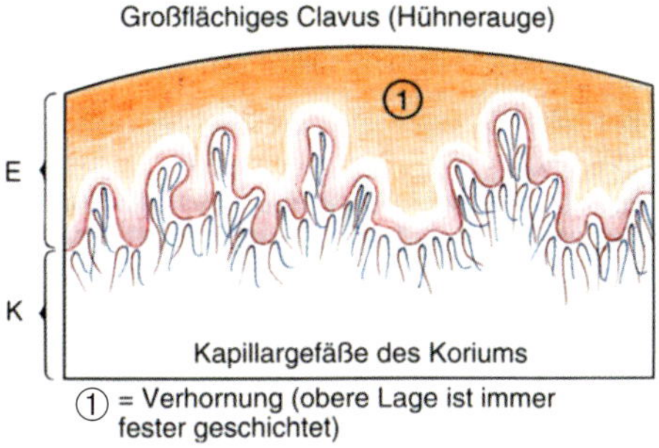

Abb. 11.31: Querschnitt des Clavus neurofibrosus.

gewöhnlichen Clavus mollis kann in einigen Fällen nur dadurch gefunden werden, dass sich die Papillenstruktur der Clavi-Umgebung auffälliger darstellt. In Verbindung mit der feuchten Haut (Hyperhidrosis) im Zwischenzehenbereich ist die Papillenstruktur im Clavus selbst oft schwer zu erkennen. Es ist im Gegensatz zum gewöhnlichen weichen Hühnerauge seitendruckempfindlich. Wenn die Haut zwischen den Zehen nicht erweicht ist, kann auch ein Hornhautkern innerhalb der hypertrophierten Papillenstruktur vorhanden sein. Die Benennung des Clavus erfolgt jedoch immer nach der Hautveränderung, die von der Schmerzentwicklung und Therapiemaßnahme her Prioritäten setzt. Neurovaskuläre Clavi können weitaus schmerzhafter sein und erfordern in der Behandlung aggressivere Mittel als gewöhnliche Clavi.

Unterscheidung zu ähnlichen Krankheitsbildern (Differentialdiagnose):

- Clavus mollis,
- Mazerationen der Zehenzwischenräume.

Clavus neurofibrosus (Abk.: Cnf)

Plural: *Clavi neurofibrosi*

Frühere Benennung: *Heloma neurofibrosum*

Von der Struktur her erinnert das Cnf an ein großflächiges Clavus neurovascularis **(Abb. 11.31)**.

Die Bezeichnung des Clavus neurofibrosus ist von den lateinischen Worten: *neuro* = Nerven, *fibrosus* = aus Bindegewebe bestehend, faserreich, abgeleitet worden.

Durch die sehr oft miteinander verbundenen hypertrophierten Papillen erinnert das Bild des Cnf oft an längliche, manchmal kreisrund angelegte Fasern. Bei der Namensfindung war der Augenschein einer Hautveränderung zu damaliger Zeit wichtiges Unterscheidungsmerkmal, weil es noch keine histologischen Untersuchungen gab.

Das Vorkommen des Cnf ist mit ausgedehnteren Verhornungen auf den plantaren Bereich des Fußes beschränkt. Es kommen hierfür nur die Kompensationsstellen des Vorfußes in Frage. Kompensationsstellen sind die Bereiche, über die der Fuß aufgrund der vorliegenden Fehlstellung oder Deformität abrollt oder abrollen muss.

Ein Cnf bildet sich:

- unter dem phalangealen Gelenk der Großzehe **(Abb. 11.32)**,
- dem I. Metatarsalgelenk **(Abb. 11.33)**,
- dem V. Metatarsalgelenk,
- dem II. und/oder III. Metatarsalgelenk, wenn die Aufbiegung des Zehenstrahls I und V sehr stark ist.

Bei diesem Clavus bleibt eine manchmal extreme Seitendruckempfindlichkeit

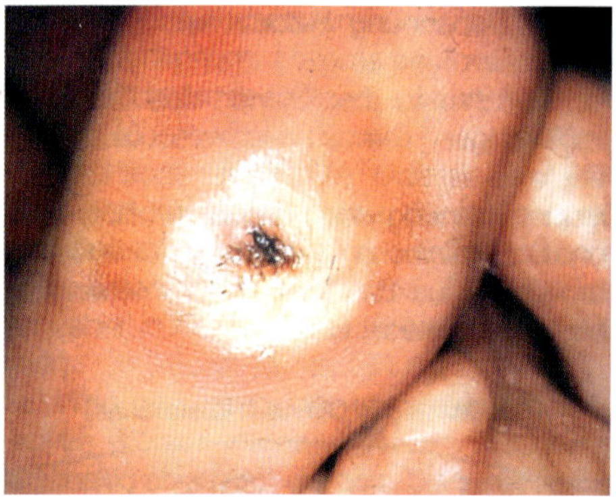

Abb. 11.32: Clavus neurofibrosus unter dem phalangealen Gelenk der Großzehe mit Bluterguss.

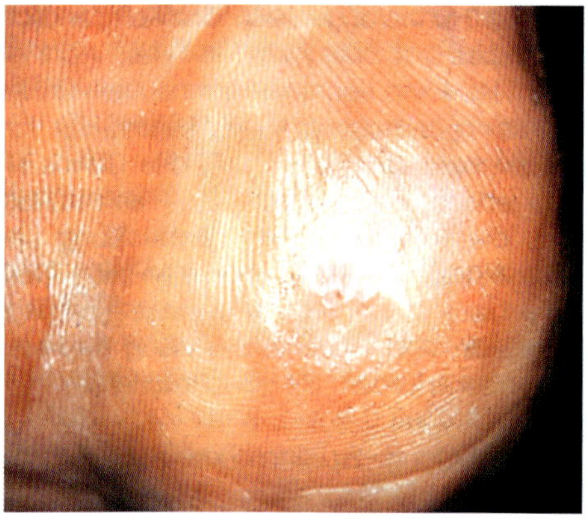

Abb. 11.33: Clavus neurofibrosus unter dem ersten Metatarsalgelenk.

bestehen, auch wenn die Hornschichten gründlich entfernt wurden.

Beide Clavi-Arten, Cnf und Cnv, sind leicht verletzbar, weil die übermäßig ausgebildeten Papillen auch blutführende Gefäße enthalten. Medikamentöse Therapien können die Papillenstruktur der Haut normalisieren und dadurch übermäßige Hornhautbildung verringern. Trotzdem kann auf zusätzliche entlastende Maßnahmen auch hier nicht verzichtet werden, weil sich durch den Bewegungsablauf des Fußes der Reiz auf das Gewebe immer wiederholt.

Der Clavus neurofibrosus kann vaskuläre Einlagerungen (feine braune Punkte oder Streifen) zeigen. Welche Benennung der Clavus in solchen Fällen erhält, liegt an der Einschätzung der Priorität, den man den schmerzverursachenden Hautveränderungen eingesteht.

Blutergüsse unter der Hornschicht des Clavus sind keine Seltenheit.

Unterscheidung zu ähnlichen Hyperkeratosen (Differentialdiagnose):

- Clavus neurovascularis,
- Verrucae (Warzen).

Papilläre Clavi

- **Clavus papillaris (Abk.: Cp)**

  Plural: *Clavi papillares*

  Frühere Benennung: *Heloma papillare*

Der Clavus papillaris ist abgeleitet von dem lateinischen Wort *Papilla* = Erhebung. Er besitzt Ähnlichkeit zum Clavus durus, unterscheidet sich aber von dem Cd durch den scharf umrissenen, manchmal erweichten (mazerierten) äußeren Rand seines Kerns. Einen Querschnitt des Clavus zeigt **Abbildung 11.34**.

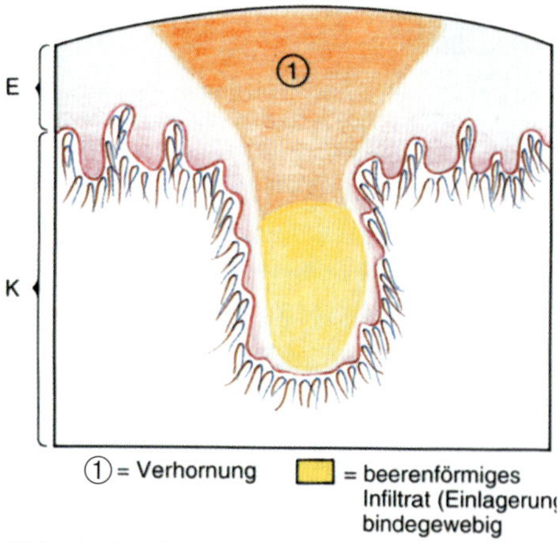

Abb. 11.34: Querschnitt des Clavus papillaris.

Die unteren Schichten der Verhornung sind merklich weicher als bei einem Clavus durus.

In den meisten Fällen ist eine Andeutung von hypertrophierten Papillen im

Clavus	Verruca
Clavus durus Clavus neurovascularis Clavus neurofibrosus Clavus papillaris } Verhornungsstruktur fest Farbe: glasig-dunkel	Verhornungsstruktur: Bei plantarer Verruca ist durch die Belastung der Fußsohle nur die obere Schicht der Verhornung fest, danach ist sie in tieferen Schichten aufgelockert. An unbelasteten bzw. weniger belasteten Stellen besitzt die Verhornung blumenkohlartige Struktur. Farbe: gelblich – glasig (plantar)
Bedingung für Entstehung: • Prädisposition und • intermittierende Friktion (Reibung)	Bedingung für Entstehung: • Verletzung der Haut (Mikrotraumen, feuchte Haut etc.) • Virusinfektion (HPV)
Glatte Verhornungsstruktur	Infektion erzeugt Papillome. Verhornung besitzt dadurch blumenkohlartige Struktur.
Vorkommen nur an fehlbelasteten/überlasteten Stellen des Fußes	Vorkommen an allen Stellen möglich.
Weniger deutliche, in der Haut liegende Papillenstruktur im Vergleich zum Clavus neurovascularis (Cnv), Clavus papillaris (Cp)	Deutliche, meist über das Hautniveau hinausragende Papillenstruktur der Verruca vorhanden
Überwiegend schmerzhaft (keine Seitendruckempfindlichkeit nach Entfernung der Hyperkeratosen, außer Cnv, Cp)	Oft kaum bemerkt (Seitendruckempfindlichkeit bleibt auch nach Entfernung der Hyperkeratosen bestehen)
Vorkommen von asymptomatischen Entzündungsreaktionen (Fehlen von einigen typischen Entzündungszeichen) bei unbehandelten Clavi.	Keine Entzündungsreaktionen von unbehandelten Verrucae bekannt
Behandlung durch: • Stressbehebung (Friktion), • Beseitigung der Prädisposition, • lokale Behandlung mit unterschiedlichen Medikamenten (chemischer und natürlicher Art) erfolgreich, • Entlastung.	Behandlung durch: • Steigerung der Immunabwehr des Körpers, • lokale Behandlung mit unterschiedlichen Medikamenten (chemischer und natürlicher Art) **kann** erfolgreich sein, • suggestive Methoden
Entlastung/Reibungsschutz wirkungsvoll	Druckentlastung/Reibungsschutz kein Einfluss auf die Therapie
Stresssymptom der Haut	Meist benigne (gutartige) Wucherung der Oberhaut (Epidermis). Spontane Abheilung möglich.

Tab. 11.2: Tabellarische Zusammenfassung der Unterscheidung zwischen Clavi und Verrucae.

Clavus	Verruca
Verletzungsmöglichkeit während der Behandlung eines Clavus in der Regel nicht höher als beim Abtragen allgemeiner Hyperkeratosen	Sehr leichte Verletzbarkeit beim Abtragen der Hyperkeratose durch grundsätzliches Vorhandensein von hypertrophierten Papillen
Verhornung bildet sich nach erfolgter Entfernung erst nach Wochen allmählich neu.	Verhornung hat sich innerhalb kurzer Zeit wieder gebildet.
Randrezidive nicht möglich	Randrezidive möglich

Tab. 11.2: Tabellarische Zusammenfassung der Unterscheidung zwischen Clavi und Verrucae (Fortsetzung).

Randbereich und in der Umgebung des Clavus festzustellen. Bei der Entfernung des Cp wird der Therapeut oft dadurch getäuscht, dass er vermutet, das *rote Häutchen* als Grenze der verhornenden Schichten der Epidermis erkennen zu können. Ohne die Beseitigung der beerenförmigen Einlagerung (Infiltrat) in diesem Hühnerauge ist es jedoch nicht vollständig entfernt. Es kann sich innerhalb von ein bis zwei Wochen wieder neu gebildet haben, wenn das Infiltrat in der Haut verbleibt. Bei Entfernung des Clavus mit Skalpell und Hautzange hat man in tieferen Schichten den Eindruck, als sei der Kern des Clavus mit dem Korium (Lederhaut) verklebt.

In manchen Fällen lässt sich der Kern mit der Hautzange nach außen herausstülpen und nur unter extremen Schmerzen auf diese Weise entfernen. Wenn das beerenförmige Infiltrat auf diese Art beseitigt wird, lassen sich Blutungen nur schwer zum Stillstand bringen.

Der Clavus papillaris gehört zu den therapieresistenten Fällen in unserer Praxis, wenn man es wie ein Clavus durus behandelt.

Die zur Behandlung dieser Clavus-Art empfehlenswerte starke Ätzung stößt bei einer Pusentwicklung (Entzündungsreaktion) eine traubenförmige, an eine Papille erinnernde Gewebsbildung ab. Ähnliche beerenförmige Einlagerungen kennt man von den Warzen (Verrucae) her. Es liegt deshalb die Vermutung nahe, dass die auf die Haut einwirkenden Stressfaktoren eventuell eine Virusinfektion unbekannten Typs begünstigt haben. Die oft gehörte Aussage, dass es sich bei dieser Clavus-Art um eine *Dornwarze* (volkstümlicher Begriff für eine plantare Warze am Fuß) handelt, konnte widerlegt werden.

Das Institut für Klinische und Molekulare Virologie der Universität Erlangen-Nürnberg (Thomas Iftner) prüfte in den Jahren 1995/96 insgesamt sechs eingesandte Cp-Proben (davon zwei Biopsien) auf Vorhandensein von humanen Papillomviren.

Die Untersuchungen haben gezeigt, dass kein Papillomvirus an der Bildung des Clavus papillaris beteiligt ist.

Die Nachweismethode des Instituts beruht auf einer Polymerase-Kettenreaktion, die virale DNA (Desoxiribonukleinsäure) mithilfe von Konsensus-Primermolekülen erfasst. Die Methode ist in der Lage, mindestens 70 der bisher bekannten humanen Papillomvirus-Typen zu erfassen. In allen vorliegenden Befunden ist außerdem der spezifische Nachweis für die HPV-Typen 6/11, 16 und 18 durchgeführt worden.

Zur Diagnose:
Der Schmerz wird, im Gegensatz zum Cd, durch seitlichen Druck verursacht. Auch nach der Entfernung bleibt diese Seitendruckempfindlichkeit bestehen.

Die Verhornungsstruktur des Cp ist im Gegensatz zum zerklüfteten, blumenkohlartigen Bild der Verruca glattflächig und fest.

Der Clavus papillaris befindet sich an den Streckseiten der Zehen **(Abb. 11.35)** und an den plantaren Kompensationsstellen des Fußes **(Abb. 11.36)**. Auf der Zehenkuppe ist nach meinen Feststellungen ein Cp selten aufgetreten.

Unterscheidung zu ähnlichen Hyperkeratosen (Differentialdiagnose):

- Clavus durus,
- Clavus miliaris.

- **Clavus mollis papillaris (Abk.: Cmp)**
  Plural: *Clavi molles papillares*
  Frühere Benennung: keine dokumentierte Unterscheidung bekannt.

Der Clavus mollis papillaris weist in der Tiefe eine beerenförmige Einlagerung (Infiltrat) auf, die oft erst nach einer Entzündungsreaktion erkennbar wird. Nur sehr selten ist dieses Infiltrat auf Anhieb erkennbar und gleich zu entfernen. Äußerlich ähnelt dieses Clavus einem gewöhnlichen Clavus mollis **(Abb. 11.37)**.

Das feucht-warme Milieu zwischen den Zehen schafft durch die erweichte Haut ideale Voraussetzungen für Infektionen. Deshalb liegt die Vermutung nahe, dass als wesentliche Ursache für dieses Hühnerauge eine Virusinfektion infrage kommt. Es widersteht den herkömmlichen Therapiemethoden gegen Clavi. Die Vermutung einer Virusinfektion

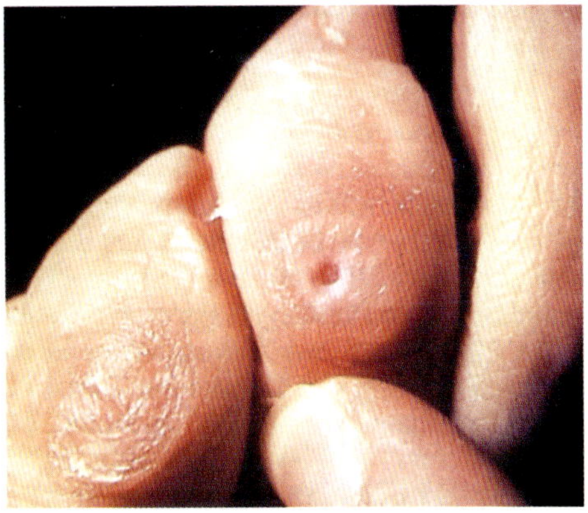

Abb. 11.35: Clavus papillaris über dem phalangealen Gelenk der vierten Zehe. Über dem phalangealen Gelenk der fünften Zehe befindet sich ein Clavus neurovascularis.

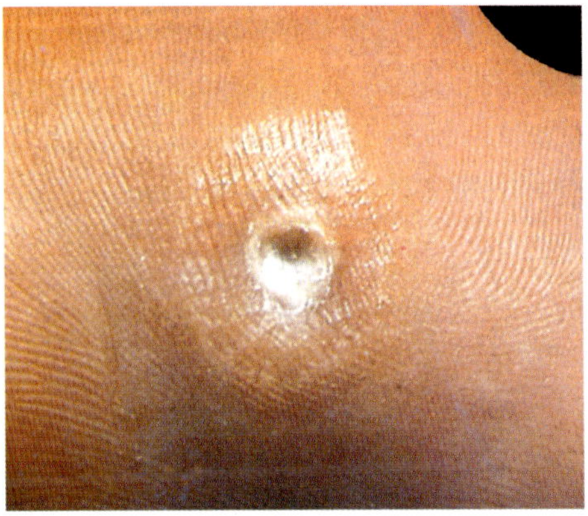

Abb. 11.36: Clavus papillaris unter der Fußsohle (plantar) zum Teil entfernt.

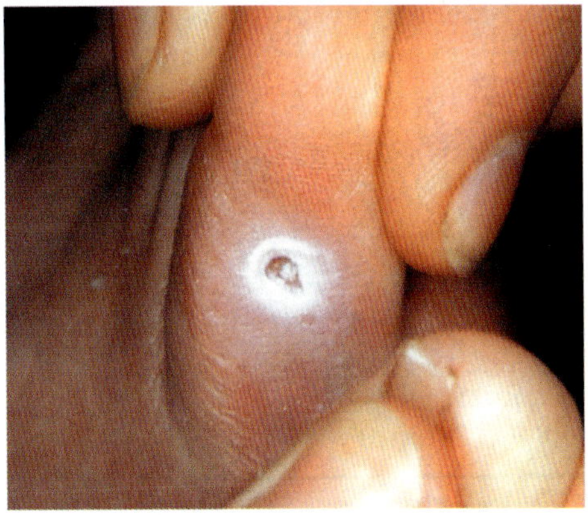

Abb. 11.37: Clavus mollis papillaris zwischen den Zehen drei und vier.

muss durch molekular-biologische Untersuchungen geklärt werden.

Der Clavus mollis papillaris weist, im Gegensatz zu einem Clavus mollis Seitendruckempfindlichkeit auf. Die Zellproliferation ist derart gesteigert, dass dieses Clavus bereits nach ein bis zwei Wochen wieder Verhornung und starke Schmerzen hervorbringen kann (siehe dazu auch Clavus papillaris).

Unterscheidung zu ähnlichen Krankheitsbildern (Differentialdiagnose):

- Clavus mollis,
- Mazerationen der Zehenzwischenräume.

11.5 Die Clavus-Behandlung

Die Behandlung eines Clavus sollte bei allen Patienten möglichst schmerzfrei und unblutig durchgeführt werden.

Die Entfernung auch nicht entzündeter Clavi ist allein wegen der manchmal unerträglichen Schmerzen und der damit verbundenen Schonhaltung des Fußes notwendig. Um dem Schmerz auszuweichen, sind weitere Fehlbelastungen des Fußes möglich. Bei älteren Patienten schränkt der Schmerz die Mobilität und Lebensqualität ein.

Wie bei den Schwielen können nicht entfernte Clavi zu Entzündungsreaktionen führen. Dies trifft besonders für die kernhaltigen Hühneraugen zu:

- Clavus durus,
- Clavus papillaris.

Entzündete Clavi sind bei Risikopatienten (Patienten mit Heilungsverzögerungen) meist mit langer Therapiedauer verbunden und bergen die Gefahr, bei nicht sorgfältiger Behandlung eventuell die Ursache einer Amputation zu werden.

Es gibt für die Entfernung des Clavus

- die manuelle Behandlung mit dem Skalpell, der Hautzange oder dem Hohlmeißel/Hohlmesser,
- die maschinelle Behandlung mit Fräsern, Zirkuliermessern in Verbindung mit Motoren niedriger Umdrehungsleistung (ca. 10.000 U/min) oder hohen Umdrehungsleistungen (ca. 40.000 bis 420.000 U/min),
- die medikamentöse Behandlung mit keratolytischen (hornhautablösenden), keratoplastischen (hornhautdarstellenden) und ätzenden Mitteln.

Jede Möglichkeit für die Entfernung eines Clavus kann für sich angewendet werden. Es hat sich jedoch in der Praxis bewährt, die Behandlungsmethoden miteinander zu kombinieren. Die Hornhaut wird, ohne einen Rand (Scharte) stehen zu lassen, abgetragen und anschließend der Kern des Clavus herausgeschnitten, -gefräst oder mit den dafür geeigneten Medikamenten abgelöst.

Nach der Entfernung des harten Kerns eines Clavus durus finden wir als Abgrenzung zum Korium (Lederhaut) ein feines, rot durchscheinendes Häutchen aus Bindegewebe. Dieses sogenannte *rote Häutchen* sollte nicht verletzt werden, da es bei einer Blutung zu stärkerer Zellproliferation und damit zur schnelleren Hornhautneubildung kommen kann. Auch in der Fußbehandlung verwendete Medikamente können, unsachgemäß angewendet, die Verhornung eines Clavus steigern.

Die Beschwerden sollten durch die Behandlung nicht gepflegt, sondern beseitigt werden.

Bei allen Therapien für den Clavus ist die Hautbeschaffenheit zu beachten. Ist die Haut feucht, sind z. B. höhere Ätzmittelkonzentrationen zu verwenden, weil sich die Substanzen durch die zur Hautoberfläche absondernden Schweißdrüsen leichter auswaschen. Trockene Haut dagegen verlangt meist niedrigere Konzentrationen eines Ätzmittels.

Wenn die Verhornung auf neurovaskulären Clavi zu stark abgetragen wurde, sollten alkalisch wirkende Stoffe nicht mehr verwendet werden.

Die Beachtung der unterschiedlichen Wiederbestellzeiten für manche Therapeutika kann entscheidend zum Therapieerfolg bzw. zum Therapiewillen des Patienten beitragen.

Vor der Therapie ist durch eine Fußuntersuchung die Ursache der Fehlbelastung festzustellen. Danach ist es wichtig, dem Patienten unsere Vorstellung über den Behandlungsverlauf und die Behandlungsaussicht mitzuteilen. Neben einer medikamentösen Therapie ist an Entlastungsverbände zu denken, die auch die Möglichkeit für eine spätere Orthoplastik/Or - those austesten können. Hierzu hat sich das Taping durch Korrektur- oder Entlastungszüge mittels Heftpflaster bewährt.

Für den Nagelfalzbereich eignet sich die genau nach dem Nagelmodell gefertigte Orthonyxiespange zur Behebung der Ursache einer Clavus-Bildung. Eine Plantarorthose kann überreizte Stellen der Haut auf der Fußsohle durch Verteilung des Belastungsdrucks entlasten.

Viele Entstehungsursachen der Clavus-Bildung stehen in engem Zusammenhang mit Systemerkrankungen des Körpers wie z. B. Rheuma, Arthritis oder Diabetes mellitus. Unter Umständen muss der Patient erst an einen Arzt überwiesen werden, damit die anschließend verordnete Fußbehandlung nicht nur palliativ, im Sinne der Pflege der Beschwerden, durchgeführt wird.

Bei Stoffwechselstörungen des Patienten, die sich auch auf die Haut auswirken, ist bei der Entfernung von Clavi besondere Vorsicht geboten.

Bei Diabetes mellitus, eine der häufigsten Stoffwechselerkrankungen, wirken sich die Spätkomplikationen dieser Erkrankung besonders auf die unteren Extremitäten aus. Unterschenkel und Füße können schlecht durchblutet sowie die Reizleitung der Nervenfasern gestört sein. Durch den Sensibilitätsverlust bei einer Neuropathie treten Knochenveränderungen und Fußdeformitäten auf.

Auch ohne an Diabetes mellitus erkrankt zu sein, kann der Patient unter Arteriopathie (arteriellen Durchblutungsstörungen) oder Neuropathie (Sensibilitätsverlust) leiden. In solchen Fällen werden besondere Anforderungen an eine Fußbehandlung gestellt.

Für diesen Patientenkreis sind Risiken vorhanden, die eventuelle Verletzungen am Fuß schlecht abheilen lassen. Die Heilungsverzögerung kann bis zum Gangrän, im schlimmsten Fall sogar bis zur Amputation der Zehen oder des Fußes führen.

Kleinste Verletzungen müssen bei diesen Patienten deswegen mit schonend wirkenden Desinfektionsmitteln sorgfältig versorgt werden. An den Zehen sollte die Wundabdeckung in jedem Fall mit einem über Kreuz geklebten Fixierungsmittel (z. B. Pflaster) angebracht werden, damit die Durchblutung nicht beeinträchtigt wird. Ebenso ist eine Druckentlastung zu befestigen.

Wenn sich die Hornhaut trotz eines scharfen Skalpells schlecht abtragen lässt, sollen die Hornteile bei Risikopatienten nicht abgerissen bzw. abgezogen werden.

Trotz der Möglichkeit, zur Unterstützung der Behandlung Medikamente verwenden zu können, dürfen aggressiv wirkende Substanzen wie Säuren (auch salicylsäurehaltige, sogenannte Hühneraugenpflaster bzw. -tinkturen) oder Laugen nicht aufgetragen werden. Desgleichen gilt für chemische Mikrobizide (Jod, Metallsalze etc.), die eine zellzerstörende Wirkung auch auf körpereigene Zellen ausüben. Davon sind die Zellen des Körpers betroffen, die zur Reparatur des Gewebes benötigt werden.

Die Haut des Angiopathikers verträgt keine Fußbäder, dessen Temperatur höher als 38 °C liegt. Es muss unbedingt ein Thermometer zur Kontrolle der Badetemperatur benutzt werden.

Die hier gegebenen Beschreibungen der Behandlungsmethoden für Clavi sind als Empfehlungen zu verstehen und nicht als Zwang, so und nicht anders mit einer Therapie zu verfahren. Außerdem erheben die Erläuterungen nicht den Anspruch auf Vollständigkeit.

11.5.1 Clavus durus

Die Hornhaut des Clavus wird abgetragen. Mit dem Skalpell löst man danach den sichtbar gewordenen Kern mit rund geführten Schnitten an und hebt ihn mit Hautzange oder Pinzette heraus. Empfehlenswert ist es, die Nachbehandlung mit 10 %iger Silbernitratlösung ($AgNO_3$) zu beginnen, womit die Hornsubstanzbildung langsam normalisiert wird. Im späteren Behandlungsverlauf kann man den Prozentsatz $AgNO_3$ erhöhen, falls dies notwendig ist.

Eine Druckentlastung bzw. einen Reibungsschutz anzubringen empfiehlt sich bei einem Clavus durus, um die Stressbelastung der Haut zu mindern. Wenn es die Beweglichkeit des Zehs zulässt, kann bei einem Clavus durus apex ein Streckverband mit Filz (Becker'sches Zehen - polster) angelegt werden.

Bei dem Clavus durus subungualis wird die Nagelplatte mit dem Rosenfräser oder einem Zirkuliermesser im Bereich des Clavus aufgefräst und der Kern wie beschrieben herausgelöst. Manchmal sitzt der Clavus so nah am freien Nagelrand *(Margo liber)*, dass ein Einkerben des Nagels mit einer Eckenzange genügt, um den Clavus anschließend mit dem Skalpell, einer Hautzange oder einem Rosenfräser mit geringem Durchmesser entfernen zu können. Danach hat sich die Ozonbedampfung (z. B.: Vapozon, Ozonette) und das Auftragen einer adstringierend wirkenden Lösung.

Die Haut des Nagelbetts besitzt eine höhere Empfindlichkeit als die übrige Epidermis. Zur medikamentösen Behandlung ist deshalb eine 10 %ige oder höher konzentrierte Silbernitratlösung ($AgNO_3$) für den subungualen Clavus durus ungeeignet.

Wenn die Schmerzen nach der Entfernung eines Clavus durus anhalten, sollte man sich vergewissern, ob es sich bei dem behandelten Hühnerauge um ein Clavus papillaris handelt. Ist ein Cp ausgeschlossen, besteht die Möglichkeit, dass der Kern des Clavus durus nicht restlos entfernt wurde. Schmerzen können aber auch auf eine Entzündungsreaktion hinweisen. Unterhalb der Verhornung des vermeintlichen *roten Häutchens* befindet sich dann eine meist serös absondernde Fistel.

Es empfiehlt sich deshalb, bei nicht nachlassenden Beschwerden immer mit 3 %iger H_2O_2-Lösung oder dem gewohnten keratoplastischen Mittel (Weicher) zu prüfen, ob sich noch Verhornungen in dem Clavus durus darstellen lassen.

Bei sehr empfindlichen Patienten kann der Bereich durch die Entfernung des Clavus überreizt sein. In den meisten Fällen beruhigen sich diese Stellen nach einigen Stunden von selbst. Die Überreizung lässt sich durch das Auftragen oberflächenanästhesierend wirkender Tinkturen oder Salben schneller lindern.

Wenn die Beschwerden nach diesen Untersuchungen immer noch nicht nachlassen, müssen andere Erkrankungen des Zehs wegen der immer vorhandenen Prädispositionen durch einen Facharzt für Orthopädie oder Dermatologie abgegrenzt werden.

Behandlungsaussicht für den Clavus durus

Trotz bestehender Prädisposition lässt sich ein Cd mit den zur Verfügung stehenden Medikamenten und Entlastungen mit gutem Behandlungserfolg therapieren. Je deutlicher die Prädisposition, desto eher ist Möglichkeit für ein Rezidiv gegeben.

11.5.2 Clavus mollis

Zehenzwischenräume (intertriginöse Räume) sind meist weich und mazeriert. Die Haut ist dadurch leicht verletzbar. Der Kern des Clavus lässt sich leicht mit dem spitzen Skalpell umschneiden und mit der Hautzange herauslösen.

Die Behandlung erfolgt in der Regel mit austrocknend wirkenden Mitteln, so z. B. mit 10 %igem $AgNO_3$ oder Puder mit adstringierenden Wirkstoffen.

Die genannten Substanzen rufen Verfärbungen auf der Haut hervor.

Empfehlung: Zehenzwischenräume zusätzlich durch Mullstreifen aus 100 %iger Baumwolle trocken halten. Die Mullstreifen müssen täglich erneuert werden. Als dauerhafter Schutz eignen sich Zehenzwischenpolster aus Polyurethanschaumstoff oder Schaumgummi, die den Zehenabstand vergrößern.

Behandlungsaussicht für den Clavus mollis

Trotz bestehender Prädisposition lässt sich ein Cm mit den genannten Medikamenten und Entlastungen mit sehr gutem Behandlungserfolg therapieren.

Eine Hyperhidrosis, die den Zehenzwischenraum ständig feucht hält, wirkt sich ebenso nachteilig auf die Rezidivneigung des Clavus aus wie ausgeprägte Knochenexostosen in diesem Bereich und zu enge Schuhe.

Behandlung eines Clavus mollis neurovascularis

Bei hypertrophierten Papillen, die in dem Clavus auch sehr verdeckt auftreten können, muss eine stärkere Ätzung mit 20 – 60 %igem $AgNO_3$ vorgenommen werden. Es empfiehlt sich, auch hier mit der untersten Stufe der hemmenden Wirkung des Ätzstoffes zu beginnen. Wenn die Beschwerden anhalten, muss die Konzentration des Ätzmittels gesteigert werden. Dabei ist der Patient auf die mögliche kurzzeitige Schmerzentwicklung hinzuweisen. Der Therapieplan für den Patienten muss Bestandteil dieser Behandlung sein, weil mögliche Schmerzentwicklungen falsch interpretiert werden könnten.

Zur Behandlung des Clavus eignet sich auch die Fulguration. Es ist dabei nicht notwendig, die gesamte Fläche des Hühnerauges zu fulgurieren, sondern lediglich die Papillen, die der Oberfläche am nächsten liegen oder deutlicher ausgeprägt sind.

Druckentlastungen oder mindestens ein Reibungsschutz in Form eines Zwischenzehenpolsters sind notwendig.

Behandlungsaussicht für den Clavus mollis neurovascularis

Die hypertrophierten Papillen sind erst nach mehreren Behandlungsintervallen, deren Abstände sich aus der Ätzmittelkonzentration ergeben, zurückzudrängen. Wegen der immer vorhandenen Prädisposition sind trotz Entlastungen Rezidive häufig.

Behandlung eines Clavus mollis papillaris

Es gehört zu den schmerzhaftesten weichen Hühneraugen. Schwache Ätzungen führen hier nicht zum Therapieerfolg, weil die Zellproliferation gesteigert ist und die Neubildung in einem sehr viel kürzeren Zeitraum eintritt.

Hemmende Ätzstoffkonzentrationen bewahren lediglich einen schmerzarmen Zustand. Eine Beseitigung des Clavus ist damit kaum zu erzielen. Als physikalische Methoden zur Behandlung eignen sich Fulgurationen. Die Neubildung des Clavus kann damit zurückgedrängt und in einigen Fällen sogar beseitigt werden. Fulguriert werden nur der Rand des Clavus und die Clavus-Mitte.

Zu den Behandlungsverfahren, die den Clavus nahezu sicher beseitigen können, gehören starke Ätzungen mit 50 %iger Monochloressigsäure (Acetocaustin®). Der dadurch entstehende Pus (gutartige Entzündungsreaktion) ist die bisher einzige Methode, das Hühnerauge dauerhaft zu beseitigen. Das Ziel jeder erfolgreichen Behandlung ist die Entfernung der beerenförmigen Einlagerung.

Die immer vorhandene Rezidivneigung kann um nahezu 90 % verringert werden, wenn der Pus ausgeräumt und anschließend mit einer Ozonbedampfung bestrahlt wird. Da diese Bestrahlung nur dann wirkt, wenn der Dampf direkt auf die zu behandelnde Stelle trifft, erweist sich die erfolgreiche Durchführung dieser Maßnahme im Zwischenzehenbereich manchmal als schwierig. Zur Nachversorgung des Pus eignen sich desinfizierend und austrocknend wirkende Tinkturen. Wasserhaltige Salbenzubereitungen können die Neubildung des Cmp fördern.

Behandlungsaussicht für den Clavus mollis papillaris

Die Behandlung mit einer Pusbildung und anschließender Ozonbedampfung nach der Entfernung des beerenförmigen Infiltrats ist die erfolgreichste, aber sehr schmerzhafte Methode, den Cmp ganz zu beseitigen. Andere Verfahren (z. B. Kryotherapie) konnten nach meinen Erfahrungen die Rezidivneigung nicht vermindern. Zur Reduzierung des Schmerzes haben sich in letzter Zeit Soft-Laserbestrahlungen bewährt.

Immunstimulantien und extern aufgetragene Zytostatika (verschreibungspflichtig) haben nach einem ärztlich begleiteten Versuch grundsätzlich Einfluss auf die hyperkeratotische Aktivität des Cp gezeigt. Seine Schmerzempfindlichkeit war ebenfalls vermindert.

11.5.3 Clavus vascularis

Die Hornschichten sollten möglichst durch schneidende Bewegungen mit dem Skalpell abgetragen werden. Da der Clavus seitendruckempfindlich ist, würden größere Spannungen im Gewebe bei der Entfernung der Schwiele Schmerzen verursachen.

Tieferliegende Einlagerungen von Hornhaut sind nicht vorhanden, wenn es sich um ein klassisches Cv handelt. Die bräunlichen Einlagerungen in Form von Punkten oder Streifen lassen sich meist mit dem Abtragen der Schwiele entfernen.

Zur Behandlung des schmerzenden Clavus vascularis sind Ätzstoffe, z. B. Silbernitrat 30 – 60 %ig (siehe **Tab. 14.5**) oder auch die Fulguration geeignet. Die kurzen Wiederbestellzeiten, die besonders Therapien mit sauren Ätzmitteln erfordern, sind unbedingt einzuhalten.

Behandlungsaussicht für den Clavus vascularis
Rezidive sind bei bestehender Prädisposition sehr häufig. Zur Kompensation der Fehlbelastung ist eine Einlage oder eine Plantarorthose zu empfehlen. Die Schmerzfreiheit des Clavus kann mit den empfohlenen therapeutischen Mitteln für mindestens vier Wochen erreicht werden.

11.5.4 Clavus neurovascularis

Die aufliegende Verhornung und die Zwischeneinlagerungen von Hornhaut werden möglichst ohne Verletzung herausgelöst. Wenn eine Behandlung mit Ätzstoffen erwogen wird, muss sie mit 20 %iger $AgNO_3$-Lösung beginnen. Allmählich kann dieser Prozentsatz der Lösung erhöht werden, soweit es der Patient verträgt. Auf die mögliche Schmerzentwicklung durch die Ätzung ist der Patient hinzuweisen. Die Schmerzen sind oft nach einem Tag nicht mehr zu spüren.

Eine (in der Zwischenzeit obsolete) schmerzfreie Behandlung ist mit 40 %-iger Pyrogallollösung möglich. Nach dem Auftragen und Trocknen der Lösung wird die Stelle mit einem Reibungsschutz überdeckt. Er sollte fünf bis acht Tage getragen werden. Die auf dem Clavus verbleibenden dünnen Hornschichten weichen durch Pyrogallol, mazerieren aber nicht. Hierdurch schmerzt das Hühnerauge schon nach kurzer Zeit nicht mehr. Um den Belastungsstress der Stelle zu mildern, sollte eine Druckentlastung oder eine Orthose getragen werden.

Pyrogallol (1.2.3-Trihydroxybenzol) wirkt auf den Oxidationsstoffwechsel der Hautzelle reduzierend und bildet hypertrophierte Papillen zurück. Wegen der alkalischen Reaktion der Lösung dürfen keine verletzten oder entzündeten Clavi, noch nicht serös absondernde Fisteln, Blutergüsse oder stark abgetragene Horn - hautbereiche mit Pyrogallol behandelt werden. In diesen Fällen entwickeln sich durch die Alkalität des Stoffes schmerzhafte Entzündungsreaktionen, deren Behandlung sich über Wochen ausdehnen kann.

Bei großer Empfindlichkeit des Clavus ist auch die Behandlung mit schmerzlindernden, oberflächenanästhesierenden Tinkturen oder Salbenzubereitungen nach dem gründlichen Abtragen der Verhornungen möglich. Diese Externa müssen täglich mehrmals aufgetragen werden, weil sich die Wirkung schnell abbaut. Für Patienten, deren Bewegungseinschränkung diese Behandlung am Fuß nicht mehr zulässt, wird diese Therapie problematisch.

Sind Hornhauteinlagerungen im Gewebe wegen starker Schmerzen des Patienten mit dem Skalpell oder der Hautzange nicht ganz herauszunehmen, empfiehlt sich die Entfernung der Verhornung mit hochtourigen Motoren (Turbine) und einen Diamant-Rosenschleifer von bis zu 1 mm Durchmesser. Durch die hohe Umdrehungsleistung dieser luftgetriebenen Motoren und der Wasserkühlung der Behandlungsfläche empfindet der Patient keine Schmerzen bei der Entfernung des Clavus, weil kaum Druck auf das Gewebe ausgeübt werden muss.

Als medikamentöse Behandlungsmöglichkeit, ausgenommen sind Risikopatienten, bieten sich die hornhautablösende (keratolytische) Packung mit einem Okklusivverband) oder keratolytisch wirkende Pflaster (Guttaplast®) an. Die Nachbehandlungszeit mit dem geeigneten Keratolytikum beträgt grundsätzlich eine Woche. Während dieser Zeit kann der Patient für einen oder zwei Tage Schmerzen spüren. Nur in seltenen Fällen muss diese Behandlungsart abgebrochen werden, weil der Patient die Schmerzen nicht erträgt.

Behandlungsaussicht für den Clavus neurovascularis

Wenn die Prädisposition durch die Kompensation der Fußstellung nicht behoben werden kann, ist die Rezidivneigung sehr hoch. Bei sehr guter Entfernung der Verhornung und den entsprechenden Therapiemaßnahmen gegen den Clavus erreicht man eine Schmerzfreiheit bis zu vier Wochen.

11.5.5 Clavus miliaris

Die Haut wird mit einem hornhauterweichenden Mittel (siehe Kapitel 5.3.3) und 3 %igem Wasserstoffperoxid (H_2O_2), welches die Wirkung der Weicherlösung unterstützt, vorbehandelt. Die hirsekornartigen Verhornungen löst man dann mit der runden Schneide des Skalpells oder/ und mit der gebogenen Hautzange heraus.

Geeignet sind Ätzungen mit 10 %iger, höchstens 20 %iger Silbernitratlösung zur Nachbehandlung. Bei der Behandlung mit Ätzstoffen muss damit gerechnet werden, dass durch die großflächige Anwendung Spannungen auf der Haut durch die Schorfbildung entstehen.

Für die Hausbehandlung empfehlen sich rückfettende Fußbäder und Hautpflegecremes mit Zusätzen, die für den oft trockenen Hautzustand des Patienten geeignet sind.

Die Aussicht auf eine erfolgreiche Behandlung der Clavi miliares stellt sich nur, wenn die Ursache für die Entstehung dieser Hühneraugen, die wahrscheinlich eine Stoffwechselstörung ist, behoben werden kann.

Behandlungsaussicht für den Clavus miliaris

Es besteht keine Aussicht auf eine dauerhafte Beseitigung der Clavi, solange die Ursache nicht bekannt ist. Es ist nur möglich, die Beschwerden zu lindern.

11.5.6 Clavus neurofibrosus

Selten können bei dieser Clavus-Art sämtliche verhornte Bereiche nach herkömmlichen Methoden (mit Skalpell oder Hautzange) entfernt werden. Für eine erfolgreiche und damit für den Patienten anhaltende Schmerzlinderung oder sogar Schmerzbefreiung ist es notwendig, die zwischen den hypertrophierten Papillen eingelagerten Verhornungen so weit wie möglich ohne Verletzung zu entfernen. Hierzu können Fräser/Schleifer eingesetzt werden, die mit hohen Umdrehungsleistungen von 40.000 bis zu 420.000 U/min arbeiten. Wenn in dem Clavus Hornschichten zurückbleiben, drücken sie sich durch die Belastung des Fußes weiter in die Haut und sorgen für schneller wiederkehrende Beschwerden.

Eine fast schmerzlose und gründliche Entfernung der Verhornungen kann durch die Turbine und einen Rosenschleifer mit einem Durchmesser geringer als 1,6 mm vorgenommen werden. Die hohe Umdrehungsleistung der Turbine nutzt die Arbeitsleistung des Rosenschleifers mit kleinem Umfang besser aus als langsam drehende Motoren. Die Druckausübung auf das Gewebe verringert sich und damit auch die Schmerzempfindlichkeit bei der Entfernung des Clavus neurofibrosus.

Zur medikamentösen Nachbehandlung sind hochprozentige Ätzungen mit Säurekonzentrationen von über 40 % weniger geeignet, wenn man von der Schmerzentwicklung ausgeht, die diese Ätzmittel für den Patienten verursachen. Die gewebszerstörende Wirkung hochprozentiger Ätzstoffe würde zwar die hypertrophierten Papillen abflachen und dadurch den gewünschten Effekt, die uneinheitlich tiefe Verhornung zu verringern, erfüllen. Eine durch die auffällige Papillenstruktur vermehrte Hornhautbildung geht zurück. Wenn aber in solchen Fällen konzentrierte Ätzstoffe benutzt werden, ist die Schmerzentwicklung in den meisten Fällen so stark, dass diese Therapieform für den Patienten nicht die erhoffte sofortige Erleichterung bringt. Besser ist, weil weniger schmerzhaft, die Konzentrationen des Ätzmittels in einem kürzeren Behandlungsintervall langsam zu steigern.

Man beginnt mit mindestens 20 %iger Silbernitratlösung, der untersten Konzentration für die proliferationshemmende Eigenschaft des Ätzmittels. Die Wiederbestellzeit für den Patienten liegt je nach Konzentration des Ätzmittels unterschiedlich. In diesem Fall richtet sich der Zeitraum nach der voraussichtlichen Dauer, in der sich neue Verhornungen nachgebildet haben können. Für die Mindestkonzentration des Ätzmittels, hier eine 20 %ige Silbernitratlösung, sollten zu Beginn der Behandlung drei Wochen nicht überschritten werden. Der Patient sollte in der Zwischenzeit möglichst keine Schmerzen spüren.

Nach der Erstbehandlung kann langsam auf höhere Ätzmittelkonzentrationen übergegangen werden.

Großflächige Ätzungen mit hochprozentigen Ätzstoffen sind nach Möglichkeit zu vermeiden. Je stärker die Silbernitratlösung, desto intensiver bildet sich der harte Schorf aus abgestorbenen, koagulierten Gewebszellen aus. Da dieser Schorf nicht so elastisch sein kann wie die umliegende Haut, kommt es bei Belastung des Fußes zu schmerzhaften Spannungen im Gewebe.

Gegen die hypertrophierten Papillen des Cnf lässt sich auch die Fulguration durch hochfrequenten Strom einsetzen. Da die Behandlung nicht ganz schmerzlos ist, genügt die Fulguration der am deutlichsten hervortretenden Papillen. Es ist eine wirksame Behandlungsmethode, ohne störende Verfärbungen der Haut und nachträgliche Beschwerden. Zusätzlich lassen sich alle Medikamente verwenden, mit denen man außerdem die Therapie unterstützen möchte.

Nach einem keratolytisch wirkenden Okklusivverband lassen sich die Verhornungen in den schmerzempfindlichen Gebieten leichter herausnehmen. Er ist aber nur als einmalige Maßnahme zur Hornhautentfernung sinnvoll, da erweichte Haut als verletzt anzusehen ist. Sie besitzt dadurch keine fremdkörperabweisende Schicht mehr.

Während der Okklusivverband wirkt, können erhebliche Schmerzen entstehen.

Außer der Ätzung mit Säuren eignet sich eine (in der Zwischenzeit obsolete) 40 %ige Pyrogallollösung, um die Hyperthrophie der Papillen zurückzudrängen. Als Lauge erweicht diese Substanz noch eventuell vorhandene Verhornungen. Wenn Blutungen oder sehr dünne Hautflächen entstanden sind, darf Pyrogallol nicht mehr angewendet werden.

Entscheidend für die Beseitigung des Clavus ist neben der manuellen Behandlung in Verbindung mit den Medikamenten die Behebung der Stressbelastung. Für eine gute Druckentlastung ist im Anschluss an die Behandlung unbedingt zu sorgen. Als dauerhafte Maßnahme eignen sich Orthosen und Plantarorthosen zur Verteilung der Druckbelastung. Sie können individuell für den Behandlungsfall gefertigt werden.

Behandlungsaussicht für den Clavus neurofibrosus

Wenn die Prädisposition nicht behoben werden kann, besteht keine Aussicht auf eine dauerhafte Beseitigung des Clavus.

Bei sehr gründlicher Entfernung der eingelagerten Verhornung und entsprechenden Therapiemaßnahmen gegen den Clavus kann man eine Schmerzfreiheit bis zu vier Wochen erreichen.

11.5.7 Clavus papillaris

Die Entfernung eines Clavus papillaris kann sehr schmerzhaft sein. Nachdem der Clavus mit einem Hornhauterweichungsmittel (siehe Kapitel 5.3.3) und 3 %ige H_2O_2-Lösung vorbehandelt wurde, gelingt es meist nur, die oberen Schichten mit dem Skalpell und der Hautzange abzutragen. Die tieferen Schichten sind oft so empfindlich, dass der Druck auf das Gewebe durch die Behandlung mit dem Skalpell nicht mehr ertragen wird. Bewährt hat sich in diesen Fällen der Einsatz hochtouriger Motoren (Turbine), bei denen die Leistung geringer Fräserkopfdurchmesser (< 1,6 mm) vollständig ausgenutzt werden kann. Der Patient spürt nahezu keinen Druck auf das Gewebe. Dadurch ist es möglich, mechanisch die Hornhaut mit dem Fräser/Schleifer weit abzutragen. Wird das feine Häutchen in der Tiefe der Oberhautschicht verletzt, setzt eine starke Blutung ein. Sie kann nur mit blutungsstillenden Mitteln (Clauden®-Gaze, Gelaspon® etc.) gestillt werden.

Für die Behandlung dieses Clavus eignet sich auch eine 40 %ige Pyrogallollösung (obsolet). Sie kann für ca. vier Wochen Schmerzfreiheit garantieren. Durch die Therapie mit Pyrogallol bildet sich die Verhornung und die Empfindlichkeit des Clavus zurück, wobei aber die Rezidivneigung (Wiederauftreten des Clavus) immer erhalten bleibt.

Einen nahezu dauerhaften Therapieerfolg erreicht man durch Ätzung mit Monochloressigsäure. Nach drei bis viermaligem Bestreichen der unverletzten, von dem hornigen Kern befreiten Stelle muss eine leichte Koagulation der unteren Hautschicht durch weißliche Verfärbung des Gewebes sichtbar sein. Hiernach setzt durch die Säureanwendung eine Entzündungsreaktion ein. Es kommt zu **beträchtlicher Schmerzentwicklung**, die mehrere Stunden anhalten kann. Der entstandene Pus wird nach acht Tagen geöffnet. Nach erfolgreicher Ätzung hat sich eine beerenförmige, an eine Traube erinnernde Einlagerung abgestoßen. Wenn diese Einlagerung entfernt wurde, sollte anschließend mit einer Ozonbedampfung behandelt werden, um den beinahe 100 %igen Therapieerfolg zu sichern. Ohne Ozonbedampfung sinkt die Chance auf eine dauerhafte Beseitigung des Clavus auf ca. 60 %. Bei 40 % der Fälle ist dann mit Rezidiven zu rechnen.

Die anschließende Wundversorgung nach der Pusbildung sollte mit desinfizierenden und adstringierend wirkenden Tinkturen erfolgen.

Für sehr empfindliche Patienten, die keine schmerzhafte Ätzung vertragen, können bislang nur die Symptome des Clavus behandelt werden. Zeitlich begrenzte Schmerzlinderung kann man mit oberflächenanästhesierenden Tinkturen oder Collargol-Paste (verschreibungspflichtig!) erreichen. Sie muss dem Patienten zur Hausbehandlung vom Arzt verschrieben werden.

Der Patient ist darauf hinzuweisen, dass die Hornhautproduktion bei dieser Clavus-Art sehr schnell wieder einsetzt. Nach etwa acht bis 14 Tagen kann sich eine Neubildung des Clavus vollzogen haben. Es empfiehlt sich deshalb, den Patienten zur Fortsetzung der Behandlung alle zwei Wochen wiederzubestellen, bis eine Besserung erreicht ist. Die Schmerzfreiheit in dieser Zeit trägt wesentlich zum Therapiewillen des Patienten bei.

Luftabschließende Pflaster oder Polstermaterialien, wie z. B. beim Reibungsschutz, sind nicht empfehlenswert, da sie die Feuchtigkeit der Haut nicht abdunsten lassen. Unter diesen Pflastern bildet sich leicht ein feucht-warmes Milieu, was die Rezidivneigung des Clavus papillaris begünstigt.

Ausgenommen hiervon sind einmalige Okklusivverbände mit keratolytischen Substanzen, um die Verhornungen des Clavus abzulösen. Danach können die Therapien gegen den Clavus beginnen, die ihn ganz beseitigen oder zumindest schmerzfrei halten. Lösungsverbände mit keratolytischen Substanzen sind gerade bei dieser Clavus-Art wegen der Verletzung der Haut nicht als Dauertherapie anzuwenden.

Nach meinen Erfahrungen kann eine Behandlung gegen den Clavus papillaris auch mit einer **Propolis-Lösung** erfolgreich durchgeführt werden. Die Anwendung der Propolis-(Kittharz der Bienen)-Lösung ist schmerzlos.

Voraussetzung der Wirksamkeit ist die möglichst vollständige Entfernung der tiefliegenden Verhornung. Danach wird die Lösung einmal unverdünnt auf den Clavus aufgetragen. Da zu Beginn der Behandlung die Hyperkeratose noch relativ schnell einsetzt, sind die Wiederbestellzeiten für den Patienten kürzer zu wählen (ca. zwei bis drei Wochen). Je weniger Hyperkeratose entsteht und desto schmerzfreier sich der Patient fühlt werden die Behandlungsintervalle verlängert.

Eine Rezidivfreie Entfernung ist jedoch nur bei wenigen Fällen eingetreten.

Eine Druckentlastung ist im Gegensatz zur Behandlung der anderen Clavi-Arten nicht entscheidend für den Therapieerfolg. Es ist zu hoffen, dass in Zukunft die Entstehungsursache dieses Clavus wissenschaftlich abgeklärt und eine dauerhafte Entfernung durch eine schmerzlose Therapie gefunden wird.

Operationen haben nach meinen Erfahrungen wenig Erfolg gezeigt, weil in einigen Narben Rezidive auftraten.

Behandlungsaussicht für den Clavus papillaris

Die Behandlung mit einer Pusbildung und anschließender Ozonbedampfung, nachdem die beerenförmige Einlagerung entfernt wurde, ist bislang die erfolgreichste Methode, den Cp ganz zu entfernen. Andere Verfahren (z. B. Kryotherapie) konnten nach meinen Erfahrungen die Rezidivneigung nicht verhindern. Zur Reduzierung des Schmerzes eignen sich auch Soft-Laserbehandlungen. Immunstimulantien und extern aufgetragene Zytostatika (verschreibungspflichtig) haben nach einem ärztlich begleiteten Versuch grundsätzlich Einfluß auf die hyperkeratotische Aktivität des Cp gezeigt. Seine Schmerzempfindlichkeit war hierdurch ebenfalls vermindert.

11.6 Die Übersicht der Maßnahmen zur Kompensation der Stresseinwirkung auf die Haut

Druckentlastungen

Die Druckentlastung (siehe Band 2) muss so beschaffen sein, dass weder Druck noch Reibung auf das betreffende Hautgebiet einwirken können. Sie wird an den Zehen jeweils hinter (proximal) der zu entlastenden Stelle angebracht. Ergänzungen zur Entlastung können außerdem davor (distal) oder seitlich angebracht werden. Ringpolster, die ebenfalls zu den Druckentlastungen gehören, sollten nur in Ausnahmefällen gebraucht werden, weil sich die Hautschichten in die Aussparung des Polsters hineinziehen.

Als Druckentlastungsmaterialien eignen sich verschiedene Materialstärken aus:

Clavus-Art	Schmerzempfindlichkeit vor Entfernung des Clavus		Schmerzempfindlichkeit nach Entfernung des Clavus	
	seitlicher Druck	vertikaler Druck	seitlicher Druck	vertikaler Druck*
Clavus durus	gering	ja	nein	nein
Clavus mollis	gering	ja	nein	nein
Clavus neurovascularis	ja	gering	ja	nein
Clavus neurofibrosus	ja	ja	ja	nein
Clavus vascularis	ja	gering	ja	nein
Clavus papillaris	ja	ja	ja	nein
Clavus miliaris	nein	gering	nein	nein

* Da die vertikale Druckempfindlichkeit durch die Entfernung der Hornhaut beseitigt wurde, verspürt der Patient bei neurovaskulären bzw. papillären Clavi in den seltensten Fällen Schmerzen beim Gehen, wenn keine Scherkräfte auftreten.

Tab. 11.3: Die Differenzierung der Schmerzempfindlichkeit vor und nach der Entfernung bestimmter Clavi-Arten ohne Beslastung des Fußes.

- Latex-Schaumgummi,
- Filz-Schaumgummi-Kombinationen,
- Silikongummi,
- Filz,
- thermoplastischen Kunststoffen (Plastazote, Galaxon).

Die Materialstärke einer Druckentlas - tung beträgt mindestens 2 mm. Sie kann im plantaren Bereich des Fußes sogar bis zu 10 mm und mehr erfordern.

Plantarorthose

Um die biomechanische Funktion des Fußes zu verbessern, kann eine Plantar - orthose hergestellt werden. Sie wirkt entweder als großflächige Druckentlastung oder zur Druckverteilung auf der Fußsohle. Unter den Zehen (subdiaphysär) wirkt sie als Korrektur für die Zehenstellung bzw. den Abstand der Zehen.

Prothesen

Prothesen als Ersatz für amputierte Zehen ermöglichen dem Patienten, konfektionierte Schuhe zu tragen. Die Stabilität für das Gleichgewicht des Körpers wird verbessert. Überlastete Bereiche des Fußes können dadurch ausgeglichen bzw. entlastet werden.

Korrigierende Orthose

Die Orthose ist ein dauerhaftes, auf den individuellen Problemfall des Fußes gefertigtes Hilfsmittel. Als korrigierend wirkende Orthose dient sie zur Wiedereingliederung überlagerter Zehen, zur Zehenkorrektur und als Entlastung stressbelasteter Stellen am Fuß. Diese Maßnahme darf nur nach eingehender Fußuntersuchung erfolgen.

Fußstützen (Einlagen)

Einlagen sind zu einem Teil Konfektionsware, zum anderen maßgefertigte Zurichtungen zur orthopädischen Versorgung des Fußes. Sie stützen Quer- und Längsgewölbe ab und korrigieren Fußstellungen durch Polsterelemente. Die Anpassung oder Herstellung der sehr unterschiedlichen Einlagentypen haben Bandagisten und Othopädie-Schuhtechniker übernommen. Die Hilfsmittel werden durch den Orthopädiefacharzt verschrieben und von den Krankenkassen erstattet.

(Dazu Dr. med. G. Fleischner: *Podologische Orthopädie*, Verlag Neuer Merkur, 2003)

Reibungsschutz

Darunter werden dünne Materialien mit bis zu 2 mm Materialstärke verstanden, die die stressbelastete Stelle ganz überdecken. Es entsteht keine Reibung mehr auf der Haut. Die Druckbelastung bleibt auf dem Gebiet erhalten.

Als allgemeine Materialien, die sofort nach einer Behandlung am Patienten angepasst werden können, eignen sich:

- Schaumstoffe (Tubi-Schläuche),
- flüssige Ethylzellulose, die nach der Abdunstung einen Schutzfilm hinterlässt (z. B. Nagelmasse-Gerlach). Sie kann allein oder in Verbindung mit Vlies verwendet werden.
- kaschierte Gewebe (Stockinette, Moleskin, Fleecy-Web);
- doppellagige Kunststoffmaterialien (z. B. Second Skin), bei denen luftgefüllte Hohlräume zwischen den Folien die Auswirkung der Prädispositionen für ein Clavus abmildern,
- Polymere (z. B. Silopad).

Präventiv wirkende (schützende) Orthosen

Sie wirken ausschließlich als Reibungsschutz, wenn keine Möglichkeit zur Korrektur der Zehen bzw. des Fußes besteht.

Die Orthose wird nach einem speziellen Abdruck für den individuellen Behandlungsfall gefertigt. In einigen weniger schwierigen Fällen kann man auf den Abdruck verzichten.

Reibungsschutz speziell für den Nagelfalz

Allgemeiner Reibungsschutz

Dieser Reibungsschutz kann sofort im Anschluss an eine Fußbehandlung zwischen dem seitlichen freien Nagelrand und dem Nagelfalz eingelegt werden.

Hierfür eignen sich Materialien wie:

- Vliestamponaden, auch in Verbindung mit Salben,
- Mullbinden zur Tamponade, auch in Verbindung mit Salben,
- Guttaperchamasse,
- Sulci-Keile,
- Smig.

Orthonyxiespange

Die Idee der im Jahr 1946 zum ersten Mal veröffentlichten Sterling-Silberfeder von Dr. WM. M. Scholl wurde von dem schottischen Chiropodisten Ross Fraser 1960 wieder aufgegriffen und bis heute stetig weiterentwickelt (J. Greppmayr u. a.). Die Orthonyxiespange besteht aus einem federharten Chrom-Nickel-Stahldraht, der – entsprechend aktiviert – die im Nagelfalz verborgenen freien Nagelränder allmählich heraushebt. Die Dosierung der Kraftwirkung ist nahezu exakt möglich. Mit dieser inzwischen als Heilmittel anerkannten Methode erhält der transversal eingerollte Nagel *(Unguis convolutus)* seine ursprüngliche Form zurück. Die Ursache der Clavus-Bildung und die Verhornungsneigung im Nagelfalz werden damit behoben.

Inwieweit der Korrekturerfolg bestehen bleibt, hängt von der Mitkorrektur des Nagelbetts ab. Sie dauert in der Regel neun bis zwölf Monate. Stoffwechselstörungen noch nicht bekannter Ursache (P. D. Samman/1968) sind bei einigen Erkrankungen in der Lage, das Einrollen des Nagels immer wieder zu provozieren. Die Therapie der Orthonyxiespange muss in solchen Fällen in regelmäßigen Zeitabständen wiederholt werden.

Eine ausführliche Beschreibung ist in Band 2 zu finden.

BS-Spange

Eine andere, weniger komplizierte Möglichkeit, den eingerollten Nagel *(Unguis convolutus)* zu korrigieren, bietet die Methode nach Bernd Stolz (BS). Sie kann nach entsprechender Einweisung sofort ohne Laborarbeiten angewendet werden. Dazu klebt man eine schmale, verstärkte Blattfeder aus Kunststoff über die gesamte Nagelfläche. Die Spange hat den Vorteil, dass zur Befestigung keine Haken unter die freien seitlichen Nagelränder geschoben werden müssen. Der Einsatz kann deshalb auch bei eitrig eingewachsenen Nägeln mit wucherndem Granulationsgewebe *(Caro luxurians)* erfolgen. Wenn die Nagelplatte sehr feucht ist, kann die BS-Spange oft nicht befestigt werden. Die Dosierung der Kraftwirkung ist Sache der Erfahrung.

Die Heilungsaussichten sind bei weniger eingerollten Nägeln mit der Orthonyxiespange identisch. Es ist auch die Kombination beider Methoden möglich.

11.7 Die Übersicht der Maßnahmen zur Kompensation der Prädispositionen

Silikoneinspritzung in das Gewebe

Der Podiatrist S. W. Balkin, Glendale/California, spritzt ein Silikonfluid unter die Haut, um über den Prädispositionen am Fuß das fehlende Gewebspolster zu ersetzen. Die Implantation des flüssigen Silikons wird ambulant mit örtlicher Betäubung durchgeführt. Der Patient ist danach sofort in der Lage, den Fuß zu belasten. Für diese Therapie sind besonders jene Fälle geeignet, die sich aus ärztlicher Sicht nicht mehr operieren lassen, wie z. B. fortgeschrittene Deformitäten des Fußes besonders bei rheumatischen Erkrankungen (Polyarthritis), Knochenexostosen, Zehenfehlstellungen und verhornende Narben. Bei Neuropathie ermöglicht diese Methode, die Entstehung eines Malum perforans zu verringern oder sogar auszuschließen.

Der Dokumentationszeitraum für die Silikoninjektionen umfasst bis 1989 insgesamt 23 Jahre, in denen mehr als 1000 Patienten behandelt wurden.

Obwohl nur sehr wenig Silkon-Fluid (0,05 – 0,2 ml) in das Gewebe gespritzt werden muss, ist das Verfahren nicht unbedenklich. Entsteht nach der Silikoninjektion eine Verletzung mit Infektion, kann es zu schwerwiegenden Entzündungsreaktionen kommen, die eventuell eine Amputation erfordern.

Das bei Silikonimplantaten mögliche ***Silicon-Bleeding*** ist im Bereich der Fußsohle noch nicht aufgetreten. Unter diesem Begriff versteht man eine Komplikation dieser Therapie, bei der Silikonpartikel in die Lymphbahnen gelangen.

Für diese Behandlungsart sind Patienten auszuschließen, dessen Schmerzursache am Fuß nicht geklärt werden kann oder bereits infizierte Hautgebiete diese Silikoninjektion verbieten. Die Einspritzung darf in Deutschland nur durch einen Arzt vorgenommen werden.

(Dr. med. G. Fleischner: *Silikon-Fluid-Injektion, eine Gangart von frappierendem Effekt bei der Behandlung malträtierter Füße*, der fuss, Heft 12, 1989)

Übersicht einiger Operationsmethoden zur Kompensation der Prädispositionen

Der Erfolg mancher Operationen am Fuß, um Prädispositionen für Verhornungen zu beseitigen, ist sehr oft fraglich.

Von den möglichen Operationsformen sind nur die erwähnt, die die Substanz des Nagels bzw. der Knochen weitgehend erhalten.

Operationen des Nagelfalzes

Gegen die Folgen des eingerollten Nagels *(Unguis convolutus)* und dem oft daraus entstehenden Einwachsen des Nagels *(Unguis incarnatus)*, sowie die starke Verhornung des Nagelfalzes *(Onychophosis)*, und Clavi-Bildungen werden zwei Operationsmethoden empfohlen:

- die tiefe Keilexzision des Nagels nach der Methode des Schweizer Chirurgen Carl E. Emmert (Veröffentlichung im: Zentralblatt für Chirurgie Nr. 39, vom 27. 9. 1884. Titel der Veröffentlichung: *Zur Operation des eingewachsenen Nagels*),
- die Nageloperation nach Haneke.

Keilexzision nach Emmert

Nach dieser Methode wird der seitliche Nagelrand einschließlich Nagelfalz und Nagelmatrix keilförmig entfernt (Keilexzision). Dieses Verfahren zählt bis heute zu den erfolgreichsten Nageloperationen, mit dem weniger Rezidive und Folgeerkrankungen des Nagels auftreten. **Abbildung 11.38** zeigt eine Operation des Nagels nach Emmert mit Rezidiv.

Nageloperation nach Haneke

Bei diesem Verfahren wird die Nagelplatte seitlich abgespalten und der dazugehörige, unter dem Nagelwall liegende Teil der Matrix herausgenommen.

Spreizfußoperation

Es bestehen im Wesentlichen vier Operationsverfahren, um starke Verhornungen im Vorfußbereich oder rheumatische Gelenkveränderungen zu lindern:

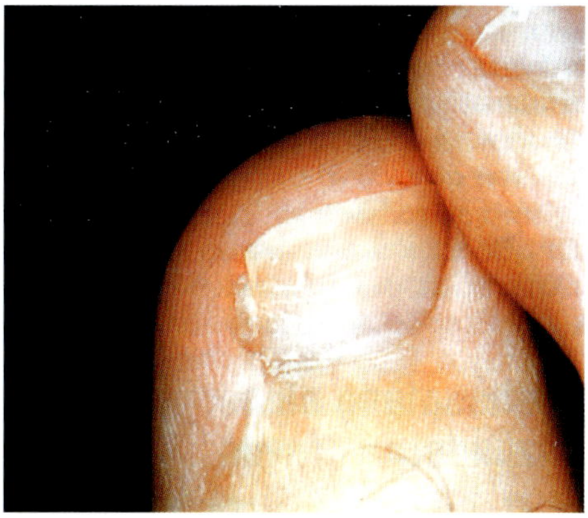

Abb. 11.38: Keilexzision nach Emmert mit Rezidiv.

Spreizfußoperation nach Loeffler

Die Mittelfußköpfchen I und V werden durch einen Faszienriemen miteinander verbunden. Dieses Band verläuft unterhalb der Köpfchen II, III und IV, sodass sich die Köpfchen I und V nicht mehr nach dorsal aufbiegen können.

Spreizfußoperation nach Mau

Aus den Mittelfußknochen II, III und IV werden Knochenteile trapezförmig entfernt und nach dorsal aufgebogen. Das Längsgewölbe des Fußes sinkt durch diese Maßnahme etwas ein.

Entfernung der Mittelfußköpfchen

Wenn die Metatarsalköpfchen II und III, in seltenen Fällen auch IV schlecht abheilende Druckgeschwüre ausbilden, werden in manchen Fällen die Köpfchen dieser Mittelfußknochen entfernt. Die Biomechanik des Fußes leidet sehr stark unter dieser Operation.

Ligamentdurchtrennung

Durch diesen Eingriff werden die quer über die Mittelfußköpfchen verlaufenden Bänder *(Ligamenta interossea)* durchtrennt.

Hallux valgus-Operationen

Mit den Folgeerscheinungen durch eine schiefgestellte Großzehe wird der medizinische Fußpfleger sehr häufig konfrontiert. Es sind Clavi-, Callositas-Bildungen und Schleimbeutelentzündungen. Das Für und Wider einer Operation entscheidet sich letztendlich an den Beschwerden und dem Alter des Patienten. Bei jüngeren Menschen sollte immer versucht werden, mit konservativen Methoden, wie z. B. spezielle Fußgymnastik, den Zustand der Schiefstellung zu bessern oder mindestens in dem Stadium zu halten.

Operation nach Brandes (In den USA: nach Keller)

Die Basisphalanx der Großzehe wird bis zu $^2/_3$ der Gesamtlänge des Grundglieds verkürzt. Man entfernt gleichzeitig eine eventuell am ersten Mittelfußköpfchen vorhandene Knochenexostose und den über dem Gelenk verlaufenden Schleimbeutel.

Die Großzehe wird durch diese Operation kürzer.

Hallux valgus-Operation nach Hohmann

Durch Keilentnahmen aus dem ersten Mittelfußknochen wird die Großzehe geradegerichtet. Die Sehne des Großzehenabziehers fixiert man in der ursprünglichen Lage. Metallimplantate halten anschließend in Verbindung mit einem Gipsverband die Stellung des Zehs.

Hallux valgus-Operation nach Hueter-Mayo

Die Operationsmethode verkürzt den ersten Mittelfußknochen durch die Entfernung seines Metatarsalköpfchens. Im Anschluss an die Operation ist ein Gipsverband erforderlich.

Die Biomechanik des Fußes wird hierdurch stark beeinträchtigt.

Hallux valgus-Operation nach Ludloff

Der Mittelfußknochen wird schräg durchtrennt und durch anschließendes Verschieben der losen Knochenteile verkürzt. Diese Maßnahme vermindert die Spannung der Sehnen.

Die Stellung des Großzehs muss anschließend mit Metallimplantaten und Gipsverband gehalten werden.

Hallux valgus-Operation nach Schede/Kocher

Bei dieser sehr einfachen Operation wird unter örtlicher Betäubung der über dem Gelenk liegende Schleimbeutel und die Exostose am Knochen abgetragen.

Eine mögliche vorhandene Fehlstellung kann durch diesen Eingriff nicht mitkorrigiert werden.

Zehenoperationen

Krallenzehenoperation nach Hohmann

Das Köpfchen des Zehengrundgelenks wird entfernt und die Streckersehne gerafft.

Hammerzehenoperation

Hierbei wird die Beugesehne Z-förmig durchtrennt. Das Verfahren ermöglicht, die Sehne zu verlängern und dabei wieder eine haltbare Sehnenverbindung herzustellen.

Ebenso kann man die Methode nach Hohmann (Krallenzehenoperation) anwenden.

Operation nach Dickson/Diveley

Bei der Hammerzehenstellung der Großzehe wird das Endgelenk versteift. Den langen Großzehenstrecker verbindet man anschließend mit dem langen Großzehenbeuger. Dies führt zur Beugung des zuvor überstreckten Grundgelenks (Metatarso-phalangeal-Gelenks).

Endoprothesen (Arthroplastik)
Die Befestigung eines künstlichen Gelenkersatzes bei Zehen erfolgt bisher nur mit Knochenzement. Deshalb wird immer wieder von Lockerungen dieser Implantate berichtet. Falls durch Infektion oder Unverträglichkeit der Prothese ein weiterer Eingriff notwendig wird, bleibt immer noch die Möglichkeit der Operation nach Brandes offen. Der Gelenkersatz wird meist nur am Grundglied der Großzehe implantiert.

Genauere Beschreibungen der Operationsmethoden in: Dr. med. G. Fleischner: *Podologische Orthopädie*, Verlag Neuer Merkur (2003).

11.8 Die Behandlung eines entzündeten Clavus

Der Entzündungsvorgang ist in der Regel eine einheitliche Gewebsreaktion, die mit Rötung, Schwellung des Gewebes, Wärmeentwicklung und der eingeschränkten Funktion des betroffenen Körperabschnitts verbunden ist.

Die Rötung gilt als Zeichen der Blutstauung in den feinsten Gefäßen (Kapillaren), weil die Mikrozirkulation gestört ist. Die Durchflussgeschwindigkeit in diesen Gefäßen ist vermindert, wodurch der Blutstau eintritt und das betroffene Gewebe mehr Blut enthält als zuvor (Hyperämie).

Durch den langsameren Blutdurchfluss in den Kapillaren wandern weiße Blutkörperchen (Leukozyten) aus den Gefäßen in das geschädigte Gewebe ein und nehmen gewebsfremdes Material, z. B. Bakterien oder auch abgestorbene Oberhautzellen (Korneozyten), nach Art der Phagozytose in sich auf. Die aufgenommenen Fremdkörper werden im Zellinneren der Leukozyten abgebaut oder wieder ausgeschieden, wie z. B. bei flüssigen Silikonimplantaten.

Halten diese Vorgänge über längere Zeit an, gehen in kleineren Abschnitten des Gewebes auch körpereigene Zellen zugrunde. Es bildet sich Eiter, der nach außen gelangt, wenn weiteres Gewebe einschmilzt. Die Eiterbildung kann auch durch Bakterien hervorgerufen werden, die Zelleiweiß und Blut zersetzen.

Weitere Folgen der Entzündungsreaktion sind die erhöhte Stoffwechselaktivität in dem betreffenden Gebiet, wodurch die Temperatur (Wärme) zunimmt. Der Schmerz entsteht durch den Druck der Gewebsflüssigkeit, die nicht nach außen gelangen kann. Der Betroffene belastet den entzündeten Bereich nicht mehr, wodurch der natürliche Abrollvorgang des Gangs eingeschränkt oder sogar verhindert wird.

Der entzündete Clavus bildet eine Ausnahme für die typischen Anzeichen einer Entzündungsreaktion. Nur selten ist eine Schwellung festzustellen, weil eine feste Hornzelllage über dem Entzündungsherd dies verhindert. In nahezu allen Fällen fehlt die Rötung. Lediglich der Schmerz und die eingeschränkte Funktion sind für den Patienten spürbar. Diese Symptome sind allerdings auch bei nicht entzündeten Clavi vorhanden.

Einzige Anzeichen, die auf eine Entzündung deuten können, sind Hornhautflächen, die im basalen Bereich durch Gewebsflüssigkeit mazerieren.

Nach nicht gesicherter Anschauung wird durch die Schmerzentwicklung des in die Haut drückenden Hornhautkeils die Entzündungsreaktion ausgelöst. Der basale Bereich des Hornhautkeils ist bei einer Entzündungsreaktion meist aufgelöst. Falls Eiteransammlungen vorhanden sind, entstehen sie überwiegend aseptisch, d. h. ohne Beteiligung von Mikroorganismen. Erst durch die Behandlung mit einem Instrument, welches zuvor die Hornschicht des Clavus abgetragen hat, kann von einer Kontamination ausgegangen werden.

Die Entzündungsreaktion eines Clavus ist immer von einer Fistel begleitet. Es bildet sich ein haarfeiner Gang aus, der bis in die Lederhaut hineinreicht **(Abb. 11.39)**.

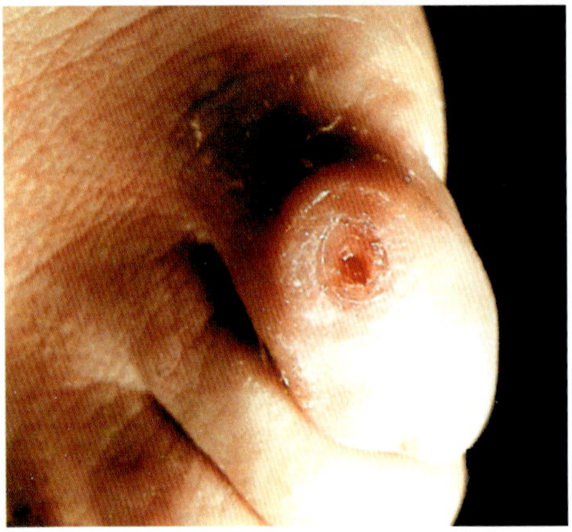

Abb. 11.39: Entzündetes Clavus durus der fünften Zehe.

Die Ursache für eine Entzündungsreaktion bei einem Clavus papillaris kann auch eine Virusinfektion sein. Diese Vermutung liegt nahe wegen der Eigenart des Clavus und der schlechten Heilungsaussichten bei einer bestehenden Entzündung. Durch die meist lange Behandlungszeit, die dieser Clavus im Entzündungsstadium benötigt, kann in vielen Fällen der Therapiewille des Patienten nachlassen. Die Epithelisation ist übersteigert, sodass sich, besonders bei papillären Clavi, sehr schnell verhornte Schichten über den Hautdefekt ziehen und den Abfluss der serösen Flüssigkeit behindern. Erschwert wird die Abheilung zusätzlich durch eine geschwächte Abwehrlage des Patienten (z. B. arterielle Durchblutungsstörungen, Neuropathie) Hyperhidrosis, Stoffwechselstörungen nicht bekannter Ursache.

Wenn ein entzündeter Clavus über längere Zeit entlastet wurde, kann sich dieser Bereich vom übrigen Gewebe durch eine bindegewebige Haut abkapseln. Eiter oder teilweise mit Blut vermengte Gewebsflüssigkeit liegen dann entweder als gallertartige Masse oder bereits eingetrocknet vor.

Befindet sich um den Clavus eine Schwellung mit Rötung, spricht man von einer Schleimbeutelentzündung (Bursitis) **(Abb. 11.40)**. Der über dem Gelenk liegende Schleimbeutel ist durch die Entzündung des Clavus in Mitleidenschaft gezogen worden.

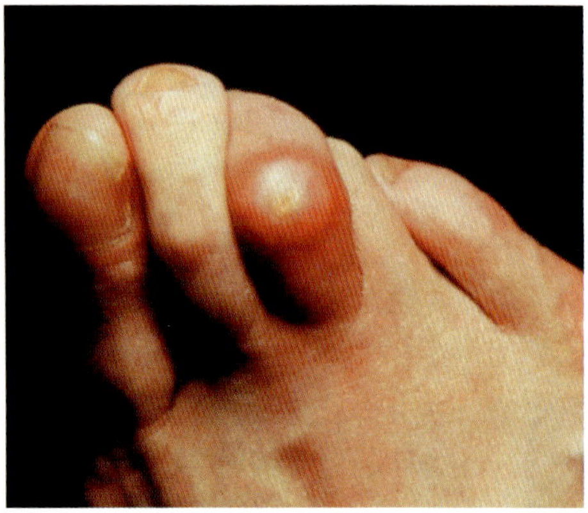

Abb. 11.40: Bursitis über dem phalangealen Gelenk der dritten Zehe.

Alle uns zur Verfügung stehenden Medikamente, die gegen eine Entzündung eingesetzt werden können, unterstützen nur die natürlichen Reparaturmechanismen der Haut. Grundsätzlich versagen diese Mittel, wenn sich durch Stoffwechselstörungen wie z. B. beim Diabetes mellitus mit Spätkomplikationen oder arteriellen Durchblutungsstörungen die Heilungschancen verringern.

In Zusammenarbeit mit dem Arzt sollten dann nur Mittel eingesetzt werden, die eine gewebeschonende Unterstützung der Heilung bewirken. Hierzu ist vor allem die Sachkenntnis über die Wirkung und Auswirkung der Inhaltsstoffe dieser Medikamente gefragt, die den Einsatz in der Behandlung bestimmen.

Auf Verordnung des Arztes sind unterschiedliche Wundversorgungen für Patienten, die keinem Behandlungsrisiko unterliegen, möglich.

I. Reinigung der Wundfläche mit
- Ringerlösung
- Wasserstoffperoxid (H_2O_2),
- 70 %igem Isopropanol,
- 80 %igem Ethanol.

II. Heilungsunterstützende Maßnahmen durch physikalische Therapien
- Ozonbedampfung,
- Soft-Laserbestrahlung,
- Hochfrequenz,
- Bestrahlung mit der Silberhexamikronlampe (Hexamed).

III. Wundversorgung mit
- desinfizierend wirkenden Salben,
- antibiotisch wirkenden Salben (verschreibungspflichtig!) (obsolet),
- enzymhaltigen Salben (verschreibungspflichtig!),
- Salben mit Auszügen aus heilungsunterstützenden Pflanzenextrakten, Vitaminen,
- desinfizierenden Tinkturen/Lösungen.

IV. Wundtamponade
- Tamponade aus steriler Calciumalginatfaser (ohne Mitverwendung von Salben),
- sterile Gazetamponade.

V. Wundabdeckung
- steriler Verbandmull (100 % Baumwolle) mit luftdurchlässiger Verbandfixierung,
- steriler Verbandmull aus Vlies (z. B. Topper® 8 oder Kombinationen aus Vlies/Zellstoff),
- Mitverwendung einer inerten Wundgaze (z. B. Atrauman®, Adaptic® etc.) um das Verkleben der Wundabsonderungen mit dem Verbandstoff zu vermeiden,
- alleinige Abdeckung der Wundfläche mit Hydrocolloiden (z. B. Varihesive®, Askina® etc.). Bei der Verwendung von Hydrocolloiden darf die Wundfläche nicht infiziert sein!

Alle Wundverbände müssen mit geeigneten Mitteln (siehe Kapitel 13.5) fixiert werden.

Wenn eine Druckentlastung angebracht wird, sollte sie auf dem Verbandmaterial fixiert und möglichst keinen Kontakt mit der Haut haben. Dies vermeidet Reizungen des Entlastungsmaterials bzw. Klebers mit der Haut. Es garantiert außerdem, dass die Wundauflage Kontakt zur Wundfläche behält.

VI. Druckentlastung
- klebstoffkaschiertes Latex-Schaumgummi (Dicke ca. 3 – 10 mm),
- Wollfilz (Dicke ca. 3 – 10 mm),
- kombinierte Filz-Schaumgummi-Entlastungen (Dicke ca. 6 mm).

Nachbehandlung nach 24 – 48 Stunden. Nachkontrollen nach Besserung innerhalb von zwei bis acht Tagen.

Für die **Hausbehandlung** des Patienten kommen in Frage:

- Selbstversorgung des entzündeten Clavus mit dem vom Arzt verordneten/empfohlenen Medikament und Verbandstoff,
- Bäder mit Kaliumpermanganat 37 – 38 °C, (Konzentration: 0,05 %ig/etwa eine Messerspitze auf vier Liter Wasser),
- Umschläge (35 – 38 °C) mit 28 %igem Ethylalkohol, Rivanol, Heilerde.

11.9 Die Schwielenentzündung

Als Vorstufe für die Entzündung einer Schwiele gilt die Mazeration (Erweichung durch Feuchtigkeit) unterhalb einer stark verdickten Hornschicht. Meist sind hiervon die Fußsohlen, seltener die Zehen betroffen.

Die Mazeration entsteht durch die behinderte Abdunstungsmöglichkeit des Schweißes unter der Verhornung. Betroffen sind ausschließlich Patienten mit gestörter Reparaturfähigkeit des Gewebes, wie bei der Arteriopathie und Neuropathie. **Gleiche Reaktionen entstehen nach keratolytisch wirkenden Okklusivverbänden, die meist in konfektionierten Abpackungen zur Selbstmedikamentation angeboten werden.**

Weißliche Verfärbungen an der Unterseite der Schwiele findet man auch bei ausgeprägter Hyperhidrosis (Schweißfuß). Sie bleiben jedoch unbedenklich, falls die genannten Grundleiden fehlen.

Nicht rechtzeitig erkannt und behandelt führt die Schwielenentzündung zum Ulkus. Die anhaltende Mazeration unter der Schwiele verletzt die Haut und führt zur Abwehrreaktion mit serösen Absonderungen. Das Verhornungsprodukt drückt sich noch tiefer in das Hautareal. Bei Neuropathie spürt der Patient nichts von diesen Vorgängen, da die Sensibilitätsstörungen nicht auf diesen Entzündungsvorgang aufmerksam machen.

11.9.1 Die Behandlung der Schwielenentzündung

Grundsatz jeder Behandlung ist das schartenfreie Abtragen der Verhornung. Jede Hornhaut, die nicht entfernt wird, drückt sich tiefer in das Gewebe ein und führt durch die gesteigerte Zellproliferation – besonders ausgeprägt bei der Neuropathie – schneller wieder zu Beschwerden bzw. zu einem Sekretstau mit Mazeration unterhalb der Verhornung. Eine rechtzeitige Behandlung lässt folglich die Sicherheit zu, kein Risiko für eventuell eintretende Schwielenentzündungen einzugehen. Der Abstand zwischen den Behandlungen kann nur dann in einer für den Patienten akzeptablen Zeitspanne gewählt werden, wenn keine Randverhornungen stehen geblieben sind.

Wenn sich unter der Schwiele bereits Gewebsdefekte mit leichten Erosionen und seröser Absonderung zeigen, muss nach der Erstversorgung der Wunde der Arzt die Weiterbehandlung durch den medizinischen Fußpfleger entscheiden.

Zur Erstversorgung der Wunde eignen sich flüssige Antiseptika (z. B. Octenisept®), dünn aufzutragende Salben mit bakteriostatischer Wirkung. Es ist nicht ratsam, die Wunde mit aggressiv wirkenden Desinfektionsmitteln zu behandeln. Diese Mittel können die Heilung des Gewebes extrem verzögern, weil sie neben den Mikrobenzellen auch körpereigene Zellen abtöten. Unter die aggressiv wirkenden Wunddesinfektionsmittel fallen z. B. Phenole und Iod.

Die Wiederbestellzeit für ein erneutes Abtragen der sich sehr schnell wiederbildenden Schwiele beträgt am Anfang eine Woche. Tritt eine Besserung ein, kann nach Absprache mit dem Arzt entschieden werden, den Behandlungszeitraum zu vergrößern.

Literatur

- Wolfgang Arendt: Medicus – Gut zu Fuß, VEB-Verlag Volk und Gesundheit (1989)
- E. J. Bonnavilla: Histopathologie des Heloma durum; Journal of the American Podiatric Association (10/68)
- B. Dalton: Friction, intermittend or otherwise, the exating cause of corns and callous; The Chiropodist (11/82)
- H. J. Davys/D. E. Turner/P. S. Helliwell/P. G. Conaghan/P. Emery/J. Woodburn: Debridement of plantar callosities in rheumatoid arthritis: a randomised controlled trial, Rheumatology 44:207 – 210/2004
- P. J. Elton/S. P. Sanderson: A chiropodial survey of elderly persons over 65 years in the community, The Ciropodist 5:175 – 178/1987
- G. Fleischner: Podologische Orthopädie, Verlag Neuer Merkur, München (2003)
- G. Fleischner: Silikon-Fluid-Injektion, eine Gangart von frappierendem Effekt bei der Behandlung malträtierter Füße, der fuss, Heft 12, (1989)
- M. Gloor: Pharmakologie Dermatologischer Externa, Springer Verlag, Berlin (1982)
- K. Grünewald: Über die Entstehung des Heloma, der fuss, Heft 3 + 9 (1986)
- P. H. Itin/S. K. Fistarol: Palmoplantar keratodermas, Clinical Dermatologie, Jan. – Feb. 2005; 23: 15 – 22
- Peter Klaue Checkliste Kleine Chirurgie, 3. überarbeitete Auflage, Thieme Verlag Stuttgart (1990)
- Robert A. van Lith: Lesbrieven en Syllabi für die Hoogeschool Abt. Podotherapie, Eindhoven (1992)
- H. B. Menz/M. E. Morris/S. R. Lord: The contribution of foot problems to mobility impairment and falls in community-dwelling older people, Journal American Geriatrics Society 49:1651 – 1656/2001
- Daniel J. McCarthy; Joseph E. J. Habowsky: Alterations in skin morphologie in Heloma durum, utilizing Maceration Technique for examination of epidermaldermal interface
- Nei F. O'Halloran: A biochemical investigation into the cholesterol content of seed corns, The Chiropodist (1990)
- Z. Pataky/A. Golay/L. Faravel/J. Da Silva/V. Makoundou/B. Peter-Riesch/J. P. Assal: The impact of callosities on the magnitude and duration of plantar pressure in patients with diabetes mellitus, Diabetes Metab. 28:356 - 361 /2002
- D. Pitei/A. Foster/M. Edmonds: The effect of regular callus removal on foot pressures, Journal of Foot and Ankle Surgery 38:251 – 255/1999
- H.P. Stevens/D. P. Kelsell/S. P. Bryant: Linkage of an American pedigree with palmoplantar keratoderma and malignancy, Arch. Dermatol. 132:640 – 651/1996
- S. E. Thomas/P. J. Dykes/R. Marks: Plantar hyperkeratosis: a study of callosities and normal plantar skin, Dermatology Journal 1985
- Unterlagen der ZFD-Landesverbandsfachschule Nordrhein-Westfalen, Rolf Sasse (†). Karl-Heinz Hamme, K. Grünewald,
- Bruno Valentin: Geschichte der Fußpflege, Georg Thieme Verlag, Stuttgart, (1966)
- J. Woodburn/Z. Stableford/P. S. Helliwell, Preliminary investigation of debridement of plantar callosities in rheumatoid arthritis, Rheumatology 39:652 – 654/2000
- M. Young/P. R. Cavanagh/G. Thomas/M. M. Johnson/M. Murray/A. J. M. Boulton: The effect of Callus removal on dynamic plantar foot pressures in diabetic patients, Diabetic Medicine 9: 55 – 57/1992
- H. B. Menz/M. E. Morris/S. R. Lord: The contribution of foot problems to mobility impairment and falls in community-dwelling older people, Journal American Geriatrics Society 49:1651 – 1656/2001
- P. J. Elton/S. P. Sanderson: A chiropodial survey of elderly persons over 65 years in the community, The Ciropodist 5:175 – 178/1987
- S. E. Thomas/P. J. Dykes/R. Marks: Plantar hyperkeratosis: a study of callosities and normal plantar skin, Dermatology Journal/1985
- M. Young/P. R. Cavanagh/G. Thomas/M. M. Johnson/M. Murray/A. J. M. Boulton: The effect of Callus removal on dynamic plantar foot pressures in diabetic patients, Diabetic Medicine 9: 55 - 57/1992
- D. Pitei/A. Foster/M. Edmonds: The effect of regular callus removal on foot pressures, Journal of Foot and Ankle Surgery 38:251 – 255/1999
- Z. Pataky/A. Golay/L. Faravel/J. Da Silva/V. Makoundou/B. Peter-Riesch/J. P. Assal: The impact of callosities on the magnitude and duration of plantar pressure in patients with diabetes mellitus, Diabetes Metab. 28:356 - 361 /2002
- J. Woodburn/Z. Stableford/P. S. Helliwell, Preliminary investigation of debridement of plantar callosities in rheumatoid arthritis, Rheumatology 39:652 – 654/2000
- H. J. Davys/D. E. Turner/P. S. Helliwell/P. G. Conaghan/P. Emery/J. Woodburn: Debridement of plantar callosities in rheumatoid arthritis: a randomised controlled trial, Rheumatology 44:207 – 210/2004

12

Verrucae/Warzen

Warzen (lat.: *Verrucae*) zählen zu den ältesten beschriebenen Hauterkrankungen der Menschheit. Ihre Erwähnung geht zurück bis in die Zeit der Griechen und Römer.

In seinem Buch *Über die beste Form von Schuhen* beschreibt der niederländische Anatom Pieter Campers (1722 – 1789) eine Therapie gegen Warzen, die Folge des falschen Schuhwerks seien: „*Man nehme Höllenstein und Spießglanzbutter*" (siehe Fußnote).

Bis heute hat sich diese Therapieart, bei der durch eine Ätzung das Warzengewebe zerstört wird, halten können.

Der Erfolg eines Mittels gegen Warzen lässt sich nicht stetig wiederholen. Irgendwann wird jeder Therapeut diese Erfahrung machen. Heute wie damals ist eine Warzenbehandlung nur symptomatisch möglich, d. h., die Symptome (Äu - ßerungen) dieser Hautveränderung sind zu bekämpfen, nicht die Ursache selbst, weil es sich um eine Virusinfektion handelt.

12.1 Die Entstehungsursache

Joseph L. Melnik beschrieb 1962 eine Virusart, die u. a. Verursacher der benignen (gutartigen) Hautwucherung *Warze* ist und nannte sie **Human Papilloma Virus (Abk.: HPV)** (Übersetzt: Menschenpa - thogener Papillome erzeugender Virus).

Dieses Virus stellt eine zelluläre Einheit dar, die nur aus einer einzigen Gensubstanz, der DNS (Desoxiribonukleinsäure) besteht und eine bewundernswerte Ebenmäßigkeit (Symmetrie) aufweist.

Fußnote:
- Höllenstein: Silbernitrat ($AgNO_3$),
- Spießglanzbutter: Liquor Stibii chlorati (Antimonchlo - rürlösung). Herstellung durch Auflösen von Antimonchlorid ($SbCI_3$) in Salzsäure. In früherer Zeit Verwendung als Ätzmittel.

Die Form entspricht einem Ikosaeder, einem regelmäßig geformten Vieleck (Polyeder), welches aus 20 Dreiecksflächen und zwölf Ecken besteht **(Abb. 12.1)**.

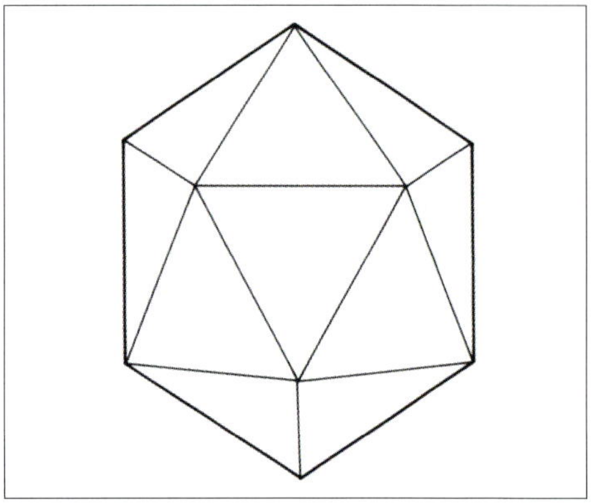

Abb. 12.1: Grafische Darstellung eines Ikosaeders, dem äußeren Umriss des HPV-Virus.

Entgegen vielen anderen Virusarten besitzt das HPV keine Hülle (Envelope), sondern nur ein Hüllprotein (Kapsid), das seine Form zusammenhält.

Die Größe beträgt 50 nm (Nanometer) bzw. 0,00005 mm (Millimeter). Damit ist das Virus ca. 400-mal kleiner als eine Bakterie **(Abb. 12.2)**.

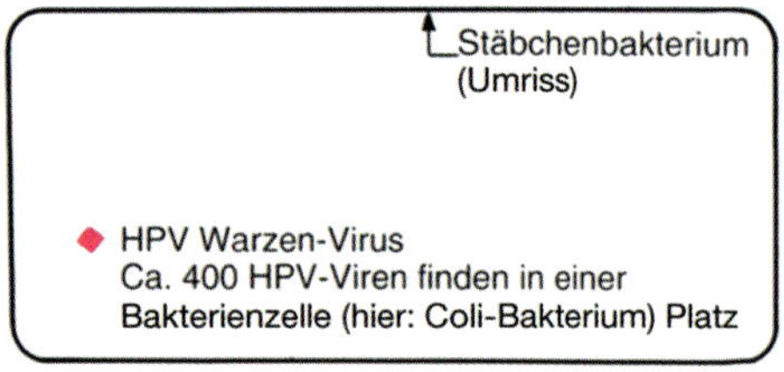

Abb. 12.2: Größenvergleich (Virus in einer Bakterie).

Da das Virus – gleich welcher Art – keinen eigenen Stoffwechsel besitzt, benötigt es dafür die Gensubstanz (DNS bzw. RNS*) seiner Wirtszelle. Der Befall der

* DNS = Desoxyribonukleinsäure.
RNS = Ribonukleinsäure.
Beide Substanzen bestehen aus hochmolekularem Eiweiß und sind Erbträger der Körperzellen.

Wirtszelle ermöglicht erst die Vermehrung des Virus.

Im Lichtmikroskop sind Viren unsichtbar. Nur das Elektronenmikroskop schafft mit seiner hohen Auflösung (Vergrößerung) die Darstellung, allerdings nicht ohne zeitaufwändige Vorbereitung des Präparats.

12.2 Die Körperabwehr gegen das Virus

Die Erforschung eines Virus wird allgemein dadurch erschwert, dass es nur in lebendem Zellmaterial zu züchten ist. Beim HPV ist dies noch nicht gelungen. Solange allerdings die Stoffwechselmechanismen des Virus unbekannt sind, ist es kaum möglich, eine 100 %ig sichere Behandlungsart zu finden.

Der menschliche sowie tierische Körper haben die Möglichkeit, durch die Bildung von Antikörpern erfolgreich gegen das Virus vorzugehen. Warzen bei Tieren entstehen durch die gleiche Virusart.

Immer spielen für die Behandlung von Warzen *(Verrucae)* Immunmechanismen (Maßnahmen der körpereigenen Abwehr von Infektionen) eine entscheidende Rolle.

Junge Warzen bilden durch höhere Viruskonzentration im Gewebe mehr Antikörper (Immunkörper) als alte Warzen. Die Oberhaut *(Epidermis)* besitzt Möglichkeiten, durch die Langerhanszellen und Histiozyten, den Fremdkörper (das Antigen) abzuwehren. Der anhaltende Reiz des Virus im Gewebe lässt die Abwehr auf Dauer erlahmen. Unterstützt wird dieser Vorgang durch den fehlenden Kontakt zum Blut. Die Oberhaut, Epidermis, ist gefäßlos.

12.3 Infektionsmechanismen

Das Warzenvirus wird in den oberen Zellschichten der Stachelzellschicht *(Stratum spinosum)*, in der Körnerschicht *(Stratum granulosum)* und den Hornschichten der Oberhaut *(Epidermis)* gefunden. Durch die Infektion der Stachelzellschicht wird bei der Warze auch von einer Virusakanthose gesprochen (griech.: *Akanthos* = Stachel).

Beim Warzenvirus (HPV) ist der Eindringmechanismus in die Wirtszelle bei Mensch und Tier weitgehend geklärt. Wenn man bekannte Virus-Wirtszellreaktionen vergleicht, gelangt dabei das HPV durch einen mit Zellflüssigkeit gefüllten Hohlraum *(Vakuole)* zum Zellkern, der das zum Stoffwechsel benötigte DNS enthält.

Für die HPV-Infektion beträgt die Inkubationszeit (Zeit zwischen Übertragung/Infektion und Ausbruch der Erkrankung) ein bis zwölf Monate. Der Verdacht drängt sich allerdings bei dieser sehr großen Zeitspanne auf, dass das Virus auch vor der Infektion bereits in der Haut verborgen liegen kann.

Solche Zusammenhänge sind von dem zur gleichen Gruppe gehörenden Polyomavirus bekannt, den die Professoren H. Brandis und J. Otte (1984) beschrieben haben.

Entscheidend für den Ausbruch beider Hautvirosen (ob durch Papilloma oder Polyomavirus verursacht) ist die Bereitschaft des Körpers für die Infektion.

Diese Bereitschaft (Beeinträchtigung der Immunreaktion) kann ausgelöst werden durch:

- seelische Belastungen,
- übermäßige körperliche Anstrengung,
- Schwangerschaft (Gravidität),
- schwere Operationen,

- bestimmte Grundleiden (z. B. eine Lebererkrankung oder Nierenfunktionsstörungen).

Darüber hinaus beeinflussen Stoffwechselstörungen bzw. Verletzungen der Hautoberfläche die Neigung zu Infektionen wie z. B.:

- hormonelle Einflüsse,
- periphere Durchblutungsstörungen,
- chronische Entzündungen,
- mazerierte Haut und feucht-warmes Milieu,
- Stich-/Schnittverletzungen,
- Reibung/Druck,
- Hyperhidrosis/Bromhidrosis, (besonders durch berufliche Prädisposition, z. B. Schlachter, Tierpfleger etc.).

Es wird auch eine Mitbeteiligung bestimmter Bakterien diskutiert, die das Warzenvirus (HPV) in seiner Aktivität unterstützen. Eine Warzenbehandlung lässt sich verkürzen, wenn man gleichzeitig mit der Therapie bakterizid wirkende Substanzen, z. B. halogenierte Phenole (Raluben® etc.), benutzt. Ebenso verhält es sich bei der Hyperhidrosis, dem übermäßigen Schwitzen des Fußes. Werden bei diesem feucht-warmen, für Bakterien idealen Milieu, desinfizierend und austrocknend wirkende Präparate (z. B. Kupfer-Quarz-Rosmarin-Spray etc.) angewandt, ist mit einer schnelleren Abheilung zu rechnen.

12.4 Untergruppen der Papilloma-Viren

Bei den Papilloma-Viren unterscheidet man bis heute 60 Untergruppen, womit sich das Virus jeweils einer ihn schädigend oder abtötend wirkenden Situation angepasst hat. Diese enorme Anpassungsfähigkeit erzielt das Virus durch Veränderung der DNS-Molekülstruktur der Wirtszelle. Erfolgt die Warzeninfektion mit einer für den Körper fremden Untergruppe des Virus, muss das Immunsystem erst neue Antikörper dagegen entwickeln.

Dadurch können sich bei Mensch und Tier immer wieder neue Warzen bilden.

In der Fußbehandlung unterscheidet man hauptsächlich drei Warzenarten, die von unterschiedlichen Virusuntergruppen hervorgerufen sein können:

- Verruca vulgaris (gewöhnliche Warze) durch HPV-Typ I, HPV-Typ II, HPV-Typ III und HPV-Typ IV,
- Verruca juvenilis (Warze bei Jugendlichen) durch HPV-Typ III,
- Verruca plantaris (Warzen der Fußsohle) durch HPV-Typ I und IV.

12.5 Warzenarten

Der Volksmund kennt viele Bezeichnungen für Warzen (z. B. Stielwarzen, Dornwarzen, Mosaikwarzen etc.). Sie beschreiben überwiegend deren Aussehen und Ausbreitungsform. Ich ziehe die einheitlichen und damit unzweideutigen Ausdrücke des medizinischen Sprachgebrauchs vor.

An allen Warzeninfektionen ist nach heutigen Erkenntnissen grundsätzlich der gleiche Erreger, das Papilloma-Virus (HPV), beteiligt. Eine Ausnahme hiervon macht die Dellwarze *(Molluscum contagiosum)*, dessen Erreger zur Pockengruppe gehört.

12.5.1 Verruca vulgaris

Allgemeine (gewöhnliche) Warze mit erhabener Wucherung und lockeren hyperkeratotischen Ansammlungen auf ihrer Oberfläche (Hyperkeratose: vermehrte Hornzellbildung).

Sie kann an allen Stellen des Körpers vorkommen. An der Fußsohle können die oberen Verhornungen wegen der Druckbelastung fester geschichtet sein.

12.5.2 Verruca juvenilis

Allgemeine (gewöhnliche) Warze, bei der die in der Jugend vorhandene ausgeprägte Abwehrbereitschaft des Körpers eine Spontanheilung zulässt **(Abb. 12.3)**.

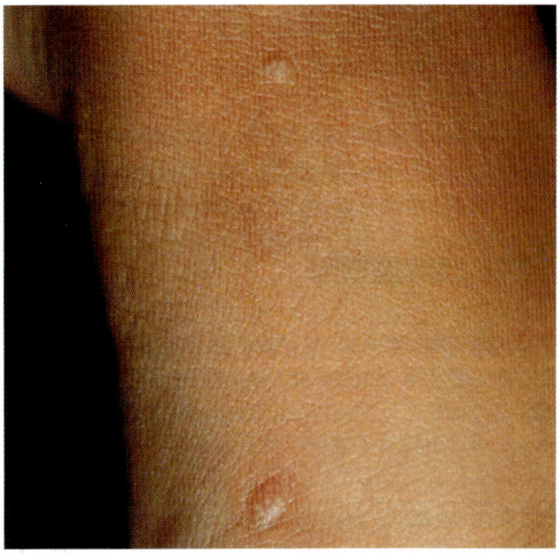

Abb. 12.3: Verruca juvenilis auf dem Fußrücken.

65 % der Warzen bei Jugendlichen verschwinden auf diese Art innerhalb von zwei Jahren. Bei Mädchen geschieht das erfahrungsgemäß nur halb so gut.

Treten bei Jugendlichen ausgebreitete (generalisierte) Warzenherde auf, ist eine Behandlung notwendig.

Das Risiko, Warzen zu bekommen, ist bei Jugendlichen erhöht. Zum einen kann durch hormonelle Einflüsse (Pubertät) das mikrobiologische Gleichgewicht auf der Haut gestört und damit die Infektionsbereitschaft erhöht sein. Zum anderen führen stärkere sportliche Aktivitäten zu mehr Verletzungen der Haut.

Hier ist besonders die fehlende Abdunstungsmöglichkeit der Haut nach einem Schwimmbadbesuch zu nennen. Wenn trotz gründlichem Abtrocknen des Fußes die Restfeuchte in den aufgequollenen Hornzellen der Haut verbleibt, kann das dadurch entstehende feuchtwarme Milieu die Infektion begünstigen. Deshalb ist bei Kindern zwischen acht und zwölf Jahren durch den Schwimmunterricht in der Schule das Auftreten von Warzen besonders häufig.

12.5.3 Verruca plantaris

Allgemeine Warze an der Fußsohle, die durch das Körpergewicht in die Haut gedrückt wird und sich deshalb nicht erhaben darstellen kann. Häufig hört man hierfür auch den volksmundlichen Begriff *Dornwarze*, womit die obere verhärtete und dichter gelagerte Hornschicht gemeint ist. Sie überdeckt lediglich die tiefer liegende, lockere Hornsubstanz, die für eine Warze typisch ist. Von einem Dorn, wie bei einem Clavus, kann keine Rede sein, weil sich die fester geschichtete Verhornungszone nicht in tieferen Schichten der Oberhaut fortsetzt. In **Abbildung 12.4** liegt der Warzenherd *(Verruca generalisata plantaris)* oberhalb des Großzehengrundgelenks.

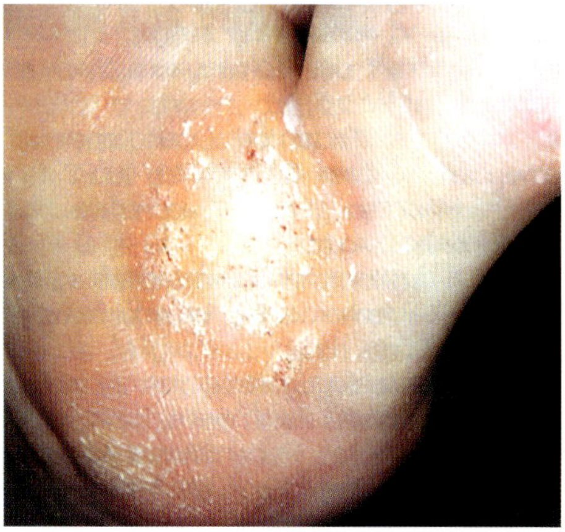

Abb. 12.4: Verruca generalisata plantaris (Bildmitte Großzehengrundgelenk).

Die allgemeine Warze bei älteren Menschen lässt durch die geschwächte Immunitätsreaktion (z. B. durch arterielle Durchblutungsstörungen besonders im

Fußbereich etc.) meist keine Spontanheilung zu. Es ist damit zu rechnen, dass die Therapie längere Zeit in Anspruch nehmen wird und häufiger Rezidive (wiederholte HPV-Infektionen) auftreten.

Oft werden Warzen, weil schmerzlos auch nicht beachtet. Hier lässt sich eventuell eine Erklärung dafür finden, dass sich Virusresistenzen entwickeln können. Die Viruskonzentration ist in der Hornschicht gering, im Stratum spinosum (Stachelzellschicht) der Oberhaut dagegen sehr hoch. Die Immunreaktion in der zuletzt genannten Schicht ist jedoch durch den fehlenden direkten Kontakt mit dem Blut weniger ausgeprägt. Die Überlebenschance des Virus ist deshalb begünstigt. Bezieht man das Reizreaktionsschema (stetiger Reiz stumpft ab) mit ein, findet sich ein Grund für das Erlahmen der Immunreaktion des Körpers trotz in Oberhaut vorhandener Abwehrzellen (Langerhans-Zellen).

Bei allen am Fuß vorkommenden Warzenarten sind bisher noch keine bösartigen *(malignen)* Entartungen beobachtet worden (Grußendorf-Conen, 1986).

Für die direkte Übertragbarkeit des Warzenvirus gibt es keinen eindeutigen Beweis. Es liegen allerdings Berichte vor, dass z. B. durch Tätowierungsnadeln oder Drahtbürsten Warzeninfektionen entstanden sind (C. Boninsegni, 1977).

12.5.4 Verruca seborrhoica

Synonym: Verruca senilis. Auch: **Fettwarze/Alterswarze**.

Es ist eine **nicht** durch Viren verursachte erhabene Hyperkeratose (Verhornung), die einer Warze ähnlich sieht. Die Verfärbung der betroffenen Hautstelle kann sich von gelblich, bräunlich bis schwärzlich darstellen. Die Ursache sind teilweise genetisch (anlagebedingte) – zuvor eventuell weniger auffällige – Erhebungen der Haut, die mit zunehmendem Alter Hyperkeratosen aufweisen. Die Oberfläche der Verhornung ist meist rau. Grundsätzlich sollte eine ärztliche Diagnose abklären, ob eine gutartige oder maligne (bösartige) Veränderung der Haut (z. B. Hautkrebs) vorliegt.

12.6 Die Entstehung des Warzengewebes

Das Warzengewebe entsteht durch die Wucherung einer einzelnen infizierten Zelle (R. F. Murray, 1971). Ausgedehnte Warzenherde können mehrere Zellwucherungen enthalten.

Obwohl die Mechanismen für das wuchernde Gewebe (blumenkohlartiges Aussehen), noch nicht geklärt sind, nehme ich an, dass die Zellvergrößerung der für den Infektionsort infrage kommenden Stachelzellen einen Reiz auf die Keimzellen (Basalzellen) der Epidermis ausüben. Der Reiz auf die Basalzellen würde die hypertrophierten Papillen in der dermoepidermalen Grenzschicht erklären, die die gefäßreiche Struktur der Warze auszeichnet.

Ähnliche Reizschemen (z. B. durch Reibungshitze) sind vom Clavus neurovascularis bekannt, welches von der Struktur her mit einer Warze zu verwechseln ist **(Abb. 12.5)**.

Die beerenförmigen Infiltrate (Einlagerungen), die beim Warzengewebe auftreten, können Zellvergrößerungen darstellen. Diese Hypothese wird dadurch erhärtet, dass bei der Entfernung der beerenförmigen Einlagerungen und entsprechend desinfizierend wirkender Abschlussbehandlung die Warze ohne Rezidiv (Rückfall/Wiederkehr) abheilt.

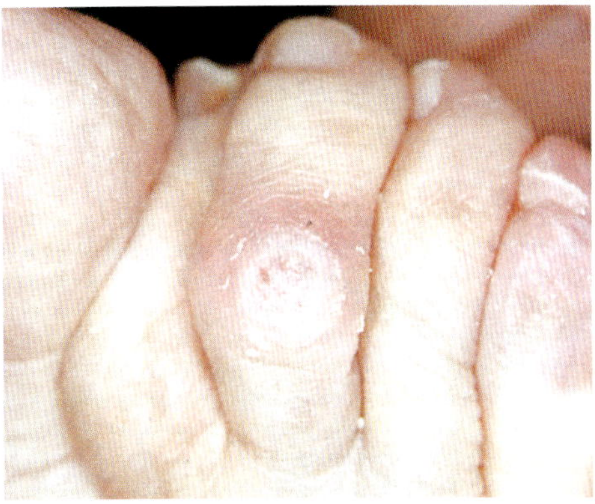

Abb. 12.5: Clavus neurovascularis über dem Phalangeal-Gelenk der dritten Zehe.

12.7 Unterscheidungen zu ähnlichen Hautveränderungen

Vor einer Warzenbehandlung ist zu differenzieren (abzugrenzen), ob es sich um diese Hautveränderung handelt. Ähnlich sind:

- Clavus neurovascularis (neurovasculäres Hühnerauge) **(Abb. 12.5)**,
- Clavus neurofibrosus (neurofibröses Hühnerauge) **(Abb. 12.6)**,
- nicht pigmentierte (gefärbte) Naevi (Muttermale) **(Abb. 12.7)**.

Für die Warze ist die Schmerzempfindlichkeit durch seitlichen Druck, die Verhornung (Hyperkeratose) und die hypertrophierten Papillen charakteristisch. Die Verhornung ist oft mit feinen bräunlichen Punkten durchsetzt. Es wird vermutet, dass diese Farbeinlagerungen entweder durch Mikrotraumen oder abgestorbene, kleine Kapillargefäße entstehen.

Im Gegensatz zum Clavus neurovascularis bzw. Clavus neurofibrosus bessert sich der Zustand der Warze allein durch eine Druckentlastung nicht. Bei ihr schreitet die Hyperkeratose (Verdickung der Hornschicht) auch ohne Entlastung weiter fort.

Einem Muttermal, das optisch gleiche Formen einer Warze aufweisen kann, fehlt die Hyperkeratose. Es besitzt eine glatte Hautstruktur.

Bösartige (maligne) Entartungen von HPV-infizierten Geweben z. B. Epidermodysplasia verruciformis, Zervix dysplasie (-karzinom) sind in der dafür einschlägigen Literatur über Hauterkrankungen beschrieben. Sie müssen jedoch in Betracht gezogen werden. Im Zweifelsfall ist der Arzt hinzuzuziehen.

Die von der Pocken-Virusgruppe verursachte Dellwarze *(Molluscum contagio-*

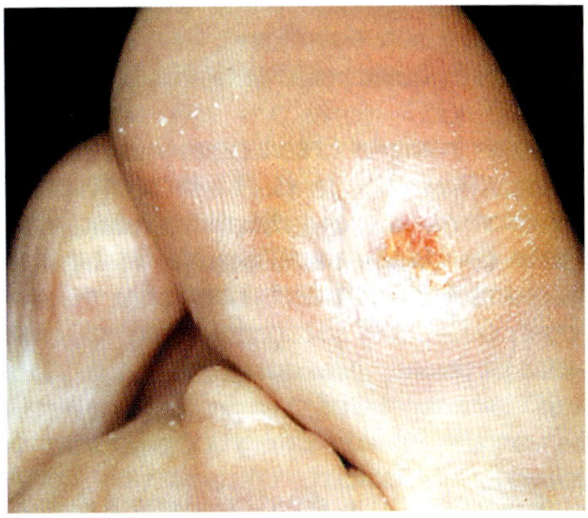

Abb. 12.6: Clavus neurofibrosus unterhalb des Phalangeal-Gelenks der Großzehe.

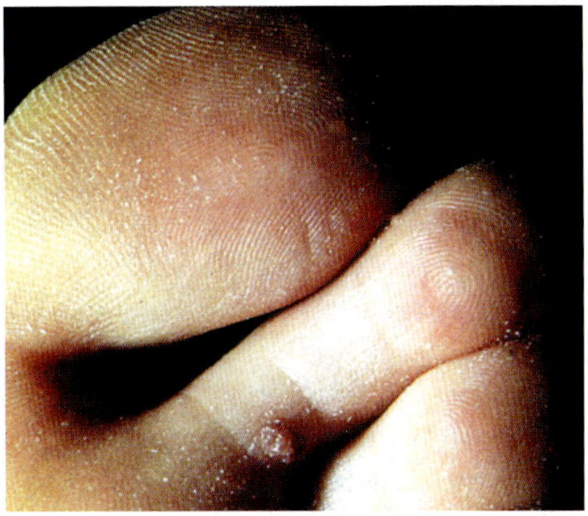

Abb. 12.7: Nichtpigmentierter Naevus unterhalb der Basisphalanx der zweiten Zehe.

sum) betrifft nicht das Behandlungsgebiet des medizinischen Fußpflegers. Angaben hierüber sind in der im Anhang erwähnten Literatur zu finden.

12.8 Behandlungsmöglichkeiten der Warze

Die Warzenbehandlung gehört zum Arbeitsbereich des medizinischen Fußpflegers.

Aus dem hier beschriebenen Therapieangebot gilt es, mit der erforderlichen Sachkenntnis abzuwägen, welche Mittel einzusetzen sind. Diese Abhandlung soll einen Überblick über teils bewährte Therapieformen vermitteln und vorhandenes Fachwissen auffrischen.

Die Empfindlichkeit des HPV gegenüber hautverträglichen Behandlungsmaßnahmen kann man als ausgesprochen *abgehärtet* bezeichnen.

Das Virus ist:

- kälteresistent (kälteunempfindlich),
- hitzestabil,
- resistent gegen Röntgenstrahlen,
- säureresistent (säureunempfindlich) (Boninsegni, 1977).

Die augenblicklich bekannten Viruzide, welche auch HPV-aktiv sein müssen, verträgt die Haut nicht.

Es gibt sehr viele klassische Therapieformen. Sie werden häufig unterstützt bzw. ergänzt durch Zytostatika (in das Zellwachstum eingreifende), immunitätsstabilisierende (Körperabwehr festigende) und immunitätsaktivierende (körperabwehrsteigernde) Mitteln.

Für die Therapie der Verruca gibt es keine einheitlichen Empfehlungen. Alle bekannten Behandlungsformen sind geeignet und können erfolgreich sein.

12.8.1 Die suggestive Therapie

Schon seit dem Mittelalter ist bekannt, dass durch

- Handauflegen,
- Schock-/Ekelerlebnisse,
- Hypnose,
- Besprechen,

Warzen verschwinden können. Alle vom Patienten selbst vorgenommene Suggestivmaßnahmen wie:

- bei Vollmond über eine tote Katze springen (Mark Twain: Tom Sawyer und Huckleberry Finn);
- die Warze, ebenfalls bei Vollmond, mit einer angeschnittenen Zwiebelfläche bestreichen und diese anschließend zu begraben, sind Vorgänge, bei denen etwas zurückgelassen/ begraben wird, folglich *weg* ist.

Die durch Vollmond erhellte Nacht betont die Mystik, das nur noch schemenhaft, nicht mehr deutlich Sichtbare.

Suggestive Methoden sind in der Lage, die Immunreaktionen (Abwehrfunktionen) des Körpers zu steigern und damit das Virus zu bekämpfen. Besonders erfolgreich sind diese Therapien bei Kindern anzuwenden.

Andere, wissenschaftlich nicht begründbare Verfahren

Als bekanntes Hausmittel lässt man Schnecken über die Warze kriechen. Der Schleim, den die Schnecke absondert, soll gegen Warzen wirken.

Schulkreide, chemisch: Kalziumkarbonat (Chemische Formel: $CaCO_3$), wirkt, wahrscheinlich wegen der austrocknenden Eigenschaften, gegen Warzen. Bevor man eines der genannten Verfahren anwendet, sollte die Hornhaut über der Warze so weit wie möglich abgetragen sein. Die Anwendung geschieht einmal täglich am besten abends.

12.8.2 Chemische Therapien

Ätzmittel

Die bekanntesten Ätzmittel zur Warzenbehandlung sind Säuren wie z. B.:

- Silbernitrat (als Stift bzw. 40- bis 60 %ige Lösung),
- Monochloressigsäure (50 %ig),
- Ameisensäure (wasserfrei),
- rauchende Salpetersäure (70 %ig), (siehe Kapitel 14.4.1),
- Solco-Derman® (verschreibungspflichtig).

Sie zerstören (verätzen) das Gewebe, indem die Säure das Zelleiweiß zum Gerinnen bringt (Koagulation). Eine Wirkung mit der Folge einer gutartigen Entzündungsreaktion (Pus) erreicht man durch zwei- bis viermaliges Bestreichen des Warzengewebes mit der Säure. Für das Auge wird der Gerinnungsprozess durch weißliche Verfärbung der Warzenpapillen sichtbar. Die Gewebsreaktion zeigt auch an, dass der Ätzstoff in so ausreichender Menge aufgetragen wurde, dass ein Pus entstehen kann. Die von der Warze aufgenommene Dosis des Ätzmittels ist grundsätzlich entscheidend für diese Gewebsreaktion. Dabei können **sehr starke Schmerzen** auftreten, die Stunden oder auch bis zu einem Tag anhalten können.

Eine leichte (**nicht mikrobiell** verursachte) Lymphangitis ist in den Fällen beobachtet worden, wo die Säuredosis zu hoch angesetzt worden war.

Weniger Schmerzen entstehen, wenn man die Dosis des Ätzmittels auf mehrere Anwendungen verteilen kann. Die Warze wird dann im Abstand von zwei bis drei Tagen erneut, allerdings mit geringeren Mengen des Ätzmittels, bestrichen. Die in dem kurzen Behandlungsabstand gebildete Hornschicht muss abgetragen oder die Menge des aufgetragenen Ätzmittels geringfügig erhöht werden.

Lösungen mit hohem Säuregehalt bilden einen starken Reiz. Es ist deshalb erforderlich, den Patienten innerhalb von acht Tagen wiederzubestellen, um die zerstörende Wirkung der Säure auf das Warzengewebe aufrechtzuerhalten.

Grundsätzlich ist die Säure wirksamer, wenn sie auf Warzengewebe einwirken kann, das von Verhornungen befreit ist.

Nach Säureanwendungen bildet sich Schorf, der weißlich-grau oder braun gefärbt sein kann. Silbernitrat färbt die Haut schwarz.

Der Reiz einer Säure kann auf die unteren Schichten der Epidermis (Oberhaut) immunologische Reaktionen freisetzen, wenn ein Pus entsteht. Ein Pus ist eine gutartige Entzündungsreaktion ohne Beteiligung von Mikroben.

Die anschließende Bestrahlung des ausgeräumten Pus mit einem Ozonbedampfungsgerät oder dem Hochfrequenzstab (HF-Stab) kann die Rezidivneigung (Rückfallneigung) erheblich verringern.

Säuren in höheren Konzentrationen werden als Warzenmittel zum freien Verkauf angeboten. Die Verwendung ist für den Laien jedoch gefährlich, vor allem dann, wenn Risiken in Form von Heilungsverzögerungen des Gewebes bestehen.

Keratolytisch wirkende Salben bzw. Pasten

Sie lösen die verhornten Schichten der Warze ab.

Okklusivverbände erhöhen die Penetration (Eindringfähigkeit) eines Stoffs (z. B. Säuren, Salicylsäure oder Podophyllin etc.) durch Erweichung der Hautschichten.

Unter Okklusivverbänden werden nahezu luftdicht abschließende Verbände verstanden, unter denen z. B. eine keratolytisch wirkende Salbe dick aufgetragen wird. An Stellen starker Druckbelastung wird zusätzlich ein 6 mm starkes Filzpolster angebracht, um die Salbe besser an dem Ort halten zu können. In das Filzpolster wird dafür eine Aussparung geschnitten, die dem Umfang des Warzenherds entspricht. Selbstklebendes Polstermaterial wirkt gleichzeitig auf die Umgebung isolierend, damit die hornhautablösende Wirkung auf die Warze beschränkt bleibt und möglichst keine gesunden Hautschichten angegriffen werden. Der luftdichte Abschluss des Verbands verstärkt die keratolytische Wirkung der Salbe, indem sich die Feuchtigkeit unter dem Verband staut und die Haut zusätzlich erweicht. Der Wirkstoff wird hierdurch noch leichter von der Haut aufgenommen.

Dem Patienten entstehen durch Anlegen eines keratolytisch wirkenden Okklusivverbands auf unverletzter Warze kaum Schmerzen. Entzündungsreaktionen mit entsprechender Schmerzentwicklung sind zu erwarten, wenn keratolytische Substanzen in der notwendigen Konzentration auf verletzte Warzen einwirken.

Die Kombination der Therapieform, Okklusivverband im Wechsel mit einem Ätzmittel, hat sich bewährt. Das Behandlungsintervall beträgt jeweils acht Tage, wobei zuerst mit dem Okklusivverband begonnen werden kann und nach acht Tagen das Ätzmittel aufgetragen wird. Diese Reihenfolge ist nicht Bedingung und richtet sich mehr nach der Schmerzempfindlichkeit des Patienten.

Keratolytische (hornhautablösende) Medikamente können auch in anderen Zubereitungsformen (z. B. Tinkturen) gegen Warzen wirksam sein. Die Hornhautablösung sollte nicht öfter als zweimal hintereinander erfolgen, um die Haut nicht zu schädigen.

Zu den keratolytischen Stoffen zählen:

- Salicylsäure,
- Harnstoff,
- Milchsäure in höheren Konzentrationen (20 – 40 %).

Die keratolytisch wirkenden Substanzen können wesentlich besser von der Haut aufgenommen werden, wenn die Salbengrundlage aus hautaffinen (hautverwandten) Fetten besteht. Darunter fallen z. B. tierische Fette.

Keratolytisch wirkende Substanzen werden auch in Form von konfektionierten Pflastern (Guttaplast®) oder als fertige Tinkturen (Duofilm®) zum freien Verkauf angeboten.

Die Verwendung ist für den Laien jedoch nicht ungefährlich, wenn Risiken in Form von Heilungsverzögerungen des Gewebes bestehen (z. B. Diabetiker mit Spätkomplikationen).

12.8.3 Pflanzliche Mittel

Podophyllin

Das in England unter dem Handelsnamen Vericaps® käufliche Warzenmittel enthält das Harz des Berberitzenstrauches (Pflanzenalkaloid). Die Pflanze haben bereits ältere Kulturvölker (Indianer etc.) gegen Warzen benutzt.

Podophyllin durchdringt nicht die Hornhaut. Vor der Anwendung von Podophyllin muss die Hornschicht vollständig abgelöst sein, um das Medikament wirksam werden zu lassen.

Die Salbenzubereitung Vericaps® enthält 20 % Podophyllin mit Leinöl. Sie wird in die Aussparung des Filzpolsters gestrichen, welche den gleichen Umfang wie die Warze besitzt.

Selbstklebendes Filzpolster isoliert gleichzeitig die Umgebung der Warze, weil das Therapeutikum in der kleinen Öffnung des Polsters nur mit der erkrankten Haut in Berührung kommen soll. Der Wirkstoff kann außerdem nicht so leicht in die Umgebung gedrückt werden und verbleibt auf der Stelle konzentriert.

Der Verband wird luftdurchlässig abgedeckt und nach acht Tagen entfernt. Während dieser Zeit darf er nicht mit Wasser in Berührung kommen, um den Wirkstoff nicht auszuwaschen.

Wenn man nicht sicher ist, ob das Warzengewebe beseitigt ist, kann nach 14 Tagen eine weitere Behandlung mit Podophyllin erfolgen.

Podophyllin ähnelt chemisch dem Colchicin der Herbstzeitlose, welches als pflanzlicher Mitosehemmer (Zellteilungshemmer) bekannt ist. Es lagert sich im Gewebe an und ist dort sieben bis acht Wochen verfügbar. Erst nach dieser Zeit kann sicher beurteilt werden, ob die Warzenbehandlung mit Podophyllin erfolgreich war.

Rezeptur der Podophyllin-Salbe gegen Warzen

- Podophyllin-Salbe (10 g)
- 2,0 g Podophyllin
- 2,0 g Oleum Lini
- 0,5 g Xylocain
- 2,5 g Adeps lanae
- 3,0 g Lanette N

Schöllkraut (Chelidonium maius)

Schöllkraut **(Abb. 12.8)** wird im Volksmund auch *Warzenkraut* genannt. Mit dem Milchsaft der meist an Mauern und auf Schutthalden wachsenden giftigen Pflanze lassen sich *Warzen vertreiben.*

Bricht man irgendeinen Teil der Pflanze ab, tritt die orangegelbe, leicht ätzend wirkende, klebrige Milch aus. Mit ihr wird die Warze zwei- bis dreimal wöchentlich bestrichen. Sie färbt sich dadurch braun.

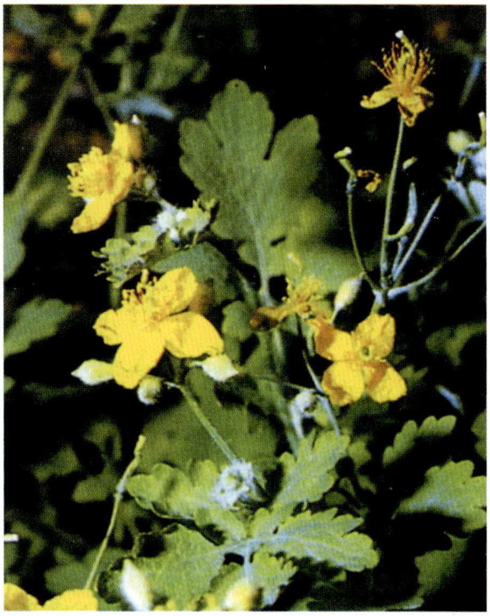

Abb. 12.8: Blühendes Schöllkraut (Blüte: Anfang bis Ende Mai.

Die Behandlung ist schmerzfrei.

Auch andere milchgebende Pflanzen wie Löwenzahn und Wolfsmilchgewächse etc. sind als Warzenmittel bekannt.

Verhornungen beeinträchtigen die Wirkung des Pflanzensafts. Sie müssen während der Behandlung weiterhin in regelmäßigen Abständen (ca. acht – 14 Tage) abgetragen werden.

12.8.4 Cantharidin

Es wirkt stark blasenziehend auf die Haut. Cantharidin ist giftiger Inhaltsstoff der Spanischen Fliege *(Lytta vesicatoria)*, einem Käfer, der in Süd- und Mitteleuropa heimisch ist **(Abb. 12.9)**.

Die Wirkung des Cantharidins erfolgt nur auf hornhautfreier Schicht. Es kann sehr starke, ziehende Schmerzen verursachen.

Die Anwendung erfolgt 0,7 %ig in einer Kollodiumlösung. Die Cantharidin-

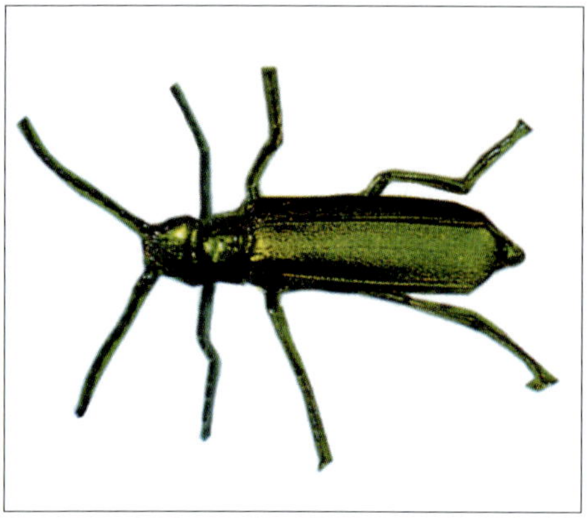

Abb. 12.9: Spanische Fliege, natürliche Größe 2 cm; Farbe: blaugrün.

Tinktur fertigt die Apotheke an. Sie wird nur auf das Warzengewebe aufgestrichen. Es bildet sich kein Schorf wie z. B. bei Ätzungen.

Nach acht Tagen erfolgt eine Kontrolluntersuchung, ob die Behandlung erfolgreich war.

Eine Wiederholung dieser Therapieform empfehle ich nicht, da sehr häufig Randrezidive entstehen, d. h., die behandelte Stelle ist zwar von der Warze befreit, im Randbezirk entstehen jedoch neue Warzen.

12.8.5 Physikalische Verfahren

Hochfrequenz/Fulguration

Bei der Anwendung von Hochfrequenz gegen Warzen wird die Zellflüssigkeit des Gewebes in hohe Schwingungen versetzt. Von der Elektrode des Geräts **(Abb. 12.10)** gehen bis zu zwei Millionen Schwingungen pro Sekunde aus.

Durch das Spannungsgefälle zwischen Elektrode und Haut entsteht ein schwacher Lichtbogen (Blitz), der das Warzengewebe nur oberflächlich zerstört und eine Schorfbildung verursacht. Die Entstehung des Schorfs ist abhängig von der Leistung des Geräts.

Die Fulguration wird jeweils in Abständen von vier bis acht Tagen wiederholt.

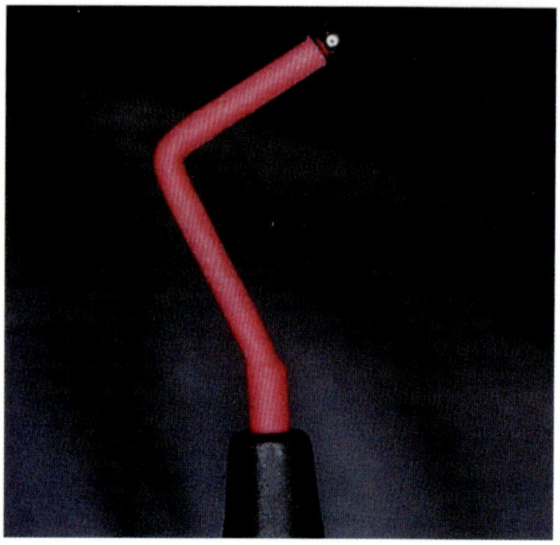

Abb. 12.10: Elektrode zur Fulguration mittels Hochfrequenz.

Verhornungen müssen vorher entfernt werden.

Als hauptsächliche Wirkungskomponenten für den Hochfrequenzeinsatz stehen:

- die leichte Durchblutungs- und damit Abwehrsteigerung durch Erwärmung des Gewebes, indem die Zellen die hohen Schwingungen absorbieren;
- die begrenzte, oberflächliche Zerstörung des Gewebes durch den Lichtbogen (= Fulguration).

Bei den sehr kurzen Entladungen entsteht auch UV-Strahlung (ultraviolette Strahlung). Sie wirkt epithelisierend und leicht bakterizid.

Kontraindikationen (Gegenanzeigen) bestehen für die Hochfrequenzanwendung bei Implantaten (wie künstlichem Hüft-, Kniegelenk etc.) oder einem Herzschrittmacher. Zum einen können sich schmerzhafte Aufladungen (bei Implantaten), zum anderen Funktionsbeeinträchtigungen (wie z. B. beim Herzschrittmacher) ergeben. Zur Warzenbehandlung sind Hochfrequenzgeräte geeignet, die amtlich zugelassen sind, wie z. B. das ServotomeTM Expert System (Fa. Satelec,

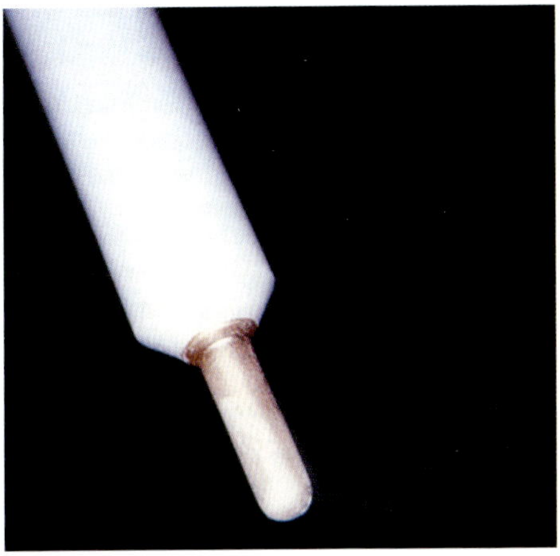

Abb. 12.11: Sonde des Biokry®-Kryotherapiegeräts.

Mettmann bei Düsseldorf) und welche die für die Gewebszerstörung notwendige Leistung erbringen.

Kryotherapie

Zur Kryotherapie (Kältebehandlung) werden verflüssigte Gase benutzt. Sie sind in besonderen Stahlflaschen unter hohem Druck abgefüllt. Durch plötzliche Entspannung der Gase (Verdampfen der Gase) können sehr tiefe Temperaturen erzeugt werden. Die erzeugte Kälte ist je nach Gasart unterschiedlich.

Verdampfungstemperaturen einiger in der Kryotherapie häufig benutzter Gasarten:

- Kohlendioxid (CO2) bis -76 °C Kälte,
- Stickstoff (N_2) bis -196 °C Kälte,
- Lachgas, synonym Stickoxidul, (N_2O) bis -95 °C Kälte.

Der Zeitfaktor spielt für die Unterkühlung des Gewebes mit diesen Gasen eine entscheidende Rolle. Der Kontakt mit der Haut dauert deshalb nur Minuten bzw. Sekunden.

Es gibt zwei Verfahren in der Kryotherapie, die zur Warzenentfernung herangezogen werden können.

1. Die Anwendung des durch die Entspannung des Gases Stickstoff entstehenden *Schnees* mittels spezieller Sonde direkt auf die Haut.
   Diese Behandlungsmethode benötigt viel Erfahrung, da allgemein in der Kryotherapie die Temperatur von -20 °C auf dem Warzengewebe nicht unterschritten werden darf, um Nekrosen zu verhindern. Der Stickstoff mit seiner sehr niedrigen Verdampfungstemperatur ist in diesem Fall kein ungefährlicher Kältelieferant.
2. Die Entspannung des Gases Stickoxidul innerhalb der Sonde **(Abb. 12.11)**. Hier kommt das Gas mit der Haut selbst nicht in Berührung. Mittels eines Kontaktgels wird die Kälte von der Sonde auf einen eng begrenzten Hautbezirk abgegeben (Biokry®-Verfahren). Das Biokry®-System verfügt über verschiedene Sondendurchmesser, die je nach Warzengröße eingesetzt werden können.
   Die gesamte Apparatur, weißer Flaschenüberzug, weißer Druckmesser (Manometer) und weißer Pistolengriff für die Aufnahme der Sonde, ist ansprechend und hygienisch. Für diese Gasart sind besondere Flaschengrößen mit zehn Liter Inhalt (7,5 kg) erhältlich.
   Zum Biokry®-System gehört ein auf diese Flaschengröße abgestimmter fahrbarer Flaschenständer, der die Einheit ortsbeweglich macht.

Für den Mechanismus der Gewebszerstörung durch Kälte sind mehrere Phasen vorstellbar:

- Die niedrigen Temperaturen lassen die Zellflüssigkeit gefrieren. Dadurch dehnt sich das Wasser in der Zelle aus, die Zellwand bricht und führt zur Zerstörung der Zelle.

- Durch die Einwirkung von Kälte (die in der Hautreaktion der Hitzewirkung gleichzusetzen ist) fallen bestimmte Globuline (Kryoglobuline) aus. Das Zelleiweiß hat sich so verändert, dass die Lebensbedingungen der Zelle zerstört sind. Infolge der gestörten Mikrozirkulation im Bereich des gefrorenen Gewebes fehlt die Sauerstoffversorgung. Die Zelle kann den Stoffwechsel nicht aufrechterhalten und stirbt ab.
- Das Gewebe antwortet auf die abgestorbenen Zellen mit einer Entzündungsreaktion, womit auch eine Antikörperreaktion gegen das Virus einsetzt.

Narben entstehen bei der Biokry®-Behandlung sehr selten.

Das Behandlungsintervall liegt bei acht Tagen. Verhornungen über der Warze müssen im gleichen Zeitraum immer wieder entfernt werden.

Röntgentherapie

Zahlreiche Mediziner haben sich mit dieser umstrittenen Behandlungsart auseinandergesetzt. Röntgenstrahlen gehören zu dem kurzwelligen Strahlenspektrum, welches ab einer bestimmten Dosis dauerhafte Zeltschädigungen hervorruft. Da das Warzenvirus (HPV) röntgenstrahlenresistent ist, sind auch hier, selbst mit hohen Dosierungen, keine sicheren Heilungserfolge zu erwarten.

Die Röntgentherapie gilt heute allgemein als nicht mehr empfehlenswert (obsolet), da die Gefahr von Dauerschädigungen besteht.

Zitat: *Röntgenstrahlen sind in der Wirkung unzuverlässig, in den Nebenwirkungen zuverlässig* (Schürmann, 1966).

12.8.6 Die Homöopathie

Nach den Grundsätzen der Naturheilkunde gilt, dass gutartige (benigne) Wucherungen auch eine gutartige Therapie erfordern.

In der Homöopathie werden u. a. pflanzliche Stoffe, wie z. B. Thuja (Lebensbaum) in unterschiedlichen Potenzierungen eingenommen oder in Verbindung mit der Urtinktur auch lokal (äußerlich) eingesetzt. Die Immunität des Körpers kann mit pflanzlichen Präparaten, z. B. mit Auszügen aus Echinacea angustifolia oder Esberitox®, toxi-loges®, Metavirulent® gesteigert werden.

Homöopathische Warzentherapien berücksichtigen die unterschiedliche Konstitution des Menschen und sind in der Regel keine Sofortheilmittel. Ihre Empfehlung setzt die notwendige Sachkenntnis eines Heilpraktikers oder homöopathischen Facharztes voraus.

12.8.7 Chemische (synthetisierte) Zytostatika

Am bekanntesten ist das in der Krebstherapie verwendete 5-Fluoruracil. Es ist auch Bestandteil des verschreibungspflichtigen Medikaments Verrumal®, welches gegen Warzen (Verrucae) empfohlen wird.

Das Zytostatikum blockiert die DNS-Synthese (den Aufbau der Gensubstanz in der Zelle). Dem Virus ist damit die Lebensgrundlage, der intakte Zellstoffwechsel, entzogen. Wenn lediglich begrenzte Hautbezirke behandelt werden, soll das Mittel kaum Nebenwirkungen haben.

12.8.8 Chirurgische Methoden

Vollständige Exzision

Das vollständige Herausschneiden der Warze schafft Narbenbildungen, die sich an der Fußsohle und anderen stressbelasteten Zonen des Fußes besonders negativ auswirken. Verhornungen an diesen Stellen können mehr Beschwerden verursachen, als die Warze selbst.

Ausschneiden mit dem scharfen Löffel
Mit dieser Methode sind Narbenbildungen nicht häufig, dafür aber die Neigung zu Rezidiven vorhanden. Falls an der gleichen Stelle wieder Warzen auftreten, breiten sich oft mehrere Warzen aus.

12.9 Der Behandlungserfolg

Die Warze ist entfernt, wenn die Papillenstruktur des behandelten Gewebes mit der Papillenstruktur der unbehandelten Hautumgebung übereinstimmt. Die Stelle weist danach keine hypertrophierten Gewebsbereiche mehr auf und ist als *glatt* zu bezeichnen.

12.9.1 Die Rezidivneigung

Für alle Warzenarten besteht die Möglichkeit der Neubildung. Dies ist unabhängig von der gewählten Therapieart. Es sind bislang nur Symptombehandlungen möglich, d. h. Therapieformen, die die Ursache der Hautveränderung nicht beseitigen können. Die körpereigene Immunität ist für den Heilungserfolg entscheidend.

Literatur

- Original Dermavac nach Dr. med. Huget, Maurer Medizintechnik, Langenau-Göttingen (1991)
- Warzenentfernung mit eiskalter Methodik/-Biokry – Medizinisches Vereisungsgerät, Vertrieb: Hellmut Ruck GmbH, Schömberg (1990)
- C. Boninsegni: Warzen, ihre Entstehung und ihre Therapie, Kosmetika, Heft 5, S. 101 - 104, (1977)
- Ingrid Menzel, Zentrum für Dermotologie und Venerologie, Frankfurt/Main: Warzen, die crux medicorum, Zeitschrift für Allgemeinmedizin /ZFA, Heft 6, (1977)
- Schürmann/Greither/Hornstein: Erkrankungen der Mundschleimhaut und der Lippen, Verlag Urban und Schwarzenberg München. 3. Aufl., (1966)
- Elke-Ingrid Grußendorf-Conen: Warzen beim Menschen, RWTH-Aachen, Med. Mo. Pharm., Heft 6 (1986)
- D. Lämmer/Th. Rogge: Hautvirosen in der täglichen Praxis, Zentrum für Dermatologie und Venerologie, Frankfurt/Main, Zeitschrift für Allgemeinmedizin (6/77)
- H. Brandis/J. Otte: Lehrbuch der Medizinischen Mikrobiologie, G. Fischer Verlag, Stuttgart; 5. Aufl, (1984)
- W. A. Thomson, London: Heilpflanzen und ihre Kräfte, Lingen Verlag Köln; (1978)
- E. Wiesmann: Medizinische Mikrobiologie, Georg Thieme Verlag, Stuttgart (1971)

13

Die medikamentöse Versorgung des Fußes

Die Frage, ob eine Wundversorgung überhaupt notwendig ist, kann nicht pauschal beurteilt werden. Die Lokalisation (Ort) der Wunde spielt dabei eine entscheidende Rolle. Bei einer Verletzung an den Körperstellen, die geblutet haben und an denen die Luft für eine schnelle Schorfbildung auf der Wundfläche sorgt, kann meist auf eine Versorgung verzichtet werden. Die oberflächige Verletzung eines gesunden Menschen heilt an der Luft am besten. An den Bereichen des Körpers aber, die überwiegend einem feucht-warmen Milieu ausgesetzt sind, besteht eine Gefährdung durch Infektion der Wunde. Sie würde die Heilung behindern oder bei entsprechender Prädisposition unmöglich machen. Inwieweit sich die Infektion ausbreiten und in der Folge weiteres Gewebe zerstören kann, hängt von der Konstitution, der gesundheitlichen Verfassung, des Betroffenen ab. Wenn der Organismus die Erreger auf der Wunde abwehren kann, ist die Gefahr der Infektion gebannt. Für einen abwehrgeschwächten Körper, z. B. bedingt durch Stoffwechselstörungen, sinkt die Möglichkeit, mit der Infektion fertig zu werden. Es sind dann Maßnahmen notwendig, die eine Ausbreitung der Mikroorganismen (z. B. Bakterien und Pilze) verhindern.

Eine Problemzone des Körpers, die ein nahezu konstant feucht-warmes Milieu aufweist, ist der Fuß im Schuh. Er schafft geradezu ideale Voraussetzungen für das Wachstum von Mikroorganismen und damit Infektionen. Die Abdunstungsmöglichkeit für Wundsekrete, wie sie an der unbedeckten Hautoberfläche möglich wäre, ist am Fuß nicht möglich. Bei einer länger bestehenden Hyperhidrosis des Fußes kommt hinzu, dass die Alkalisierung der Haut die Bereitschaft für Infekte fördert.

Die Abwehrbereitschaft des Fußes gegenüber Infektionen ist grundsätzlich geringer, weil dieser Bereich des Körpers am weitesten von der Pumpleistung des Herzens entfernt liegt. Dies kann sich besonders für ältere Patienten nachteilig auswirken, weil meist eine schlechtere arterielle Blutversorgung (Arteriopathie) der unteren Extremitäten vorliegt.

Durch die besondere Situation des Fußes ist es deshalb empfehlenswert, vorsorglich die Gefahr einer Infektion der Wundfläche durch desinfizierende Maßnahmen zu vermeiden – auch wenn der Patient keine Risiken aufweist.

13.1 Die verletzte Haut

Bei Verletzungen der Haut handelt es sich immer um Schädigungen ihrer Zellverbände. Je nach Art der Verletzung ist dabei der Substanzverlust des Gewebes mehr oder weniger groß. Die Ursache liegt entweder an einer mechanischen, thermischen, chemischen oder traumatischen Schädigung. Die Bezeichnung Wunde (lat.: *Vulnus*) ist in der gleichen Bedeutung wie die Verletzung zu verwenden.

13.1.1 Die Wundheilung

Die Vorgänge, die zu einer normalen, nicht gestörten Wundheilung führen, kann in mehrere Phasen unterteilt werden:

1. Es kommt zu einer Einblutung und Absonderung von Blutbestandteilen. Sie füllen den Gewebsdefekt auf. Die danach einsetzende Blutgerinnung führt zur Bildung des Wundschorfs. Die Blutgefäße in dem Wundbereich ziehen sich zusammen (adstringieren). Der Wundschorf bildet eine Schutzschicht, die die Wunde vor Austrocknung und Infektion bewahrt. Die ausgeglichene Feuchtigkeit im Wundgebiet kann weitere Zellreaktionen, wie

z. B. die Ausschüttung von Histaminen und enzymatische Stoffe zur Proteolyse (Abbau von Eiweißkörpern) freisetzen.
2. Weiße Blutkörperchen wandern in den Hautdefekt ein, um abgestorbenes Gewebe, Zelltrümmer und Bakterien zu phagozytieren, d. h. aufzunehmen und unschädlich zu machen. Durch die Azidose (Anstieg des Säurepotenzials) werden die Gefäße abgedichtet und das Fibringerüst aufgelöst. Es bildet sich Granulationsgewebe, in das Blutgefäße einwandern. Das Granulationsgewebe ist leicht verletzlich und blutet schnell.
3. Es beginnt eine hohe mitotische Aktivität. Durch Einsprossung neuer Kapillaren steigt die Sauerstoffkonzentration (O_2) im Gewebe an. Die Säurekonzentration (Gewebsazidose) des Gewebes nimmt ab.
   Es kommt zur Auffüllung des Defekts mit neuem Bindegewebe. Die Kollagensynthese nimmt stark zu. Die Wundränder ziehen sich zusammen, wobei randständige Basalzellen zum Zentrum der Wunde wandern.
   Voraussetzung für die Regeneration der Epidermis ist die Neubildung der zerstörten Basalmembran. Die Wanderung der Epithelzellen ist nur dann möglich, wenn der Wundgrund von gut befeuchtetem und durchblutetem Granulationsgewebe aufgefüllt worden ist.
   Der Gewebsdefekt ist in der Regel nach einer Woche geschlossen.

Bei weit auseinanderliegenden Wundrändern kommt es ab dem achten Tag der Wundheilung zur Narbenbildung. Die Umbauphase des Gewebes mit Quervernetzungen der kollagenen Fasern kann bis zu drei Monate oder länger dauern. Diese Vernetzungen dienen dazu, das Gewebe reißfester zu machen. Die Rötung des vormals verletzten Gewebes deutet auf diese Reparationsphase hin.

Formen der Wundheilung

Man unterscheidet zwei Formen der Wundheilung.

Die **primäre Wundheilung** ist möglich, wenn nur wenig Bindegewebe neu gebildet werden muss. Die Wundränder liegen dann eng beieinander, sodass die Epithelisierung mit wenig neugebildetem Granulationsgewebe schnell einsetzen kann. Diese Heilungsform ist möglich bei minimalen Verletzungen oder chirurgischen Schnittwunden, die mit einer Naht verbunden werden. Heilungsdauer: vier bis sechs Tage.

Von **sekundärer Wundheilung** spricht man, wenn das Gewebe durch weit auseinanderliegende Wundränder mit Granulationsgewebe aufgefüllt und durch

1. Exsudative Phase:	provisorischer Wundverschluss durch Blutbestandteile und Fibrinausfällung (Krustenbildung).
2. Resorptive Phase:	Einwanderung von Leukozyten, Histiozyten. Autolytische und fermentative Vorgänge zur Beseitigung des avitalen Gewebes.
3. Proliferative Phase:	Einwanderung von Fibroblasten, Gefäßproliferation und Neubildung von Kapillaren und Gewebe.
4. Reparative Phase:	Kollagenbildung (Zunahme der Reißfestigkeit), Epithelisierung, Narbenbildung.

Tab. 13.1: Übersicht der Vorgänge bei der Wundheilung.

Epithelisation langsam geschlossen wird. Diese Form kommt bei Quetschwunden, tiefen Hauteinrissen, verschiedenen Ulcera (Malum perforans, Ulcus cruris) und entzündeten Clavi vor. Heilungsdauer: Wochen bis Monate.

Störungen der Wundheilung

Die Abheilung einer Verletzung kann durch äußere Einflüsse oder Krankheiten stark verzögert werden. Zu den äußeren Einflüssen zählen hauptsächlich physikalische Reizungen der Wundfläche. Durch den Bewegungsablauf des Fußes stören Druck-, Reibungs-, Zug- oder Scherkräfte den Heilungsverlauf, indem sie den neugebildeten Zellverbund beschädigen oder auseinanderreißen. Eine Wunde am Fuß muss vor diesen Reizen durch eine Druckentlastung unbedingt geschützt werden.

Nach einem Verbandwechsel darf die Wundauflage nicht abgerissen werden, wenn Sekrete damit verklebt sind. Die Wundkruste muss vorher mit 3 %iger Wasserstoffperoxid-Lösung (nur bei *Nicht*-Risikopatienten) oder einer sterilen Ringerlösung erweicht und danach die Wundauflage vorsichtig abgenommen werden. Nach Möglichkeit ist ein Verkleben der Wunde mit dem Verband zu verhindern. Dazu eignen sich inerte (keine Wechselwirkung mit zusätzlich verwendeten Medikamenten) Salbengazen (Adaptic®, Oleo-Tüll®, Branolind®), die über die Verletzung gelegt werden.

In die Wunde gelangte Fremdkörper sind, wenn möglich, mechanisch zu entfernen. Zu Fremdkörpern zählen eingewachsene Nagelteile, Hornhautreste oder auch beerenförmige Einlagerungen (Infiltrate).

Die Abdeckung einer Verletzung mit Verbandstoffen hat nicht allein den Zweck, die Wunde vor Mikroben zu schützen. Für die Zellproliferation ist die Erhaltung der Wundtemperatur von 37 °C notwendig, wenn die Zellteilungsrate nicht verlangsamt werden soll. Ein zu häufiger Verbandwechsel wirkt sich nicht allein darin nachteilig aus, sondern auch auf das veränderte Feuchtigkeitsmilieu der Wunde. Mit jedem Verbandwechsel wird meist auch ein Medikament aufgetragen, das die Heilung unterstützen soll. Die Zubereitungsformen dieser Medikamente enthalten meist Wasser (wie z. B. Salben, Tinkturen etc.), sodass in Verbindung mit den serösen Absonderungen der Wunde leicht Mazerationen des umliegenden Gewebes entstehen können, wenn Salben zu dick aufgetragen werden. Dieser Effekt wirkt sich zusätzlich verschlimmernd aus, wenn die Verbandmaterialien luftundurchlässig sind.

In manchen Fällen wird diese Situation durch feuchte Füße (Hyperhidrosis bzw. Bromhidrosis) noch gefördert.

Wenn keine Heilungsverzögerung des Gewebes (wie z. B. bei Risikopatienten) vorliegt, sollte eine Verletzung, die als kontaminiert zu betrachten ist, mit entsprechenden Lösungen (3 %ige Wasserstoffperoxid-Lösung, 70 %igen Isopropylalkohol) ausgespült werden, um die heilungsfördernde Wirkung des Medikaments nicht zu beeinträchtigen. Wenn danach Salben/Cremes auf das Gebiet aufgetragen werden, ist es in jedem Fall anzuraten, mit Rücksicht auf das Feuchtigkeitsmilieu, diese Lösungen erst abdunsten zu lassen.

In Unkenntnis der Zusammensetzung mancher Inhaltsstoffe werden aggressive Desinfektionsmittel eingesetzt, die die Abheilung mancher Verletzungen stark verzögern können. Dies trifft besonders bei neuropathisch bzw. angiopathisch beeinträchtigten Wundheilungen zu. Wenn desinfizierend wirkende Substanzen benutzt werden, die einen Eiweißfehler (Stoffe, die in Gegenwart von Eiweiß unwirksam werden) besitzen, kann man deren Wirkung eher am Wundrand als im Wundgebiet selbst erwarten.

Wenn die Verletzung häufig den genannten Störfaktoren ohne zwingende Notwendigkeit ausgesetzt ist, spricht man auch von nicht eingehaltener Wundruhe. Falls es die Indikation einer Heilmaßnahme erlaubt, sollte man den Verband nur einmal täglich wechseln. Wirkstoffe eines Externums können nach spätestens 24 Stunden erschöpft sein und müssen erneuert werden.

Eine häufigere Versorgung der Wunde innerhalb von Stunden ist in solchen Fällen notwendig, bei denen der Verband durch starke seröse Absonderung der Verletzung schnell durchnässt ist. Die Wundruhe einzuhalten wäre in solchen Fällen zweitrangig, weil die Mazeration der Wundränder unbedingt zu vermeiden ist.

Die Inhaltsstoffe sowie die Grundlagen der Salben unterliegen einer begrenzten Haltbarkeit. Das Haltbarkeitsdatum eines Externums darf in keinem Fall überschritten werden. Es ist darüber hinaus darauf zu achten, dass zur Entnahme einer Salbe ein desinfizierter, besser sterilisierter, Spatel benutzt wird. Die Verunreinigung der Salbe mit Mikroorganismen bedingt nicht nur deren Verderb, sondern verursacht auch eine zusätzliche Infektionsmöglichkeit des Behandlungsgebiets.

Kontaminierte sowie unsterile Wundabdeckungen sind oft Ursache der überlagerten Infektion von Verletzungen. Eine überlagerte Infektion bedeutet, dass zu dem ursprünglichen Infekt ein weiterer hinzugekommen ist. Sie bleiben für eine gewisse Zeit unerkannt, weil man der immer erfolgreich angewandten Arzneispezialität den Wirkungsverlust nicht zugestehen will.

Für eine infizierte Wunde ist es deshalb notwendig, den Erreger festzustellen. Anschließend muss geklärt werden, ob der Wirkstoff des Externums gegen den erkannten Erreger wirksam ist. Durch Kontamination (Verunreinigung) der Wunde ist die größte Gefahr für die Beeinträchtigung der Wundheilung gegeben. Zu den häufigsten bakteriellen Infektionen am Fuß kommt es durch Streptokokken und Staphylokokken, die die roten Blutkörperchen verstärkt abbauen (hämolysieren). Durch die Toxizität der Bakterienzellwand nimmt außerdem der Gewebszerfall stark zu (H. Brandis/H. J. Otte, Lehrbuch der Medizinischen Mikrobiologie, 5. Auflage, S. 371 – 372).

Die zerstörten, nicht abgebauten Zellen fördern zusätzlich die Ausbreitung und Vermehrung des Erregers. Die Infektion führt immer dann zu Komplikationen, wenn die Abwehrkapazität des Gewebes überschritten ist. Je höher die Keimbesiedlung, desto größer ist die Gefahr einer Infektion.

Infizierte Wunden gehören unbedingt in die Behandlung/Aufsicht des Arztes.

Stoffwechselerkrankungen des Körpers, die zu Ablagerungen in den arteriellen Gefäßen (Arteriopathie) führen, schwächen die Abwehr des Gewebes gegenüber Mikroorganismen (Bakterien etc.). Hierdurch wächst das Risiko einer Infektion.

Bei diesen Risikopatienten sollte von vornherein durch die Beachtung der Hygienevorschriften eine Infektionsmöglichkeit durch die Behandlung ausgeschlossen sein.

Abhängig von den Störungen der Wundheilung ist bei Diabetikern, die unter Arteriopathie/Neuropathie leiden, u. a. die Stoffwechseleinstellung. Heilungsverzögerungen, die durch eine schlechte Einstellung des Blutzuckers bedingt sind, machen eine Aufklärung des Patienten

Endogen (systemisch)	**Exogen** (lokal)
Stoffwechselerkrankungen	Wundgröße
Anämie	Gewebsverlust
Eiweißmangel	Lokalisation
arterielle Durchblutungsstörungen (Arteriopathie)	Infektion
venöse Rückflussstörungen	physikalische Einflüsse
Innervationsstörungen	Fremdkörper/Kontamination
	Medikamente
	Fehlende Wundruhe
	Ungeeignete Wundabdeckung

Tab. 13.2: Übersicht der Ursachen verzögerter Wundheilung.

über die Folgen seiner Nachlässigkeit unbedingt notwendig. Schulungen zur richtigen Blutzuckereinstellung werden von Ärzten, Krankenkassen, Diabeteskliniken und Selbsthilfegruppen durchgeführt.

Starke Hornhautbildung, die den Rand eines Wundgebiets überwuchern kann, z. B. bei einem neuropathisch bedingtem Malum perforans, bildet Taschen, in denen die Feuchtigkeit der Wunde nicht abdunsten kann. Die Folge sind Mazerationen der Wundränder. Ebenso kann wucherndes Granulationsgewebe (Caro luxurians) eine Heilungsverzögerung bewirken, weil die intensive seröse Absonderung dieses Gewebes den Wundrand zu sehr durchfeuchtet.

UV-Strahlen fördern, in geringer Dosis angewandt, die Wundheilung. Eine Überdosis der Strahlen ist in der Lage, die Wundheilung durch Verbrennung der Haut extrem zu stören.

Chemische Stoffe, wie z. B. Säuren oder Laugen, vernichten Zellen, die zum Wundschluss benötigt werden. Die Abheilung behindern besonders Laugen, da sie tiefer in das Gewebe eindringen können und dabei das Zelleiweiß irreparabel verändern. Allergische Reaktionen auf bestimmte Substanzen, die zur Wundbehandlung dienen, sind häufig und verursachen Entzündungen des Gewebes. Diese Reaktionen können von jedem Stoff hervorgerufen werden und heilungsverzögernde Auswirkungen zeigen.

Durch Rückflussstörungen des venösen Bluts (Venopathie) kann es zu Heilungsverzögerungen bei einem Ulcus cruris kommen. Ödembildungen am Bein durch lymphatische Stauungen wirken sich ebenfalls verzögernd auf die Wundheilung aus.

13.2 Wundarten

In der Fußbehandlung kommen verschiedene Wundarten vor. Sie können durch Fremdkörper, Fehlbelastungen des Fußes, unsachgemäßes Schuhwerk, Eigenverletzung oder Verletzung während der Behandlung entstanden sein. Stark verhornende Hautläsionen (z. B. Malum perforans), wie sie bei Neuropathie vorliegen können, überweist in den überwiegenden Fällen der Arzt zur Mitbehandlung an den dafür qualifizierten medizinischen Fußpfleger (Podologen) durch eine Verordnung (Rezept). Bei Patienten ohne ärztliche Überweisung muss die Wundfläche so erstversorgt werden, dass die anschließende Untersuchung durch den Arzt nicht behindert wird. Da es sich in solchen Fällen meist um Systemerkrankungen handelt, muss der Patient den Arzt aufsuchen, um die Wundheilung durch begleitende Therapien zu beschleunigen und zu ermöglichen.

13.2.1 Die Rötung nach der Behandlung

Unter Rötung verstehe ich in diesem Zusammenhang die Färbung der Haut, wie sie nach dem Abtragen der untersten Hornschichten entstehen kann. Es ist kaum noch eine Schutzschicht vorhanden, die das Eindringen von Fremdkörpern verhindern kann. Die Belastung einer geröteten Hautfläche im Bereich der Fußsohle ist dem Patienten ohne Beschwerden kaum möglich. An diesen Stellen muss ein Reibungsschutz dafür sorgen, dass weiteren Verletzungen vorgebeugt und das unangenehme Brennen an der behandelten Stelle während des Gehens behoben wird. Der Reibungsschutz liegt vollflächig über dem zu schützenden Bereich. Er besteht entweder aus einem besonders beschichteten angerauten Baumwollgewebe mit Zinkoxid-Kautschuk-Masse (Fleecy-Web, Moleskin etc.) oder einem Wundschnellverband. Im Nagelfalz empfehlen sich wegen der *Taschenbildung* Vliestamponaden mit desinfizierenden Salben oder Tinkturen, um Infektionen zu vermeiden. In dem zu erwartenden feuchten Milieu des Falzes ist die Haut relativ ungeschützt und ideale Brutstätte für Mikroorganismen.

13.2.2 Mazerationen

Mazerationen können in allen intertriginösen Bereichen des Fußes entstehen, die eine Abdunstung der Haut wenig zulassen. Sie entstehen hauptsächlich zwischen oder unter den Zehen, wenn entsprechende Deformitäten vorliegen (Hammerzehen, Krallenzehen, Luxationen der Zehen etc.). Wesentlich für die Behandlung ist eine vorbeugende antimykotische Therapie, wenn möglich mit Behebung der Ursache. Bei geringfügigen Deformitäten genügt es, zwischen die Berührungsflächen der Haut einen achtlagigen Verbandmull aus Baumwolle zu legen, um die Feuchtigkeit im Zehenzwischenraum abdunsten lassen zu können. Mischfasergewebe ist zu vermeiden. Der Streifen aus achtlagigem Verbandmull ist täglich zu wechseln. Auch Puder zwischen/unter den Zehen ist geeignet. Ohne Behebung der Ursache ist nur eine symptomatische Therapie möglich, d. h. es muss immer mit Rezidiven gerechnet werden.

Mazerationen zwischen den Zehen sind oft Entstehungsorte für Dermatomykosen.

13.2.3 Schnittwunden

Zu den Schnittwunden zählen alle Verletzungen, die durch schneidende Instrumente wie das Skalpell entstanden sind. Die Wundränder sind glatt und liegen sehr schnell wieder an, sodass eine primäre Abheilung gegeben ist. Durch die starke Blutung der Wunde muss am Fuß unbedingt hämostiptisch versorgt werden. Wenn der Fuß herabhängt und wieder belastet wird, setzt sehr schnell die zuvor als gestillt betrachtete Blutung wieder ein. Die gleichen Bedingungen gelten auch für den oberflächlichen Substanzverlust der Haut, bei dem die Epidermis über die Verhornungszone hinaus abgeschnitten wurde. Diese Wundarten heilen sehr viel langsamer, wenn das Stratum basale verletzt ist.

Wenn eine starke Blutung eingesetzt hat, kann bei desinfiziertem/sterilem Instrumentarium davon ausgegangen werden, dass keine Kontamination der Wunde zu erwarten ist. Bei dem feucht-warmen Milieu des Fußes muss der Patient trotzdem nach 24 Stunden den Verband erneuern lassen. Während dieser Zeit hat sich bei trockener Versorgung der Verletzung in der Regel Schorf gebildet. Er darf nicht entfernt werden. Eine Wundauflage aus Verbandmull (100 % Baumwolle) ist zum mechanischen Schutz am Fuß unbedingt erforderlich. Schorf reißt durch Bewegung.

13.2.4 Rhagaden

Feuchte Rhagaden

Sie entstehen zwischen oder unter den Zehen als Folge der mazerierten Haut. Die Einrisse sind glatt, wodurch die Heilung relativ schnell einsetzt, wenn der Abstand der Zehen durch Baumwollgaze vergrößert und – wenn möglich – die Ursache des Feuchtraums beseitigt wird. Antimykotisch wirkende Externa sind als zusätzliche Therapie notwendig.

Trockene Rhagaden

Trockene Rhagaden bilden sich durch den Elastizitätsverlust der Haut. Sie entstehen meist an der Ferse des Fußes, wo sich starke Verhornungen (Callositas) gebildet haben. Es entsteht ein glatter, meist nicht blutender Einriss. Durch die Rissbildung kommt es zur Taschenbildung. Eine schnelle Abheilung wird erreicht, wenn man nach dem Abtragen der Verhornungen eine desinfizierende Salbe aufträgt und mit einem Verband abdeckt. Der Riss schließt sich meist innerhalb von drei bis vier Tagen.

13.2.5 Blasen

Es bestehen unterschiedliche Ansichten darüber, ob eine Blase geöffnet werden oder geschlossen bleiben muss. Eine nicht schmerzende, intakte Blase sollte ungeöffnet bleiben und – wenn nötig – druckentlastet werden. Diese Maßnahme erspart eine Wundversorgung, weil Blasen intensiv nässen können.

Beschwerden, die eine Blase verursacht, erfordern manchmal eine Öffnung dieser Effloreszenz.

Vor der Maßnahme wird die betreffende Hautfläche desinfiziert und die Blase mit einem ebenfalls desinfizierten/sterilen Skalpell angeschnitten.

Nachdem man die Blasenflüssigkeit herausgedrückt hat, wird die Stelle anschließend mit sterilem Verbandmull abgedeckt und der Verband fixiert. Mit einer vorher über die Blasenfläche gelegten inerten Wundgaze lässt sich möglicherweise das Verkleben des Verbandstoffs mit nachträglichen serösen Absonderungen der Haut verhindern. Als Abdeckung eignen sich auch sehr gut die als *Blasenpflaster* angebotenen selbstklebenden Hydrocolloid-Verbände.

Wenn keine Infektion eintritt, sollte die Haut über einer geöffneten Blase belassen werden. Die Abheilung ist hierdurch schneller möglich.

Eine Druckentlastung kann zusätzliche Linderung der Beschwerden bringen.

13.2.6 Der entzündete Clavus

Bei einem entzündeten Clavus handelt es sich um eine aseptische Entzündungsreaktion der Haut. Je nach Art und Lage des Clavus kann es durch intensive seröse Absonderungen der Fistel zu einem Sekretstau kommen. Die Bereitschaft dazu besteht besonders bei dem Clavus durus über einer Bursitis oder dem entzündeten Clavus papillaris. In diesen Fällen kann eine kurzzeitig angbrachte Tamponade (Vlies, Mullbinde zur Tamponade) im Kanal der Fistel für den Sekretabfluss sorgen. Der anschließende Verband muss das Sekret aufnehmen können und luftdurchlässig sein. Ein entzündetes Clavus durus ohne weitere Komplikationen benötigt diese Maßnahme nicht, weil es in der Regel mit der entsprechenden Wundversorgung sehr schnell abheilt.

Um in jedem Fall einer Infektion vorzubeugen, sind bakterizid wirkende Salben angezeigt. Sie müssen auf den Wundbereich und die Wundumgebung dünn aufgetragen werden. Deckelbildungen durch zu reichlichen Salbenauftrag sind unbedingt zu vermeiden.

In den Fällen (z. B. entzündetes Clavus durus), bei denen man davon ausgehen kann, dass keine Kontamination vorliegt, ist es möglich, Externa auf pflanzlicher-, Vitamin-Basis oder austrocknend wirkende Dermatika um den Wundrand zu verstreichen. Diese Art der Salbenanwendung behindert nicht den serösen Abfluss. Sie setzt allerdings voraus, dass desinfiziertes/sterilisiertes Instrumentarium für die Behandlung eingesetzt wurde. Die Wiederbestellzeiten zur Kontrolle sollten für den Patienten bei allen Formen innerhalb 24 – 48 Stunden liegen.

13.2.7 Das wuchernde Granulationsgewebe (Caro luxurians)

Um die Wundheilungsphase zu verkürzen, muss die nässende Caro luxurians zerstört werden. Dazu benutzt man entweder schwache Säuren (Albothyl®), niedrige Konzentrationen starker Säuren oder sauer reagierende Salze. Auch physikalische Methoden, z. B. Fulguration mittels Hochfrequenz, sind dazu geeignet.

Falls sich durch Risiken des Patienten diese Mittel nicht einsetzen lassen, empfehlen sich austrocknend wirkende Externa (äußerlich anzuwendende Medikamente), die keine zerstörende Wirkung auf das umliegende Gewebe besitzen. Die anschließende Wundversorgung muss mit luftdurchlässigen Verbänden erfolgen.

13.2.8 Verletzungen der Haut durch Ätzmittel

Kurzer Kontakt mit Ätzmitteln kann mit viel Wasser von der Hautoberfläche abgespült werden. Als Zusatz nimmt man bei Säuren Seifenwasser, bei Laugen verdünnte Essigsäure. Bereits eingedrungene Ätzmittel lassen sich in tieferen Hautschichten oder Wundbereichen fast nicht mehr neutralisieren.

Verätzungen mit Säure sind weniger gefährlich als mit Lauge (siehe Kapitel 14.2).

Säuren bilden sehr schnell harte Schorfe und begrenzen sich durch Koagulation (Eiweißgerinnung) selbst. Eine Nachbehandlung mit vitaminhaltigen Salben, die die Zellproliferation anregen, kann eine Maßnahme der Ersten Hilfe sein.

Laugen dringen durch die Eigenschaft, wasserlösliche Eiweißverbindungen zu bilden, ungehindert tief in die Haut ein. Die Zerstörung des Gewebes ist sehr viel tiefer als bei Säuren. Die Alkalität der Laugen fördert Infektionen. Als Sofortmaßnahme gegen die Laugenverätzung kann mit 1 %iger Eisen-III-Chlorid ($FeCl_3$)-Lösung gespült werden, um die Schorfbildung anzuregen.

Wundverbände sind bei beiden Verätzungsformen notwendig.

13.2.9 Ulzera (Geschwüre)

Am Fuß ist eine Geschwürbildung ein tiefreichender Substanzverlust der Haut, bei dem die Ursache der Hautschädigung durch den Arzt abgeklärt sein muss. Nach dieser Diagnose kann der dafür qualifizierte medizinische Fußpfleger/Podologe in einigen Fällen durch eine Verordnung an der Behandlung des Ulcus mitarbeiten.

Ulcus cruris venosum

Die Wunde nässt stark und zeigt einen schmierigen Belag. Ein häufiger Verbandwechsel kann dadurch notwendig werden. Der Wundrand zeigt keine Verhornungen. Wesentlich für die Abheilung des Ulcus ist die Kompression durch Kurzzugbinden oder Kompressionsstrümpfe bzw. -hosen. Der medizinische Fußpfleger kann in der Praxis beim Anlegen der Kompressionsbinden helfen und damit die Anweisungen des Arztes an den Patienten unterstützen. Ein falsch angelegter Verband durch den Patienten muss korrigiert werden.

Arteriopathisch bedingtes Ulcus cruris

Eine Mithilfe bei der Versorgung dieses Ulcus durch den medizinischen Fußpfleger kommt in der Regel nicht in Betracht. Für die Abheilung sind in erster Linie Maßnahmen wie z. B. eine Bypassoperation oder Gefäßdilatation für die bessere Blutversorgung des Gewebes zu treffen.

Neuropathisches Ulkus (Malum perforans)

Die Hautverletzung, die das Ulcus entstehen lässt, bleibt meist längere Zeit unbemerkt und deshalb unbehandelt. Sie führt zu einem (durch Nervenleitstörung bedingtem) schmerzlosen, nässenden Gewebsdefekt. Über das Ulcus zieht sich eine Verhornung, die in der Mitte aufgebrochen ist. Durch die eingeschränkte Abdunstung der Wunde kommt es am Wundrand zur Mazeration und damit zur Vergrößerung der Wundfläche.

Um die Heilung zu fördern, muss die Hyperkeratose des gesamten betroffenen Hautbereichs zu Beginn regelmäßig mindestens einmal in der Woche abgetragen werden. Für diese Arbeit ist geeignetes Instrumentarium (wie z. B. das Skalpell und die Hautzange) erforderlich. Über die anschließend zu treffenden Maßnahmen zur Wundversorgung entscheidet der medizinische Fußpfleger nach Rücksprache mit dem Arzt.

Diabetisches Ulkus

Neuropathische sowie arteriopathische Ulzera können infolge von Spätkomplikationen bei Diabetikern auftreten (siehe *Theorie der medizinischen Fußbehandlung Band 2*). Die Behandlungsarten unterscheiden sich nicht von den bereits beschriebenen Ulzeraformen. Die Compliance (Bereitschaft zur Mitarbeit) der Patienten lässt zu wünschen übrig, weil in den meisten Fällen die Krankheit nicht angenommen wird.

13.3 Die Wundversorgung

Dermatika, alle Stoffe oder Zubereitungsformen zur Anwendung auf der Hautoberfläche, sind sehr spezifisch wirksam. Ihre Verwendung geschieht in der Wundversorgung zur Beschleunigung des Heilungsverlaufs einer Behandlung. Die Auswahl der Darreichungsform und deren Inhaltsstoffe nehmen auf den Heilungsverlauf entscheidend Einfluss. Die Wundversorgung, gleich welcher Art, kann nur die Heilung unterstützen. Die Reparaturleistung muss vom Organismus selbst ausgehen.

Der Einsatz der Medikamente zur Wundversorgung erfolgt in Form von chemisch (künstlich) hergestellten Produkten oder durch natürliche Mittel (Pflanzenauszüge etc.).

Die in diesem Zusammenhang oft benutzten Begriffe Allopathie und Homöopathie, die in der Heilkunde gern verwendet werden, bezeichnen:

- Allopathie: der Homöopathie entgegengesetztes Verfahren (*allo*/griech. = anders).
- Homöopathie: nach S. Hahnemann entwickeltes Heilverfahren, nach dem

Gleiches mit Gleichem geheilt werden soll. Hierzu benutzt man unterschiedliche Verdünnungen (Potenzen) von chemischen sowie natürlichen Stoffen, meist innerlich in Kombination mit Externa (äußerlich anzuwendenden Mitteln).

Im übertragenen Sinn kann man allopathische Mittel in die Schulmedizin, die homöopathischen in den Bereich der Naturheilverfahren einordnen.

Auf die externe (äußerlich angewendete) medikamentöse Versorgung in der Praxis lassen sich beide Begriffe in dieser Beschreibung nicht ohne Weiteres übertragen, weil sie hier innerliche Gaben von Medikamenten außer Acht lässt. Ich beschränke mich deshalb auf:

- Medikamente natürlichen Ursprungs (z. B. Pflanzenextrakte, tierische Öle, Vitamine),
- Medikamente, die aus chemischen Verbindungen künstlich hergestellt sind,
- Medikamente, die aus Stoffwechselprodukten (= Toxinen) von Mikroorganismen gewonnen werden (Toxine von Pilzen, Bakterien).

Für die Behandlung der Wunde ergibt sich das Problem nach einer Verletzung der Haut, eine geeignete Zubereitungsform für die Wundversorgung auszuwählen.

Mittel zur Wundbehandlung werden in unterschiedlichen Darreichungsformen angeboten. Die Entscheidung, ob eine Tinktur/Lösung, ein Gel, Puder, Umschlag, eine Creme, Salbe oder ein anderes Therapeutikum eingesetzt werden soll, hängt vom Aussehen und dem Zustand der Wundfläche ab.

13.3.1 Mechanismen einer Infektion

90 % aller Wundkomplikationen entstehen durch Infektionen, d. h., die Besiedlung einer Hautverletzung durch pathogene (krankmachende) Mikroorganismen (Kleinstlebewesen). Dabei kann die Besiedlung der Wunde entweder durch den Kontakt mit kontaminierten Gegenständen oder durch die sich ständig auf der Haut befindenden, an sich nicht krank machenden (apathogenen) Mikroorganismen geschehen sein (körpereigene Mikroflora). Bei einer gestörten Mikroflora brechen die Mikroorganismen in dem Augenblick aus dem sich gegenseitig *in Schach* haltenden mikrobiologischen Gleichgewicht aus, wenn das Milieu die Vermehrung bestimmter Spezies auf einer verletzten Haut begünstigt.

Ursachen, die zur Veränderung des mikrobiologischen Milieus führen:

- feucht-warmes Umfeld,
- Stoffwechselausscheidungen (z. B. Diabetiker = erhöhter Glukosegehalt auf der Haut),
- Umschlagen des Säuremantels der Haut zum alkalischen Wert (z. B. bei anhaltender Hyperhidrosis),
- Medikamente (z. B. Kortisone, Kontrazeptiva etc.).

Um eine Wunde/Verletzung vor einer Infektion zu schützen, müssen desinfizierte/keimfreie Behandlungsinstrumente und keimfreie (aseptische) Wundauflagen (Verbandmull) benutzt werden (z. B. Sterilkompressen). Die Wunde selbst wird mit desinfizierenden (antiseptischen) Mitteln behandelt, um eine Infektion von vornherein zu verhindern. Grundsätzlich ist eine völlige Keimfreiheit der Wundumgebung für längere Zeit nicht zu erreichen. Bei einer allgemeinen desinfizierenden Vorbehandlung der Hautoberfläche beginnt sich nach ca. 20 Minuten die mikrobielle Flora wieder aufzubauen.

Der Zeitraum für die neue Besiedlung mit Mikroben richtet sich nach der Wirkungsart und dem Depotvermögen des Antiseptikums.

13.3.2 Die medikamentöse Wundversorgung des Fußes

Die Auswahl eines Medikaments zur Wundversorgung richtet sich nach folgenden Gesichtspunkten:

- Blutungsneigung der Verletzung,
- Reparaturfähigkeit des Gewebes,
- antiseptischer Wirkungsgrad des Medikaments,
- Verfügbarkeit des Medikaments (Salbe, Paste, Tinktur etc.) für die Wunde,
- Einschränkungen der Wirkung des Medikaments,
- Allergieneigungen des Patienten gegen bestimmte Inhaltsstoffe bzw. Zubereitungsformen,
- Aggressivität der Inhaltsstoffe (z. B. Desinfektionsmittel) auf körpereigene Zellen.

Die erste Maßnahme für eine Wundversorgung ergibt sich aus dem Zustand der Wunde.

Wenn die Blutungsneigung einer Verletzung oder eines Hautdefekts am Fuß vordringlich gegeben ist, muss die Blutung zuerst gestillt werden.

Hämostyptika (Blutungsstillende Mittel)

Wie eine Blutstillung vorgenommen werden muss, entscheidet die Art der Verletzung und die eventuell vorhandene Grunderkrankung (Risiko) des Patienten. Wenn Medikamente eingenommen werden, welche die Gerinnungsneigung des Bluts herabsetzen (z. B. Marcumar®, Acetylsalicylsäure®), sind Hämostyptika, die die Gerinnungsfermente des Bluts aktivieren, auf einer Verletzung günstiger einzusetzen. In diesen Fällen dauert die Zeit der Blutgerinnung länger als bei Patienten, die keine blutgeringungshemmenden Mittel einnehmen.

Am Fuß ist eine Blutstillung auch vorsorglich angezeigt, da in vielen Fällen durch die Belastung des Fußes eine Nachblutung einsetzen kann. Durch die nahezu horizontale Auflage des Fußes während der Behandlung ist der hydrostatische Druck innerhalb der Gefäßwandungen nicht so hoch wie bei einem herunterhängenden oder aufgestellten Fuß.

Punktblutungen bei gesunden Menschen, die z. B. während der Behandlung eines Clavus neurovascularis oder Clavus neurofibrosus entstehen können, kommen schnell zum Stillstand. Die Blutungszeit beträgt in der Regel eine bis vier Minuten. Die Stillung der Blutung ist aber erst dann dauerhaft, wenn sich ein stabiles Blutgerinnsel gebildet hat und sich die beteiligten kleinen Gefäße zusammengezogen haben. Diese Reaktion kann selbsttätig einsetzen, sobald sich die an der Gerinnung beteiligten Blutplättchen an der Gefäßwand anheften. Dadurch werden Stoffe (Adrenalin, Serotonin) freigesetzt, die auf das Gefäß zusammenziehend wirken.

Bei den in der Fußbehandlung einsetzbaren Hämostyptika unterscheidet man zwischen Mitteln und Verfahren, die:

- Gerinnungsfermente aktivieren,
- Zelleiweiß koagulieren (zum Gerinnen bringen),
- die Viskosität (Fließeigenschaft) des extravaskulären (aus den Gefäßen ausgetretenen) Bluts verändern.

Mittel zur Aktivierung der Gerinnungsfermente
Diese Zubereitungsformen enthalten meist das Enzym Thrombokinase (Partialthromboplastin), welches aus tierischem Gewebe gewonnen wird. Je größer die Oberfläche der Trägersubstanz (z. B. Watte/Gaze), desto leichter lässt sich der Wirkstoff freisetzen.

Thrombokinase fördert die Entstehung von Thrombin, das eine wichtige Funktion bei der Blutgerinnung einnimmt. Thrombin unterstützt die Umwandlung des Fibrinogens in Fibrin, sodass sehr schnell ein stabiles Gerüst für das Blutgerinnsel entsteht.

Präparate mit dieser Wirkung sind z. B.: Clauden® Watte/Clauden®-Gaze. Clauden® enthält den iodhaltigen Wirkstoff Clioquinol.

Enzyme verlieren ihre Wirksamkeit, wenn sie mit Stoffen kombiniert werden, die sich mit dem angewendeten Enzym nicht vertragen.

Deshalb sollten vor Anwendung dieser Präparate nicht Mittel aufgetragen worden sein, die den blutstillenden Effekt des Enzyms beeinträchtigen könnten.

In ihrer Wirkung **nicht beeinträchtigt** werden die oben genannten enzymhaltigen Präparate durch eine 3 %ige H_2O_2-Lösung oder durch eine alkoholische Lösung.*

Die Wirkung von Clauden® wird nach unseren Erfahrungen z. B. durch Kombination mit AIbothyl® beeinträchtigt.

Zelleiweißkoagulierende Mittel und Verfahren*

Salze (sauer reagierend)

Silbernitrat gehört in der Fußbehandlung zu der bekanntesten Substanz, um Punktblutungen über hypertrophierten Papillen zum Stillstand zu bringen. Für Schnittwunden oder gar zur Wundversorgung ist es wegen der gewebszerstörenden Wirkung nicht geeignet. Der früher oft verwendete Silbernitratstift zur Stillung einer Punktblutung bei Patienten findet heute aufgrund einer Empfehlung des damaligen Bundesgesundheitsamtes (BGA) keine Verwendung mehr (Mitteilung durch das Robert Koch-Institut des BGA, Gesch.Z.: A Abl-6700-447/93, liegt dem Verfasser vor). Die Übertragung von Viruserkrankungen kann mit dem Stift nicht ausgeschlossen werden.

Eisen-III-Chlorid ($FeCl_3$), lat.: *Ferrum trichloratum*, ist als Lösung oder als Eisenchloridwatte erhältlich. Die Substanz besitzt, ähnlich wie Silbernitrat, adstringierende, koagulierende und antiseptische Eigenschaften. Durch die ätzende Wirkung des Mittels sollte die Lösung niemals stärker als 10 %tig und nur bei Punktblutungen über hypertrophierten Papillen verwendet werden.

Zur Blutstillung genügt ein mit der Lösung getränkter kleiner Zellstoff oder Wattebausch (Touchet), den man einige Minuten auf der Stelle belässt. Eisen-III-Chlorid kann starke Schmerzen verursachen und wirkt ausgesprochen härtend auf die Haut.

Es ist auch Bestandteil des blutstillenden Medikaments Thrombotuffon®.

Alaun [$KAl(SO_4)_2$] oder Kalium-Aluminium-Alaun, ein Doppelsalz der Schwefelsäure, besitzt adstringierende und koagulierende Eigenschaften. Punktblutungen lassen sich gut stillen. Alaun ist nur als Salz zu verwenden. Es können keine unterschiedlichen Lösungsmittel, wie bei Silbernitrat, ausgenutzt werden. Alaun ist unlöslich in Alkohol. In hohen Konzentrationen ist die Substanz stark ir-

* **Keine Anwendung bei Heilungsverzögerungen** des Gewebes.

ritierend und kann unter Umständen Nekrosen verursachen.

Der Alaunstift (z. B. Cutoline®) sollte, wie der Silbernitratstift, in der Praxis nicht für mehrere Patienten verwendet werden.

Säuren*

Säuren wie z. B. Milchsäure, chemische Formel: CH_3-CH(OH)-COOH oder Essigsäure, chemische Formel: CH_3COOH eignen sich auch in Verdünnungen nicht so gut zur Blutstillung wie sauer reagierende Salze. Die koagulierende Wirkung ist überdies groß, sodass Gewebe stark angegriffen wird.

Lösungen/Tinkturen

Es sind nur noch wenige Lösungen/Tinkturen erhältlich, die eine blutstillende Wirkung besitzen. Ein Grund hierfür kann an der leichten Ausschwemmbarkeit dieser Präparate liegen, wenn eine Punktblutung lebhafter ist. Ihre adstringierenden Eigenschaften reichen dann nicht aus, um die Blutung sicher zu stillen. Der Schwerpunkt konfektionierter Lösungen für die Wundbehandlung liegt heute überwiegend in der desinfizierenden Wirkung.

Als bekannteste Lösung mit adstringierender und damit blutstillender Eigenschaft gilt die

- 3 %ige Wasserstoffperoxid (H_2O_2)-Lösung*.

Die schwache koagulierende Wirkung 70 – 80 %iger alkoholischer Lösungen (Isopropanol oder Ethanol) kann eine Blutung nicht sicher stillen. Es kann durch die Verwendung einer alkoholischen Lösung die Blutung sogar wieder einsetzen, da Alkohol durchblutungsfördernd wirkt.

Albothyl®-flüssig enthält Policresulen. Die leicht koagulierende Wirkung dieses Mittels tritt nach etwa drei Minuten ein. Man verwendet Albothyl®-flüssig am besten in Verbindung mit einem Touchet, einem mit dem Wirkstoff getränkten Zellstoff- oder Wattebausch, der auf die Blutung gelegt und nach der Einwirkzeit wieder abgenommen wird.

Bevor man eine Wundabdeckung auf die Verletzung legt, müssen die Flüssigkeiten auf der Fläche getrocknet sein. Diese Maßnahme geschieht im Hinblick auf die besondere Situation des Fußes, um feucht-warme Räume zu vermeiden.

Als Tinkturen kommen in Frage:

- Focalex-Tinktur (iodhaltig),
- Vuldolen.

Hochfrequenz

Bei der in der Fußbehandlung verwendeten Hochfrequenz (2 Mio. Schwingungen/s) entsteht durch das hohe Spannungsgefälle zwischen Elektrode und Gewebe ein schwacher Lichtbogen (Blitz). Die Elektrode selbst erwärmt sich nicht. Innerhalb von Sekundenbruchteilen tritt eine Schorfbildung ein, die eine tiefere Gewebszerstörung verhindert. Blut wird durch die kurze Hitzeentwicklung sofort koaguliert. Diese Methode der Blutstillung setzt dem verletzten Gefäß lediglich einen Pfropf aus geronnenem Blut auf, ein Zusammenziehen der Gefäße unterbleibt. Deshalb sind bei stärkeren Punktblutungen am Fuß zur Sicherheit zusätzlich weitere Hämostyptika zu verwenden. Da der Schorf völlig inert ist – er geht mit anderen Stoffen keine Verbindung ein – kann man nachträglich jedes Medikament einsetzen. Grundsätzlich müssen die Medikamente im Anschluss an die Koagulation aufgetragen werden,

* **Keine Anwendung bei Heilungsverzögerungen** des Gewebes.

um Veränderungen der Inhaltsstoffe durch die Funkenbildung auszuschließen.

Die Koagulation verlangt eine hohe Energie. Die dafür eingesetzten Geräte müssen eine entsprechende Leistung besitzen (z. B. Servotome™ Expert System). Die Leistung eines Geräts wird mit der Einheit Watt (W) angegeben.

Die Hochfrequenz ist **nicht bei Heilungsverzögerungen** des Gewebes anzuwenden.

Resorbierbare Mittel zur Aufnahme des extravaskulären Bluts

Sobald das Blut aus dem Gefäß austritt, verlangsamt sich seine Fließgeschwindigkeit. Schon nach kurzer Zeit beginnt das Blutplasma zu gerinnen. Dieser Vorgang wird durch Anwesenheit von Calciumionen unterstützt. Calcium fördert in Verbindung mit einem Gerinnungsferment des Bluts (Thrombokinase) über einige Zwischenstufen die Ausfällung von Fibrin. Es bildet mit den darin eingeschlossenen Blutkörperchen den Blutkuchen und damit die Stockung des Bluts. Einsetzbar sind deshalb auch Calciumalginatfasern zur Blutstillung. Produktnamen hierfür sind u. a. Algosteril®, Sorbalgon® etc.

Tabotamp®

Die Gaze besteht zu 100% aus oxidierter regenerierter Zellulose und ist resorbierbar. Sie aktiviert die Blutgerinnung innerhalb weniger Minuten. Durch die schwache Azidität des Materials besteht außer der Eiweißkoagulation und Vasokonstriktion eine bakterizide Wirkung gegen eine Vielzahl pathogener Mikroorganismen. Bereits bestehende lokale Infektionen sind deshalb keine Kontraindikation für die Verwendung von Tabotamp®. Außerdem verringert die gelartige Oberfläche der Gaze die bakterielle Enzymaktivität. (Johnson & Johnson/1994)

Die Verwendung des Materials ist sparsam, da nur eine Schicht zur Abdeckung der oberflächlichen Verletzung notwendig ist. Nach erfolgter Hämostase, die von dem direkten Kontakt zwischen Material und Blut abhängig ist, kann die Gaze problemlos wieder abgenommen werden. Andererseits beträgt ihre Resorptionszeit etwa sieben bis 14 Tage. Sie wird unterbunden, wenn die Gaze zusammen mit Ätzmitteln verwendet wird. Tabotamp® reagiert nur auf blutenden Flächen und nicht bei serösen Absonderungen.

Gelaspon®

Gelaspon® liegt als voluminöser, wasser - unlöslicher Gelatineschwamm vor, der sich leicht formen lässt. Der Schwamm nimmt das aus der Wundfläche kommende Blut auf und verringert die Fließgeschwindigkeit. Die Gerinnung des extravasculären Bluts tritt dadurch schneller ein. Trotz der Unlöslichkeit in Wasser ist die Gelatine vom feuchten Körpergewebe resorbierbar.

Wegen der chemischen und physikalischen Behandlung ist die Gelatine denaturiert. Es hat damit seine Eigenschaften als Eiweiß verloren.

Gelaspon®, Calciumalginatfasern und Tabotamp® sind steril verpackt und müssen deshalb mit hygienisch einwandfreiem Instrumentarium (Pinzette, Schere) aus der Verpackung entnommen werden.

Den beiden zuerst genannten Produkten sind keine desinfizierenden Mittel zugesetzt. Eine Kontamination der Produkte könnte die Wunde infizieren.

Als Gegenanzeigen für die Verwendung dieser Hämostyptika gelten deshalb infizierte Wundflächen.

13.3.3 Desinfizierende Lösungen zur Wundbehandlung

Lösungen werden durch die serösen Absonderungen leicht aus dem Wundgebiet ausgeschwemmt. Ein tieferes Eindringen ist kaum möglich. Die Wundsekrete können sich nur an der Oberfläche des Wundgebiets mit den Inhaltsstoffen vermischen. Danach kristallisiert der Wirkstoff in den oberen Lagen der Wundabdeckung durch Verdunstung aus. Um ihre Wirksamkeit auszunutzen, müssen Lösungen häufiger aufgetragen werden.

Als ideales Therapeutikum kann z. B. eine desinfizierende Lösung für die Umgebung der Wunde gelten, weil hier die Grundstoffe in der Hornschicht durch Verdunstung des Lösungsmittels auskristallisieren. Durch die damit verbundene Konzentration des Wirkstoffs erfolgt eine nachhaltige Desinfektion der unverletzten Haut.

Beispiele für desinfizierend wirkende Lösungen:

- Focalex-Tinktur (Iodpräparat),
- Octenisept® (Wirkstoff: Octenidindihydrochlorid = Gruppe der Bispyridine),
- Neo Kodan® (Wirkstoff: Octenidindihydrochlorid),
- Sepso® J (Wirkstoff: Povidoniod),
- Solutio Castellani (ohne Phenol/ NRF = Neues Rezeptur-Formularium),
- Wasserstoffperoxid, 3 %ig (schwach desinfizierend),
- Isopropanol-Lösung, 70 %ig,
- Ethanol-Lösung, 80 %ig.

13.3.4 Desinfizierend wirkende Puder zur Wundbehandlung

Puder sind Mischungen aus feinst zermahlenen festen Grundstoffen mit dem zugesetzten Wirkstoff. Je nach Verwendungszweck des Puders kommen für die Grundstoffe anorganische oder organische Bestandteile in Betracht.

Wundpuder sollen durch ihre Grundstoffe und der stark vergrößerten Oberfläche durch ihre Partikelgröße einen austrocknenden Effekt erzielen. Häufig ist damit eine Deckelbildung über der Verletzung nicht auszuschließen. Seröse Absonderungen können dann kaum abdunsten. Eine Vermengung mit Wundsekreten, die den Wirkstoff in tiefere Schichten bringen soll, ist kaum möglich. Selbst wasserlösliche Grundstoffe (z. B. Lactose, Milchzucker etc.) sind durch unsachgemäße Anwendung (zu reichliches Auftragen) in der Lage, Deckelbildungen über der Wundfläche zu verursachen. Ihr Einsatzgebiet sollte sich deshalb auf bereits abgeheilte oder sich in der Abheilung befindende, oberflächliche Hautläsionen beschränken (A. Zesch).

Beispiele für Puder zur Wundbehandlung

- Desitin®-Puder (enthält 11 % Zinkoxid),
- Fissan®-Silberpuder,
- Dermatol®-Puder.

Puder mit Antibiotikazusatz

Äußerlich (extern) angewendete Antibiotika haben ihre Bedeutung verloren und sind in ihrer Anwendung als obsolet (überholt, veraltet) zu betrachten.

Der Grund liegt an der

- schnellen Resistenzbildung (Widerstandsfähigkeit) der Bakterien gegen das Antibiotikum und den damit verbundenen Wirkungsverlust,
- eingeschränkten Wirkspezifität (Wirksamkeit nur gegen bestimmte Mikroorganismen),
- Unterstützung von überlagerten Infektionen der Wundfläche bei extern bakterizid wirkenden Antibiotika,

- Störung des Enzymgleichgewichts auf der Wundfläche bei längerer Anwendung mit der Folge der Heilungsverzögerung der Wunde,
- erhöhten Allergieneigung (speziell gegen penicillinhaltige Zubereitungsformen),
- unbedingt notwendigen Einhaltung der Anwendungsintervalle, welche die Erholungszeit der überlebenden Erreger nicht überschreiten dürfen.

13.3.5 Cremes, Salben, Gele zur Wundbehandlung

Die Feucht-in-Feucht-Behandlung ist eine seit alters her gebräuchliche und erfolgreiche Wundversorgung. Dafür wurden häufig Umschläge mit Pflanzenextrakten eingesetzt.

Der Nachteil der Umschläge/Teilbäder lag in der zeitaufwändigen und nicht immer sicheren Therapie. Der Wirkstoff war der Wunde nicht dauernd verfügbar, die hygienischen Voraussetzungen für diese Maßnahme nicht immer gegeben.

Langjährige Erfahrungen der Dermatologen belegen, dass sich Wirkstoffe in Cremes, Salben oder Gelen ähnlich wie die feuchten Wundauflagen verhalten. Diese Zubereitungsformen ermöglichen ein leichtes Vermengen mit den Sekreten der Wunde und sind dadurch in der Lage, in tiefere Gewebsschichten einzudringen. Ursache dieser Vermengung ist die Brown'sche Molekularbewegung unterhalb der Wundabdeckung. Nach dem Prinzip, dass erwärmte Flüssigkeiten nach oben steigen, abgekühlte nach unten sinken, ergibt sich ein Kreislauf, der die Inhaltsstoffe dieser Zubereitungen mit den Wundsekreten vermischt und den Kontakt mit der Wundfläche aufrecht erhält.

In Tuben lassen sich diese Dermatika - formen hygienisch einwandfrei handhaben.

Die Paste, als ebenfalls bekannte Darreichungsform, erfüllt die Voraussetzung zur Vermengung mit den Wundsekreten nicht.

Beschreibung der halbfesten wasserhaltigen Zubereitungen

Gele sind wasserhaltige, streichfähige Zubereitungen, die wenig oder kein Fett enthalten. Sie stellen eine Alternative zu den üblichen Emulgatorsystemen dar, weil sie emulgatorfrei sind. Gele eignen sich deshalb zum Einsatz bei Allergien gegen die üblichen Emulgatorsysteme oder bei stark nässenden Wunden. Die Vermengung der Inhaltsstoffe mit den Wundsekreten ist durch den hohen Wasseranteil besonders intensiv.

Um eine Mazeration der Wundränder und der Wunde selbst zu vermeiden, ist die Voraussetzung für die Anwendung der Gele, dass die Wundfläche und die Wundumgebung dünn eingestrichen werden. Der Wirkstoffgehalt eines Gels liegt aus diesem Grund meist höher.

Als Ausgangsstoff für Gele benutzt man Verbindungen bzw. Derivate der Cellulose, wie z. B. Methylcellulose oder Carboxymethylcellulose.

Cremes bestehen aus Emulsionen, deren Wassergehalt zwischen 50 und 70 % liegt. Diese Zubereitungsformen sollten – falls bei einer Arzneispezialität angeboten – immer nur auf lebhaft sezernierende (absondernde) Wunden aufgetragen werden. Der in Cremes eingearbeitete Wirkstoff ist ähnlich wie bei den Gelen leichter für die Wunde verfügbar.

Die Verstreichbarkeit der Cremes ist leichter als bei Salben. Sie wirken in offener Anwendung ohne Wundabdeckung kühlend.

Salben sind streichfähige Zubereitungen, die weniger Wasser enthalten als Cremes. Ihr Wassergehalt liegt bei 20 bis 50 %, wobei die Emulgatorgrundlage beider Zubereitungsformen gleich sein kann. Nach dem Grundsatz der *Feucht-in-Feucht*-Behandlung wird eine Salbe immer dann eingesetzt, wenn die serösen Absonderungen schwächer geworden sind oder die Heilung bereits eingesetzt hat.

Pasten enthalten nur wenig oder kein Wasser und sind wegen ihrer Zähigkeit schlecht zu verstreichen.

Die Grundlage der Pasten bildet entweder ein Emulgator und Fett oder Öl allein. Der Anteil an Puderrohstoffen, wie z. B. die wasserunlöslichen Wirkstoffe Zinkoxid und Schwefel, ist meist sehr hoch. Pasten eignen sich durch ihren austrocknenden Effekt zur Anwendung auf geschlossenen wunden Hautoberflächen oder nur zum Bestreichen der Wundränder. Pasten dürfen wegen der unvermeidlichen Deckelbildung niemals auf Wundflächen direkt angewendet werden.

Bei der Unterteilung der Salben zur Wundbehandlung wird besonderer Wert auf die Auswirkung der Inhaltsstoffe im Wundgebiet gelegt. Sie besitzen entscheidenden Einfluss auf den zeitlichen Ablauf einer Wundheilung. Für die Heilungstendenz, ob eine Schließung des Hautdefekts überhaupt möglich ist, sind körpereigene Abwehr- und Reparaturmechanismen maßgebend.

Gruppe der aggressiv wirkenden Bakterizide

Die meisten Bakterizide auf chemischer Basis (z. B. Iod, Phenole, Schwefelverbindungen) wirken so aggressiv, dass sie neben der Zerstörung/Auflösung der Bakterienzellwand auch körpereigene, an der Wundheilung beteiligte Zellen mit angreifen. Für Patienten mit intakter Abwehrlage ist das Missverhältnis zwischen Zerstörung und Neubildung des granulierenden/epithelisierenden Gewebes bei Anwendung dieses Inhaltsstoffs gering. Die Abheilung erfolgt problemlos.

Anders bei Patienten mit verzögerter Heilungstendenz (z. B. Diabetiker mit Spätkomplikationen, starken arteriellen Durchblutungsstörungen). Hier ist bei entsprechender Disposition mit einer Vergrößerung des Wunddefekts zu rechnen.

Unter die Gruppe der aggressiven chemischen Bakterizide fallen z. B.:

- Ichtholan®-Salbe 20 %ig (Schwefel + Harze),
- Braunovidon®-Salbe (organische Iodverbindung/Polyvidon-Iod mit reduzierten Nachteilen des Iods),
- Betaisodona®-Salbe (Wirkstoff wie Braunovidon®),
- Secaderm®-Salbe (Phenol und Harze).

Gruppe der mild wirkenden Bakterizide

Chemische Bakterizide

Hierunter fallen die quaternären Ammoniumverbindungen (Invertseifen) und Derivate der Biguanidine.

Quaternäre Ammoniumverbindungen wirken bakterizid, indem sie sich an die Zytoplasmamembran eines Mikroorganismus anheften und in das Enzymsystem eingreifen (Hunnius). Körpereigene Zellen werden dadurch kaum in ihrer Proliferation (Zellteilungsrate) gehemmt.

Quaternäre Ammoniumverbindungen (Synonyme: quatäre Ammoniumverbindung/Quats) besitzen einen hohen Eiweißfehler (siehe Kapitel 13.1.1). Die Verbindung fällt in Gegenwart von Blutserum oder Eiter aus. Die Substanz verliert deshalb in einer serös absondernden Wunde ihre Wirksamkeit als Desinfektionsmittel. Auf intakter Haut, in der Wundumgebung, bleibt die desinfizierende Wirkung erhalten.

Bakterizide Wirksamkeit

Sporen werden nicht abgetötet.

Fungizide Wirksamkeit
Sie sind nur wenig wirksam gegen Pilze.

Beispiele für Salben, die eine quaternäre Ammoniumverbindung enthalten:

- Evazol®-Salbe,
- Tyrosur®-Salbe (Kombinationspräparat mit einem Antibiotikum).

Biguanidinderivate
Im Gegensatz zu den Quats weisen Biguanidine keinen Eiweißfehler auf. Beide Substanzen (Quats und Biguanidine) sind jedoch mit Seifen unverträglich. Es bilden sich durch Ausfällungen Elektroneutralsalze, die nicht mehr die gleichen Eigenschaften wie der ursprüngliche Stoff aufweisen. Das für die Wundbehandlung bekannteste Biguanidinderivat (Abkömmling des Biguanidins) ist das Chlorhexidindiglukonat. Es ist z. B. Bestandteil der Salbenpräparate *Bepanthen®-Antiseptische Creme*, Hermalind® (Hermal-Chemie). Als kationaktive Verbindungen besitzen Biguanidinderivate die Fähigkeit, auf Oberflächen aufzuziehen. Durch die höhere Durchlässigkeit der Zytoplasmamembran kommt es dann zum Austritt von Zellbestandteilen der Mikrobenzelle. Körpereigene Zellen werden in den vorgeschriebenen Verdünnungen zur Anwendung auf der Haut kaum geschädigt.

Bakterizide Wirksamkeit
Die Wirksamkeit gegen grampositive Bakterien (z. B. Staphylokokken, Strep - tokokken) ist besser als gegenüber gramnegativen Bakterien (z. B. Escherichia coli). Bakteriensporen und Viren (z. B. Papova-, Polioviren) werden nicht abgetötet.

Fungizide Wirksamkeit
Geringe Wirksamkeit gegen Pilze.

Leukichthol (helles Ichthyol).
Leukichthol ist eine besondere Destillationsform des ebenfalls aus bituminösen Schiefern gewonnenen Ichthyols und gilt – in Bezug auf körpereigene Zellen – als schonendes Desinfiziens mit guter bakterizider und fungizider Wirksamkeit.

Es sollte prinzipiell, ebenso wie alle Hautantiseptika, nicht gemeinsam mit anderen Wirkstoffen (insbesonders kationische Verbindungen) eingesetzt werden. Um Wechselwirkungen auszuschließen, sind auch die gemeinsame Verwendung von Salzen oder Säuren mit leukichtholhaltigen Inhaltsstoffen zu vermeiden. Bei einer Therapieumstellung gilt grundsätzlich die Wartezeit von sechs bis zwölf Stunden als sicher, bevor ein anderes Externum aufgetragen wird

Beispiel für ein leukichtolhaltiges Produkt:

- Leukichtan®-Gel.

Polyhexanide
Als Oberflächenantiseptikum hat sich der Wirkstoff Polyhexanid (bereits 1959 erwähnt) als *Mittel der ersten Wahl* in der Wundantiseptik herausgestellt. Polyhexanid besitzt keinen Eiweißfehler, ist kationaktiv (= Unverträglichkeit mit anionischen Produkten) und hat ein breites antimikrobielles Wirkungsspektrum. Hiervon betroffen sind auch MRSA (Methicillin resistenter Staphylococcus aureus oder auch: Multiresistente Staphylokokken). Darüber hinaus wird durch die Anwendung von Polyhexanid die Wundheilung nur wenig beeinträchtigt. In einem Testversuch (M. Bischoff, Universitätsklinikum Ulm/1999) zeigte die Hemmung der Granulationsgewebsbildung im Vergleich zu PVP-Ioden, Octenisept® etc. für den Wirkstoff Polyhexanid den niedrigsten Wert.

Chemisch gehört Polyhexanid (Synonym: Polyaminopropylbiguanide (INCI)) zur Gruppe der Biguanidine und ist somit eng verwandt mit dem Chlorhexidin.

Beispiele für Produkte, die Polyhexanid enthalten:

- Prontomed®-Gel,
- Prontosan®-Gel,
- Lavasept®-Gel.

Antibiotika

(aus Stoffwechselproduktion von Bakterien/Pilzen gewonnene Bakterizide/Bakteriostatika).

Extern angewendete Antibiotika gelten grundsätzlich als obsolet (überholt, veraltet). Begründung siehe Kapitel 13.3.4.

Antibiotika wirken in der Regel bakterizid und zu einem gewissen Grad auch bakteriostatisch. Die Toxine (Gifte) des Antibiotikums werden durch die Zellwand des Bakteriums aufgenommen und greifen somit abtötend in den Bakterienstoffwechsel ein. Antibiotika *arbeiten* deshalb äußerst schonend. Körpereigene Zellen werden hierbei nicht angegriffen. Antibiotika besitzen jedoch eine streng ausgerichtete Aktivität, d. h. sie bekämpfen nur eine bestimmte Gruppe Bakterien.

Bakterizide Wirksamkeit

Von den sogenannten Breitbandantibiotika können die häufigsten Eitererreger des Fußes wie Streptokokken und Staphylokokken in der Regel abgetötet werden.

Fungizide Wirksamkeit

Von den etwa 100 anwendbaren Antibiotika sind nur drei gegen spezielle Pilzarten wirksam (Nystatin, Griseofulvin, Amphotericin B).

Antibiotika sind bis auf das Tyrosur® verschreibungspflichtig. Um die Resistenzneigung der Bakterien gegenüber dem Antibiotikum so gering wie möglich zu halten, sind – wenn überhaupt – nur äußerlich therapierbare Antibiotika für die Wundbehandlung zu benutzen.

Bei Mischinfektionen, z. B. bei Vorhandensein von Bakterien und Pilzen in der Wunde, dürfen Antibiotika grundsätzlich nicht angewendet werden. Sie können die Pilzinfektion sogar unterstützen.

Bei Virusinfektionen sind Antibiotika ebenfalls nicht einzusetzen. Selbst eine virustatische Aktivität ist nicht vorhanden.

Die regelmäßige (tägliche) Anwendung eines Antibiotikums ist solange notwendig, bis die Infektion aus ärztlicher Sicht beseitigt ist.

Durch die schonend desinfizierende Wirkung eignen sich antibiotikahaltige Salben bei eingeschränkter Reparaturfähigkeit des Gewebes, z. B. bei ausgeprägten arteriellen Durchblutungsstörungen. Allerdings treten Allergien bei diesem Patientenkreis gegenüber dem Medikament häufiger auf. Nach längerem Gebrauch von antibiotikahaltigen Externa wird die enzymatische Aktivität innerhalb der Wundfläche gestört. Abgestorbene Zellen werden danach nur eingeschränkt oder nicht mehr abgebaut.

Unter die Gruppe der antibiotikahaltigen Salben fallen:

- Nebacetin®-Salbe,
- Fucidine®-Creme,
- Furacin®-Sol,
- Penicillin®-Salbe,
- Tyrosur®-Gel.

Da Penicillin®-Salbe innerlich sowie äußerlich therapierbar ist, sollte sie nicht verwendet werden.

Die Inhaltsstoffe der Tyrosur®-Salbe, Tyrothricin und der zusätzliche Wirkstoff einer quaternären Am-

moniumverbindung besitzen einen Eiweißfehler (siehe Kapitel 13.1.1).

Bei einer infizierten Wunde sind deshalb nur die Keime der Wundumgebung inaktivierbar.

Sulfonamide

Sulfonamide haben als Externa ihre Bedeutung verloren. Ihre Eigenschaften sind ähnlich wie die der Antibiotika, besitzen im Gegensatz dazu jedoch nur bakteriostatische Wirkung. Sie greifen in den Stoffwechsel des sich vermehrenden Bakteriums ein und verhindern die Sauerstoffaufnahme der Bakterienzelle. Die Resistenzneigung der Bakterien gegenüber Sulfonamiden ist heute ähnlich hoch wie bei den Antibiotika. Allerdings ist die Sensibilisierungsneigung der Haut bei den Sulfonamiden beträchtlich höher (H. Helwig, Antibiotika/Chemotherapeutika, 1989).

Der Einsatz von Sulfonamiden kann z. B. bei Überempfindlichkeit gegenüber Antibiotika erfolgen (gleiche Indikation vorausgesetzt).

Wirksamkeit

Gegen sich vermehrende Streptokokken besteht eine gute Empfindlichkeit, weniger gegen gramnegative Keime.

Fungizide Wirksamkeit

Keine.

Gruppe der sulfonamidhaltigen Externa

- Collargol-Paste.

Rezepturen für Collargol-Paste

Rezeptur I

4 g Argentum colloidale
5 g Sulfathiazol
5 g Aqua destillata
16 g Eucerinum anhydricum.

Rezeptur II (nach Greppmayr)

5 g Argentum colloidale
5 g Sulfanilamid
5 g Aqua destillata
30 g Vaseline alba

Salben mit Pflanzenextrakten

Es sind Pflanzenauszüge mit überwiegend bakteriostatischer (die Vermehrung der Bakterien hemmender) Wirkung.

Sie unterstützen durch ihre Inhaltsstoffe auch enzymatische Reaktionen innerhalb der Wundfläche und wirken dadurch heilungsfördernd.

Bakteriostatika sind Mittel, die nicht tödlich auf die Bakterienzelle wirken, sondern nur deren Vermehrungsmechanismus hemmen. Dabei bleibt die Anzahl der Mikroben auf der Wunde gleich. Lässt der Wirkstoff nach, setzt sich die *Kettenreaktion* der Vermehrung wieder in Gang.

Wenn einige pflanzliche Stoffe (z. B. etherische Öle) bakterizid wirken, ist dies so spezifisch gegen bestimmte Mikrobenarten ausgerichtet, dass es für das Erregerspektrum in der Fußbehandlung unberücksichtigt bleiben kann. Die hier am häufigsten anzutreffenden Bakterien sind die Streptokokken und Staphylokokken.

Wegen der heilungsunterstützenden Wirkung eignen sich Externa auf pflanzlicher Basis sehr gut zur Wundbehandlung und zur Versorgung schlecht granulierender Wunden.

Sicherheit gegen das Infektionsrisiko – besonders bei abwehrgeschwächten Patienten – bieten sie jedoch nicht.

Die Verletzung muss mit diesen Heilmitteln mehrmals täglich versorgt werden, um die vermehrungshemmende Wirkung auf die Bakterien zu erhalten. Wird die Wunde vorher mit flüssigen Bakteriziden desinfiziert (antiseptisch behandelt), kann man die Infektionsgefahr verringern. Bei abwehrgeschwächten Patienten ist damit aber auch gleichzeitig der Vorteil einer schonenden Wundbehandlung aufgehoben.

Unter die Gruppe der Bakteriostatika fallen in dieser Einteilung:

- alle in der Wundbehandlung bewährten Pflanzenauszüge (Extrakte) wie
  - Aloe,
  - Echinacea,
  - Aristolochia,
  - Kamille,
  - Calendula (Ringelblume)

Enzymatika

Enzymhaltige Salben gehören zu der neueren Art der Wundbehandlung. Der Inhaltsstoff besteht in den überwiegenden Fällen aus eiweißfreien (deproteinisierten), besonders gereinigten (dialysierten) Blut- oder Organbestandteilen. Eine Ausnahme hiervon bilden reine Enzympräparationen wie Iruxol®-Salbe.

Dieses Produkt ist deshalb nicht anzuwenden bei Eiweißüberempfindlichkeit.

Enzyme unterstützen den Heilungsprozess der Wunde. Sie helfen nekrotisiertes Gewebe auf der Wundfläche abzubauen und aktivieren den Oxidationsstoffwechsel der Zellen. Desinfizierende Eigenschaften dieser Präparate stehen für den Wirkungsschwerpunkt nicht im Vordergrund. Infizierte Wunden müssen deshalb entsprechend vorbehandelt werden. Tiefe Gewebsdefekte mit schmierigen Belägen können allein durch Enzymatika nicht gereinigt werden. Sie sind deshalb kein wirtschaftlicher Ersatz für effektives chirurgisches Debridement.

Bei den leicht zu störenden Enzymreaktionen ist es nicht empfehlenswert, mehrere Medikamente gleichzeitig zu verwenden. Aufgrund dieser Empfindlichkeit dürfen enzymhaltige Salbenzubereitungen nicht mit anderen Stoffen wie Ätz- oder Wunddesinfektionsmitteln zusammen angewendet werden.

Ein auf die Verträglichkeit mit einem Antibiotikum (Chloramphenicol) abgestimmtes Enzym-Kombinationspräparat ist die Iruxol®-Salbe.

Beispiele für Enzympräparate

- Actihaemyl®-Gel/Salbe,
- Actovegin®-Gel/Creme/Salbe,
- Iruxol®-Salbe.

Austrocknend wirkende Externa

Zu den austrocknend wirkenden Externa gehören:

- Zinkoxidsalbe,
- Calciumalginatfasern (z. B. Algosteril®/Johnson&Johnson, Sorbalgon®/Hartmann, Kaltostat®/Convatec, Sorbsan®/Braun),
- Collargol-Paste,
- Debrisorb®-Puder/Wundpads.

Von den genannten Substanzen wirken Debrisorb® und die Calciumalginatfasern nicht desinfizierend. Die Fasern sind nicht verwebt und nehmen die Feuchtigkeit sehr gut auf.

Um auf der Wundfläche vorhandene Mikroorganismen abzutöten, sind einige Calciumalginatprodukte erhältlich, die mit feinsten, desinfizierend wirkenden Silberpartikeln versetzt sind.

Debrisorb®-Wundpads bestehen aus einem Polyamidnetz, das einen organisch gebundenen Zucker (Dextranomer) enthält. Die Austrocknung der Wunde geschieht durch physikalisches Wirkprinzip. Der Debrisorb®-Puder enthält den gleichen Wirkstoff wie die Wundpads.

Zinkoxidsalbe (Zinkoxid) und Collargol-Paste sind bereits beschrieben.

Wundheilungsfördernde Externa

Zu den allein heilungsunterstützend, aber nicht desinfizierend wirkenden Externa gehören das aus dem tierischen Öl stammende Lebertran (Vitamin D) oder das zum Vitamin B-Komplex zählende Dexpanthenol. Durch diese Vitamine werden die Zellproliferation (Zellteilungsrate) der Haut beschleunigt und damit der Wundverschluss unterstützt. Zu den Produkten mit den genannten Inhaltsstoffen zählen:

- Lebertransalbe (Vitamin D),
- Bepanthen®-Wund- und Heilsalbe (Ausnahme: Bepanthen®-Antiseptische-Creme).

Die ebenfalls unter die wundheilungsfördende Wirkung einzuordnende Oxoferin®-Lösung verbessert die Reinigung, Granulation und Epithelisierung der Wunde. Inhaltsstoffe der Lösung sind unterschiedliche chemische Verbindungen in entsprechender Verdünnung.

Die Behandlung erfolgt durch mit Oxoferin® befeuchteter Wundabdeckung (z. B. Syspurderm, Epigard etc.).

Aufgrund des Wirkmechanismus gilt Oxoferin® als Monotherapeutikum. Die Anwendung zusätzlicher Therapeutika sollte vermieden werden. Es besteht die Möglichkeit von Wechselwirkungen mit den meisten Desinfektionsmitteln.

Die genannten Dermatika stellen einen Leitfaden für die Wundversorgung dar. Die Auswahl der Medikamente ist grundsätzlich in das Ermessen des Anwenders gestellt oder erfolgt nach Anordnung des Arztes. Versorgungen größerer und tieferer Verletzungen, die außerdem einer extremen Heilungsverzögerung unterliegen, bedürfen der Aufsicht des Arztes. Dies ist nicht nur wegen der Komplexität der Krankheitsursachen, die zum Hautdefekt geführt haben, sondern auch wegen der dafür einzusetzenden, meist verschreibungspflichtigen Mittel notwendig.

Das Schema der **Tabelle 13.3** dient der Orientierung und Auswahl, welche Medikamente für eine Wundversorgung zur Verfügung stehen. Nur der Vollständigkeit halber sind die noch erhältlichen, aber inzwischen für die Fußbehandlung obsoleten (ungebräuchlichen) Antibiotika und Sulfonamide erwähnt.

Seit dem 01.07.2003 sind durch das Bundesinstitut für Arzneimittel und Medizinprodukte (BfArM) über 3000 Fertigarzneimittel *(fiktive Arzneimittel)* verboten worden (10. Novelle des AMG/Arzneimittelgesetzes). Die Hersteller hatten bis dahin einen Verzicht auf Zulassung ihrer Produkte erklärt. Darunter fielen auch Produkte wie z. B. Mercuchrom und Fibrolan.

Die Tabelle berücksichtigt die nach dem BfArM-Verbot belassenen Produkte und hat neue (z. B. polyhexanidhaltige) Produkte mit eingeordnet.

13.3.6 Hydrocolloide (Primäre Wundverbände)

Hydrocolloide gehören zu den interaktiven (primären) Wundverbänden und bestehen aus wasserunlöslichen Gelmassen. Sie können bis zum zehnfachen ihres Eigengewichts an Flüssigkeit aufnehmen. Aufgrund der hohen Wasserbindekapazität kann ein Hydrocolloid je nach Sekretionsmenge mehrere Tage auf der Wundfläche verbleiben, ohne gewechselt werden zu müssen. Der Verband ist selbstklebend und schränkt durch seine Elastizität die Bewegung nicht ein. Das Material ist hypoallergen, Wasserdampf- und Sauerstoffdurchlässig, schützt aber die Wundfläche gegen von außen eindringende Feuchtigkeit und Mikroorganismen. Nach dem ersten Verbandwechsel kann sich die Wundfläche durch das feuchte Milieu vergrößert haben. Durch

Zellfreundliche chemische Bakterizide	Salben mit pflanzlichen Inhaltsstoffen	Interaktive (primäre) Wundverbände
Leukichtan®-Gel Bepanthen® Antiseptische Chreme (Chlorhexidindigluconat = Biguanidinderivat) Evazol® (Quaternäre Ammonium-verbindung) Octenisept®-Lösung (Bispyri-dinderivat/Octenidin–2 HCl) Lavasept® Gel (Polyhexanid) Prontosan® Gel (Polyhexanid)	Unguentum-Truw® Dolexaderm® Curarina®-Salbe Ringelblumensalbe Hametum® Creme	Tielle® (Hydropolymer) TenderWet (superabsorbierendes Polyacrylat) Cutinova®, Varihaesive, Askina Hydro (Hydrocolloide)
Wundheilungsfördernde Externa	**Aggressive chemische Bakterizide**	**Sulfonamide (obsolet)**
Lebertransalbe Bepanthen® (Dexpanthenol) Oxoferin® (Lösung)	Braunovidon® (Polyvidon-Iod) Ichtholan®-Salbe (20 %ig)	Collargol-Paste (Rezeptur 1 + 2)
Austrocknend wirkende Externa	**Mittel zur Anfeuchtung von Wunden**	**Hämostiptika (Blutungsstillende Mittel)**
Zinkoxidsalbe (Zinkoxidgeh. 10 %ig – 20 %ig) Actisorb® Silver 220 Sorbalgon®/Algosteril® etc. (Ca-Alginate)	Hydrogele (z. B. Hydrosorb®) Ringerlösung Ca-Alginate (in Verbindung mit Ringerlösung)	Clauden®-Gaze (Enzym + Clio-quinol = Iodhaltig) Albothyl® (Säure) Gelaspon® (Oberflächenvergr.) Alaun (Cutano)
Sondergruppen zur Therapie	**Enzymatika**	**Antibiotika (obsolet)**
Unguentacid® (gegen Onycho-phosis) Evazol® (gegen Onychophosis) Propolis Tinktur (gegen C.papil-laris, Onychophosis)	Actihaemyl® Gel, Salbe Iruxol® Salbe Actovegin® Gel, Creme oder Salbe	Nebacetin® Salbe Tyrosur® Gel Fucidine® Creme Furacin®-Sol

Tab. 13.3: Übersicht einiger Dermatika (Externa) zur Wundversorgung. BfArm Zulassung bis 30.06.2003 berücksichtigt. (BfArM = Bundesinstitut für Arzneimittel und Medizinprodukte/www.bfarm.de).

diese Reaktion löst sich nekrotisches Gewebe ab, was die Grundlage für die Bildung neuen Granulationsgewebes ist. Voraussetzung für die Verwendung von Hydrocolloiden ist, dass die Wunde nicht infiziert sein darf.

Die Wirksamkeit dieser Wundauflagen ist in einer Studie der Universitätsklinik Rangueil/Frankreich (Tauber/Martini) untersucht worden. Bei 30 diabetischen Patienten mit Spätkomplikationen haben die gallertartigen Pflastermassen bislang nur wenig neuropathische Ulzera zum Abheilen bringen können.

Produkte u. a.: Cutinova®-hydro (Hydroaktiver Wundverband), Varihesive, Comfeel, Tegasorb.

Weiterentwicklungen der primären Wundverbände bestehen entweder aus Kombinationen von Schaumstoffauflagen (Polymeren) und Hydrocolloiden oder reinen Schaumstoffverbänden (Hydropolymeren). Ihre Strukturbeständigkeit und flüssigkeitsbindenden Eigenschaften sind ständig verbessert worden. Durch unterschiedliche Silberbeschichtung sind bei einigen Produkten zusätzlich desinfizierende Eigenschaften vorhanden.

Verbände, die nur aus Hydrocolloiden bestehen, besitzen bei Verwendung im plantaren Fußbereich den Nachteil des *Wegschwimmens* durch die Feuchtigkeitsaufnahme.

Indikationen

Stark sezernierende Wunden wie Ulcera cruris venosum, Dekubitalgeschwüre ersten und zweiten Grads, Verbrennungen.

13.3.7 Bäder/Umschläge

Rivanol®

Die wirksame Substanz des Rivanols® (obsolet) ist das Ethacridinlactat. Es wirkt antiseptisch. Auf vier Liter eines Teilbads werden 1,2 g Rivanol® benötigt (Konzentration 0,03 %ig). Der Umschlag wird mit einer 0,1 %igen Rivanol®-Lösung getränkt. Das Bad oder der Umschlag sollten eine Temperatur von 34 – 36 °C besitzen. Das Teilbad, genauso wie der Umschlag, sollten 15 Minuten dauern. Bevor ein Verband angelegt wird, muss die Feuchtigkeit des Bads/Umschlags, die die Haut aufgenommen hat, abgedunstet sein.

Die Lösung ist hellgelb gefärbt.

Kaliumpermanganat ($KMnO_4$)

Wegen der ausgeprägt adstringierenden Wirkung dieser Substanz liegt die Konzentration für ein Fußbad bei 0,05 %, das sind etwa eine Messerspitze Kaliumpermanganatkristalle auf vier Liter Wasser. Die Badtemperatur liegt bei 37 – 38 °C gegen Entzündungen und Granulationsgewebe. Zur Therapie gegen Hyperhidrosis bzw. Bromhidrosis liegt die Temperatur im Bereich von 36 – 37° C bei gleicher Konzentration der Lösung. Die Dauer des Fußbads beträgt für beide Indikationen ca. 15 Minuten. Bevor ein Verband angelegt wird, muss die Feuchtigkeit des Bads, die die Haut aufgenommen hat, abgedunstet sein.

Die Lösung ist schwach violett gefärbt und hinterlässt auf der Haut eine braune Tönung.

Seifenbäder

Seifenbäder wirken auf die Hornschicht quellend und erweichend. Sie sind bei Entzündungen mit Eiterherd anzuwenden. Für ein Fußbad benötigt man einen Esslöffel reine Schmierseife oder entsprechende Menge reine Kernseife auf vier Liter Wasser. Die Badtemperatur liegt bei ca. 37 – 38 °C. Die Dauer des Fußbads beträgt etwa 15 Minuten. Bevor ein Verband angelegt wird, muss die Feuchtigkeit des Bads, die die Haut aufgenommen hat, abgedunstet sein.

Seifenbäder gehören heute nicht mehr zu den verlässlichen Therapieverfahren bei Entzündungsvorgängen.

13.3.8 Sonstige medikamentöse Verfahren

Ablösung der Nagelplatte mit 40 %iger Harnstoffsalbe.

Eine nicht chirurgische Entfernung der Nagelplatte, wie sie bei manchen Behandlungsfällen angezeigt sein kann, ist neben anderen anwendbaren Stoffen mit 40 %iger Harnstoffsalbe möglich.

Die Anwendung der Salbe ist schmerzlos, ohne Nebenwirkungen auf Nagelmatrix und Nagelbett. Überempfindlichkeitsreaktionen gegen Harnstoff sind sehr selten.

Die Entfernung der Nagelplatte kann angezeigt sein bei:

- der Onychomykose (Nagelpilzinfektion),
- dem psoriatischen Nagel,
- dem Unguis incarnatus (eingewachsenen Nagel).

Bei dem eingewachsenen Nagel kann die Harnstoffsalbe nur unter der Voraussetzung verwendet werden, dass die Nagelplatte selbst erkrankt und keine Caro luxurians gebildet worden ist.

Die Anwendung der Salbe erübrigt sich bei Nagelerkrankungen, die ein gesundes Nachwachsen des Nagels nicht vermuten lassen.

Bevor die Salbe aufgetragen wird, ist die Nagelplatte gleichmäßig dünner zu fräsen. Stark verdickte Nagelbereiche verzögern die Wirkung des Harnstoffs. Das umliegende Gewebe (periunguale Epidermis) wird am besten mit einer elastischen Klebefolie abgedeckt (isoliert), damit die keratolytische Wirkung der Salbe begrenzt bleibt. Anschließend bestreicht man die gesamte Nagelplatte auch im Falz- und Cuticulabereich mit der 40 %igen Harnstoffzubereitung etwa messerrückendick. Das Gebiet wird dann mit einer Kunststofffolie abgedeckt und mit Heftpflaster fixiert, sodass ein Okklusivverband entsteht. Die Kunststofffolie eignet sich sehr gut, um das Durchsickern der Salbe nach außen zu verhindern.

Der Okklusivverband soll absolut trockengehalten werden und **eine Woche** angelegt bleiben.

Die Harnstoffsalbe wirkt unter Luftabschluss auf die Nagelplatte stark mazerierend, sodass sie sich nach der Einwirkzeit leicht und ohne Verletzung von dem Nagelbett abheben lässt. Bei Bedarf kann die Anwendung einmal wiederholt werden.

Zeigen sich bei dem Patienten innerhalb der empfohlenen Einwirkzeit der Salbe Beschwerden wie Irritationen oder starke Schmerzen, sollte die Behandlung abgebrochen werden. Es können in diesem Fall allergische Reaktionen vorliegen.

Nachdem der Nagel entfernt ist, können Tinkturen oder Salben zur Desinfektion bzw. zur Förderung der Zellproliferation das Nagelbett schützen. Zur Abdeckung des Nagelbetts während der ersten Woche nach Entfernung des Nagels kommen nur luftdurchlässige Materialien (Hansa-med soft, Verbandmull etc.) in Frage.

Die Harnstoffsalbe entfernt nur erkrankte, keine gesunden Nägel.

Rezeptur nach D. A. South/ E. M. Farber

Cutis, Heft 22 (1978) S. 689

Harnstoff (Urea)	40 %
Lanolin (anhydricum)	25 %
weißes Petrolatum	25 %
Bienenwachs	10 %

Haltbarkeit der Salbe: vier Monate.

13.4 Wirkstoffe

13.4.1 Eigenschaften einiger chemischer Substanzen

Alginate

Alginate stellen im wesentlichen Salze der Alginsäure dar. Sie ist eine schwache Säure, die aus Tiefseetang gewonnen werden kann. Die zu den Braunalgen zählende Tangart *(Phaeophyceae)* enthält in der Zellwand das gelartige Polysaccharid (Algin). Es ist chemisch mit der Strukturformel des Stärkemoleküls verwandt.

Das Calciumsalz der Alginsäure (Sorbsan®, Algosteril®, Sorbalgon® etc.) bildet mit Wasser ein hydrophiles (wasserlösliches) Gel, welches zur austrocknenden Wundbehandlung eingesetzt wird.

Calciumalginat kann durch Natriumcitrat oder Kochsalzlösung, (z. B. physiologische Kochsalzlösung/0,9 % NaCl-Lösung) in die wasserlösliche Form überführt werden. Es entsteht dann das leicht wasserlösliche Natriumalginat.

Quaternäre Ammoniumverbindungen

Synonyme: quatäre Ammoniumverbindungen, Quats.

Quats besitzen Seifencharakter und werden Invertseifen genannt, weil ihre Verbindungen entgegen üblicher Seifen eine positive Ladung tragen. Sie sind folglich kationaktiv.

Allgemeine Formel der quaternären Ammoniumverbindungen (Stickstoffatom mit **vier** Bindungen) in **Abbildung 13.1**.

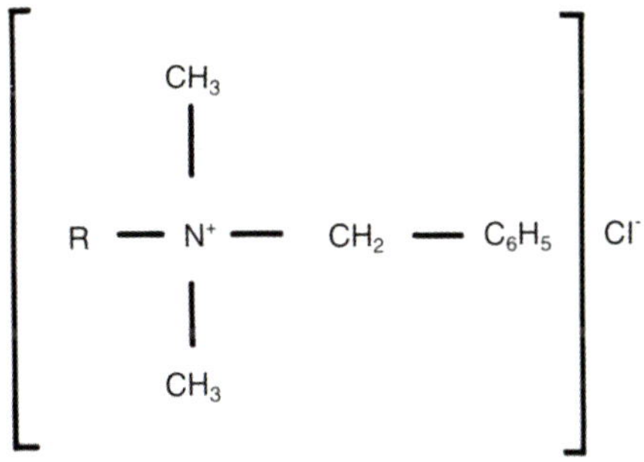

Abb. 13.1: Allgemeine Formel der quaternären Ammoniumverbindung.

Erklärung der Abkürzung R

Um die Strukturformel übersichtlicher schreiben zu können, benutzt man für die Molekülgruppe, die als ganzes reagiert und sich deshalb in der Schreibweise nur wiederholt, den Buchstaben R (Abkürzung für *Substituent* = Rest einer organischen Verbindung). In diesem Fall handelt es sich um einen Substituenten mit einem Alkylrest zwischen C_8H_{17} und $C_{18}H_{37}$.

Trotz seifenähnlicher, grenzflächenaktiver Eigenschaft dieser Verbindungen hat ihre reinigende Wirkung keine Bedeutung erlangt.

Quats sind schonend wirkende Desinfektionsmittel, die auf die Hornschicht der Haut gut aufziehen. Sie besitzen deshalb eine gute Keratoaffinität. Für die Wunddesinfektion sind sie nicht sicher einsetzbar, weil die quaternären Ammoniumverbindungen in Gegenwart von Blutserum und Eiter ausfallen. Ebenso **vertragen sie sich nicht mit anionaktiven Stoffen**, wie z. B. den Emulgatoren der meisten Pflegecremes und den üblichen Seifen. Durch die Reaktion mit den Emulgatoren und Seifen entsteht ein Salz, welches nichts mehr mit den ursprünglichen Eigenschaften der Verbindung gemein hat.

Zu den quaternären Ammoniumverbindungen zählen u. a.:

- Alkyldimethylbenzylammoniumchlorid (Benzalkoniumchlorid),
- Cetylpyridiniumchlorid,
- Cetylpyridiniumbromid,
- Cetyltrimethylammoniumbromid,
- Trimethyltetradecylammoniumbromid (Cetrimid),
- Dekamethylen-4-aminochinaldiniumchlorid (Dequaliniumchlorid).

Die Substanzen sollten nie höher als 0,05 – 0,1 % zum Einsatz kommen, da sie ab einer Konzentration von 1 % hautirritierend und schleimhautreizend wirken. Ihre bakterizide Eigenschaft entsteht durch Veränderung der Zellmembrandurchlässigkeit und dem Eingriff in den Energiestoffwechsel der Zelle. Die fungizide Wirkung ist wenig ausgeprägt.

p-Aminobenzoesäureethylester

Synonyme: Benzocain, 4-Aminobenzoesäure-ethylester.

Diese chemische Verbindung ist das am häufigsten in der Fußbehandlung eingesetzte Oberflächenanästhetikum (Anästhesin®, Anäcain®). Es ruft in der für die Wirkung erforderlichen Konzentration (10 – 20 %) nahezu keine Hautreizungen hervor.

Phenol

Synonym: Karbolsäure, Monohydroxybenzol. Anwendung nicht mehr zulässig.

Phenol ist ein Derivat (Abkömmling) des Benzols (siehe auch Kapitel 14.4.2).

In Verdünnungen (1 – 2 %ig) wirkt es hemmend auf die Zellproliferation der Haut und leicht oberflächenanästhesierend. Ab 2 % ist bereits eine ätzende Wirkung vorhanden. In dem für bestimmte Fälle (z. B. neurovaskuläre Clavi) in der Fußbehandlung empfohlenen Konzentrationsbereich von 2,5 – 5 % sollten Reste nach ca. fünf Minuten wieder von der Haut abgetupft werden. Phenol ist ein starkes Zellgift, das alle lebenden Zellen abtötet. Zur Wundbehandlung wird es deshalb in neueren Rezeptformulierungen kaum noch verwendet.

Die bekannteste Lösung, die Phenol enthält, ist die Solutio Castellani (Castellanische Lösung). Nach dem Neuen Rezeptur Formularium (NRF) enthält dieses Medikament folgende Inhaltsstoffe:

Solutio Castellani (NRF 11.26)

Chlorocresol	0,05 g
Resorcin	5,0 g
Natriumedetat	0,01 g
Aceton	2,5 g
Ethanolische Fuchsin-Lösung 4 %ig	5,0 g
Gereinigtes Wasser	zu 50,0 g

Nach der alten Rezeptur enthält die Lösung:

Solutio Castellani (DRF = Deutsches Rezeptur Formularium) – ohne Borsäure

Phenol	3,6 %
Resorcin	7,94 %
Ethanol	6,6 %
Aceton	3,9 %
Fuchsin	0,8 %

Es bestehen zur Behandlung der Clavi nur Wirksamkeiten mit der phenolhaltigen Rezeptur der Lösung. Sie eignet sich zur Behandlung überreizter neurovaskulärer Clavi und ist bei sehr stark entfernten Hornhautschichten dieser Clavi-Arten, die noch nicht verletzt sind, einzusetzen. Meist ist eine stärkere Ätzung wegen der Schmerzentwicklung dann nicht mehr angezeigt. Die Behandlung mit der phenolhaltigen Castellanischen Lösung wirkt jedoch nur in dem geschilderten Fall erfolgreich gegen eine übersteigerte Zellproliferation (Zellteilungsrate). In der nachfolgenden Therapie ist eine reguläre Ätzung mit der dazu erforderlichen Konzentration des Ätzmittels meist nicht zu umgehen.

Phenollösungen sind nicht lange haltbar. Sie zersetzen sich unter Lufteinwirkung mit gelblicher Verfärbung.

Phenolabkömmlinge sind:

- Kresol,
- Chlorkresol,
- Thymol,
- Hexachlorophen,
- Triclosan,
- Resorcin.

Iod (alte Schreibweise: Jod)

Die Iod-Tinktur ist das bekannteste Haut- und Wunddesinfektionsmittel. Sie enthält 2,4 – 2,7 % Iod und 2,4 – 2,7 % Kaliumiodid in alkoholischer Lösung und wirkt bakterizid und fungizid.

Eine neuere Formulierung ist das Polyvidon-Iod. Synonyme: Iod-Polyvidon, PVP-Iod, Povidone-Iodine, Iodophor.

Der Grundstoff Polyvidon ist eine organische Substanz, in die das Iod gebunden ist. Es liegt in dieser Form nicht mehr frei vor. Im Haut- oder Wundbereich muss das Iod erst durch enzymatische Reaktionen freigesetzt werden, um als Element vorzuliegen. Diese neue Iodverbindung besitzt nicht mehr in so ausgeprägtem Maße die hautirritierenden Eigenschaften des Iods. Die in letzter Zeit bekannt gewordenen allergischen Reaktionen auf Iod sind auch bei dem organischgebundenen Iod möglich. Bei extremer Überempfindlichkeit gegen Iod kann dies zum Schockzustand des Patienten führen.

In der neuen Verbindung als Polyvidon-Iod wirkt es bakterizid, fungizid, sporozid und virustatisch.

Die antiseptische Wirkung von Iod ist in Gegenwart von Eiweiß wie Blutserum, Eiter und Blut eingeschränkt (Rossignol/Holliday).

Salicylsäure

Synonym: 2-Hydroxybenzoesäure.

Salicylsäure ist die am weitesten verbreitete Substanz in der Fußbehandlung. Sie wird eingesetzt zur Entfernung von Clavi (Hühneraugen). Keratolytisch, hornhautablösend, wirkt Salicylsäure ab einem Gehalt von 5 %. Unter 5 % ist ein keratoplastischer, hornhautdarstellender Effekt festzustellen. Wegen der Erweichung der Hornschichtbarriere der Oberhaut wurde es früher oft als Penetrationshilfsmittel in Arzneizubereitungen verwendet, um das Eindringen des Wirkstoffs in die Haut zu erleichtern.

Salicylsäure verfügt über bakteriostatische und fungizide Eigenschaften (Hunnius).

Die keratolytische Wirkung der Salicylsäure entsteht durch Lösung der Disulfidbrücken im Keratin der Hornschicht. Der Zusammenhalt der Hornzellen wird je nach Konzentration der Salicylsäure unterschiedlich stark gestört, wobei die Hornzellen selbst unverändert bleiben (A. Zesch).

Nach Zesch ist nach viertägiger Anwendung der Salicylsäure keine weitere Wirkungssteigerung zu erwarten. In lipophilen, hautverwandten Salbengrundlagen dringt Salicylsäure weitaus besser in die Haut ein. Vaseline sollte deshalb nicht mehr als Vehikel für Salicylsäure (z. B. in der Zubereitungsform Salicylvaseline) verwendet werden, weil es höhere Konzentrationen der Substanz erfordert. In lipophiler Grundlage eingearbeitet kann die Konzentration deutlich gesenkt werden. Eine etwa 40 %ige Salicylsäurezubereitung mit Hammeltalg (= lipophiler Grundstoff) entspricht der gleichen Wirkung einer 60 %igen Salicylvaseline. Durch die Haut aufgenommene Salicylsäure ist toxischer als oral verabreichte Salicylate (A. Zesch, S. 97).

Durch Salicylsäure verliert die Haut besonders unter einem Okklusivverband für die Dauer der Anwendung ihre Barrierefunktion. Wegen der in der Fußbehandlung zu erwartenden sehr kleinen Hautfläche (ca. 0,01 %), die mit Salicylsäurepräparaten in Kontakt kommt, ist eine Schädigung des Organismus bei Schwangerschaft und Nierenerkrankung nicht zu erwarten.

Ichthyol®

Synonyme: Ammoniumbituminosulfonat/Natriumbituminosulfonat.

Ichthyol ist ein aus bituminösem Schiefer (Schiefergestein) gewonnenes Öl mit etwa 10 % organisch gebundenem Schwefel. Aufgrund der Sulfonierung ist das Öl frei von kanzerogenen Stoffen, wie sie meist bei Destillationsprodukten des Steinkohlenteers vorliegen können.

Durch die destillative Aufbereitung des Schieferöls unter Luftabschluss bei unter 480 °C entstehen zwei Fraktionen: Ichthyol hell (Leukichthol) und Ichthyol.

Für die Herstellung von hellem sulfonierten Schieferöl wird die niedrigsiedende Fraktion verwendet (Produktname: Leukichtan®-Gel). Zur Herstellung von dunklem sulfonierten Schieferöl wird von der höher siedenden Fraktion ausgegangen (Produktname: Ichtholan®-Salbe (in unterschiedlichen Konzentrationen des Ichthyols).

Ichthyol wirkt antiseptisch, durchblutungssteigernd, leicht analgetisch (schmerzlindernd) und besitzt durch die Sulfonierung oberflächenaktive Eigenschaften. Wegen der Polarität des sulfonierten Öls wird der Einsatz als Monotherapeutikum (als alleiniges Mittel) empfohlen.

Ichthyol®-Salbe eignet sich als *Zugsalbe* und ist bei stumpfen Verletzungen oder Gelenkbeschwerden sehr gut anwendbar. Sie sollte auf verletzten Hautoberflächen wegen möglicher irritierender Wirkung nicht höher als 20 %ig verwendet werden.

Leukichtan®-Gel hat sich als schonende (granulationsfördernde) Wunddesinfektion und bei chronischen Ulzera bewährt.

Kaliumpermanganat

Chemische Formel: $KMnO_4$.

Nicht mehr gebräuchliche Benennung: Übermangansaures Kali.

Das Kaliumsalz der Permangansäure ($HMnO_4$) liegt in Form metallisch schimmernder tiefpurpurfarbener Kristalle vor. Es gilt auch in verdünnten Lösungen als starkes Oxidationsmittel mit adstringierender Wirkung. Hochkonzentriert verwendet besitzt es ätzende Eigenschaften ähnlich dem Wasserstoffperoxid (H_2O_2). Auf einer Wundfläche werden in dieser Konzentration die zur Heilung notwendigen Zellen zerstört.

In der Fußbehandlung kommt Kaliumpermanganat nur als Fußbad zur Anwendung. Die Konzentration der Substanz in dem Bad liegt bei eine Messerspitze auf vier Liter Wasser. Der Prozentgehalt an $KMnO_4$ beträgt in dieser Lösung ca. 0,05 %. Das Wasser färbt sich durch die Kristalle des Kaliumpermanganats schwach lila. Der Fuß wird erst dann in das Bad gestellt, wenn alle Kristalle gelöst sind. Die Braunfärbung der Haut nach dem Fußbad entsteht durch Bildung von Braunstein (Chemische Formel: MnO_4). Sie ist unbedenklich und verliert nach etwa einer Woche durch die natürliche Abschuppung der Haut erheblich an Tönung.

Zu lokalen Wundspülungen wird eine 0,1 %ige Lösung empfohlen (A. Zesch).

Die bakterizide Wirkung des Kaliumpermanganats wird in Gegenwart von Eiweiß herabgesetzt (A. Zesch).

Fuchsin

(Obsolet). Synonym: Magenta.

Fuchsin ist ein Anilinfarbstoff, welcher in Lösungen eine tiefrote Färbung besitzt. Die Substanz ist Bestandteil der *Solutio Castellani* (Castellanische Lösung). Fuchsin wirkt vor allem fungizid.

Der Farbstoff bleibt auf der Haut längere Zeit bestehen und kann auf empfindlicher Haut Irritationen hervorrufen. Alkoholische Lösungen mit Fuchsin sind nur etwa sechs Monate haltbar.

Harnstoff

Synonyme: Urea pura, Carbamid.

Harnstoff wirkt ab 8 % in einer Zubereitung keratolytisch. Die Substanz bindet in dem Keratin der Hornschicht Feuchtigkeit und lagert sich an Proteine der Epidermiszellen an. Die Durchdringungsfähigkeit der Haut für fremde Stoffe wird gefördert.

Eine 10 %ige Harnstofflösung besitzt antibakterielle Wirkung. Hohe Harnstoffkonzentrationen hemmen die Zellteilungsrate der Epidermiszellen und sorgen, wenn über längere Zeit therapiert wird, für eine Verdünnung der Hornschicht.

Azole

Synonyme: Imidazole, Triazole.

Azole sind bei sämtlichen oberflächlichen Pilzinfektionen wirksam, die durch Dermatophyten, Hefen und Schimmelpilze (Abkürzung nach Rieth: DHS) hervorgerufen worden sind. In mancher Beziehung ähneln sie dem antibiotischen Wirkungsmechanismus und töten teilweise auch grampositive Bakterien ab. Nur proliferierende (sich teilende) Pilzzellen werden durch Azole abgetötet. Deshalb sind sie gegen Pilzsporen nicht wirksam. Die Schädigung der Pilzzelle erfolgt durch die Beeinflussung der Ergosterolsynthese ihrer Zellwand. In der Zellmembran entstehen dadurch Lücken, mit denen lebenswichtige Elektrolyte für die Pilzzelle verloren gehen. Gleichzeitig mit der Syntheseschädigung entwickeln sich innerhalb der Zelle giftige Peroxide, die ihrerseits die Stoffwechselfunktion der Zelle behindern.

Resistenzentwicklungen kommen sehr selten vor. Unter folgenden Namen sind die unterschiedlichen Azolverbindungen bekannt (siehe auch Kapitel 8):

- Bifonazol,
- Clotrimazol,
- Econazol,
- Fenticonazol,
- Fluconazol (oral),
- Isoconazol,
- Ketoconazol,
- Miconazol,
- Oxyconazol,
- Sulconazol,
- Terconazol,
- Tioconazol.

Zinkoxid

Chemische Formel: ZnO.

Die Substanz ist in verdünnten Säuren und Laugen löslich. Zinkoxid ist schwach antiseptisch und wirkt austrocknend. Mit Wundsekreten bilden sich Zinkate, die geringe adstringierende Eigenschaften besitzen. Da Zinkoxid sich in Wasser bzw. Wundsekreten nahezu nicht löst, ist die eiweißfällende Eigenschaft sehr schwach. In fetthaltigen Zubereitungen lässt Zinkoxid Sekrete diffundieren (hindurchtreten), obwohl gleichzeitig ein Schutz gegen von außen kommende Feuchtigkeit gegeben ist. Zinkoxidsalben oder Zinkoxidpasten eignen sich deshalb ideal dazu, Hautgebiete gegen aggressive Stoffe zu isolieren oder mazerierte Wundränder auszutrocknen.

Zinkoxid zählt zu den äußerst hautverträglichen (hautaffinen) Stoffen, die lange Zeit auf der Haut verbleiben können, ohne Irritationen hervorzurufen. Es dient auch als Puderrohstoff. Dick aufgetragene Zinkoxidsalben mit einem Gehalt von ca. 25 % ZnO wirken als sicherer Lichtschutz. Zur Behandlung des Wundrands von nässenden Ulzera eignen sich Zubereitungsformen von 10 – 20 % Gehalt an ZnO.

Anwendungsformen

- Zinkoxid-Salbe 10 – 20 %ig,
- Zinkoxid-Paste 25 – 50 %ig,
- Weiche Zinkpaste 30 %ig (DAB 9),
- Zink-Schüttelmixtur 20 %ig.

Eisen-(III)-Chlorid

Chemische Formel: $FeCl_3$.

Synonyme: Ferrum trichloratum, Ferrichlorid.

Diese chemische Verbindung wirkt adstringierend und blutungsstillend. Die

Gerinnung des Bluts entsteht durch die saure Reaktion des Salzes in der Lösung. Ferrichlorid färbt die Haut gelb und bildet mit dem geronnenen Blut langhaftende Krusten. Als 10 %ige Lösung *(Solutio Ferri chlorati)* kann sie in Verbindung mit hochtourig drehenden Fräsern (Turbine) die Blutungsneigung im Nagelfalz verringern, weil sie die Haut härtet. Die Solutio Ferri chlorati wurde früher häufig als Ätzmittel auch gegen wucherndes Granulationgewebe (Caro luxurians) eingesetzt. Eine Schmerzentwicklung ist dabei auf verletzter Haut zu erwarten.

Allantoin (Harnstoffderivat)
Außer beim Menschen kommt Allantoin als Abbauprodukt der Harnsäure im tierischen Organismus sowie in Schwarzwurzeln, Weizenkeimen und der Rosskastanie vor. Es fördert den Abbau nekrotischen Gewebes und beschleunigt die Zellteilungsrate. Dadurch wirkt Allantoin wundheilungsfördernd, aber nicht antiseptisch. Allantoin ist in höheren Konzentrationen als 1 % leicht keratolytisch.

Die Substanz wird sowohl Dermatika zur Wundheilungsunterstützung als auch den Hautpflegecremes zugesetzt.

Eugenol
Eugenol ist Hauptbestandteil des etherischen Nelkenöls *(Oleum Caryophylli)*. Ausgangsprodukt für das Öl sind die getrockneten Blütenknospen des Gewürznelkenbaums. Sie enthalten etwa 80 – 90 % Eugenol. Die Flüssigkeit ist farblos, wird aber durch Oxidation und Lichteinfluss allmählich bräunlich gefärbt.

Eugenol wird als Oberflächenanästhetikum eingesetzt, um Schmerzen während oder nach einer Fußbehandlung zu mildern. Auf verhornten Flächen ist Eugenol weniger bis gar nicht wirksam. Tinkturen zur Schmerzlinderung enthalten neben ähnlich wirkenden Substanzen meist 10 % Eugenol.

Bisabolol
Synonyme: Levomenol, α-Bisabolol.

Bisabolol ist im Öl der echten Kamille enthalten. Es wirkt leicht desinfizierend und granulationsfördernd. In Kombination mit anderen Substanzen wird es Dermatika zur externen Wundbehandlung zugesetzt. Ebenfalls enthalten kosmetische Zubereitungen Bisabolol als hautpflegenden Bestandteil.

Linolsäure
Chemische Formel: $C_{18}H_{33}O_2$.

Linolsäure gilt u. a. als Ausgangsstoff für alle ungesättigten essenziellen Fettsäuren, die der Organismus nicht selbst herstellen kann. Er muss sie von außen zugeführt bekommen. Linolsäure kann im Plasma der Hautzelle enzymatisch zu γ-Linolensäure, einer für die Membranfunktion der Zelle wichtigen Substanz, umgebaut werden. Linolsäure und zu einem geringen Teil auch γ-Linolensäure sind im Leinöl als Einzelsubstanzen enthalten. Wenn der enzymatische Umbau der Linolsäure in der Haut reduziert ist, kommt es zu Durchlässigkeitsstörungen in der Zellmembran. Bestimmte Zellfunktionen können daraufhin nicht mehr ausgeführt werden, weil Stoffe wie z. B. Proteine und Ionen, die Stoffwechselreaktionen möglich machen oder erhalten, nicht mehr in die Zelle gelangen.

Ein Mangel an Linol- oder γ-Linolensäure kann zu Zellproliferationsstörungen, zur schuppigen, ekzematösen Haut führen. Linolsäure hat sich zur Behandlung der Onychophosis, einer krankhaft übersteigerten Hornhautproduktion im Nagelfalz, bewährt.

Pyoktanin

(Obsolet). Synonyme: Methylviolett, Gentianaviolett, Pyoktaninum caeruleum, Pentamethyl-parafuchsin, Kristallviolett.

Pyoktanin besitzt eine bakterizide und fungizide Wirkung. Aufgrund des austrocknenden Effekts kann die Lösung gegen Clavi molles, Granulationsgewebe und Warzen eingesetzt werden.

Die Lösung sollte nicht zu alt und vor Licht geschützt aufbewahrt werden, weil sie sich leicht zersetzt.

Konzentrationsangaben zur Verwendung des Pyoktanins

0,1 %ig zur Wundspülung,
1 %ig gegen Warzen,
2,5 %ig gegen Granulationsgewebe.

Ab 0,05 % Konzentration dieser Substanz ist bereits eine Granulations- und Epithelisationshemmung in vitro zu beobachten (Zesch: *Externa* 1988, S. 75).

Bei Risikopatienten mit Heilungsverzögerungen ist deshalb Vorsicht bei der Anwendung geboten.

Biguanidine

Derivat: Chlorhexidindiglukonat.

Der Grundkörper dieser chemischen Verbindung gehört zu dem Iminoharnstoff mit der Strukturformel in **Abbildung 13.2**.

Die Verbindung zählt ebenso wie die quaternären Ammoniumverbindungen (Quats) zu den kationaktiven Stoffen.

Die Wirkstoff**konzentrate** können stark hautreizend bis ätzend wirken (Bericht aus *Forschung und Entwicklung* über Guanidin Derivate, Dr. Bernd Löwer, Schülke und Mayr GmbH, Norderstedt).

Nach einer Untersuchung von A./Chr. Kallenberger, H. Willenegger erwiesen sich die Biguanidine in den empfohlenen Konzentrationen gegenüber Iodophoren

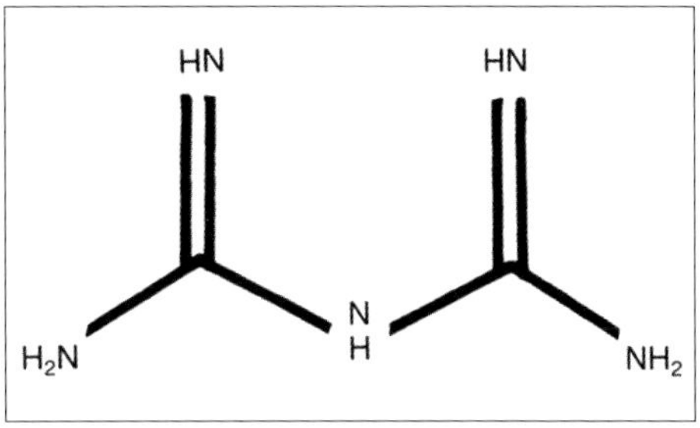

Abb. 13.2: Strukturformel des Biguanidins.

in der Gewebsfreundlichkeit als deutlich überlegen.

In hohen Konzentrationen können besonders Chlorhexidinlösungen Komplexreaktionen mit Metallen wie Zink oder Kupfer eingehen. Mit Chlor kann es zur Bildung von unlöslichem Farbstoff kommen, wenn z. B. Spritzer der Desinfektionsmittellösung die Berufskleidung treffen, die mit chlorabspaltenden Waschmitteln gereinigt wurde.

Andere, zu der Gruppe der Biguanidine zählende Präparate (z. B. Metformin), werden zur Behandlung des Diabetes mellitus Typ 2 eingesetzt.

Sulfonamide

Sulfonamide sind Abkömmlinge aus der ersten chemischen Grundsubstanz für Farbstoffe, dem Anilin. Das erste Sulfonamid *Prontosil®* besaß daher eine ausgeprägte orangerote Färbung. Die neuzeitlichen Sulfonamide sind farblos. Es sind überwiegend Derivate (Abkömmlinge) des Sulfanilamids **(Abb. 13.3)**.

Durch unterschiedliche Anlagerung chemischer Reaktionsgruppen wird u. a. die Löslichkeit und Wirksamkeit des Sulfanilamids verändert.

Antibiotika

Antibiotika sind von Pilzen oder Bakterien ausgeschiedene Toxine (giftige Stoffwechselprodukte). Sie werden heute zum Teil synthetisch oder halbsynthetisch hergestellt.

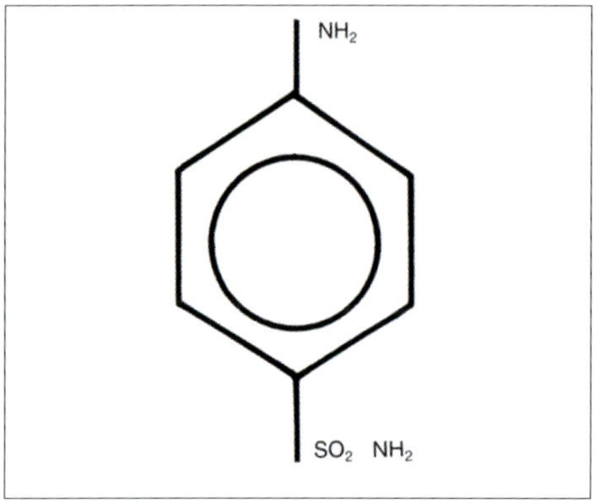

Abb. 13.3: Chemische Strukturformel des Sulfanilamids.

Aufgrund ihrer chemischen Struktur werden Antibiotika in verschiedene Gruppen unterteilt. Eine Auswahl der wichtigsten Gruppen soll die Wirkungsweise der Antibiotika verdeutlichen.

Die Empfindlichkeit innerhalb einiger Bakterienspezies gegen ein Antibiotikum ist nicht einheitlich. Die Angabe für die Wirkung gegen bestimmte Keime ist deshalb nur als grobe Orientierung zu verstehen.

Aminoglykosid-Antibiotika

Die bakterizide Wirkung ist durch die Hemmung der Proteinsynthese bedingt.

Einige Vertreter dieser Gruppe sind:

- Gentamycin,
- Neomycin,
- Framycetin.

Wirkung gegen grampositive und gramnegative Keime.

Polypeptid-Antibiotika

Sie wirken bakterizid durch Veränderung der Durchlässigkeit der Zytoplasmamembran.

Einige Vertreter dieser Gruppe sind:

- Bacitracin,
- Tyrothricin.

Wirkung gegen grampositive und gramnegative Keime.

Polyen-Antibiotika

Sie wirken fungizid bzw. fungistatisch durch Auflösung der Zytoplasmamembran. Zu diesen Antibiotika gehören:

- Nystatin,
- Amphotericin B.

Wirksam ausschließlich gegen Pilze.

Chloramphenicol-Antibiotika

Chloramphenicol besitzt eine bakteriostatische Wirkung durch Hemmung der Zytoplasmasynthese.

Das Antibiotikum wird heute überwiegend synthetisch gewonnen.

Es wirkt hoch toxisch für den menschlichen Organismus, weshalb es nur äußerlich anwendbar ist.

Eine Wirkung besteht gegen grampositive und gramnegative Keime.

Zu den Chloramphenicolen gehören z. B.:

- Chloramphenicol,
- Thiamphenicol.

Penicillin-Antibiotika

Die bakterizide bzw. bakteriostatische Wirkung entsteht durch die Synthesehemmung der Zellwand des Bakteriums.

Das Penicillin ist das bekannteste Antibiotikum mit sehr vielen Derivaten (Abkömmlingen), womit spezifische Wirkungen auf Bakterien erreicht und Resistenzen bekämpft werden können. Es wirkt gegen grampositive und gramnegative Keime.

Öle

Öle gehören ihrer chemischen Verbindung nach zu den Fetten. Sie bestehen aus Estern hoher molekularer Fettsäuren (Glycerolester gesättigter bzw. ungesättigter Fettsäuren).

Man unterscheidet:

- natürliche Öle wie Pflanzenöle und tierische Öle,
- halbsynthetische Öle, die durch chemische Veränderung natürlicher Öle entstanden sind,
- Öle aus Kohlenwasserstoffen, die auch als mineralische Öle bezeichnet werden.

Die natürlichen Öle enthalten meist einen hohen Anteil an ungesättigten Fettsäuren und werden durch Oxidation (die Verbindung mit Sauerstoff) leicht ranzig. Ihre gute Hautverträglichkeit ist durch diesen Verderb eingeschränkt.

Weitaus haltbarer sind die halbsynthetischen Öle, wie z. B. Isopropylmyristat durch den höheren Anteil an gesättigten Fettsäuren.

Die mineralischen Öle, wie z. B. Paraffin-Öle (*Paraffinum subliquidum* = dickflüssiges Paraffin, *Paraffinum perliquidum* = dünnflüssiges Paraffin) sind chemisch gesehen keine Öle, sondern besitzen nur deren Konsistenz (Fließeigenschaft). Sie werden von der Haut schlecht aufgenommen. Enzyme der Hautoberfläche sind jedoch in der Lage, die mineralischen Fette aufzubrechen (cracken) und damit resorbierbar zu machen.

Paraffin-Öle sind lange haltbar und weitgehend indifferent. Wegen des trägen chemischen Verhaltens des Paraffins ist auch die Eigenschaft dieser ölähnlichen Substanz in seinem Namen festgehalten: *parum affinis* (lat.) = sich wenig verbindend.

Im Allgemeinen ziehen auch die natürlichen und die halbsynthetischen Öle nicht sofort in die Haut ein. Sie hinterlassen für eine gewisse Zeit einen typischen Fettglanz.

Zur Pflege der Haut allein eignen sich Öle wegen der letztlich austrocknenden Eigenschaft nicht. Der Wasseranteil, wie er in einer Emulsion vorliegt, ist für die Haut notwendig und trägt entscheidend zur Elastizitätsverbesserung der Hautoberfläche bei.

Reines Öl erhöht die UV-Lichtdurchlässigkeit der Haut, was eventuell zur Symptombehandlung der Schuppenflechte (Psoriasis) ausgenutzt werden kann.

Seifen

Wasser kann die im allgemeinen fetthaltige Oberfläche der Haut kaum benetzen. Deshalb ist eine Säuberung der verschmutzten Haut allein mit Wasser nicht möglich. Die zum Reinigen notwendige Seife hat die Fähigkeit, Fett zusammen mit dem daran haftenden Schmutz und den Hautabsonderungen zu emulgieren und abspülbar zu machen. Fett und Seife bilden zusammen eine Emulsion (O/W-Emulsion), die Schmutzteile in der Schwebe hält und nicht mehr auf die Haut aufziehen lässt. Die schwach alkalischen Seifenbestandteile lassen außerdem die Hornschicht *(Stratum corneum)* der Oberhaut quellen. Die in den aufgequollenen Hornzellen gebundenen Verunreinigungen werden durch das Verreiben der Seife auf der Haut abgetragen.

Als chemische Verbindung besitzt natürliche Seife eine negative Ladung und ist deshalb anionaktiv.

Seife ist kein Produkt der Neuzeit.

In den Briefen Plinius des Jüngeren um 113 nach Christus ist zu lesen: *Nützlich ist auch Seife, sie entsteht aus Fett und Asche.* Das für die Seifenherstellung notwendige Alkali war im verbrannten Buchenholz verfügbar. Aus Buchenasche und tierischen Fetten entstand die sehr weiche, fast flüssige Kaliseife. In Frankreich wurde später aus Seetangasche und tierischen

Fetten die damals sehr begehrte harte Natronseife hergestellt.

Durch Verwendung der Seife über Jahrhunderte hinweg hat sich der Körper an die an sich schädliche Alkalisierung der Hautoberfläche gewöhnt. Die Epidermis besitzt gegen alkalische Einflüsse Puffersubstanzen, die in kurzer Zeit das notwendige Säuremilieu wieder aufbauen. Es ist deshalb auch nicht nachweisbar, dass Alkaliseifen (bis pH 9) die Haut mehr schädigen sollen, als die neueren künstlichen Seifen (Syndets). Syndets sind flüssige waschaktive Stoffe, die man – entgegen den Alkaliseifen – auch sauer oder neutral einstellen kann. In fester Form bezeichnet man Syndets als Seifenstücke, um sie von den Alkaliseifen unterscheiden zu können. Seifenstücke verbrauchen sich sehr schnell und trocknen die Haut in der Regel mehr aus als Alkaliseifen. Nach Messungen von Scakall entfettet sich die Haut nach Waschungen unterschiedlich **(Tab. 13.4)**.

Waschung mit:	Entfettung in %
klarem Wasser	24,2
Seife	35,6
Syndets	42,8 – 51

Tab. 13.4: Übersicht über die Entfettung der Haut nach Waschungen.

Wenn die Haut durch zu lang ausgedehnte Seifenbäder stark entfettet wird, kann es zu Reizungen oder sogar zu Entzündungsreaktionen der Haut kommen (A. Zesch, S. 88/1988).

Seife hat den Nachteil der hohen Salzempfindlichkeit. In Verbindung mit hartem Wasser, welches viel Kalk ($CaCO_3$) enthält, bildet sich die wasserunlösliche Kalkseife, die – besonders gut sichtbar beim Baden – als weißliche Schüppchen auf dem Wasser schwimmt oder den *Rand* in der Wanne bildet. Syndets besitzen diesen Nachteil nicht.

Emulsionen

Emulsionen dienen als Basis für die meisten in der Fußbehandlung verwendeten Salben oder Cremes. Dabei ist es gleich, ob dieser Trägerstoff als Grundlage für pflegerische oder medizinische Präparate eingesetzt wird.

Das Produkt zur medikamentösen Therapie unterscheidet sich von den pflegenden Präparaten durch die Inhaltsstoffe und den teils aufwändigeren Auflagen für die Herstellung.

Eine Emulsion besteht aus Flüssigkeiten, die von Natur aus nicht miteinander löslich sind, wie z. B. Wasser und Öl. Erst ein Hilfsstoff, der Emulgator, macht es möglich, dass sich diese Flüssigkeiten so fein verteilen können, dass sich ihre Komponenten in der Schwebe halten **(Abb. 13.4)**.

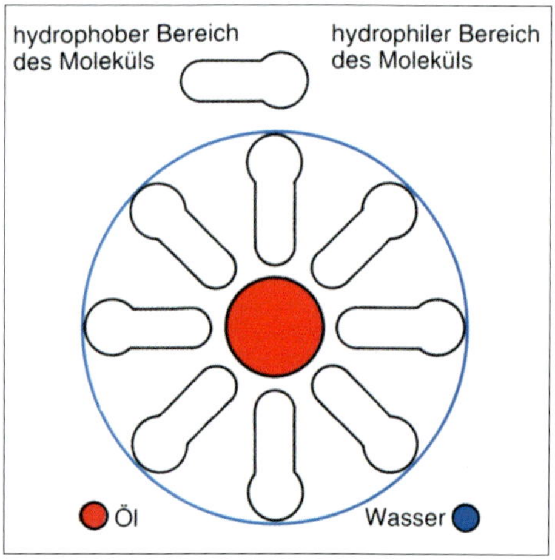

Abb. 13.4: Schema für die Anlagerung des Emulgatormoleküls in einer O/W Emulsion.

Wenn man Wasser und Öl ohne Zugabe eines Emulgators intensiv vermischt, würde sich nach kurzer Zeit das Öl wieder an der Wasseroberfläche absetzen.

Erst ein zugesetzter Emulgator macht es möglich, dass die Vermischung stabil bleibt. Er setzt die Oberflächenspannung des Wassers so weit herab, dass die bis zur Molekülgröße zerkleinerten Tröpfchen zusammengehalten werden. Das Zustandekommen einer Emulsionsform hat nichts mit einer chemischen Verbindung zu tun. Lediglich die Substanzen, die miteinander vermengt werden, bestehen aus chemischen Stoffen. Die Vermengung selbst ist ein physikalischer Vorgang, der in diesem Fall durch Wärme oder Kälte zerstört werden kann.

Nahezu alle Emulgatoren besitzen grenzflächenaktive Eigenschaften, wie man sie von den Seifen her kennt. Als Grenzfläche bezeichnet man die Berührungsfläche zweier nicht mischbarer Flüssigkeiten. Stoffe, die die Spannung (Kohäsion) zwischen diesen Flächen verringern, werden grenzflächenaktiv genannt.

Emulsionstypen

Bei Emulsionen unterscheidet man zwischen Öl-in-Wasser-(O/W)- und Wasser-in-Öl-(W/O)Typen. Die Abkürzung O steht für das englische Wort: Oil (Öl), die Abkürzung W für das englische Wort: Water (Wasser). Die Verwendung deutscher Abkürzungen ist wegen des international einheitlich gebrauchten Begriffs nicht üblich.

O/W-Emulsionen

Bei diesem Emulsionstyp sind feinste Öltröpfchen von einem Wasserfilm umgeben **(Abb. 13.5)**.

Durch den außen liegenden hydrophilen (wasserliebenden) Teil lässt sich dieser Cremetyp sehr gut von der Haut abwaschen. Aufgrund der guten Mischbarkeit mit Wasser eignet er sich gut für Salben/Cremes zur Wundbehandlung, weil er sich gut mit Wundsekreten vermengen kann. Als Dermatika finden Cremes dieses Typs wegen ihres kühlenden Effekts durch leichte Verdunstung des Wassers breite Anwendung. Wirkstoffe ziehen durch den relativ hohen Wasseranteil der O/W-Emulsion gut in die Haut ein. Durch die Feuchtigkeit der Creme quillt die Hornschicht und verliert dadurch einen Teil ihrer Barrierefunktion. Bei sachgemäßer Lagerung (ca. 18 – 20 °C) ist eine Creme/Salbe auf O/W-Basis gut haltbar. Diese Aussage bezieht sich nicht auf den mikrobiellen Verderb, sondern auf die Trennung der Phasen. Bei nicht ausreichender Konservierung ist jede Creme/Salbe einer mikrobiellen Kontamination ausgesetzt. Gegen die Oxidationsneigung der Fette in einer Emulsion müssen Antioxidantien beigemengt werden.

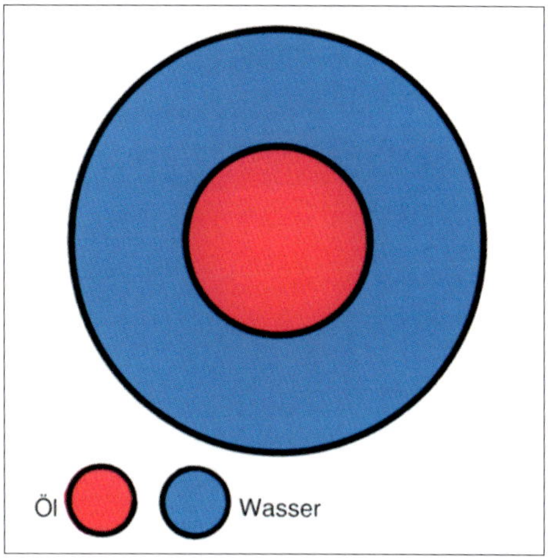

Abb. 13.5: Schema eines O/W-Emulsionsteilchens.

Beispiele für O/W-Emulgatoren sind:

- übliche Alkaliseifen (anionaktiv),
- Cetylstearylalkohol emulgierend (anionaktiv),
- Cetylstearylschwefelsaures Natrium (anionaktiv).

W/O-Emulsionen

Der bekannteste Emulgator dieses Typs ist das Wollwachs, welches aus dem Wollfett der Schafe gewonnen wird. In dieser

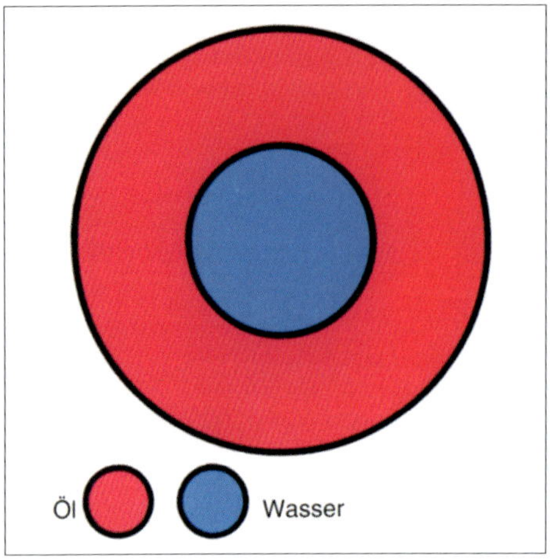

Abb. 13.6: Schema eines W/O-Emulsionsteilchens.

Emulsion sind feinste Wassertröpfchen von einem Ölfilm umgeben **(Abb. 13.6)**.

Der außen liegende, hydrophobe Bereich macht die Aufnahme von Wasser nur in wenigen Mengenanteilen möglich. Deshalb lässt sich eine Creme dieses Typs schlecht von der Haut abwaschen. Der Benutzer der Creme hat das Gefühl, dass sie *auf der Haut steht*. Da der Wasseranteil auf der Haut nur langsam verdunstet, besitzt die Emulsionstype in dieser Zusammensetzung auch keine kühlende Wirkung. Als Grundlage einer Wundsalbe ist die Vermengung mit Wundsekreten nicht in dem Maße möglich wie bei der O/W-Emulsion.

Die W/O-Emulsionen können bei unsachgemäßer Lagerung leicht wieder in zwei Phasen (Wasser und Öl) zerfallen.

Beispiele für W/O-Emulgatoren:

- Wollwachs, Synonyme: Adeps lanae anhydricus/Wollfett (nichtionisch),
- Lanolin (nichtionisch),
- Sorbitanfettsäureester (nichtionisch).

Emulgatoren lassen sich entsprechend ihrer **elektrochemischen Ladung** einteilen in:

- ionische Emulgatoren (elektrochemische Ladung tragende Emulgatoren) mit der Unterteilung in:
- anionaktive Emulgatoren (mit negativer Ladung),
- kationaktive Emulgatoren (mit positiver Ladung),
- amphotere Emulgatoren (sowohl positiv wie negative Ladung),
- nichtionische Emulgatoren (elektrochemisch neutrale).

Das Wissen über die Zugehörigkeit eines Emulgators zu einer der genannten Gruppen ist deshalb wichtig, weil zwischen ihnen selbst oder den Inhaltsstoffen einer Salbenzubereitung Unverträglichkeiten bestehen können. Jede selbstgefertigte Mischung verschiedener Salbenbestandteile ist deshalb vorher auf ihre Verträglichkeit zu überprüfen.

Grundsätzlich vertragen sich gleichartig geladene Emulgatoren oder Wirkstoffe untereinander und ionische Emulgatoren bzw. Wirkstoffe mit nichtionischen Emulgatoren.

Anmerkung: Die Unverträglichkeit ungleicher Ladungen bezieht sich ausschließlich auf das elektrochemische Verhalten dieser Verbindungen. Definition nach Schröter/Lautenschläger/Bibrack (1991): *Bei elektrochemischen Reaktionen findet eine wechselseitige Umwandlung von – in den Stoffen vorhandener – chemischer Energie und elektrischer Energie statt.*

Beispiele für elektrochemische Unverträglichkeiten:

Anionaktive Creme (–) + quaternäre Ammoniumverbindung (+) → Ausfällung.
Alkaliseife (–) + quaternäre Ammoniumverbindung (+) → Ausfällung.

13.4.2 Unverträglichkeiten durch Kombination verschiedener Medikamente/ Wechselwirkungen

Viele selbst veranlasste Kombinationen einiger Medikamente können die beabsichtigte Wirkung abschwächen oder sogar ganz aufheben. Die Ursache hierfür liegt an der, für einige Inhaltsstoffe mehr oder weniger ausgeprägten Eigenschaft, chemische Reaktionen mit anderen Stoffen einzugehen. Hierbei muss allerdings die Veränderung des Stoffs für den Anwender nicht immer sofort sichtbar sein. Entscheidend für eine Reaktion ist auch die Konzentration der verwendeten Substanz.

Die in **Tabelle 13.5** aufgeführten unverträglichen Kombinationen häufig verwendeter Medikamente in der Fußbehandlung erhebt keinen Anspruch auf Vollständigkeit.

13.5 Wundabdeckung/ Wundverband

Die *Feucht-in-Feucht*-Behandlung mit Cremes/Salben erfordert eine aufwändige Wundabdeckung. Sie muss saugfähig und luftdurchlässig sein, um die durch Wundsekrete und Salbengrundlage entstehende Feuchtigkeit leicht wieder abgeben zu können. Diese Eigenschaften erfüllt zu 100 % reine Baumwolle. Sie ist immer noch das geeignetste Material für die Wundabdeckung im Fußbereich. Die Faser gibt die aufgenommene Feuchtigkeit schnell wieder ab und ist durchlässig für Luft. Bei mehreren Gewebslagen übereinander besitzt der Verband eine gute Polsterwirkung und hält Schmutzteilchen und Mikroben vom Wundbereich fern.

Für die allgemeine Wundversorgung erfüllt der achtlagige Verbandmull aus 100 %iger Baumwolle alle Voraussetzungen zum Schutz und Feuchtigkeitsausgleich der Wunde. In den Fällen, wo eine starke seröse Absonderung besteht, kann man für kurze Zeitabschnitte 16-lagigen Verbandmull verwenden.

Für eine Wundauflage sollte, besonders bei Risikopatienten, immer steriles Material zur Anwendung kommen. Zur Entnahme aus der versiegelten Verpackung sollten deshalb auch sterile Instrumente (Schere, eventuell Pinzette) verwendet werden. Der Verbandstoff darf nur an den oberen Enden, die nicht mit der Wunde in Berührung kommen, mit den Fingern angefasst werden.

Mit den in der Praxis möglichen Verfahren ist Baumwolle nicht zu sterilisieren. Die Hitze des Heißluftsterilisators ebenso wie die des Autoklaven denaturiert die Faser. Sie büßt damit besonders ihre Wasseraufnahmefähigkeit ein.

Wundauflagen aus Kunstfasern konnten bei Problemfällen am Fuß mit dem Feuchtigkeitsausgleich über der Wundfläche nicht überzeugen. Das Gleiche gilt für Produkte aus unterschiedlichen Zellwollgeweben, die sich bei Kontakt mit feuchten Wundbereichen von der Wunde abheben (Novalind®). Bei der Belastung des Fußes wird dieser Vorteil des Verbandstoffs, der das Verkleben mit der Wundfläche verhindern soll, zunichte gemacht.

13.5.1 Wundschnellverbände

Als Wundschnellverbände sind Kombinationen aus breiten Pflastern (Verbandfixierungen) und Wundauflagen, die antiseptisch imprägniert sind, entwickelt worden. Sie sind in verschiedenen Breiten (4, 6 und 8 cm) erhältlich.

Fälschlich wird der Wundschnellverband – vermutlich als Abkürzung für das Wort – auch nur als *Pflaster* bezeichnet. Der Wundschnellverband stellt jedoch ei-

Präparat	Wechselwirkungen/Wirkungsbeeinträchtigungen
Enzympräparate (Clauden®, Actovegin® Iruxol® etc.)	Beeinträchtigung bzw. Aufhebung der Wirkung bei Mitverwendung anderer Stoffe oder Zubereitungen insbesonders: Iod-, Salicyl-, Formalin-, Silber- und Quecksilberverbindungen.
Salicylsäure	Ausfällung mit: Rivanol, Zinkoxid (z. B. mit Zinkoxid-Kautschuk-Pflaster) entsteht gelatinöse Masse.
Silbernitrat	Ausfällung mit Chlor- und Iodsalzen, Zersetzung von Eugenol.
Ichthyol®, Ichthyol® hell	Ausfällung mit Salzlösungen (Silbernitrat, Iodsalzen, Eisensalzen, Bleisalzen) Rivanol.
Iodpräparate	Ausfällung mit Metallsalzen (Silbernitrat, Bleinitrat, Eisenchlorid, Quecksilbersalzen, Kaliumpermanganat), Ichthyol®, Alkalien, Salicylsäure, etherische Öle. Einschränkung der Wirkung durch Eiweiß (Blutserum, Eiter).
Kaliumpermanganat ($KMnO_4$)	Chemische Reaktion mit Ethanol, Phenole, Ether, Iod und Iodsalzen, Pyrogallol, Thymol, Gerbstoffen, Zersetzung von Eugenol.
Rivanol	Ausfällung mit Salicylsäure und Ichthyol®, Iod, Silbersalzen.
Chromsäure	Starke Zersetzung mit Alkohol.
Pyrogallol	Chemische Reaktion mit Kaliumpermanganat, Braunfärbung durch Lufteinfluss.
Phenol	Zerstörung von O/W-und W/O-Emulsionen. Zersetzung mit Kaliumpermanganat und Eisensalzen (z. B. $FeCl_3$). Veränderung des Stoffs mit Pyrogallol.
Quaternäre Ammoniumverbindungen (Invertseifen) Kationische Verbindungen z. B. Benzalkoniumchlorid	Ausfällung mit anionaktiven Cremes, Eiweiß (Blutserum, Eiter), Iodsalzen, Salicylaten, Alginaten, Silbersalzen und Nitraten.
Biguanidinderivate, z. B. Chlorhexidindiglukonat	Unverträglichkeit mit Alginaten, anionischen Cremes, Benzoaten, Seifen, Salicylaten, Silbernitrat, Sulfaten, Zinksalzen (keine Ausfällung bei Anwesenheit von Blutserum und Eiter).
Alginate, z. B. Sorbsan, Kaltostat, Sorbalgon, Algosteril etc.	Biguanidinderivate, Quaternäre Ammoniumverbindungen.
Eisensalze, z. B. Eisenchlorid	Ausfällung mit Alkalien, Ichthyol®, Iodsalzen, Phenole, Salicylsäure, Eugenol.
Alaun	Chemische Reaktion mit Alkalien, Bleisalzen, Quecksilbersalzen, Tetracycline, Calciumsalzen (z. B. Calciumalginatfasern).
Zinkoxid	Ausfällung mit Perubalsam, chemische Reaktion mit Salicylsäure (Bildung gallertartiger Masse).
Worterklärung: Unter der Bezeichnung *Ausfällung* versteht man eine chemische Reaktion, bei der ein neuer Stoff entsteht. Er ist in der vorliegenden Substanz, meist ein Lösungsmittel, unlöslich und fällt dadurch in Form von Kristallen oder Flocken aus. Die Eigenschaften der mit dieser Reaktion neu entstandenen chemischen Verbindung sind nicht mehr mit dem ursprünglichen Stoff identisch.	

Tab. 13.5: Unverträgliche Kombinationen verschiedener Medikamente.

ne besondere Form eines Verbands dar. (Siehe auch Kapitel 13.7).

Wundschnellverbände mit allergenen Klebemassen

- Hansaplast®.

Wundschnellverbände mit hypoallergenen Klebemassen

- Hansamed®,
- Cutiplast®.

Metallbeschichtete Wundschnellverbände

Sie eignen sich nicht, wenn gleichzeitig Salben zur Wundversorgung mitverwendet werden. Die Beschichtung, meist Aluminium, kann mit den Inhaltsstoffen des Medikaments eine Reaktion eingehen, die die erwartete Wirkung nicht mehr garantiert. Kunststoffbeschichtungen der Wundauflage wirken sich ebenfalls ungünstig aus, weil gerade die Verletzung am Fuß ein Material benötigt, welches Feuchtigkeit aufsaugt und einen Sekretstau direkt über der Wundfläche vermeidet.

13.5.2 Formen der Wundschnellverbände

Am Fuß ist der dorsale Bereich einer Zehe grundsätzlich länger als der plantare. Durch die unterschiedliche Länge der Zehen oder auch bei Zehendeformitäten ist eine individuelle Anpassung des Wundschnellverbands notwendig. Bei allen Formen ist darauf zu achten, dass die zu schützende Fläche des Fußes ganz bedeckt wird. Eventuell muss man durch zusätzliche Einschnitte oder Fixierungen den Halt verbessern **(Abb. 13.7 und 13.8, 13.9 und 13.10, 13.11 und 13.12)**. Wenn ein Wundschnellverband bis zur Zehenkuppe reicht, muss er dort anliegen und darf nicht tütenförmig von diesem Bereich abstehen. Bewegungsein-

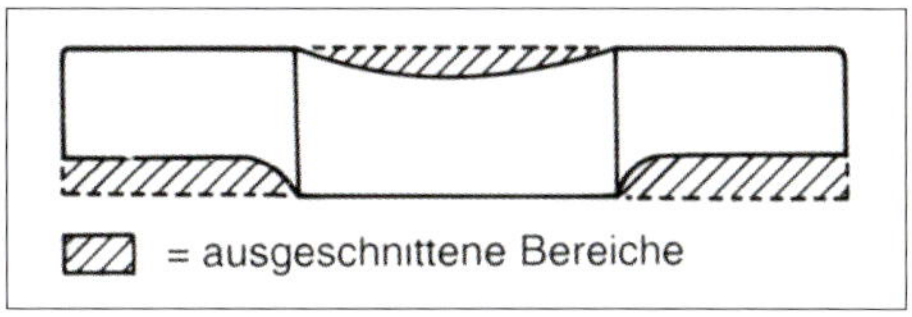

Abb. 13.7: Form des Wundschnellverbands für den fünften Zeh.

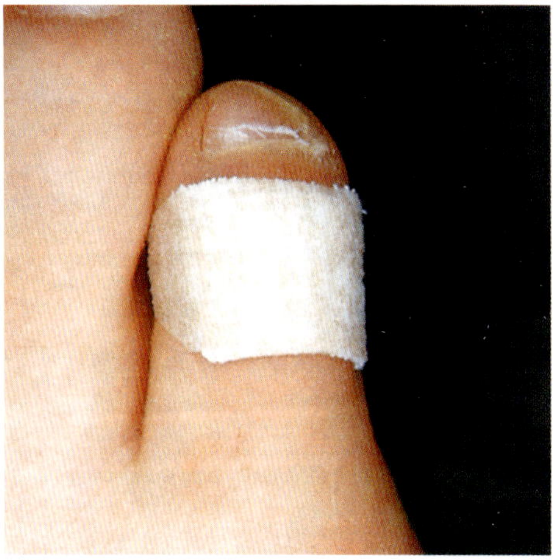

Abb. 13.8: An den fünften Zeh angelegter Wundschnellverband.

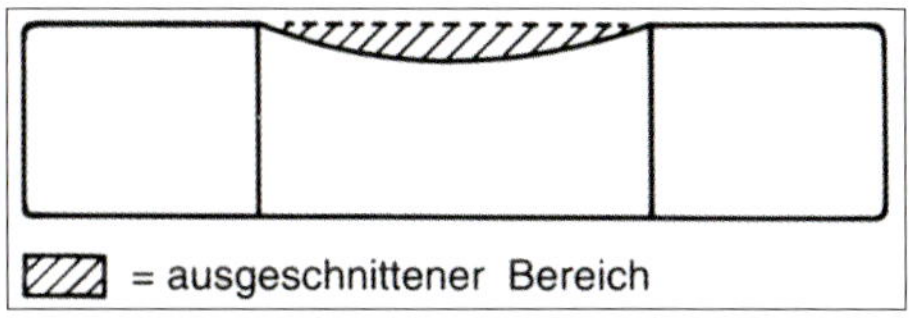

Abb. 13.9: Form des Wundschnellverbands für die Großzehe (halbrunder Einschnitt).

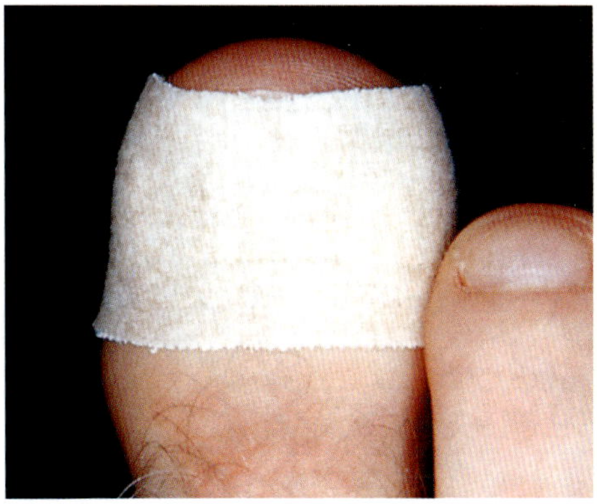

Abb. 13.10: An den Großzeh angelegter Wundschnellverband.

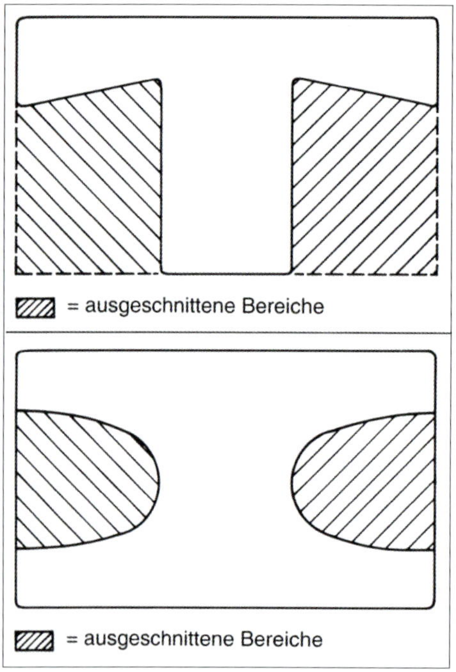

Abb. 13.11: Formen des Wundschnellverbands für Zehenkuppenverbände.

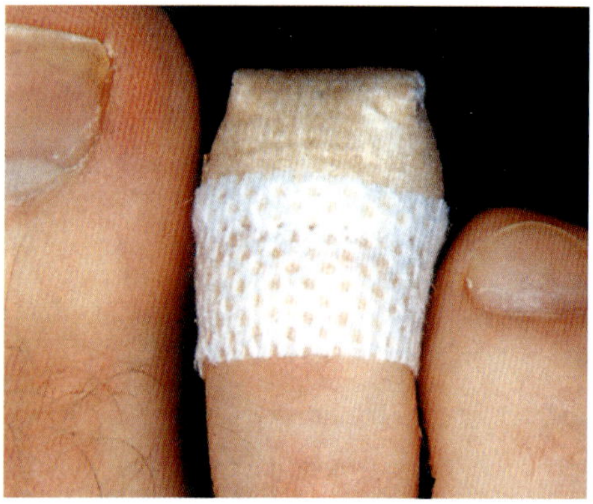

Abb. 13.12: Auf der Zehenkuppe angelegter Wundschnellverband (fixiert mit Fixomull-stretch).

schränkungen des Patienten führen in den meisten Fällen dazu, dass ein schlecht angebrachter Verband bereits während des Strumpfanziehens abgestreift wird.

13.6 Eigenschaften der Grundstoffe für Verbandmaterialien

Für die Auswahl eines geeigneten Verbandstoffs ist es wichtig, die Eigenschaft des Grundstoffs zu kennen. Hierdurch besteht die Möglichkeit, individuelle Wundabdeckungen vorzunehmen und die Folgen eines ungeeigneten Verbands besser abschätzen zu können. Es sind lediglich die in der Fußbehandlung am häufigsten verwendeten Materialien erwähnt.

13.6.1 Der Zellstoff

Die für die Herstellung notwendige Zellulosefaser wird aus Fichten-, Kiefern- oder Buchenholzspänen gewonnen. Zellulose ist die Gerüstsubstanz der pflanzlichen Zellwände.

Zellstoff besitzt ein hohes Saugvermögen. Da er schnell ausfasert, dürfen reine Zellstoffprodukte, wie z. B. **Zellstofftupfer, weder auf offene Wunden gelegt noch darauf belassen werden.** Zellstoff verliert durch Sterilisation im Heißluftsterilisator an Saugfähigkeit und wird brüchig. Als Verbandstoff für nicht belastete Wundflächen findet man ihn in Kombination mit Verbandmull-Gazen, bei denen der Stoff nicht direkt in Kontakt mit der Wunde kommt.

13.6.2 Die Zellwolle (Zw)

Synonym: Viskosezellwolle.

Sie besteht aus chemisch umgewandelten Zellulosefasern, die sich aufgrund ihrer Faserlänge nicht mehr für die Verarbeitung zu Zellstoff eignen. Durch die chemische Verarbeitung, Lösung der Faser und anschließende Ausfällung gilt Zellwolle als Chemiefaser. Sie ist weniger elastisch und besitzt geringere polsternde Eigenschaften als Baumwolle. Im Unterschied zu der unter dem Mikroskop gewunden aussehenden Baumwollfaser ist die Zellstoffaser stäbchenförmig.

Zellwolle ist sehr saugfähig.

13.6.3 Das Vlies (Vliesstoffe)

Vlies gehört, ähnlich dem Filz, zu den Faserverbundstoffen. Die Faser ist weder versponnen noch gewebt. Dadurch stellt sich dieses Material glattflächig und flusenlos dar. Für die Herstellung werden Baumwoll- und Zellwollfasern durch chemische Anlösung miteinander verbunden. Auch hierzu benutzt man die zu kurzen Fasern der Ausgangsstoffe (Zw/Bw).

Vlies saugt Sekrete sehr gut auf, ist weich, alterungsbeständig und im Autoklav sterilisierbar. Seine Eigenschaften sind in der Medizin sehr geschätzt. Allerdings dürfen die Vliese dann keine, durch die Anlösung bedingten, chemischen Rückstände mehr enthalten. Für die Tamponaden in der Fußbehandlung sind die Vliesstoffe beliebte Produkte.

13.6.4 Die Baumwolle (Bw)

Baumwolle wird aus den 10 – 50 mm langen Wollhaaren gewonnen, die aus der reifen Fruchtkapsel der Baumwollpflanze herausquellen. Wie fast alle natürlichen Stoffe ist Baumwolle immer noch das geeignetste Material zur Wundabdeckung. Die Faser gibt die aufgenommene Feuchtigkeit einer Wundfläche schnell wieder ab und ist darüber hinaus durchlässig für Luft. In der Verarbeitung als achtlagige Verbandmull-Gaze ist sie sehr gut dazu geeignet, Schmutzpartikel und Mikroben vom Wundbereich fern zu halten.

Eine Verbandwatte darf nur dann die Zusatzbezeichnung *nach Prof. Dr. Bruns* tragen, wenn sie aus 100 % reiner Baumwolle besteht. Als Verbandmaterial in Verbindung mit Mullgazen ist sie erst seit Mitte des 19. Jahrhunderts bekannt. Professor Viktor von Bruns war an der Aufbereitung der Baumwollfaser zu Verbandzwecken wesentlich beteiligt.

13.6.5 Mullbinden

Sie bestehen aus Bw/Zw-Gemischen und dienen ausschließlich zur Befestigung eines Verbands.

Festkantenbinden sind dichter gewebte schmale Mullbinden mit ausgeprägt festem Rand. Wie eine Mullbinde am Zeh befestigt wird, zeigen die **Abbildungen 13.13 und 13.14**.

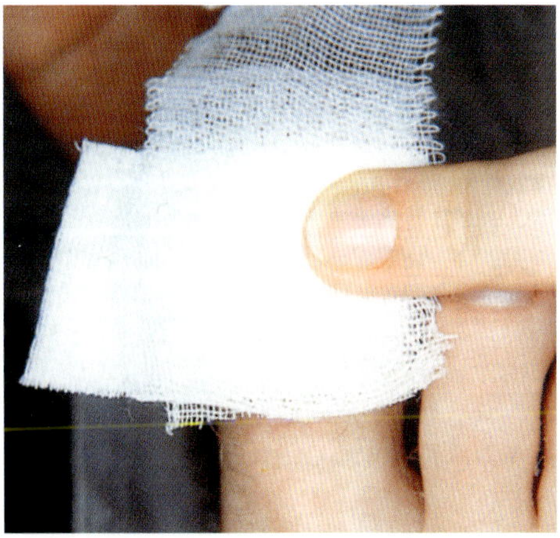

Abb. 13.13: Anlegen der Mullbinde am Großzeh.

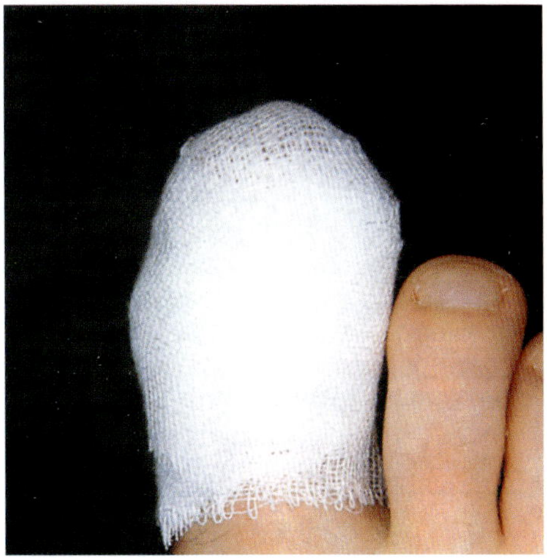

Abb. 13.14: Angelegte Mullbinde am Großzeh

13.6.6 Elastische Mullbinden

Sie werden ebenfalls aus Bw/Zw-Gemischen hergestellt, wobei jedoch die Kettfäden gekräuselt sind. Elastische Mullbinden eignen sich sehr gut für Zehenverbände, weil die Umschlagtouren durch den sanften Zug nicht mehr erforderlich sind.

13.6.7 Der Schlauchverband

Synonym (amerikanisch): *tube gauze* (Abkürzung: tg®).

Der Schlauchverband ist ein rundgestricktes Verbandfixierungsmaterial aus Bw/Zw-Fasern und in verschiedenen Durchmessern erhältlich. Die Befestigung einer Wundauflage mit Schlauchverband lässt sich sehr viel schneller als nach herkömmlicher Methode mit Mullbinde anlegen. Für das Überstreifen des Tricotschlauchs empfiehlt sich ein Applikator (Anwender) **(Abb. 13.15)**. Der Applikator ist jedoch nicht Bedingung für die Anwendbarkeit eines Schlauchverbands. Die Querdehnung ist bis auf das Vierfache der Breite des Schlauchverbands möglich. Dabei verkürzt sich allerdings seine Länge. Durch Ziehen in Längsrichtung kann der einmal geweitete Schlauchverband wieder in den ursprünglichen Zustand gebracht werden. An den Schnittstellen entstehen keine *Laufmaschen*.

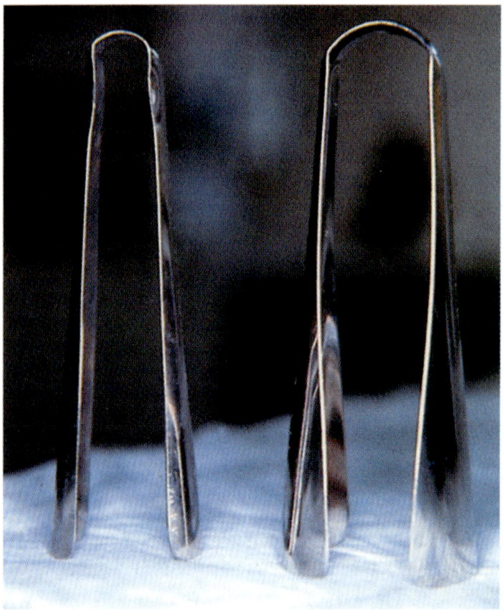

Abb. 13.15: Applikatoren für den Schlauchverband (Lohmann). Größe 00 für kleine Zehen, Größe 0 für Großzehen.

Die Schlauchverbände unterliegen bis heute keiner Normung, sodass sich die Größen unterschiedlicher Herstellerfirmen nicht gleichen. Die **Abbildungen 13.16 bis 13.18** zeigen das Anlegen des Schlauchverbands mit dem Applikator.

13.6.8 Der Netzverband

Der Netzverband ist ein grobmaschiges Gewirk aus polyamidumsponnenen Gummi- und gekräuselten Polyamidfäden. Er ist bis zur 10 – 15-fachen Breite und 2,5-fachen Länge dehnbar und dabei maschenfest. Wie beim Schlauchverband geht die Dehnung in die Breite auf Kosten der Länge.

Der Netzverband eignet sich zur Befestigung großer Fußverbände vor allem dann, wenn Pflasterallergien vorliegen. Eine zusätzliche Entlastung der Stelle (z. B. bei einem Malum perforans) ist jedoch ohne Klebefixierung nicht möglich. Das Anlegen des Netzverbands zeigen die **Abbildungen 13.19 und 13.20**.

13.6.9 Schaumstoffe

Es sind synthetisch hergestellte Produkte, deren Namen man unter der Bezeichnung Polyurethanschaumstoff oder Polyethylenschaumstoff kennt. Die in der Fußbehandlung insbesonders für Zehenverbände benutzten selbsthaftenden Polyurethanschaumstoffe wie Skum-bind, Snög-bind sind sehr hautfreundlich, aber nur bedingt durchlässig für Feuchtigkeit. Sie sollten nicht ohne Verbandmull direkt auf eine Wundfläche gelegt werden da sie weder antiseptisch imprägniert noch ste-

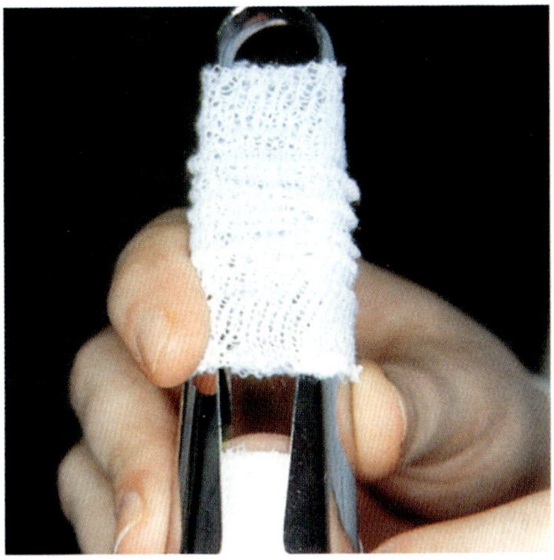

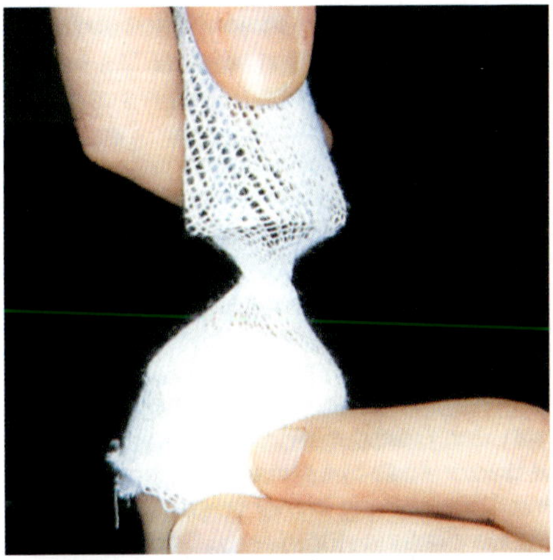

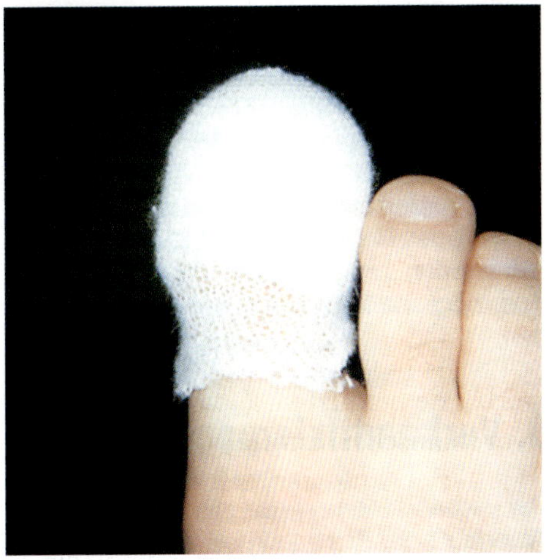

Abb. 13.16 bis 13.18:
Anlegen des Schlauchverbands mit dem Applikator.

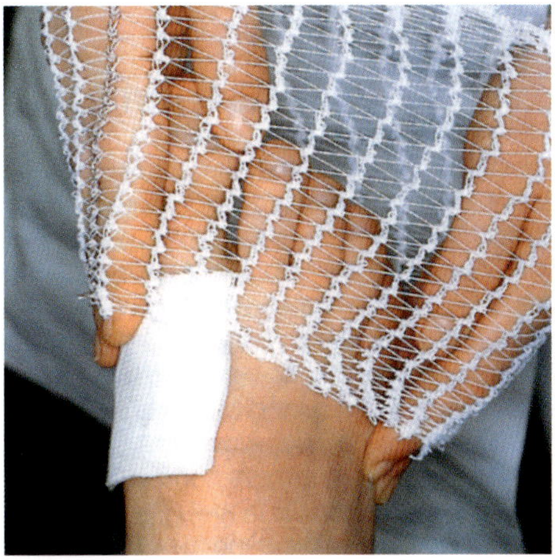

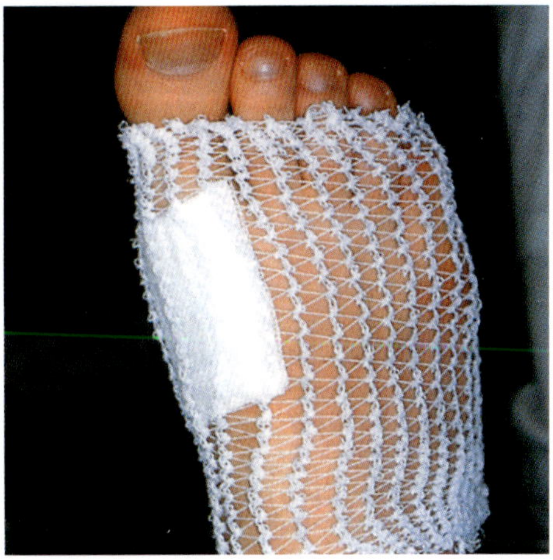

Abb. 13.19: Anlegen des Netzverbands.
Abb. 13.20: Angelegter Netzverband.

ril sind. Die Befestigung und Anformung des Verbands am Zeh geschieht durch Zusammendrücken der Schaumstoffflächen. Gegen Verrutschen kann zusätzlich ein Pflaster angebracht werden.

13.7 Das Pflaster

Das erste deutsche Pflaster ist erst 1901 vom Apotheker Paul Beiersdorf in Hamburg zum Patent angemeldet worden. Dieses Zinkoxid-Kautschuk-Pflaster war das erste weiße Pflaster und erhielt deshalb den Namen *Leukoplast*. Reiner Kautschuk, der damals als alleinige Grundmasse für klebende Pflaster verwendet wurde, ist sehr hautreizend. Durch Zusatz von Zinkoxid ist dieser Nachteil verringert. Bis heute hat sich das Zink-Kautschuk-Gemisch als Grundmasse für Pflaster nicht geändert. Lediglich die neue Pflastergeneration, dessen Trägergewebe meist aus Acetatseide (Leukosilk®, Silkafix®) oder Vlies (Leukopor®, Micropore®) bestehen, wird mit den synthetischen Polyacrylat-Klebemassen beschichtet. Sie sind hautfreundlicher und alterungsbeständiger.

13.8 Die Verweildauer des Wundverbands

Die Wiederbestellzeit zur pflegerischen Kontrolle der Wundbehandlung beträgt bei abwehrgeschwächten Patienten grundsätzlich 24 bis 48 Stunden. Vorausgesetzt ist hierbei die gute Fixierung des luftdurchlässigen Verbands. Wundschnellverbände sind bei diesem Patientenkreis zu vermeiden, weil sie Feuchtigkeit aus dem Wundbereich nicht in dem Maß aufnehmen können wie Verbandmull. Stark nässende Wunden, z. B. bei einem Malum perforans, müssen zum Teil alle 12 Stunden neu verbunden werden. Die serösen Absonderungen tränken die Wundauflage derart, dass die Abdunstung der Feuchtigkeit nicht mehr ausreicht. Verbandmull-Gazen, die, wie bei diesen Wundformen notwendig, 16-lagig aufgelegt wurden, müssen deshalb in einem sehr viel kürzeren Zeitraum gewechselt werden. Die Feuchtigkeit im Wundmilieu hat ihre physiologisch erträglichen Grenzen. Der gleiche Zusammenhang gilt auch für zu dick aufgetragene Salben zur Wundbehandlung.

Trotz der Ersatzfunktion des Wundverbandes für die zerstörte Haut ist eine Entlastung durch eine Abpolsterung immer empfehlenswert. Die Druckentlastung für dieses Gebiet muss die Wundfläche aussparen.

In anderen Fällen, z. B. bei Bagatellverletzungen, kann bei sorgfältiger Wundversorgung der pflegerische Verbandwechsel und die Nachkontrolle entfallen. Der Verband bleibt in der Regel drei Tage am Fuß. Er darf durch Duschen oder Baden während dieser Zeit nicht nass werden, um ein feucht-warmes Milieu und eine mögliche Mazeration der Haut zu vermeiden.

13.9 Die klebende Verbandfixierung

Die Verbandfixierung darf die Abdunstung der Wundauflage (Verbandmull) nicht behindern **(Abb. 13.21)**. Wenn ein bedingt luftundurchlässiges Material über die ganze Fläche der Wundabdeckung geklebt wird, kann ein Feuchtigkeitsstau entstehen. Trotz luftdurchlässiger Wundauflage ist in diesem Fall bei schlecht granulierenden Wunden die Abheilung verzögert.

Bei der Klebefläche der Verbandfixierungsmittel unterscheidet man zwischen

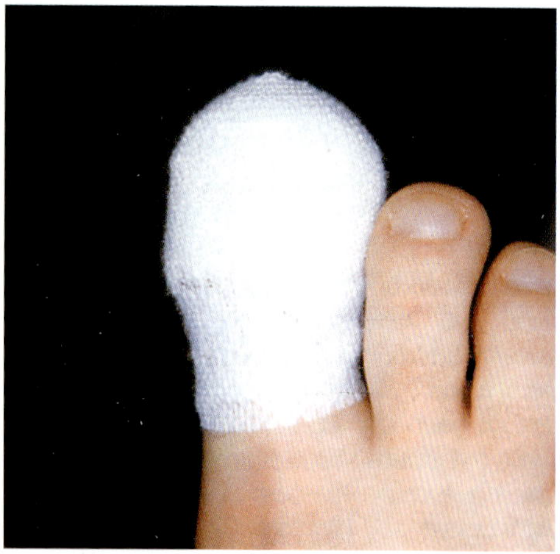

Abb. 13.21: Verbandfixierung mit elastischem, luftdurchlässigem Pflaster.

allergenen (leicht eine Allergie hervorrufende) Beschichtungen und hypoallergenen (weniger zu Allergien neigenden) Beschichtungen.

Unter allergenen Beschichtungen der Pflaster versteht man Zink-Kautschuk-Klebemassen, die eine dafür empfindliche Hautoberfläche reizen können.

Hypoallergene Beschichtungen bestehen aus Polyacrylat-Klebemassen. Diese Substanzen reizen die Haut nicht, eine Allergie gegen diese Klebemasse kann jedoch nie ausgeschlossen werden.

Zur luftdurchlässigen Fixierung des Verbands eignen sich:

- Chirofix® (hypoallergene Pflastermasse),
- Fixomull®/Beiersdorf (hypoallergene Pflastermasse),
- Fixomull®-stretch/Beiersdorf (hypoallergene Pflastermasse),
- Silkafix®/Lohmann (hypoallergene Pflastermasse),
- Leukosilk®/Beiersdorf) (hypoallergene Pflastermasse).

Zur Randfixierung eines Verbands eignen sich Pflaster mit weniger luftdurchlässigen Eigenschaften. Dazu zählen:

- Leukoplast® (allergene Pflastermasse),
- Blankoplast® (allergene Pflastermasse),
- Hartmannplast® (allergene Pflastermasse).

Die Fixierung mit unelastischen Trägerstoffen darf in keinem Fall zirkulär angelegt werden.

13.9.1 Hilfsmittel zur Verbandfixierung

Bei feuchter Haut lassen sich Pflaster oder Wundschnellverbände nicht dauerhaft aufkleben. In diesen Fällen kann die Haut mit Benzoetinktur eingestrichen werden, um selbstklebende Pflaster haltbarer zu befestigen. Die Benzoetinktur muss auf der Haut klebrig sein, bevor das Pflaster aufgelegt wird.

Mit Arasol und 3M-Doppelklebeband lassen sich auch nicht mit Klebstoff beschichtete Materialien oder Druckentlastungen zum Reibungsschutz auf einem Verband sicherer befestigen.

Die Hautoberfläche muss dünn mit Arasol bestrichen werden. Nach dem Antrocknen kann man das Polster auf der Haut andrücken.

Mit Fettcremes behandelte Haut muss vor dem Aufkleben der Pflaster mit Wundbenzin bzw. Benzin-Ether-Lösung (3:1) abgerieben werden.

Wässrige alkoholische Lösungen eignen sich weniger zum Entfetten der Haut. Die Lösung bringt Feuchtigkeit auf die Hautoberfläche, die Zeit zum Abdunsten benötigt.

13.10 Der Okklusivverband

Um die Wirkung eines Präparats zu verstärken, wird ein nahezu luftdicht abschließender Verband angelegt **(Abb. 13.22 und 13.23)**. Mit der Okklusion (Verschließung) erreicht man einen Feuchtigkeitsstau der oberen Hautschichten, der den Inhaltsstoff eines aufgetragenen Präparats tiefer eindringen lässt. Die Barriere der Haut wird durch diese Mazeration nahezu aufgehoben. Ein Okklusivverband eignet sich deshalb nur für kleine, örtlich begrenzte Anwendungen, um den therapeutischen Nutzen eines Inhaltsstoffs zu intensivieren.

An den Stellen des Fußes, die einer starken Belastung ausgesetzt sind, empfiehlt es sich, das Präparat in der Aussparung einer Druckentlastung aus 6 mm starkem Filz anzuwenden. Dadurch kann das Medikament weniger weggequetscht werden

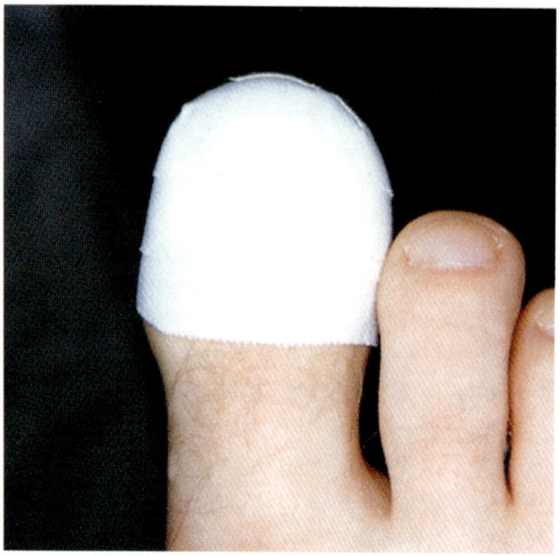

Abb. 13.22: Dachziegelverband (Okklusivverband) an der Großzehe.

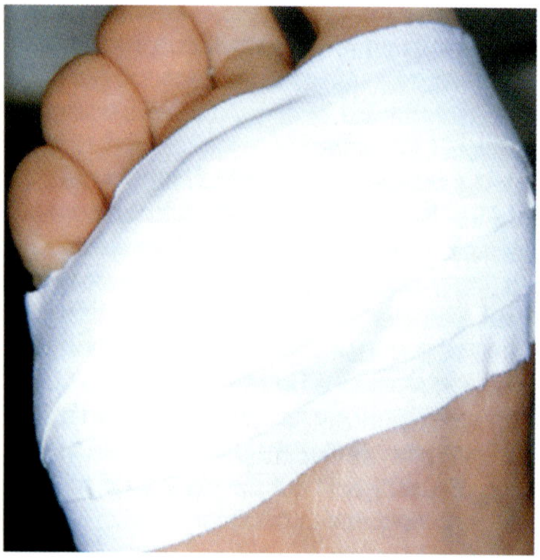

Abb. 13.23: Plantarer Okklusivverband.

und bleibt in ausreichender Menge am Applikationsort erhalten.

Ein mit Klebstoff beschichtetes Entlastungsmaterial wirkt gleichzeitig als Isolierung. Es gewährleistet, dass die beklebten Hautschichten nicht mit dem Präparat in Berührung kommen.

Im Nagelfalzbereich ist diese Entlastung nicht notwendig, weil sich die Wirkstoffmenge, die in die Tasche des Nagels eingestrichen wird, nicht wesentlich herausdrücken lässt.

Als luftdichte Abdeckung für diesen Verband legt man ein Stück dünne Plastikfolie über die betreffende Stelle. Es sind aber auch Vliesstreifen (Copoline®, Rhenafin®) geeignet, die zur Abdichtung mit Collodium elasticum, Ethylzellulose (Gehwol-Nagelmasse) getränkt werden. Diese Form des Okklusivverbands empfiehlt sich bei pflasterempfindlichen Patienten, weil der Verband anschließend mit luftdurchlässigen hypoallergenen Materialien fixiert werden kann.

Bei nicht pflasterempfindlichen Patienten genügt, nach der Abdeckung des Therapeutikums mit einem Vliesstreifen, das Umkleben mit Zink-Kautschuk-Pflastern wie Hansaplast (Blankoplast etc.). Um den Verband noch dichter zu machen, legt man die Pflasterstreifen dachziegelartig übereinander. Einschnitte am Pflaster sind dort notwendig, wo das Material Rundungen am Fuß angepasst werden muss.

Da die meisten Materialien der Pflaster weniger elastisch sind, dürfen zirkuläre Verbände nicht angelegt werden. An den Stellen, an denen die Pflasterstreifen zusammentreffen, muss ein Zwischenraum frei bleiben **(Abb. 13.24)**.

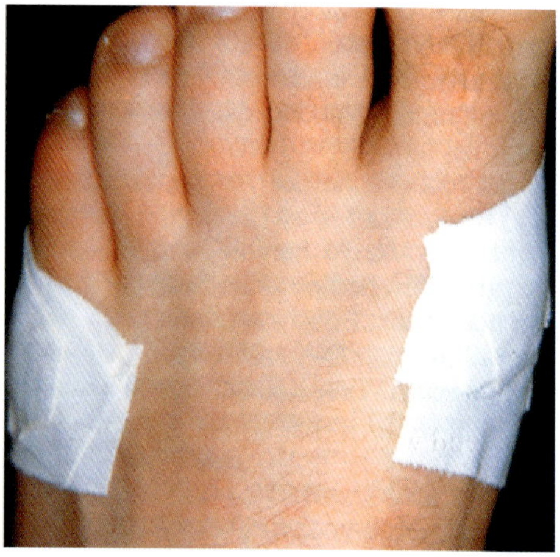

Abb. 13.24: Nicht zirkulär geklebte Pflasterstreifen eines Okklusivverbands.

Die unter einem Okklusivverband verwendeten Dermatika bleiben für einen unterschiedlich begrenzten Zeitraum auf der Haut.

Für Salicylsäurepräparate beträgt die Dauer des Okklusivverbands in der Regel acht Tage.

Diese Angabe bezieht sich auf einen Gehalt von ca. 40 % Salicylsäure in lipophiler Salbengrundlage.

Okklusivverbände zur Nagelmykosebehandlung benötigen in der Regel nur drei Tage, um die Nagelsubstanz so weit zu erweichen, dass zerstörte Bereiche des Nagels leichter entfernt und die Wirkstoffe eines Therapeutikums leichter eingeschleust werden können.

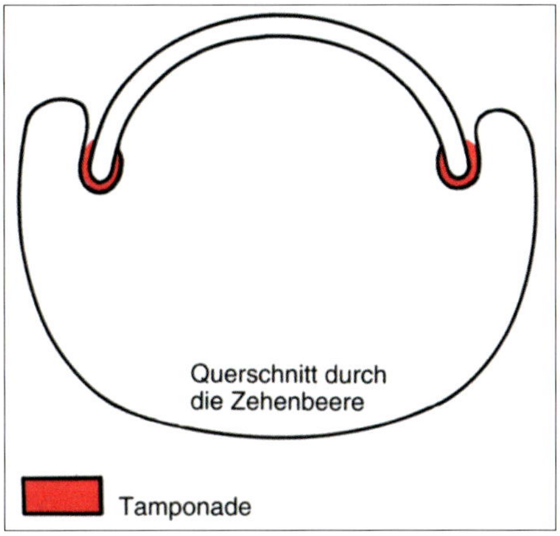

Abb. 13.25: Lage des Tamponadestreifens im Nagelfalz.

13.11 Die Tamponade des Nagelfalzes

Durch eine Mazeration (Erweichung) der Wundränder ist eine Abheilung stark verzögert bzw. unmöglich. Dies gilt für kleinflächige Verletzungen ebenso wie für großflächige. Besonders kritisch wird dieser Zusammenhang bei Verletzungen im Nagelfalz, wo durch die Taschenbildung ein zu hoher, meist permanent vorhandener Feuchtigkeitsgehalt die Heilung stark beeinträchtigen kann. Deshalb neigt dieser Bereich besonders leicht zu einer Caro luxurians. Um Reizungen durch den freien Nagelrand zu verhindern, ist eine saugfähige Vliestamponade mit

- Copoline®,
- Rhenafin®
- Mullbinde zur Tamponade (Fa. Lohmann) oder mit einer bereits desinfizierend wirkenden Salbe getränkten Gaze empfehlenswert. Der Tamponadestreifen muss zwischen freiem seitlichem Nagelrand und Nagelfalzbereich eingelegt werden **(Abb. 13.25)**.

13.12 Physikalische Hilfsmittel

Neben der beschriebenen Auswahl von Dermatika und Wundabdeckungen kann die Wundheilung durch physikalisch wirkende Hilfsmittel unterstützt werden. Dies trifft besonders für *Problemfälle* zu, die therapieresistent zu sein scheinen: bei Virusinfektionen (Warzen) und extremen Heilungsverzögerungen (z. B. arteriellen Durchblutungsstörungen). Diese Hilfsmittel unterstützen im Wesentlichen die Durchblutung und die enzymatischen Reaktionen im Wundgebiet (siehe dazu ausführlichere Beschreibungen in Band 2).

13.12.1 Die Vapozon-Bestrahlung

Wirkung

- durchblutungssteigernd (Wasserdampf),
- epithelisierend (Ozon),
- desinfizierend (Ozon),
- Einfluss auf den Oxidationsstoffwechsel in der Zelle (Ozon).

13.12.2 Der HF-Stab (Hochfrequenzstab)

Wirkung

- epithelisierend (Ozon),
- desinfizierend (Ozon),
- Einfluss auf den Oxidationsstoffwechsel in der Zelle (Ozon).

13.12.3 Die Silberhexamikronlampe (SHM-Lampe)

Wirkung

- Durchblutungssteigerung im Gewebe durch tieftemperierte Silberstrahlen,
- Vermutung desinfizierender Eigenschaften durch Silberstrahlen.

13.12.4 Die Sollux-Lampe

Wirkung

- durchblutungssteigernd durch Infrarot-Hellstrahler.

13.12.5 Der Soft-Laser

Wirkung

- Förderung der Mikrozirkulation,
- Erhöhung des Zellstoffwechsels,
- schmerzlindernd,
- abschwellungsfördernd,
- entzündungshemmend durch Infrarotstrahlen >780 nm.

13.13 Möglichkeiten der Schmerzherabsetzung

Der Schmerz, eine der Äußerungen bei einer Entzündung, entsteht entweder durch den Flüssigkeitsdruck (seröse Flüssigkeit, Eiter) im Gewebe oder durch Überreizung der Nervenendigungen im Gewebe.

Im ersten Fall ist durch die Schaffung einer Abflussmöglichkeit (Öffnung) im Entzündungsherd nach außen eine sofortige Schmerzbeseitigung erreichbar.

Eine Überreizung der Nervenendigungen kann gemildert werden durch:

- Eugenol (80 %ig),
- Anäcain (p-Aminobenzoesäureethylester),
- Pedilen®,
- A4-Tinktur,
- Xylocain,
- Druckentlastungen aus Galaxon/oder einem Reibungsschutz,
- kalte Umschläge (möglicherweise mit Alkohol), die zur besseren Ableitung der Schmerzen großflächig aufgelegt werden, z. B. nach starken Ätzungen (mit Pusbildung).

Um die Schmerzen vor der Entnahme eines nicht entzündeten Clavus zu reduzieren, eignet sich ein Okklusivverband mit Salicylsalbe (Salicylsäuregehalt: 40 %, eingearbeitet in lipophile Salbengrundlage). Wenn der Verband nach acht Tagen abgenommen wird, hat sich der Clavus durch Quellung und Mazeration der Hornschichten erhaben (plastisch) dargestellt. Dieses Verfahren eignet sich nicht nur zur nahezu schmerzfreien Entfernung des Clavus, sondern auch zur Erkennung von schmerzenden Verhornungen an schwer zugänglichen Stellen des Nagelfalzes.

Durch das Eindringen der Salicylsäure in die Haut, können in den ersten Tagen leichte Beschwerden auftreten.

Als in die Haut dringendes Lokalanästhetikum lässt sich EMLA® (Abk. für Eutectic Mixture of Lokal Anaesthetics) verwenden. Die Creme enthält zu gleichen Teilen die Oberflächenanästhetika Lidocain und Prilocain in eutektischer Mischung. Um ein ausreichende Tiefenwirkung zu entfalten, muss EMLA® mindestens eine Stunde vor Entfernen des Clavus auf bereits weitgehend entfernter Hornhaut dick aufgetragen werden. An belasteten Stellen kann ein Ringpolster aus Filz angefertigt werden, um die Wirkung der Creme am Applikationsort zu erhalten. Nachdem EMLA® aufgetragen wurde, deckt man die Stelle okklusiv ab. Das Präparat wird außerdem als fertiges EMLA®-Pflaster mit Okklusionsfolie (Tegaderm™) angeboten. Nach Abnahme des Verbands beträgt die Wirkung noch mindestens eine Stunde.

Da EMLA® als weiteren Bestandteil Natriumhydroxid (NaOH) enthält (pH-Wert 9) darf es nicht auf Wunden aufgetragen werden.

Literatur

- Pschyrembel: Klinisches Wörterbuch, Verlag Walter de Gruyter, 256. Auflage (1990)
- C. Hunnius: Pharmazeutisches Wörterbuch, Verlag Walter de Gruyter, 7. Auflage (1993)
- Stenger: Verbandlehre, 5. Auflage, Verlag Urban und Schwarzenberg (1993)
- E. Most/N. Kaiser: Verbandlehre, 2. Auflage, G. Thieme Verlag, Stuttgart (1978)
- H. Brandfis/H. J. Otte: Lehrbuch der Medizinischen Mikrobiologie, 5. Auflage) (1984)
- A. Zesch: Externa, Springer Verlag (1988)
- H. Bartels/R. Bartels: Physiologie, 4. Auflage, Verlag Urban & Schwarzenberg (1991)
- J. N. Le Rossignol/C.B. Hollyday: A Pharmacopoeia for Chiropodists, Verlag Faber and Faber Ltd. (1971)
- M. Watzka: Kurzlehrbuch der Histologie und mikroskopischen Anatomie des Menschen, 5. Auflage, Verlag F. K. Schattauer, Stuttgart (1974)
- Mitteilung der Fa. Hartmann AG, Hamburg (1993)
- Hans Beyer: Lehrbuch der organischen Chemie, 14. Auflage, Hirzel Verlag, Leipzig (1967)
- Römpp Chemie Lexikon, 9. Auflage, Thieme Verlag, Stuttgart (1992)
- A. und Chr. Kallenberger, H. Willenegger: Experimentelle Untersuchungen zur Gewebeverträglichkeit von Antiseptika, Hygiene und Medizin, Heft 16, S. 383, (1991)
- R. Schmidt/Wetter: Vademecum für Pharma - ceuten, 8. Auflage, Editor Cantor KG, Aulendorf/Württ. (1970)
- H. Helwig: Antibiotika-Chemotherapeutika, 3. Auflage, G. Thieme Verlag, Stuttgart (1976)
- H. Helwig: Antibiotika-Chemotherapeutika, 4. Auflage, G. Thieme Verlag, Stuttgart (1989)
- Folia Ichthyolica, Sonderheft, Monographie: Ichthyol und Ichthyol, hell. Mitteilungen der Ichthyol Gesellschaft Cordes, Hermanni & Co., Hamburg (1994)

14

Kaustika (Ätzmittel) in der Fußbehandlung

14.1 Kaustika

Schon im 18. Jahrhundert wurden in der Fußbehandlung gegen Hühneraugen *(Clavi)* Ätzmittel (Kaustika) eingesetzt.

Hühneraugen entfernte man damals nicht allein mit dem Messer oder dem Glüheisen, sondern auch mit dem sogenannten kalten Kauterium, worunter chemische Substanzen verstanden wurden, die Gewebe zerstören konnten.

Die Erfahrungen in der Anwendung dieser Ätzstoffe sind heute wissenschaftlich untermauert. Aus der Vielfalt der vorhandenen Ätzmittel lassen sich vornehmlich solche auf der Haut anwenden, die selten allergische Reaktionen hervorrufen. In der medizinischen Fußbehandlung wird durch die Ätzung das Gewebe der Haut durch Eiweißfällung (Eiweißdenaturierung) zerstört. Der Zerstörungsgrad des Gewebes ist abhängig von der Stärke einer Säure/Lauge sowie der Konzentration und der aufgetragenen Menge des Ätzmittels. Ätzmittel können sowohl Säuren als auch Laugen sein.

Durch eine dicke Hornschicht der Oberhaut wird das tiefere Eindringen der Substanz in das Gewebe eingeschränkt.

Bei allen Therapien mit Ätzstoffen ist der Haut- und Gesundheitszustand des Patienten wichtig. Ist die Haut feucht (z. B. Hyperhidrosis), muss für eine Säure eventuell eine geringfügig höhere Konzentration verwendet werden. Die zur Hautoberfläche absondernden Schweiß - drüsen waschen entweder den Ätzstoff aus oder verdünnen die Säure. Letztendlich entscheidet die Schmerzempfindlichkeit des Patienten darüber, ob eine Säure in höheren Konzentrationen verwendet werden kann.

Auf trockener Haut kann das Ätzmittel geringer dosiert werden, ebenso auf stark abgetragenen Hornhautflächen.

Für Risikopatienten, z. B. Diabetiker mit Spätkomplikationen, gilt, je nach Abgrenzung des Krankheitsverlaufs durch den Arzt, ein generelles bzw. eingeschränktes Ätzverbot.

14.2 Eigenschaften der Säuren

Die Auswirkung einer Säure auf die Haut wird in mehrere Merkmale unterteilt. Diese sind:

- die Veränderung (Denaturierung) des Zelleiweißes durch Gerinnung (Koagulation),
- die gewebs- und gefäßzusammenziehende (adstringierende) Wirkung,
- die selbstisolierende Wirkung,
- die Blutstillung (Hämostase) bei Punktblutungen,
- die Härtung der Haut,
- die Bildung von weißlich bis braungelblichem Schorf bzw. Krusten,
- eine mögliche Schmerzentwicklung.

Darüber hinaus hemmt das saure Milieu Mikroben in ihrer Vermehrung.

Die Eindringtiefe der Säure begrenzt sich zum einen mit der Härtung der Gewebsschichten durch Koagulation; zum anderen werden tiefer eindringende Säureanteile durch die in den unteren Epidermiszelllagen vorhandenen Feuchtigkeit verdünnt. Der Wassergehalt der lebenden Oberhautzellen (Epidermiszellen) liegt bei ca. 80 %. Durch den Verdünnungsprozess beim Eindringen in die Haut verliert die Säure an Aggressivität und damit an koagulierender Wirkung.

Die für bestimmte Behandlungsfälle bewusst durch Art, Menge und Konzentration des Ätzmittels provozierte Entzündungsreaktion der Haut ist gutartig. Es entsteht ein Pus, eine gutartige Entzündungsreaktion, an der nach den Hygienerichtlinien erfolgten Behandlung keine Mikroorganismen beteiligt sind.

Die Auswirkung der Säure auf die Haut ist u. a. von ihrer Konzentration abhängig. Der pH-Bereich einer Säure liegt zwischen 0 – 6,9 (der pH-Wert ist die Maßeinheit für den Säuregrad = Azidität). Eine Säure mit dem pH-Wert 1 gilt als sehr konzentriert, mit dem pH-Wert 6,9 als sehr verdünnt. Sie wirkt sich nur noch schwach auf das Gewebe aus.

Der pH-Wert ist eine Größe, die die Wasserstoffionenkonzentration in einer Lösung erfasst. Sie kann mithilfe von elektrochemischen Messungen oder durch Farbindikatoren (z. B. Lackmus, Methylorange, Phenolphthalein, pH-Papier) festgestellt werden.

Die Abkürzung *pH*, lat.: *pondus hydrogenii*, heißt übersetzt: *Gewicht des Wasserstoffs*. Ebenso ist die Übersetzung mit potentia hydrogenii, Wirksamkeit des Wasserstoffs, gebräuchlich.

In der Chemie werden Säuren als Verbindungen bezeichnet, die im wässrigen Milieu Wasserstoffionen (H^+-Ionen), das sind geladene Wasserstoffatome, abspalten.

Beispiel:
Salzsäure, chem. Formel: HCl.

In wässriger Lösung zerfällt das Salzsäuremolekül in positiv geladene Wasserstoffionen (H^+) und negativ geladene Chlorionen (Cl^-).

Ionen-Gleichung:
$HCL \leftrightarrow H^+ + Cl^-$

Die Eigenschaft einer Säure, ob sie sehr stark oder sehr schwach ätzend wirkt, hängt nicht allein von der Konzentration der Säure, sondern auch von der Fähigkeit ab, wie sich ihre Wasserstoffionen in der Lösung verteilen, dissoziieren, können **(Tab. 14.1)**. Je niedriger die Fähigkeit zur Dissoziation der Wasserstoffionen ist, desto schwächer ist die ätzende Wirkung der Säure. Umgekehrt ist ein hoher Anteil sich abspaltender Wasserstoffionen der Maßstab für die Aggressivität der Säure. Für die Abspaltung der Wasserstoffionen ist immer ein bestimmter Wassergehalt der Säure notwendig.

Es ist grundsätzlich zwischen Konzentration und Stärke einer Säure/Lauge zu unterscheiden. Die Konzentration eines Ätzstoffs gibt den Gehalt in der Darreichungsform (z. B. Lösung oder Salbe) an. Die Stärke des Ätzmittels ist jeweils durch

Säure	Höchste Konzentration	Dissoziationsgrad H^+-Ionen in %	Eigenschaft
Salpetersäure	70 %	82 %	sehr stark ätzend
Salzsäure	38 %	78 %	sehr stark ätzend
Schwefelsäure	98 %	51 %	stark ätzend
Essigsäure	98 %	0,4 %	schwach ätzend

Tab. 14.1: Zur Unterscheidung der Stärke (Eigenschaft) einer Säure nach ihrem Dissoziationsgrad (nach Schröter/Lautenschläger/Bibrack, Taschenbuch der Chemie, Fachbuchverlag Leipzig, 1991).

die Eigenschaft vorgegeben, wieweit es zur Dissoziation fähig ist. Dissoziation, auch elektrolytische Dissoziation, bedeutet, dass ein gelöster Stoff in Ionen (geladene Atome/Moleküle) zerfällt.

Grundlage der Bestimmungen ist der Dissoziationsgrad in 1 Normaler Lösung (1 N) bei 18 °C. Der Begriff *Normallösung* ist eine Konzentrationsangabe, die sich auf das Molekulargewicht/Liter einer chemischen Verbindung bezieht.

Vorsicht ist bei der Verdünnung von Säuren geboten. Niemals darf Wasser in die konzentrierte Säure geschüttet werden, weil die dabei entstehende Reaktionswärme zum Verspritzen (Verkochen) der Säure führt. Eine konzentrierte Säure wird immer in das Wasser gegossen, damit die Reaktionswärme schneller abgeleitet werden kann. Falls eine Verdünnung erwünscht ist, sollte dies dem Apotheker überlassen werden oder die entsprechende Sachkenntnis vorhanden sein.

In höheren Konzentrationen können starke Säuren beträchtliche Schmerzen für den Patienten verursachen. Es besteht die Pflicht des Behandelnden, über diese Wirkung des Ätzmittels aufzuklären. Unter Umständen kann eine leichte Lymph - angitis mit Schwellung des behandelten Bereichs auftreten, wenn zu viel Säure aufgetragen wurde. Schwellung und Lymphangitis bilden sich von selbst zurück, wenn keine mikrobielle Verunreinigung stattgefunden hat.

Schmerzen fördern die Abwehrreaktion des Körpers und sind bei bestimmten Behandlungen (Warzen, Clavus papillaris) noch nicht zu vermeiden.

Nach einer Behandlung mit starken Säuren verlieren sich die Schmerzen nach ca. 24 Stunden.

Zu den Maßnahmen, die sofort eine Schmerzlinderung in der Praxis möglich machen, zählen oberflächenanästhesierende Mittel, die als Inhaltsstoffe

- Eugenol,
- p-Aminobenzoesäureethylester

enthalten und auf die betreffenden Stellen aufgetragen werden.

Für die allgemeine Schmerzlinderung in der Hausbehandlung gelten kühlende Umschläge mit

- Quark,
- Alkohol (28 %ig),
- Wasser.

Kühle Bäder weichen die Haut auf und verringern damit die Säurekonzentration in den Hautschichten. Die gewollte Pusbildung kann dadurch ausbleiben. Da es für einige Therapieformen bislang noch keine anderen konservativen Behandlungsmöglichkeiten als die Ätzung gibt, wäre ein Fußbad die schlechteste Lösung, Schmerzen zu verringern.

Neutralisationsversuche mit Laugen sind auf der Haut nach dem Eindringen der Säure in das Gewebe nahezu zwecklos. Aufgrund der beschriebenen nachteiligen Reaktionen der Laugen auf verletzte Haut ist von dieser Maßnahme abzuraten (siehe dazu Kapitel 14.3).

14.2.1 Die Reizwirkung der Säuren

Säuren gehören in der Fußbehandlung zu den am häufigsten verwendeten Therapeutika.

Um die Wirkung des Ätzmittels auf der Haut differenzieren zu können, ist eine aus der Biologie stammende Regel von Arndt-Schulz* anwendbar, nach der schwache Reize aufbauen bzw. normalisieren, mittlere Reize hemmen, starke Reize zerstören. Die entsprechenden Konzentrationen der Säuren sind nach langjährigen Erfahrungswerten aus der Praxis den Reizen zugeordnet.

Nach dieser Regel bedeutet ein schwacher Reiz, dass sich die Zellproliferation der Haut normalisiert. Ein mittlerer Reiz kann die Zellproliferation hemmen, d. h. eine Hyperkeratose, die durch Hypertrophie der Hautpapillen entstanden ist, verringern.

Der starke Reiz letztendlich wirkt zerstörend auf die Hautzellen.

Die in der **Tabelle 14.2** angegebenen Wiederbestellzeiten müssen eingehalten werden, um die Auswirkung des Ätzmittels zu erhalten und zu überprüfen. Wenn eine zerstörende Wirkung auf das Gewebe ausgeübt werden soll (z. B. bei einer Warzenbehandlung), muss die Ätzung nach acht Tagen wiederholt werden, um die zerstörende Wirkung auf das Gewebe zu erhalten.

Die Reizeinteilung der Säuren bezieht sich auf die Oberhaut des Fußes. Andere Hautgebiete wie z. B. das Nagelbett oder die Oberhaut der Hand reagieren sehr viel empfindlicher auf Ätzstoffe. Auf diese Bereiche sollten deshalb weniger hohe Konzentrationen oder geringere Mengen des Ätzmittels aufgetragen werden.

* Rudolf Arndt, Psychiater in Greifswald (1835 – 1900)
Hugo Schulz, Pharmakologe in Greifswald (1833 – 1932)

14.3 Eigenschaften der Laugen

Laugen (Alkalien/Basen) besitzen keinen eiweißgerinnenden (koagulierenden) Effekt; vielmehr gehen Laugen mit dem Zelleiweiß wasserlösliche Verbindungen ein. Es bilden sich Alkalialbuminate (durch Alkalien entstandene Eiweißverbindungen), die sich als sulzigschleimiger Schorf darstellen. Durch die weichende, aufquellende Wirkung begrenzen sich Laugen im Gegensatz zu Säuren nicht selbst. Sie dringen deshalb sehr tief in das Gewebe ein. Der pH-Bereich der Lauge liegt zwischen 7,1 – 14. Eine Lauge (Base) mit dem pH-Wert 7,1 gilt als sehr verdünnt, mit dem pH-Wert 14 als sehr konzentriert.

Der pH-Wert einer Lauge gibt die Konzentration der Hydroxidionen (OH^--Ionen) in einer Lösung an (siehe dazu pH-Wert-Definition bei Säuren).

Um der Übersetzung des Begriffs pH-Wert gerecht zu werden, ist in einer Lauge die Wasserstoffionenkonzentration äußerst gering. Der pH-Wert für Laugen ist folglich nur als Größe für die Konzentration aufzufassen, die sich durch elektrochemische Messungen bzw. durch

Reiz	Konzentration der Säure	Auswirkung auf die Haut	Wiederbestellzeit
schwacher Reiz	2 – 20 %	aufbauend	etwa vier Wochen
mittlerer Reiz	20 – 40 %	hemmend	14 Tage
starker Reiz	40 – 100 %	zerstörend	sieben bis acht Tage

Tab. 14.2: Einteilung der Reizwirkung der Säuren auf die Haut nach dem Arndt-Schulz-Gesetz.

Farbindikatoren (Lackmus, Phenolphthalein, Methylorange, pH-Papier) feststellen lässt.

In der Chemie versteht man unter dem Begriff *Laugen* Verbindungen, die im wässrigen Milieu Hydroxidionen (OH^-) abspalten (dissoziieren).

Beispiel:
Natriumhydroxid, chemische Formel: NaOH.

In wässriger Lösung zerfällt das Molekül des Natriumhydroxids in das positiv geladene Natriumatom Na^+ und in die negativ geladene Hydroxidgruppe OH^-.

Ionen-Gleichung:
$NaOH \leftrightarrow Na^+ \; OH^-$

Die Stärke einer Lauge wird von ihrem Dissoziationsgrad, d. h. wieviel Hydroxidionen in der Lösung verteilt sind, bestimmt. Je niedriger der Anteil der in der Lösung verteilten Hydroxidionen (OH^--Ionen), desto schwächer ist die Lauge in ihrer Wirkung **(Tab. 14.3)**. Ein hoher Anteil abgespaltener Hydroxidionen kennzeichnet dagegen die aggressive Eigenschaft der Lauge. Für die Abspaltung der Hydroxidionen ist immer eine Verdünnung der Lauge mit Wasser notwendig.

Grundlage der Bestimmungen ist der Dissoziationsgrad in 1 Normaler Lösung (1 N) bei 18 °C.

Starke (aggressiv wirkende) Laugen sind für therapeutische Zwecke in der Fußbehandlung **nicht geeignet**.

Laugen (Alkalien/Basen) können das Mikrobenwachstum fördern.

Zerstörte Hautoberflächen, die mit Alkalien in Berührung kommen, infizieren sich deshalb leichter. Der Heilungsprozess nach Laugenverätzungen ist grundsätzlich langwierig.

Auf unverletzter Haut entstehen durch Laugen keine Schmerzen.

Laugen bis pH 8,5 (z. B. Seifenlösungen/-bäder) können durch in der Oberhaut (Epidermis) vorhandene Stoffe (Puffersubstanzen) neutralisiert werden.

Wenn konzentrierte Laugen verdünnt werden müssen, besteht keine Gefahr des Verspritzens wie bei den Säuren. Es entwickelt sich lediglich leichte Wärme.

14.4 Ätzmittel

14.4.1 Säuren

Bei den für eine Ätzung in der Fußbehandlung geeigneten Stoffen unterscheidet man die

- **anorganischen Säuren** (Säuren, die im Allgemeinen nur in der unbelebten Natur vorkommen),
- **organischen Säuren** (Säuren, die im Allgemeinen in der belebten Natur vorkommen),

Lauge	Höchste Konzentration der Lauge	Dissoziationsgrad der -OH^- = Ionen in %	Eigenschaft der Lauge
Natronlauge	90 %	73 %	sehr stark ätzend
Kalilauge	20 – 40 %	77 %	sehr stark ätzend
Ammoniak	40 – 100 %	0,4 %	schwach ätzend

Tab. 14.3: Zur Unterscheidung der Stärke einer Lauge nach ihrem Dissoziationsgrad (nach Schröter/Lautenschläger/Bibrack, Taschenbuch der Chemie, Fachbuchverlag Leipzig).

- von anorganischen Säuren stammende Salze.

Die von organischen Säuren stammenden Salze reagieren überwiegend alkalisch. Als Ätzstoffe kommen sie nicht in Betracht.

Anorganische Säuren

Rauchende Salpetersäure

(lat.: *Acidum nitricum*), chem. Formel: HNO_3.

Diese aggressive Säure wird in ihrer höchstmöglichen Konzentration ca. 70 %ig eingesetzt. Durch das in der Säure gelöste Stickstoffdioxid (NO_2) ist die Flüssigkeit gelblich gefärbt. Stickstoffdioxid entweicht als für diese Säure typischen Dämpfe bei Zimmertemperatur oder unter Lichteinwirkung beim Öffnen der Flasche. Diese Dämpfe (Gase) sind Verursacher des stechenden Geruchs. Sie bilden in Verbindung mit Wasser (oder der Feuchtigkeit auf den Schleimhäuten der Nase) wieder Salpetersäure, allerdings in niedriger Konzentration. Aufbewahrt werden darf die Säure nur in braun gefärbten Glasflaschen, um eine Zersetzung durch Lichteinwirkung zu verhindern bzw. einzuschränken. Zum Verschluss der Flasche wird ein geschliffener, mit Silikonfett eingestrichener Glasstopfen empfohlen. Er verhindert bei einem Überdruck des Gases (NO_2) das Bersten der Flasche, indem er herausgeschleudert wird. Durch das Einstreichen mit Silikonfett ist ein *Festbacken* des Stopfens im Flaschenhals fast ausgeschlossen und gleichzeitig eine bessere Abdichtung gegeben.

Rauchende Salpetersäure wird unverdünnt zur Warzenbehandlung verwendet. Bei unsachgemäßer Anwendung können Narben auf der Haut zurückbleiben.

Aufgrund der Nachteile, vor allem bei der Aufbewahrung, hat diese Säure immer mehr an Bedeutung in der medizinischen Fußbehandlung verloren. Zur Ätzung geeignetere und ungefährlichere Säuren haben sie weitgehend verdrängt.

Chromsäure (Dichromsäure)

(lat.: *Acidum chromicum*), chem. Formel: $H_2Cr_2O_7$.

Sie wurde früher 20 %ig zur Warzenbehandlung eingesetzt. Durch die ausgeprägte allergisierende Wirkung und die intensiv orangerote Färbung wurde diese Säure jedoch selten genutzt. Da man sie in höherer Konzentration wegen des allergisierenden Effekts nicht benutzen kann, führte sie bei der Warzenbehandlung selten zum Erfolg. Zur Clavus-(Hühneraugen)-Behandlung gibt es wegen der bereits beschriebenen Eigenschaften dieser Säure geeignetere Mittel.

Durch die stark oxidierende Wirkung darf Chromsäure nicht mit organischen Chemikalien (z. B. Alkohol, Ether, Glycerin) in Verbindung gebracht werden.

Organische Säuren/Carbonsäuren

Unter dem Begriff *Carbonsäuren* versteht man organische Säuren, die in ihrer Molekülstruktur eine COOH-Gruppe enthalten. (Erklärung der Symbole: C = Kohlenstoff; O = Sauerstoff (2x); H = Wasserstoff).

Essigsäure

(lat.: *Acidum aceticum*), chem. Formel: CH_3COOH.

Essigsäure ist eine charakteristisch stechend riechende Carbonsäure, die als Eisessig (ca. 90 %ig) zur Warzenbehandlung benutzt werden kann. Sie besitzt die Eigenschaft, sich weitläufig auf der Haut zu verteilen, zu spreiten.

Der Name Eisessig rührt daher, dass diese Säure bereits bei einer Temperatur von etwa 16 °C zu eisartigen Kristallen erstarrt.

Die Säure ist weitgehend von anderen, besser wirkenden Substanzen verdrängt.

Monochloressigsäure

(lat.: *Acidum monochloraceticum*), chem. Formel: $CH_2ClCOOH$. (Warenname: Acetocaustin®).

Sie entsteht aus der Essigsäure (CH_2COOH) und erhält durch die Verbindung mit Chlor (Cl) eine stärkere Säurewirkung (Azidität) und dringt gut in die Haut ein. In der Regel wird Mo - nochloressigsäure zur Warzen-(Verruca) seltener zur Hühneraugen-(Clavus-)Behandlung in einer Konzentration von 50 % benutzt (Acetocaustin®). Eine Narbenbildung ist bei fachgerechter Anwendung dieser Säure noch nicht beobachtet worden. Bei intensiver Anwendung (mehrmaliges Bestreichen des Warzenherds) verursacht Monochloressigsäure Schmerzen beim Patienten. Bei Jugendlichen und Kindern ist jedoch die Schmerzentwicklung wesentlich geringer als bei Erwachsenen. Bei Verteilung der Säuredosis auf mehrere Tage können die Schmerzen in erträglichen Grenzen gehalten werden.

Dichloressigsäure

(lat.: *Acidum dichloraceticum*), chem. Formel: $CHCl_2COOH$.

Die Säure wird meist 50 %ig in Kombination mit Mono- und Trichloressigsäure zur Warzenbehandlung verwendet.

Dazu mischt man zwei Teile Dichloressigsäure mit drei Teilen Monochlor- und einem Teil Trichloressigsäure.

Trichloressigsäure

(lat.: *Acidum trichloraceticum*), chem. Formel: CCl_3COOH.

Die Säure liegt in farblosen Kristallen vor, die stark hygroskopisch (wasseranziehend) sind.

Ebenfalls aus der Grundlage Essigsäure hergestellt besitzt Trichloressigsäure eine etwas höhere Aggressivität als Monochloressigsäure. Je mehr Chloratome in der Essigsäure gebunden sind, desto stärker ist die Säure.

Nach meinen Erfahrungen ist die Schmerzentwicklung nach Verwendung der 50 %igen Trichloressigsäure in dem geätzten Gebiet geringer als bei den übrigen Säuren.

In manchen Fällen überrascht die Wirkung der Trichloressigsäure, wenn sie dort erfolgreich ist, wo andere Zerstörungsversuche für das Warzengewebe wiederholt versagt haben.

Allerdings ist die Wirksamkeit des Mittels gegen Warzen, wie bei allen anderen Säuren auch, nur symptomatisch. Das heißt, dass man durch die Säurebehandlung nur das vom Warzenvirus infizierte Gewebe zerstören kann. Das Warzenvirus ist säureresistent. Mit der Verätzung eines Warzengewebes und der möglicherweise erreichten Pusreaktion ist eine von vielen anderen Möglichkeiten gegeben, den Körper in seiner Abwehr gegen die Virusinfektion zu unterstützen. (Der beste Schutz gegen Viren ist die körpereigene Immunität.)

Ameisensäure

(lat.: *Acidum formicicum*), chem. Formel: $HCOOH$.

In wasserfreier Form (etwa 98 %ig) ist die Wirkung der Ameisensäure fast viermal stärker als die der Essigsäure. Als Besonderheit zu anderen organischen Säuren wirkt Ameisensäure reduzierend auf den Zellstoffwechsel.

Die Säure wird konzentriert zur Warzenbehandlung eingesetzt.

Salicylsäure

(lat.: *Acidum salicylicum*), chem. Formel: $C_6H_4(OH)COOH$.

Salicylsäure (auch 2-Hydroxybenzoesäure) liegt in farbloser, in Wasser schwer löslicher Kristallform vor. Als sehr schwache, wenig dissoziierte Säure wird sie überwiegend als Keratolytikum (hornhautablösendes Mittel) in Salben, Tinkturen oder Pflastern verarbeitet. Die Konzentration der Säure variiert in diesen Zubereitungen zwischen 30 und 60 %.

In verdünnten Lösungen besitzt sie eine sehr schwache adstringierende und schwach antiseptische Wirkung. Salicylsäure hat für den Einsatz als Ätzmittel keine Bedeutung. Für den Gebrauch in der Praxis ist sie in Emulsionen oder Vaseline eingearbeitet. Fertigprodukte unterschiedlicher Darreichungsform sind:

- Eidechse-Salbe,
- W-Tropfen®,
- Guttaplast®,
- Cornina®-Hornhautpflaster,
- Cornina®-Hühneraugenpflaster,
- Gewohl®-Schälpaste,
- Onychomal® (zum Ablösen der Nägel),
- Radikal®-Salcylcollodium,
- Urgo®-N-Hühneraugenpflaster,
- Collomack®,
- Duofilm®.

Organische Säuren, die nicht zu den Carbonsäuren zählen:

Phenol

(Synonym: Karbolsäure), (lat.: *Acidum carbolicum*), chem. Formel: C_6H_5OH. (Anwendung nicht mehr zulässig).

Der Name Karbolsäure ist durch die ätzenden Eigenschaften des Phenols entstanden. Chemisch gesehen ist diese Verbindung keine Säure, sondern ein Alkohol.

Durch die Bindungstrukturen des Phenolmoleküls entstehen Funktionen, die die Säurewirkung des Alkohols erklären.

Die Strukturformel mit der Dissozia - tion des Phenols zeigt die **Abbildung 14.1**.

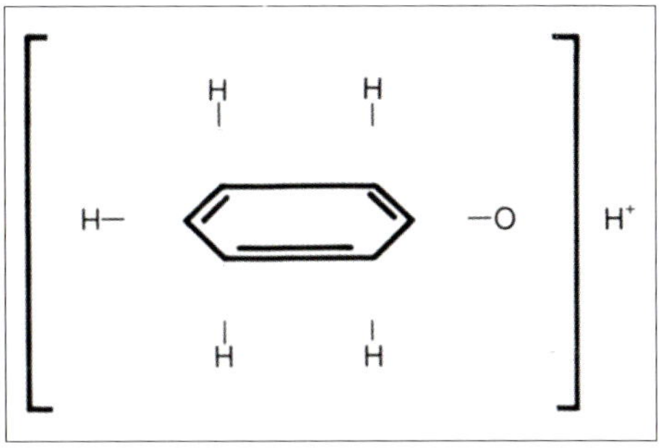

Abb. 14.1: Dissoziation des Phenols.

Durch die starke Bindung des Sauerstoffs (O) an die Molekülgruppe des Phenols erfüllt das Wasserstoffion (H^+) eine Säurefunktion, weil es in der Lösung auch als säurebildendes Ion dissoziieren kann. Die Azidität des Phenols ist schwächer als die der Carbonsäuren.

Phenol wird aus der Destillation von Kohleteer gewonnen oder heute auch synthetisch (künstlich) hergestellt. Von den Ärzten Lister und Semmelweis wurde es als erstes Desinfektionsmittel eingesetzt.

Die koagulierende (eiweißgerinnende) Wirkung des Phenols wird in höheren Konzentrationen (ab 10 %) deutlich. Allerdings wächst bei zunehmendem Prozentgehalt der Lösung auch die Gefahr von Gewebsnekrosen (Absterben des Gewebes). Die Schmerzentwicklung bei einer Ätzung mit Phenol ist beträchtlich. Aus diesen Gründen rate ich von der Anwendung in konzentrierterer Form (z. B. gegen Warzen) ab. Die Anwendung von Phenol ist **obsolet**. Geschichtlich gesehen war es zur Hühneraugen-(Clavus-) Behandlung bis zu einer Konzentration von 2,5 % (in wässriger Lösung) einsetzbar. Bei diesem Prozentgehalt jedoch nur als Touchet für etwa drei Minuten. (Als Touchet bezeichnet man ein – der Größe des Behandlungsgebiets angepasstes – Stückchen Zellstofftupfer. Es wird mit dem Wirkstoff getränkt und nur für die Einwirkzeit auf der Haut belassen.)

Allergieneigungen sind bei Phenol (Teerprodukt) häufig, sodass auch die Arzneimittelindustrie bemüht ist, Phenol in ihren Präparaten (hier meist 1 %ig) durch andere Stoffe zu ersetzen. Phenollösungen sind nicht lange haltbar. Sie zersetzen sich unter Lufteinfluss durch Rosa- oder Gelbfärbung.

Albothyl® flüssig

Chem.: Policresulen (Kondensationsprodukt aus Metacresolsulfonsäure und Formaldehyd).

Das aus der Gynäkologie (Frauenheilkunde) stammende Präparat hat sich in der Fußbehandlung hervorragend bewährt. Angewendet wird es in Verbindung mit einem Touchet gegen wuchernde Caro luxurians und zur Blutstillung. Ein Touchet ist ein mit dem Wirkstoff getränkter kleiner Zellstoff- oder Wattebausch, der nur für begrenzte Zeit (etwa drei Minuten) auf dem Behandlungsgebiet verbleibt.

Für die Warzen-(Verrucae)- und Hühneraugen-(Clavi-)Behandlung ist die ätzende Wirkung zu schwach. Um ausgeprägte Caro luxurians wirksam zu zerstören ist es notwendig, die Wucherung zweimal täglich vollflächig mit Albothyl® zu behandeln. Besteht die Möglichkeit der zweimaligen Albothyl®-Anwendung nicht, muss nach dem Antrocknen der Lösung eine geeignete desinfizierende Salbe (z. B. Braunovidon®) mitverwendet werden.

Albothyl® verätzt die Caro luxurians *(wildes Fleisch)* ohne Schorf- oder Krustenbildung. Das hat den Vorteil, dass keine Deckelbildung auf dem im Allgemeinen stark sezernierenden (Gewebsflüssigkeit absondernden) Gewebe entsteht. Der Schorf kann in Verbindung mit dem abdeckenden Verbandstoff Reizungen bzw. Verletzungen auf der schwammig aufgetriebenen Caro luxurians verursachen. Mit der Anwendung von Albothyl® wird dieser Behandlungsnachteil, den alle üblichen Säuren aufweisen, vermieden.

Pyrogallol

(Obsolet). (lat.: *Acidum pyrogallicum*), chem. Bezeichnung: 1.2.3-Trihydroxybenzol.

Chem. Formel: $C_6H_3(OH)_3$.

Die Substanz besitzt reduzierende Eigenschaften auf den Zellstoffwechsel der Haut. Wegen der Toxizität des Pyrogallols darf es nur auf eng begrenzte Bereiche eines Clavus (z. B. an Stellen mit ausgeprägten hypertrophierten Papillen) aufgetragen werden. Das Mittel drängt das Wachstum der hypertrophierten Papillen (z. B. bei Warzen, neurovaskulären Clavi) zurück. Bei papillären Clavi oder überreizten neurovaskulären Clavi erreicht man mit Pyrogallol eine längere Schmerzfreiheit.

Trotz der in wässriger Lösung anzuwendenden Konzentration des Ätzmittels (40 %ig) kann die Wiederbestellzeit zwei bis vier Wochen betragen. Bei einer sehr hohen Zellproliferationsrate ist die Wiederbestellzeit für den Patienten anfangs jedoch kürzer zu wählen.

Pyrogallol sollte nicht über einen längeren Zeitraum hinweg regelmäßig angewendet werden. Es besitzt die Eigenschaft, sich im Gewebe anzulagern und ist deshalb möglichst auf bis zu drei Anwendungen zu beschränken. Nach den Erfahrungen reicht ein zweimaliger Auftrag auf die zu behandelnde Stelle innerhalb von acht Wochen aus, um eine längere Schmerzfreiheit zu erreichen.

Da Pyrogallol in Wasser gut löslich ist, empfiehlt sich die wässrige Lösung als geeignete Zubereitungsform für die Behandlung. In Salbenzubereitungen liegt die Konzentration des Pyrogallols niedriger, da Emulsionen das Eindringen der Substanz in die Haut erleichtern. Falls einer Salbe der Vorzug gegeben werden sollte, beträgt die empfohlene Konzentration des Pyrogallols hierin 20 – 25 %. In der englischen Literatur (J. N. le Rossignol/C. B. Holliday) wird eine ölige Zubereitung zur Behandlung der Clavi empfohlen.

Rezeptur:
20 % Pyrogallol,
20 % Weizenkeimöl.

Die sonst klaren Pyrogallollösungen verfärben sich unter Lufteinwirkung sehr schnell dunkel, wodurch ihre Wirksamkeit verloren geht. Die Haltbarkeitsgrenze einer wässrigen Lösung liegt je nach Sauerstoffzutritt bei etwa sechs Monaten. Um die Lösung zu stabilisieren, kann man ihr kleine Glasperlen zugeben, mit denen der Flüssigkeitsspiegel in der Flasche so hoch wie möglich gehalten werden kann. Zu beziehen sind Glasperlen im Chemie- oder Fotohandel.

Nach dem Auftragen der Substanz auf die Haut entstehen am Applikationsort nach einiger Zeit braun-schwarze Verfärbungen, welche durch ein Skalpell oder einem anderen geeigneten Instrument abgetragen werden können.

Einschränkungen für die Anwendung:
Pyrogallol gilt als gesundheitsschädlich, wenn die Substanz in das Blut gelangt. Auf verletzte Clavi oder Stellen der Haut, die kaum mehr eine Hornschicht aufweisen, darf wegen der Eigenschaft der relativ konzentrierten Säure kein Pyrogallol verwendet werden (Grund: mögliche Entzündungsreaktion).

Anorganische, sauer reagierende Salze

Silbernitrat

(lat.: *Argentum nitricum*), chem. Formel: $AgNO_3$. (Silbersalz der Salpetersäure). Volkstümlich: Höllenstein (lat.: *Lapis infernalis*) für das gepresste Silbersalz in Form eines Stifts.

Die Verwendung von Silbernitrat in der Fußbehandlung wurde bereits von dem englischen Fußpfleger (Chiropodist) Durlacher in seinem 1845 erschienenen Buch über die Fußbehandlung beschrieben. Die Substanz genießt heute noch einen geradezu unvergänglichen Ruf. Silbernitrat wird durch Auflösen von Silber in Salpetersäure gewonnen. Als schwache Lewis-Säure nimmt es unter den Salzen eine Sonderstellung ein.

Auf die Haut aufgetragen besitzt Silbernitrat eine

- oxidierende Wirkung auf den Zellstoffwechsel,
- Eiweißdenaturierung (Ätzung),
- antiseptische Wirkung durch den Silberanteil des Salzes,
- wirkungsvollere Blutstillung als z. B. Säuren.

Für die Behandlung der unterschiedlichen Hühneraugenarten lässt es sich genauso gut einsetzen wie gegen Warzen. Zur Behandlung der Hühneraugen (Clavi) benutzt man in der Regel – je nach Clavus-Art – Lösungen von 10 – 40 %, gegen Warzen die 60 %ige Lösung oder den Höllensteinstift (Silbernitratstift). Er besteht aus gepresstem Silbernitratsalz. Der Wirkstoff liegt hier in konzentrierter Form vor.

Silbernitrat besitzt in den Lösungsmitteln Wasser und Alkohol unterschiedliche Löslichkeit. In Wasser beträgt sie bis zu ca. 65 %, in 60 %igem Isopropyl-Alkohol ca. 17 %, in 70 %igem Isopropyl-Alkohol nur noch 8 %.

Die Prüfung auf Löslichkeit wurde in destilliertem Wasser bzw. Isopropanol und destilliertem Wasser bei Raumtemperatur vorgenommen. Die Beurteilung erfolgte nach jeweils fünf Minuten.

Durch Auftragen des entsprechenden Lösungsmittels direkt auf die Haut kann folglich die Löslichkeit des Silbernitratstifts gesteigert oder verringert werden. Wie viel Silbernitrat sich letztendlich bei Kontakt mit der Haut ablöst, hängt auch von der Berührungsdauer des Stifts ab. Mit dieser Methode lassen sich jedoch Behandlungsergebnisse mit dem Ätzstoff schlecht wiederholen, weil die Lösungsmenge des Ätzstifts nicht genau dosiert werden kann.

Der gleiche Silbernitratstift kann für mehrere Patienten benutzt werden, wenn es sich um unverletzte Hautgebiete handelt. Übertragungen von Infektionskrankheiten sind dem Robert Koch-Institut noch nicht bekannt geworden. Zur Stillung von Punktblutungen empfiehlt es sich trotzdem, andere Darreichungsformen des Ätzmittels einzusetzen, um die Übertragung von Krankheitserregern (HIV, Hepatitis B) auszuschließen.

Mitteilung durch das Robert Koch-Institut, Nordufer 20, 13353 Berlin, (Gesch.-Z.: A Abl-6700-447/93).

Silbernitratlösungen können mit einem sterilisierbaren Glasstäbchen (Augensalbenstäbchen) aufgetragen werden.

Silbernitrat hinterlässt – oft erst einige Stunden nach dem Auftragen – einen schwarzen Schorf auf der Haut. Er besteht aus elementarem Silber und abgestorbenen Hornzellen. Je höher die Konzentration des Silbersalzes in der Lösung ist, desto aggressiver kann es auf die unteren Zelllagen der Oberhaut, die Keimschicht *(Stratum basale)*, einwirken. Dabei ist zu berücksichtigen, dass immer ein Teil der Salzlösung durch den Feuchtigkeitsgehalt der Haut (besonders im Bereich der Stachelzellschicht *(Stratum spinosum)* verdünnt wird.

Durch die verschiedenen Konzentrationsabstufungen des Silbernitrats erreicht man schließlich unterschiedliche Reizwirkungen auf die Keimschicht der Haut. Zur Aufrechterhaltung einer beabsichtigten Wirkung muss deshalb die Gesetzmäßigkeit nach Arndt-Schulz beachtet und der Patient in bestimmten Zeitabständen wiederbestellt werden. Beachtet man die Wiederbestellzeiten nicht, kann durch die verwendete Lösung kein zufriedenstellendes Ergebnis erzielt werden.

Ein Beispiel hierfür bietet der Clavus neurofibrosus (neurofibröses Hühnerauge). Durch die richtig angewandte Ätzung (mindestens ab 20 % $AgNO_3$) werden die hypertrophierten (übermäßig ausgewachsenen) Papillenanteile in dem verhornten Gebiet langsam zurückgedrängt. Hierdurch flacht die nicht einheitlich tiefe Verhornung ab. Gleichzeitig lässt die Schmerzempfindlichkeit erheblich nach. Fände die Ätzung nicht regelmäßig und in der erforderlichen Wiederbestellzeit statt, erlangten die Papillen bald ihre ausgeprägte Form und Empfindlichkeit wieder zurück. Es ist festzustellen, dass bei zu schwachen Ätzungen im Bereich hypertrophierter Papillen starke Verhornungen produziert werden. Der hier zu niedrig angesetzte Reiz verursacht eine verstärkte Proliferation (Zellteilungsrate) der Keratinozyten (Hornzellen).

Die Eigenschaften von Silbernitrat unterscheiden sich in manchen Punkten von den Carbonsäuren.

Die Unterscheidung der Eigenschaften einer 50 %igen Silbernitratlösung zu einer 50 %igen Monochloressigsäurelösung ist in **Tabelle 14.4** gegenübergestellt.

Entfernung von Silbernitratflecken

Durch Verschütten der Lösung entstehen auf manchen Oberflächen nicht mehr zu beseitigende, schwarze bis schwarzbraune Flecken. Auf Kunststoffoberflächen wie PVC-Böden, Resopal-Platten und auf Textilien sind ältere Silbernitratflecken

Silbernitrat	Monochloressigsäure
Stillung von Punktblutungen bei hypertrophierten Papillen sehr gut möglich	Stillung von Punktblutungen bei hypertrophierten Papillen schlecht möglich
Bildung einer schwarzen Schutzschicht (Schorf)	Bildung eines grauweißen Schorfs
Selbstdesinfizierende Wirkung der Salzlösung	Bakteriostatisch wirkende Säure
Schwache Schmerzentwicklung	starke Schmerzentwicklung
Keine Narbenbildung	Narbenbildung äußerst selten
Geringe Acidität	starke Azidität
Verbindung eines Metalls mit einer Säure	reine Säure
Pusbildung schwer zu erreichen	Pusbildung leicht möglich
Austrocknende und härtende Wirkung	härtende Wirkung, weniger austrocknend

Tab. 14.4

sehr schwer zu entfernen. Leichter ist die Entfernung auf Glas- oder glasierten Oberflächen.

Um die Fleckenbildung von vornherein zu verhindern, sollte sofort, nachdem die Lösung verschüttet wurde, Kochsalz/Tafelsalz (NaCl) verwendet werden. Dazu streut man das Kochsalz direkt auf den Fleck, ohne zu wischen und damit das Silbernitrat weiter zu verteilen. Nach einer Einwirkzeit von etwa fünf Minuten kann das Salz abgenommen und mit einem üblichen Reinigungsmittel nachgewischt werden. Durch die Reaktion des Kochsalzes (NaCl) mit Silbernitrat entsteht eine weiße wasserunlösliche Verbindung von Silberchlorid.

Gegen ältere Flecken kann eine 6 %ige Wasserstoffperoxid-Lösung (H_2O_2) aufgetragen werden, die man einige Stunden einwirken lässt. Damit sich die Feuchtigkeit auf der Stelle hält, können Zellstofftupfer mit der Wasserstoffperoxid-Lösung getränkt werden.

Bei einem anderen Verfahren entsteht eine chemische Reaktion des Silbernitrats mit Kaliumiodid (KI). Hierzu lässt man eine 10 %ige Kaliumiodid-Lösung auf den Silbernitratfleck einwirken. Die Materialoberfläche färbt sich dadurch gelblich durch Oxidation.

Die Verfärbung kann durch 10 %ige Natriumthiosulfat-Lösung (Fixiersalz aus der Fotografie) rückgängig gemacht werden (Reduktion). Anschließend mit üblichem Reinigungsmittel nachwischen.

Für einige Flecken genügt es, die 10 %-ige Natriumthiosulfat-Lösung allein, ohne Mitverwendung des Kaliumiodids, einzusetzen.

Im Dentalhandel ist zur Entfernung von Silbernitratflecken das Fertigprodukt *Silvosol* erhältlich. Die Flüssigkeit ist besonders für Kunststoffoberflächen geeignet und beseitigt nach längerer Einwirkzeit auch ältere Rückstände. Auf Stoffen ist die Entfernung von Silbernitrat nach wie vor unbefriedigend.

Wenn es die Materialoberfläche verträgt, können auch Scheuermittel des Haushalts verwendet werden.

Ein für alle Fälle geeignetes Verfahren zur Entfernung alter Silbernitratflecken gibt es zurzeit nicht.

Bleinitrat

(lat.: *Plumbum nitricum*), chem. Formel: $Pb(NO_3)_2$. **In Deutschland nicht mehr zugelassen.**

Es wird eingesetzt gegen feuchte Caro luxurians. Da man Bleiverbindungen im Allgemeinen als nicht unbedenklich ansieht, darf die Anwendung nur kleinflächig und kurzfristig (24 Stunden) geschehen. Die Resorption (Aufnahme) des Bleis durch die Haut ist dabei nicht anzunehmen. Diese Vermutung wird dadurch erhärtet, dass bei lokaler (örtlich begrenzter) Anwendung des Bleisalzes durch die seröse Absonderung der Caro luxurians wasserunlösliche Bleialbuminate (Blei-Eiweißverbindungen) gebildet werden. Diese Bleialbuminate, als denaturiertes Eiweiß, vermindern die Bleiresorption durch die Haut stark. Da jedoch das Risiko schlecht einschätzbar ist, sollte der Einsatz von Bleinitrat so wenig wie möglich erfolgen (Lit.: A. Zesch, *Externa*). Damit sich das Bleinitratsalz über dem wuchernden Granulationsgewebe lösen kann, muss Feuchtigkeit vorhanden sein. Die Caro luxurians muss deshalb seröse Flüssigkeit absondern.

Alaun

(Synonyme: Alumen, Kaliumalaun, Kaliumaluminiumsulfat). Chem. Formel: $KAl(SO_4)_2$.

Die Verbindung wurde früher aus dem Alaunschiefer (bitumen- und schwefelkieshaltiger Tonschiefer) oder aus oder dem Alaunstein (Alunit) gewonnen.

Der Alaun ist wasserlöslich, jedoch unlöslich in Alkohol. Er gilt als relativ starkes Adstringens, was zur Blutstillung (Alaunstift) und in der Fußbehandlung (in kristalliner Form) auch als Therapeutikum gegen die Caro luxurians eingesetzt wird.

Es bestehen Wechselwirkungen mit Alkalien und Calciumsalzen (z. B. Calciumalginatfasern.

14.4.2 Laugen

- Anorganische Laugen,
- organische Laugen,
- anorganische Säuren.

Anorganische Laugen

Kalilauge

(lat.: *Liquor Kali caustici*), chem. Formel: KOH.

Kalilauge ist stark keratoplastisch wirkend. Wie alle Alkalien dringt sie tief in die Haut ein und ruft bei den leichtesten Verletzungen langwierige Entzündungsreaktionen hervor.

In 5 %iger Lösung wurde Kalilauge zur hornhautdarstellenden (keratoplastischen) Vorbereitung des Nagelfalzes als Touchet benutzt. Heute ist es allerdings als Therapeutikum von weniger aggressiven Mitteln weitgehend verdrängt worden und wird nur noch selten in besonders hartnäckigen Fällen benutzt. Im Anschluss an eine Vorbehandlung mit Kalilauge sollten Restbestände auf der Haut mit verdünnter (etwa 2 %iger) Essigsäure oder destilliertem Wasser neutralisiert werden.

Organische Laugen

Triethanolamin

Chem. Formel: $N(CH_2\text{-}CH_2\text{-}OH)_3$.

Triethanolamin wird als basische Komponente meist kosmetischen Produkten (Seifen, Cremes) zugesetzt. Für die Fußbehandlung hat es durch die heute überwiegend sauer eingestellten Hornhautweicher keine Bedeutung mehr.

14.5 Die Neutralisation bei Verschütten von Ätzmitteln

14.5.1 Säuren

Reine Säuren können durch verdünnte Laugen, z. B. Natronlauge (NaOH) etwa 10 %tig auf Materialoberflächen neutralisiert werden.

Anschließend mit Wasser und vielleicht einem Reinigungsmittelzusatz nachwischen.

14.5.2 Laugen

Laugen können durch verdünnte Säuren, z. B. Essigsäure (CH_3COOH) etwa 10 %-tig auf Oberflächen (Material) neutralisiert werden. Anschließend mit Wasser und einem Reinigungsmittelzusatz nachwischen.

Eine Übersicht von den in der Fußbehandlung verwendeten Ätzstoffen stellt **Tabelle 14.5** dar.

14.6 Einschränkungen/ Ätzverbot

Bestimmte Erkrankungen verbieten die Anwendung von Ätzstoffen:

- Diabetes Typ 1 und 2 mit Spätkomplikationen (z. B. Angiopathie, Neuropathie),
- ausgeprägte arterielle Durchblutungsstörungen (Arteriopathien),
- Bluter (Hämophilie),
- Wunden (allgemein),
- entzündete Clavi (Hühneraugen).

Bei den diabetischen Patienten des Typs 1 und 2, die als Folgeschäden ausgeprägte Durchblutungsstörungen bzw. Neuropathien aufweisen, und jenen, die, ohne an Diabetes erkrankt zu sein, unter diesen Erkrankungen leiden können, ist die Reparaturfähigkeit des Gewebes stark eingeschränkt. Durch eine Ätzung bei diesen Patienten würden Hautzellen zerstört, die für die Granulation und Epithelisation benötigt werden. Eine Wundheilung ist dann unmöglich, wobei sich der Wundbereich durch die Zellzerstörungen der Ätzung zusätzlich ausweiten kann.

Bei Blutern ist die Verletzungsgefahr der Haut durch die Ätzung zu groß. (Abgesehen hiervon können bei an der Hämophilie erkrankten Menschen plötzliche Blutungen auftreten.) *Künstliche Bluter*, d. h. Patienten, die vom Arzt verordnete blutgerinnungshemmende Medikamente einnehmen müssen, sind vom generellen Ätzverbot ausgenommen. Die Ätzung, vorgenommen zur Stillung einer Punktblutung bei neurovaskulären Clavi, ist bei diesen Patienten je nach Medikamenteneinstellung nicht nachhaltig genug.

Wundgebiete, die sich auch bei sonst gesunden Menschen ergeben können (z. B. entzündete Clavi), fallen unter das Ätzverbot. Durch eine Ätzung würde sich hier ebenfalls die Wunde vergrößern.

In wenigen Ausnahmefällen, wo die Zerstörung des Gewebes den Heilungsverlauf begünstigen kann, entscheidet der Arzt über die zusätzliche Anwendung des Ätzstoffs als ergänzende Maßnahme zur Mitbehandlung des Patienten.

Grundsätzlich erfordert der Einsatz von Ätzstoffen breites fachliches Wissen und Erfahrung, mehr sensibles, als draufgängerisches Handeln.

Ätzstoff	Art	Konzentration	Anwendung
Albothyl	organische Säure	36 % schwache Säure	• unverdünnt als Touchet gegen wucherndes Granulationsgewebe (Caro luxurians) • Blutstillung
Chromsäure	anorganische Säure	20 %	leichtes Ätzmittel, erzeugt intensiv gelbrote Hautverfärbung
Salpetersäure	anorganische Säure	70 %	• gegen Warzen (Verrucae) (Gefahr der Narbenbildung)
Ameisensäure (wasserfrei)	organische Säure	98 %	• gegen Warzen (Verrucae)
Essigsäure	organische Säure	98 %	• gegen Warzen (Verrucae)
Monochloressigsäure	organische Säure	50 %	• gegen Warzen (Verrucae)
Dichloressigsäure	organische Säure	50 %	• gegen Warzen (Verrucae)
Trichloressigsäure	organische Säure	50 %	• gegen Warzen (Verrucae)
Phenol (obsolet)	Alkohol	10 – 80 % 2,5 % (Touchet)	• gegen Warzen (Verrucae) • gegen Überempfindlichkeit neurovaskulärer und papillärer Clavi (Hühneraugen)
Salicylsäure	sehr schwache organische Säure	ab 5 % – 60 % je nach Wirkstoffträger	• für keratolytische (hornhautablösende) Behandlung von Clavi und Warzen (Verrucae) als Okklusivverband
Silbernitrat	anorganisches Salz (Lewissäure)	als Lösung oder kristallin	• gegen sämtliche Clavi-Arten • gegen Warzen (Verrucae)
Alaun	anorganisches Salz	kristallin	• gegen feuchtes Caro luxurians
Kalilauge	anorganisches Lauge	5 %	• Erweichung des Nagelfalzes (Vorsicht bei Verletzungen

Tab. 14.5: Übersicht der verschiedenen Ätzmittel.

Literatur

- Skript: K. - H. Hamme/R. Sasse (†) (Landesverbandsfachschule NRW) (1970)
- Achim Zesch: Externa, Springer-Verlag, Heidelberg (1988)
- J. N. L. E. Rossignol/C. B. Holliday, MPS: A Pharmacopeia for Chiropodists, Verlag: Faber and Faber Ltd., London (1971)
- M. Gloor: Pharmakologie dermatologischer Externa, Springer-Verlag, Heidelberg (1982)
- Wilfried Engel: Einblicke in die Geschichte der Fußpflege, Gerlach-Information (1983)
- Holleman/Wiberg: Lehrbuch der anorganischen Chemie, Walter de Gruyter Verlag, Berlin (1964)
- Schröter/Lautenschläger/Bibrack: Taschenbuch der Chemie, Fachbuchverlag, Leipzig (1991)

15

Die Behandlung der Caro luxurians (wucherndes Granulationsgewebe)

15.1 Ursachen der Caro luxurians

Die Caro luxurians (lat. = üppig wachsendes Fleisch) entsteht als Folge einer Verletzung. Sie wird vom Körper gebildet, um beschädigtes Gewebe wieder aufzufüllen. Man kann die Bildung des im Volksmund *Wildes Fleisch* genannten Gewebes auch als Abwehrreaktion des Körpers auffassen, durch *überschießende* Gewebsneubildung oberflächliche Wunden vor dem Eindringen weiterer Fremdkörper zu schützen. Der verursachende Reiz für die Caro luxurians ist von dem Organismus, selbst bei länger bestehender Entzündungsreaktion, kaum zu beseitigen. Eine schnelle Abheilung ist immer dann möglich, wenn die Ursache dieser Gewebsreaktion nicht mehr vorhanden ist.

Als Ursache für die Bildung der Caro luxurians können in Frage kommen:

- Mechanische Verletzung durch Fremdkörper (z. B. eingewachsener Nagel/ Unguis incarnatus), Mazeration der Haut durch luftabschließende Wundabdeckung. Diese Reaktion wird durch Hyperhidrosis (z. B. bei Stress, Pubertät, Sport) verstärkt.
- Dicke hyperkeratotische Schichten, unter denen sich Mazerationen befinden (z. B. Malum perforans, Schwielenentzündung).
- feucht-warmes Milieu in verletzten Nagelfalzbereichen. Gefährdet sind besonders tiefliegende Taschen des Falzes.
- Entzündete Clavi mit extremer Neigung zur Hyperkeratose über dem Wundgebiet. Hierdurch entsteht ein *Deckel* aus Hornsubstanz über dem Hohlraum der Wunde, was eine Abheilung vortäuscht. Die seröse Flüssigkeit unter dem Wundabschluss vergrößert den Gewebsdefekt durch Mazeration und schafft dadurch die Ursache für die Caro luxurians (Beispiel: entzündetes Clavus papillaris).

Wucherndes Granulationsgewebe ist gefäßreich und stark nässend. Es ist sehr leicht zu verletzen und blutet anhaltend. Wenn durch eingeschränkte Abdunstung aufgrund der meist starken serösen Absonderung des Gewebes der Wundbereich erweicht, kann dadurch die Granulation unterhalten oder sogar verstärkt werden.

Die in früher Zeit von den Berufsangehörigen (statt der Caro luxurians) verwendete Bezeichnung *Hypergranulationsgewebe* gehört nicht zum gängigen medizinischen Sprachgebrauch und sollte vermieden werden.

15.1.1 Die Unterscheidung zu ähnlicher Hautreaktion

Der Caro luxurians sehr ähnlich ist das Granuloma pediculatum.

Es ist eine gutartige, schwammig aufgetriebene Geschwulst, die im unteren, proximal liegenden Bereich eingeschnürt ist. Nach einer Verletzung ist die Blutstillung sehr schwer zu erreichen, weil das Gewebe immer wieder aufbricht und lange nachblutet.

Das Granuloma pediculatum muss durch einen chirurgischen Eingriff entfernt werden.

Entstehungsursache kann ebenfalls eine Verletzung sein.

15.2 Die Behandlung der Caro luxurians beim eingewachsenen Nagel/Unguis incarnatus

Wenn Fremdkörper die Caro luxurians verursacht haben, sollte man immer **versuchen**, zuerst die Ursache zu beseitigen, bevor das *überschießende Gewebe* behandelt wird. Wenn dabei mit einer stärkeren Blutung des Gewebes zu rechnen ist, kann eine 10 %ige Eisenchloridlösung vor Beginn der Behandlung aufgetragen werden. Um eine schnelle Wundheilung zu unterstützen, muss anschließend feuchtes, wucherndes Granulationsgewebe zerstört werden.

Wenn ein Arzt eine örtliche Betäubung (Lokalanästhesie) für die Behandlung vornehmen kann, bestehen für den medizinischen Fußpfleger ideale Voraussetzungen, einen einwachsenden Nagelteil zu entfernen. Diese Methode erspart dem Patienten Schmerzen und erhält weitgehend die Statik des Nagels, weil nur so wenig Nagelsubstanz wie nötig weggeschnitten werden muss. Das Arbeitsfeld wird übersichtlich, weil die Caro luxurians ohne Schmerzempfindungen seitens des Patienten zurückgeschoben werden kann und das Gewebe weniger blutet. Anschließend ist es möglich, alle Verfahren zur Zerstörung der Caro luxurians anzuwenden.

Zur Behandlung der feuchten Caro luxurians sind medikamentöse und physikalische Verfahren geeignet.

Am Fuß wird die Abheilung allerdings dadurch erschwert, dass der Fuß einem ständigen Reiz durch die Bewegung ausgesetzt ist.

15.2.1 Medikamentöse Verfahren

Säuren

Trichloressigsäure

Chem. Formel: CCl_3COOH.

Die Kristalle der Trichloressigsäure sind stark hygroskopisch (wasseranziehend). Sie werden sowohl zwischen Nagelplatte und Caro luxurians, als auch über die Caro luxurians gestreut und mit einem Vliesstreifen (Copoline® oder Rhenafin®) abgedeckt. Anschließend wird ein Okklusivverband **(Abb. 15.1)** angelegt, damit sich die Säurekristalle über dem feuchten Milieu des Gewebes leichter lösen können. Die Menge der aufgestreuten Substanz richtet sich nach dem Ausmaß des wuchernden Gewebes. Angrenzende Hautbereiche müssen nicht isoliert werden, wenn die Kristalle auf dem Gewebe ausreichend haften bleiben. Ein Vlies-

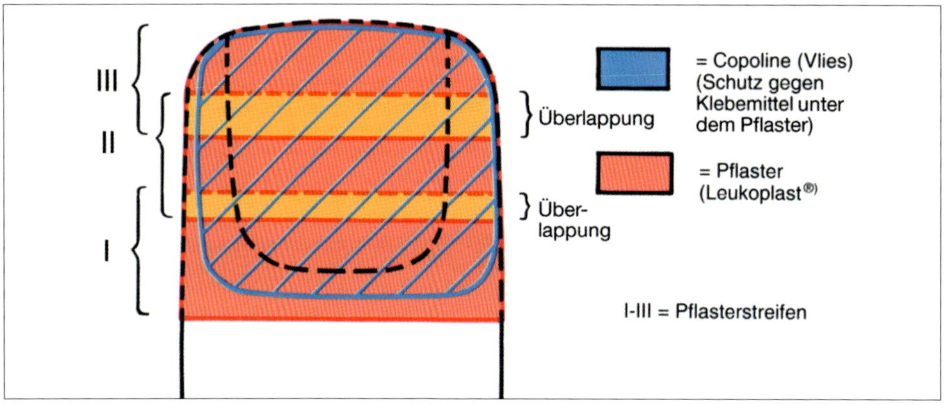

Abb. 15.1: Okklusivverband (Aufbau des Verbands).

streifen, der über den gesamten Nagel gelegt wird, verhindert beim Abnehmen des Verbands ein Festkleben des Heftpflasters (z. B. Leukoplast®) auf der Nagelplatte.

Nach einigen Stunden können durch die Einwirkung der Säure starke Schmerzen entstehen, die vielleicht über Nacht anhalten. Es ist unbedingt notwendig, den Patienten auf die möglichen Beschwerden hinzuweisen.

Der Okklusivverband wird nach 24 Stunden wieder abgenommen. Die Caro luxurians hat sich dann von dem gesunden Gewebe durch Mazeration abgetrennt und kann entfernt werden. Wurden die Säurekristalle zu dünn aufgestreut, ist die Reaktion der Ablösung nicht nachhaltig genug.

Nach dem Entfernen der Caro luxurians muss der Wundbereich gründlich mit 3 %iger Wasserstoffperoxid-Lösung (H_2O_2) oder steriler physiologischer Kochsalzlösung (0,9 %ige NaCl-Lösung) ausgespült werden.

Zur Wundversorgung, nach Abschluss der Behandlung, benutzt man desinfizierend wirkende Salben und luftdurchlässiges Verbandmaterial. Die Wiederbestellzeit beträgt 24 – 48 Stunden. Sie richtet sich nach dem Grad der Mazeration des Wundgebiets.

Nach diesem Zeitraum kann die Anwendung, falls nötig, wiederholt werden.

Albothyl®-Konzentrat

Albothyl® ist ein flüssiges Ätzmittel, welches man unverdünnt als Touchet einsetzt **(Abb. 15.2)**.

Dazu zupft man mit der Pinzette ein kleines Stück von einem Zellstofftupfer ab, tränkt es mit Albothyl® und belässt den Touchet drei Minuten auf der Caro luxurians. Besonders wichtig ist der direkte Kontakt mit der Säure an den Stellen, wo die Caro luxurians Taschen bildet und anliegt, wie z. B. im Nagelfalzbereich. In

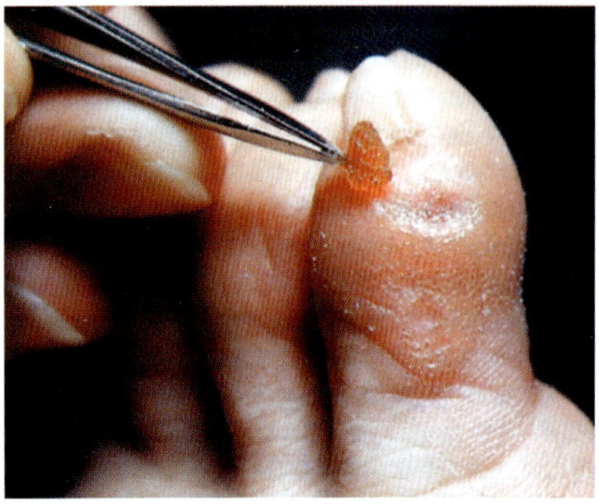

Abb. 15.2: Touchet mit Albothyl® zur Behandlung des fünften Zehs.

diesen Fällen muss ein zweites, mit Albothyl® getränktes, Touchet zwischen Caro luxurians und Nagelplatte geschoben werden, um die Wirksamkeit zu erhöhen.

Trotz der hohen Säurekonzentration von Albothyl® (der pH-Wert liegt bei 0,6) wird das Produkt von gesundem Gewebe ohne Reizwirkung vertragen. Es fördert außerdem die Reinigung der Wunde, indem die Durchblutung angeregt und abgestorbenes Gewebe leichter abgestoßen werden kann. Albothyl® bildet keinen Schorf, der sich als abdeckende und sichtverhindernde Fläche über das Gewebe legt.

Das Mittel verursacht keine anhaltenden Beschwerden. Unter Umständen ist kurze Zeit nach dem Kontakt mit Albothyl® ein starkes Brennen im Wundbereich zu spüren.

Nach der Einwirkzeit von drei Minuten wird der Touchet abgenommen, die Fläche getrocknet und ein Wundverband mit luftdurchlässigem achtlagigem Verbandmull (100 % Baumwolle) angelegt.

Die ätzende Wirkung des Albothyl® erschöpft sich bei starken serösen Absonderungen des Gewebes, sodass nach etwa zwölf Stunden eine erneute Behandlung erfolgen muss. Falls dies nicht möglich ist, sollte zusätzlich eine desinfizierend wirkende Salbe (z. B. Braunovidon®)

mitbenutzt werden. Die Inhaltsstoffe müssen mit denen des Albothyl® verträglich sein.

Die Wiederbestellzeit beträgt mit Salbenanwendung 24 – 48 Stunden, je nach Schwere des Falls.

Die Behandlung dauert länger als mit starken Säuren, verursacht aber erheblich weniger Schmerzen.

Acetylsalicylsäure

Chem. Formel: $CH_3CO\text{-}O\text{-}C_6H_4COOH$.

Acetylsalicylsäure ist in Form von Tabletten (Aspirin®, Togal®) erhältlich, die mit Mörser und Pistill so lange zerrieben werden müssen, bis ein Pulver entsteht. Dieses wird ein- bis zweimal täglich sowohl zwischen Nagelplatte und Caro luxurians als auch auf die Caro luxurians gestreut. Über den Wundbereich legt man entweder einen luftdurchlässigen Wundschnellverband (z. B. Hansamed-soft etc.) oder Verbandmull mit entsprechender Fixierung durch einen Schlauchverband und Fixomull-Stretch.

Die Caro luxurians bildet sich durch dieses Medikament nur langsam zurück. Der Vorteil liegt allein in der schmerzlosen Therapieform. Selten ist ein leichtes Brennen spürbar. Wenn sich die Caro luxurians nach mehreren Tagen bzw. Wochen zurückgebildet hat, sollte die Stelle entzündungswidrig versorgt werden. Um Rezidive (eine wiederholte Bildung von Caro luxurians) zu vermeiden, muss die Ursache beseitigt sein!

Wenn vor der Anwendung von Acetylsalicylsäure eine 40 %ige Silbernitratlösung ($AgNO_3$-Lösung) aufgetragen wird, ist ein besserer Behandlungserfolg zu erzielen. Silbernitratlösung vor dem Aufstreuen des Pulvers antrocknen lassen! Der Hautbereich färbt sich schwarz. Eine leichte Schmerzentwicklung ist nach zusätzlicher Verwendung der Silbernitratlösung zu erwarten.

Die Wiederbestellzeit liegt bei etwa acht Tagen, je nach Schwere des Behandlungsfalls auch kürzer. Der Patient muss in dieser Zeit die Verbände mit Acetylsalicylsäure täglich selbst erneuern.

Salze

Bleinitrat

Chem. Formel: $Pb(NO_3)_2$. **In Deutschland nicht mehr zugelassen.**

Die Salzkristalle des Bleinitrats werden sowohl zwischen Nagelplatte und Caro luxurians, als auch auf das wuchernde Gewebe gestreut. Das Bleisalz der Salpetersäure ist nicht so aggressiv wie eine reine Säure. Es entstehen keine Verfärbungen auf der Haut. Eine Isolierung des umliegenden Gewebes ist im Nagelfalzbereich nicht notwendig, weil die Substanz nur auf dem feuchten Gewebe wirkt.

Die Menge des aufgestreuten Bleinitrats richtet sich nach dem Ausmaß der Caro luxurians, wobei die gesamte Fläche des wuchernden Gewebes gut mit dem Salz bedeckt sein sollte. Damit sich die Salzkristalle des Bleinitrats leichter lösen können, wird ein Okklusivverband über der betreffenden Stelle angelegt. Der Verband bleibt für **24 Stunden** am Fuß. Während dieser Zeit können starke Schmerzen auftreten, die möglicherweise über Nacht anhalten.

Bei richtiger Anwendung hat sich nach 24 Stunden die gesamte Caro luxurians abgelöst. Das gesunde Gewebe ist leicht mazeriert.

Bevor eine Wundversorgung vorgenommen wird, muss gründlich mit 3 %-iger Wasserstoffperoxid-Lösung (H_2O_2) oder steriler physiologischer Kochsalzlösung (0,9 %ige NaCl-Lösung) ausgewaschen werden.

Nach meinen Erfahrungen hat sich Bleinitrat als das am sichersten wirkende Medikament bewährt, um wucherndes Granulationsgewebe zu entfernen. Ein

Ersatz mit ebenso sicherer Wirkung ist noch nicht gefunden.

Da man Bleiverbindungen für den Organismus nicht als unbedenklich ansieht, darf die Verwendung dieser Substanz nur kurzfristig geschehen. Die Resorption des Bleis durch die Haut ist bei der beschriebenen kleinflächigen und nach außen sezernierenden Wundfläche nicht anzunehmen (A. Zesch, 1988).

Silbernitrat

Chem. Formel: $AgNO_3$.

Das Salz eignet sich sehr gut dazu, trockenes, ehemals durch Caro luxurians entstandenes Gewebe zurückzudrängen. Dazu können der Silbernitratstift oder höher konzentrierte Lösungen von 30 – 60 % $AgNO_3$ eingesetzt werden, die alle zwei bis acht Tage aufgetragen werden. Die Verhornung bzw. die schwarze Schicht des Silbernitrats ist vor jedem neuen Auftrag zu entfernen. Mögliche auftretende Schmerzen durch die Ätzung halten nicht lange an.

Gegen wucherndes Granulationsgewebe wird kristallines Silbernitrat oder seine Lösungen nicht mehr häufig verwendet. Es ist weitgehend von Mitteln ersetzt, die keine Krustenbildung und Verfärbung der Haut verursachen. Die harte Schicht über der Caro luxurians hat nicht nur eine nässestauende *Deckel*-Funktion, sondern ist auch der Grund für Reizungen des Gewebes unter dem Wundverband. Durch die Bewegung des Fußes bleiben die Ränder des Schorfs meist an den Fasern des Verbands hängen und lassen dadurch die notwendige Wundruhe nicht eintreten. Der Reiz wirkt sich wie ein neuer Fremdkörper aus, der die Caro luxurians abermals anregt und auch Schmerzen verursacht.

Die Schwarzfärbung macht die Caro luxurians unter dieser Schicht unsichtbar. Viele Ärzte haben diese Therapieform bemängelt, weil dadurch die visuelle Kontrolle des Behandlungsgebiets erschwert wurde.

Zur Wundversorgung nach Abschluss der Behandlung benutzt man desinfizierend wirkende Salben und luftdurchlässiges Verbandmaterial.

Alaun

Chem. Formel: $KAl(SO_4)_2$.

Kaliumaluminiumsulfat, ein Doppelsalz (Alaun), ist als kristallines Pulver in der Apotheke erhältlich. Es wird über die Caro luxurians gestreut, mit Vlies (Copoline®, Rhenafin®) abgedeckt und luftundurchlässig verbunden. Im Nagelfalzbereich muss die Substanz auch zwischen Caro luxurians und Nagelplatte gelangen. Wegen der Klebemasse des Okklusivverbands muss das Vlies die gesamte Nagelplatte überdecken, um ein Festhaften des Pflasters zu vermeiden. Nach drei bis vier Tagen wird der Verband entfernt. Falls sich die Caro luxurians nicht abgelöst hat, kann die Anwendung wiederholt werden.

Schmerzen entstehen durch diese Behandlung kaum.

Zur Wundversorgung nach Abschluss der Behandlung benutzt man desinfizierende oder heilungsunterstützende Salben. Die Abdeckung besteht am günstigsten aus luftdurchlässigem Verbandmaterial (Hansamed soft oder Verbandmull aus 100 % Baumwolle mit luftdurchlässiger Verbandfixierung, Fixomull-stretch, etc.).

Kaliumpermanganat

Chem. Formel: $KMnO_4$.

(Durch den Internationalen Nomenklaturausschuss nicht mehr zugelassene Bezeichnung: Übermangansaures Kali).

Das Salz Kaliumpermanganat ist nur als Zusatz in einem Fußbad zu verwenden. Es darf wegen der Aggressivität nicht auf die Caro luxurians gestreut werden.

Für ein Fußbad nimmt man eine Messerspitze der Kristalle auf vier Liter Wasser, was einer Konzentration von etwa 0,05 % entspricht und das Wasser schwach lila färbt. Das lau zu temperierende Bad im Temperaturbereich von 25 – 35 °C wirkt schmerzableitend, austrocknend und desinfizierend. Die Dauer des Fußbads beträgt etwa zehn bis 15 Minuten. Es sollte täglich oder mindestens jeden zweiten Tag wiederholt werden. Die Haut und auch das Badgefäß werden durch Anlagerung von Braunstein (MnO_2), welches als Zerfallsprodukt des Kaliumpermanganats entsteht, braun gefärbt.

Zur Wundversorgung, im Anschluss an das Bad, benutzt man heilungsunterstützende Salben (Collargol-Salbe) oder austrocknend wirkende Mittel wie z. B. Sorbsan® (Calciumalginatfaser). Die Abdeckung sollte aus luftdurchlässigem Verbandmaterial (Hansamed soft oder Verbandmull aus 100 % Baumwolle mit luftdurchlässiger Verbandfixierung Fixomull-stretch etc.) bestehen.

Austrocknend wirkende Mittel

Sorbsan® (Calciumalginatfaser) – steril

Sorbsan legt serös absondernde Caro luxurians trocken. Die zu lockerem Vlies zusammengepressten Fasern bestehen aus dem Kalziumsalz der Alginsäure. Diese Substanz bildet mit Wundsekreten ein hydrophiles (wasserbindendes) Gel, welches für Feuchtigkeit ein hohes Rückhaltevermögen (Retentionsvermögen) besitzt.

Bleiben bei einem Verbandwechsel Faserrückstände auf der feuchten Caro luxurians, lösen sie sich nach wenigen Tagen auf. Möchte man die Fasern trotzdem aus dem Wundbereich entfernen, kann dazu sterile physiologische Kochsalzlösung (0,9 %ige NaCl-Lösung) benutzt werden. Sie ist als fertige Lösung aus der Apotheke zu beziehen. Das Natriumsalz verbindet sich mit der Alginatfaser zu dem sich leicht in Wasser löslichen Natriumalginat.

Tritt die Caro luxurians im Bereich des Nagelfalzes auf, tamponiert man zwischen Nagelplatte und Gewebe ein bis zwei Lagen Sorbsan® bis zum tief im Falz liegenden freien Nagelrand **(Abb. 15.3)**. Je nach Ausmaß der Caro luxurians werden anschließend zwei bis drei Lagen Sorbsan® über das Gewebe und den Nagel gelegt. Ein Schlauchverband kann diese Wundauflage fixieren **(Abb. 15.4)**.

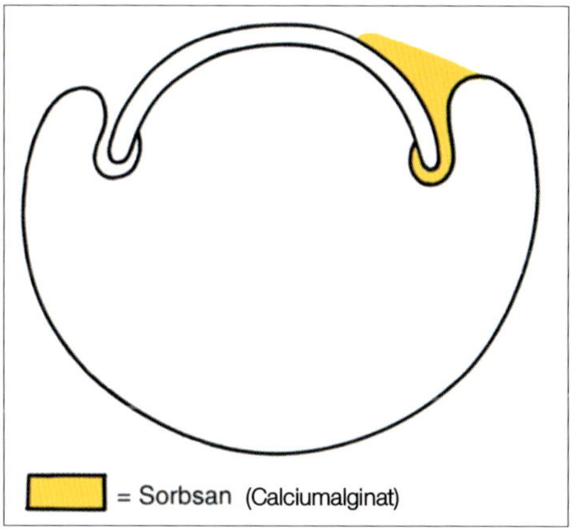

Abb. 15.3: Tamponade des Nagelfalzes mit Sorbsan® (Zeichnung im Querschnitt).

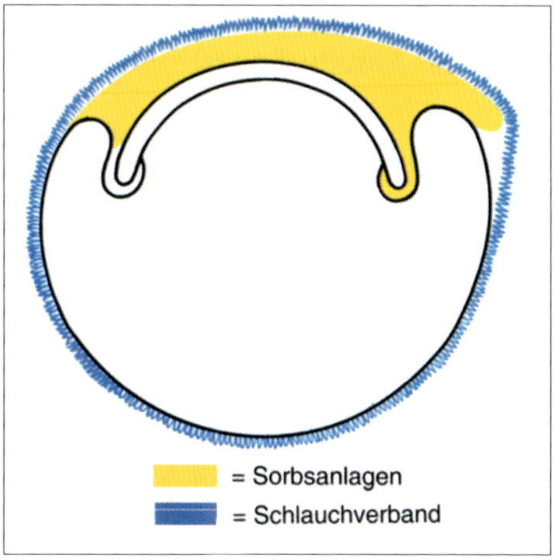

Abb. 15.4: Verband mit Sorbsan® (Zeichnung im Querschnitt).

Eine Kombination von Sorbsan® und Verbandmull (100 % Baumwolle) hat sich bei stark sezernierenden Gebieten nicht als günstig herausgestellt. Ebenso kann die Wirkung von Sorbsan® durch Salben/Cremes beeinträchtigt werden. Die austrocknenden Eigenschaften der Faser werden dann durch den Wassergehalt der zusätzlich verwendeten Präparate bereits verbraucht.

Flächige Gebiete mit Caro luxurians belegt man etwa 3 mm dick mit Sorbsan® und polstert die Stelle anschließend durch eine Druckentlastung ab. Das Polster muss wegen der notwendigen Abdunstungsmöglichkeit für die Caro luxurians in diesem Bereich grundsätzlich ausgeschnitten sein.

Alle Sorbsan®-Verbände müssen mit luftdurchlässigen Fixierungsmitteln befestigt werden.

Der Verbandwechsel mit Sorbsan® ist von der Feuchtigkeit im Wundgebiet abhängig. Er ist in der Regel täglich, unter Umständen auch bis zu dreimal täglich notwendig.

Ein Durchnässen des Verbands ist in jedem Fall zu vermeiden.

Stark nässende Caro luxurians kann mit pulverisierter Acetylsalicylsäure bestreut und anschließend mit Sorbsan® tamponiert und abgedeckt werden. Diese Methode besitzt einen besonders austrocknenden Effekt. Die Wiederbestellzeit für dieses Verfahren beträgt 24 Stunden.

Pyoktaninum (Methylviolett)

(Obsolet). Chemisch: Pentamethyl-parafuchsin.

Diese chemische Verbindung ist nur gegen die wuchernde Caro luxurians in der für dieses Medikament sehr hohen Konzentration von 2,5 % anzuwenden. Es färbt die Haut intensiv violett, wirkt desinfizierend und austrocknend. Die Lösung trägt man, je nach Ausmaß der Caro luxurians, jeden Tag oder alle zwei Tage auf. Nach jeder Behandlung ist ein luftdurchlässiger Verband anzulegen.

Die Wirkung des Pyoktanins ist vergleichbar mit Albothyl®. Der Behandlungserfolg ist bei stark wuchernder Caro luxurians nicht schnell zu erwarten.

15.2.2 Physikalische Verfahren

Kryotherapie

Vereinzelt erscheinen Beiträge in Fachbüchern und Fachzeitungen über die Entfernung des wuchernden Granulationsgewebes durch Vereisung (G. Fleischner, 1991/H. Ruck u. W. Knoerzer, 1990). Eigene Erfahrungen über Schmerzentwicklung und Effektivität dieser Behandlungsart liegen nicht vor. Nach den Berichten soll die Kryotherapie in kürzester Zeit in der Lage sein, die Caro luxurians zu beseitigen. Dadurch kann die Entstehungsursache, z. B. ein in den Nagelfalz wachsender Nagelteil bei einem Unguis incarnatus, sofort entfernt werden.

Die Gefahren der Kryotherapie, Gewebsnekrosen zu erzeugen, ist durch das in Schweden entwickelte Biokry®-Verfahren weitgehend gemindert, da die Kälte in einem geschlossenen System, über eine Sonde und Kontaktgel, auf die Haut übertragen wird. Als Kälteerzeuger verwendet man Stickoxidul (N_2O) mit einer Temperatur bis –95 °C.

Bei früher angewandten Methoden der Vereisung entspannte sich sehr kaltes Gas (z. B. Stickstoff/N_2/Kältetemperatur bis –196 °C) durch eine feine Hohlnadel direkt auf der Haut und erzeugte dort einen Kälteschnee. Die Kältedosis war durch dieses Verfahren nur schwer einzuschätzen und brauchte für eine komplikationslose Therapie lange Erfahrung.

Eine verzögerte Wundheilung soll als Nebenwirkung der Kryotherapie vereinzelt auftreten.

Hochfrequenz

Leistungsstärkere Geräte, die Gewebe oberflächlich zerstören (Fulgurieren) können, sind für kleine Bereiche der Caru luxurians einzusetzen. Die nur kurz andauernde Schmerzentwicklung wird von den Patienten in der Intensität unterschiedlich, aber grundsätzlich als erträglich beurteilt.

Die Auswirkung der Fulguration ist auf einen kleinen, vom Therapeuten exakt zu bestimmenden Bereich begrenzt. Umliegende Hautgebiete werden von der oberflächlichen Zerstörung nicht betroffen. Anschließend sind alle therapeutisch wirksamen Substanzen, wie Salben, Tinkturen, enzymhaltige Präparate etc., die zur Wundversorgung gehören, zu verwenden. Das bringt einen großen Vorteil gegenüber anderen Verfahren zur Beseitigung der Caru luxurians, weil nicht immer damit gerechnet werden kann, dass Stoffe, die der Therapeut selbst miteinander kombiniert, für medikamentöse bzw. physikalische Therapie die Haut verträglich sind. Insofern bietet der durch die Fulguration entstehende Schorf Sicherheit, da er mit anderen Stoffen keine chemische Bindung eingeht.

Die Fulguration eignet sich sehr gut gegen Caru luxurians in einem entzündeten Clavus papillaris, weil der bei der Entladung erzeugte schwache Blitz das schwammige Gewebe sofort austrocknet. Danach ist die Feuchtigkeit im Wundgebiet so weit ausgeglichen, dass der Heilungsverlauf extrem beschleunigt wird.

15.3 Die Orthonyxiespange nach Fraser

Diese Methode (Nagelkorrekturmaßnahme) **(Abb. 15.5)** wirkt sich korrigierend auf den eingerollten Nagel *(Unguis convolutus)* aus. Sie ist nicht als Therapieform zu verstehen, die das Einwachsen eines

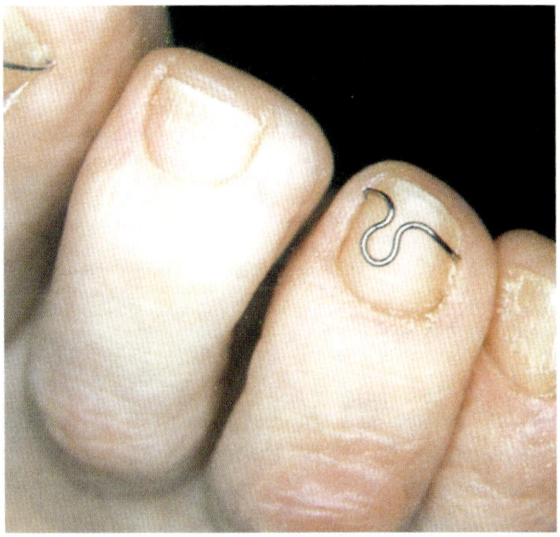

Abb. 15.5: Orthonyxiespange nach Fraser für die dritte Zehe.

seitlich falsch abgetrennten Nagels *(Unguis incarnatus)* verhindert. Ein eingewachsener Nagelteil muss vorher entfernt werden. Die Orthonyxiespange beseitigt nicht die Caro luxurians, wie die bereits beschriebenen Methoden, sondern behebt die Ursache, die zu dem falschen Einschneiden der Nagelplatte verleitet, oder den Reiz im Nagelfalz ausgelöst haben. Bei einer Caro luxurians im Nagelfalz ist eine medikamentöse bzw. physikalische Therapie vorrangig. Bislang waren nur wenige Therapien mit der Orthonyxie erfolgreich, bei denen versucht wurde, die vorhandene Caro luxurians mit der Spange zurückzubilden. Durch diese therapiebegleitende Maßnahme sollte die Ursache für die Entstehung des Gewebes behoben und die Rückbildung unterstützt werden. Dies ist aber nur dann möglich, wenn im Nagelfalz lediglich erodierte Zonen des seitlichen Nagelrands vorliegen. Erodierte Zonen entstehen durch Leukozyten in der serösen Flüssigkeit der Caro luxurians. Leukozyten sind in der Lage, kleine Randbereiche des Nagels zu zerstören.

In einigen Fällen wirkten die Haken der Orthonyxiespange, die im Nagelfalz unter die freie Nagelplatte greifen müssen, wie ein zusätzlicher Fremdkörper, der die Bildung der Caro luxurians gefördert hat.

Die Gründe sind nicht eindeutig belegbar, wann eine Orthonyxiespange zur Beseitigung der Caro luxurians beigetragen hat.

Eine Urteilsfindung hierzu würde erleichtert, wenn abgesicherte Diagnosen vorlägen und Fehler bei der Herstellung der Spange ausgeschlossen werden könnten.

15.3.1 Ähnliche Nagelkorrekturverfahren

Ähnliche Nagelkorrekturverfahren, wie sie die Orthonyxiespange nach Fraser ermöglicht, werden direkt auf die Nagelplatte aufgeklebt (BS-Spange, B. Stolz, Amberg). Diese Spange umschließt nicht den freien Rand des Nagels und kann daher keinen Reiz auf die Caro luxurians ausüben, wenn sie richtig positioniert ist. Durch die meist starke seröse Absonderung der Caro luxurians bereitet die Befestigung auf der durchfeuchteten Nagelplatte allerdings Schwierigkeiten.

Für den Behandlungserfolg muss als Ursache für die Bildung der Caro luxurians eindeutig die Reizung des Nagelfalzes durch den eingerollten Nagel *(Unguis convolutus)* festgestellt sein, nicht durch das Vorliegen eines eingewachsenen Nagels *(Unguis incarnatus)*.

Ausführliche Beschreibungen der bislang vorhandenen Nagelkorrekturmethoden befinden sich in Band 2 *Theorie der medizinischen Fußbehandlung*.

Literatur

- Pschyrembel: Klinisches Wörterbuch, Walter de Gruyter Verlag, Berlin (1990)
- G. Blaine: Experimental observations and absorbable alginate products in Surgery Annls. Surgery, 125/P.102 (1947)
- J. F. S. Rumble: 25 dental cases treated with absorbable Alginate Wool, Brit. Dentist, Heft 8 (1949)
- T. Gilchrist; A. M. Martin: Wound treatment with Sorbsan, an alginate fibre dressing, Biomaterials (1983)
- G. Fleischner: Der schmerzende Fuß, Verlag Neuer Merkur, München (1991)
- H. Ruck/W. Knoerzer: Ein gezielter Schuss aus der Pistole, der fuss, Heft 4 (1990)

Stichwortverzeichnis

F

G

I

Q

R

S

T

X

Z

Über den Autor

Klaus Grünewald wurde 1944 in Bad Salzuflen als Sohn einer medizinischen Fußpflegerin geboren.

Nach seiner Fachhochschulreife absolvierte er eine zweijährige Ausbildung zum medizinischen Fußpfleger in der Praxis Paul-Gerhard Arendt in Solingen. Sie endete mit der Verbandsprüfung des ZFD*. Diese war Grundlage für die spätere staatliche Anerkennung.

Von 1972 bis 1985 war Klaus Grünewald in Duisburg als medizinischer Fußpfleger selbständig tätig. In diesen Zeitraum fiel seine Mitarbeit als Fachlehrer an der Landesverbandsfachschule für medizinische Fußpflege des ZFD in Nordrhein-Westfalen und der Vorsitz im Zentralen Prüfungsausschuss des ZFD-Bundesverbands. Mit Gründung der ersten staatlich geregelten Berufsfachschule für medizinische Fußpflege (später Podologie) des ZFD in Braunschweig im Jahr 1983, übernahm der Autor die fachliche Leitung an dieser Schule. Nach Übernahme der Schule im Jahr 1999 durch einen großen privaten Schulträger wurde er dort bis zu seiner Verabschiedung 2008 mit dem gleichen Aufgabenbereich betraut.

Seine frühere ehrenamtliche Tätigkeit als Delegierter des ZFD und späterer Generalsekretär des Internationalen Berufsverbandes FIP** in den Jahren 1993 bis 1996 ermöglichte es ihm, internationales Berufsniveau kennenzulernen. Durch Teilnahme an Fortbildungsseminaren im In- und Ausland ist der Autor bestrebt, dieses Wissen in seine Fachbücher einzuarbeiten.

Heute ist Klaus Grünewald in einer privaten Praxis für Podologie tätig.

* ZFD = Zentralverband der Podologen und Fußpfleger Deutschlands e.V.

** FIP = Federation Internationale des Podologues

Verlag Neuer Merkur GmbH
Postfach 460805 · 80916 München

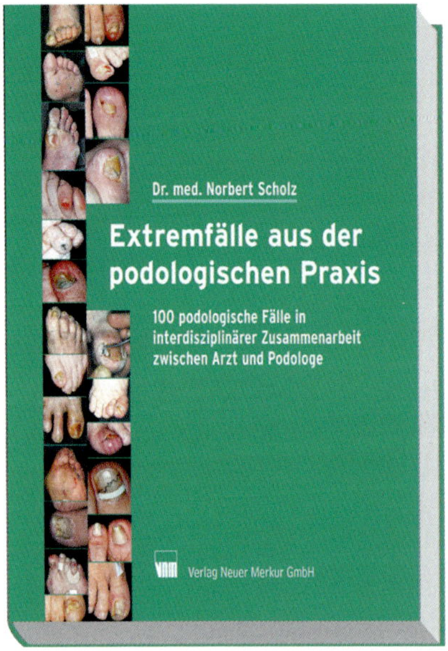

Dr. med. Norbert Scholz

Extremfälle aus der podologischen Praxis

ISBN 978-3-937346-19-8
79,90 €
370 Seiten
gebunden
1. Auflage 2005

Diese Zusammenstellung von Extremfällen aus der podologischen Praxis ist mit seinen zahlreichen Abbildungen und einer genauen Beschreibung von Krankheitsverläufen und Behandlungsmethoden die ideale Ergänzung zum *Lehrbuch und Bildatlas für die Podologie.*

Nicht alltäglich, jedoch durchaus im Alltag eines Podologen vorkommend, sind diese Extremfälle aus der podologischen Praxis. Der Autor hat 100 Erkrankungen, die sich auf 78 Patienten verteilen, deren Verlauf und deren Behandlung beschrieben und mit einer Vielzahl von Bildern dokumentiert. Dieses Buch ist sowohl für Anfänger als auch für erfahrene Podologen hochinteressant.

www.fachbuchdirekt.de